高等学校“十三五”规划教材

老年护理学基础

◎ 王芳 主编

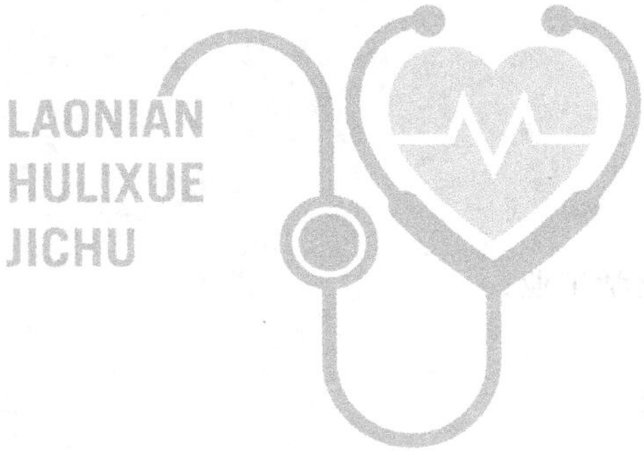

化学工业出版社
·北京·

《老年护理学基础》共分十二章，内容包括绪论、老年护理学基础理论、老年人的健康评估、老年人的健康保健、老年人的心理卫生与精神护理、老年人的日常生活护理、老年人的安全用药与护理、老年人常见健康问题的护理、老年人的常见疾病与护理、老年人的基本康复护理、老年人的临终护理、我国的养老照护政策与模式。书中配有二维码立体化教学资源，链接拓展内容、课件 PPT 附录和参考答案，可供读者进一步查阅、学习。

本书可供护理学专业本科、高职高专及专升本类师生教学使用，也可作为护理专业成人高等教育学生及广大临床护理工作者的参考用书。

图书在版编目（CIP）数据

老年护理学基础/王芳主编. —北京：化学工业出版社，2018.3（2024.12 重印）
高等学校“十三五”规划教材
ISBN 978-7-122-31481-9

Ⅰ.①老… Ⅱ.①王… Ⅲ.①老年医学-护理学-高等学校-教材 Ⅳ.①R473.59

中国版本图书馆 CIP 数据核字（2018）第 020409 号

责任编辑：章梦婕 李植峰　　装帧设计：韩 飞
责任校对：宋 玮

出版发行：化学工业出版社（北京市东城区青年湖南街 13 号 邮政编码 100011）
印　　装：北京科印技术咨询服务有限公司数码印刷分部
787mm×1092mm 1/16 印张 21¾ 字数 581 千字 2024 年 12 月北京第 1 版第 6 次印刷

购书咨询：010-64518888　　售后服务：010-64518899
网　　址：http://www.cip.com.cn
凡购买本书，如有缺损质量问题，本社销售中心负责调换。

定　　价：46.80 元

《老年护理学基础》编写人员

主　编　王　芳

副主编　刘　敏　刘明婷　夏淑娟　王世芳

编　者　（按姓氏笔画顺序排列）

王　芳（烟台南山学院）
王玉珍（山东英才学院）
王世芳（山东英才学院）
刘　敏（山东英才学院）
刘　璐（山东英才学院）
刘明婷（山东英才学院）
闫加民（山东省淄博市第三人民医院）
李学军（烟台南山学院）
李雅琳（济南阿里山老年福利服务有限公司）
肖凌凤（山东济南市中心医院）
赵　健（山东省人民医院）
夏淑娟（山东英才学院）
徐洪岩（山东英才学院）
崔玉芬（泰山护理职业学院）
颜丽桥（枣庄科技职业学院）
霍云革（山东英才学院）

前言

据国家统计局2017年2月数据显示，2016年年底我国老年人口数量达到2.3亿，老年人口占比16.7%，其中65岁及以上人口占总人口的10.8%。据世界卫生组织预测，到2050年，我国将有35%的人口超过60岁，成为世界上老龄化程度最严重的国家。面对严峻的老龄化形势，我国部分本科和高职高专类院校响应政府号召，为尽快培养老年护理服务人才，在护理专业设置了老年护理方向，“老年护理学”成为了专业核心课程，从而对老年护理教材的容量、内容体系等提出了新的、更高的要求，这就是本教材编写的定位所在。

本书为“理实拓一体化”教材。以培养“高素质、应用型、技能型”老年护理人才为目标，坚持以老年人整体健康为中心的现代护理观，借鉴国内外老年护理教育的新理念和新成果，结合学科发展需求和岗位工作任务，融国家高级养老护理员职业资格培训标准和护理学基础基本操作技术为一体，着重加强学生在老年护理基本知识、基本技能和职业素质方面的培养，通过学习掌握解决老年护理问题的各种能力。

本书编写坚持五大原则：①坚持“三个面向”的原则（面向培养目标、面向国际、面向未来），培养高素质、应用型、技能型老年护理人才；②坚持“三基五性”的原则（基本理论、基本知识、基本技能，思想性、科学性、先进性、启发性、适用性），满足“三个需要”（学科需要、教学需要、社会需要）；③坚持“护理程序工作方法”的原则，体现“三个结合”（与执业岗位结合、与职业标准结合、与职业证书结合）；④坚持以“老年人为本”和以“学生为主体”的原则，充分考虑不同老年人的健康需求特点和学生学习的心理发展需求特点，融入人文关怀，渗透博爱孝道，注重素质教育、创新能力和实践能力的培养；⑤坚持凸显特色的原则，基于岗位工作过程，以PBL、CPL为导向，以职业技能为核心，探索混合教学方法，实现教材的立体化配套。

本教材主要具有以下三大特点。①突出老年护理特色，着眼于全体老年人，以护理程序为主线，阐述如何为老年人和老年患者进行整体照护，兼顾我国医养结合养老新模式，突出老年人的生活护理、心理护理、康复护理、临终护理及我国的养老照护特点，具有较强的针对性和适用性。②以“预习项目、学习项目、实践项目、拓展项目、复习项目”为基本框架，具有较强的可读性和可操作性。预习项目以问题为导向，提出典型案例和相关开放性问题，引导学生主动学习；学习项目以护理程序为核心，将知识分层归类，重点突出，难点突破；实践项目以岗位工作流程为依据，根据实践学时设置实践任务，“教、学、做、考”一体化，培养学生探究精神、实践能力及参与态度；拓展项目以新进展、新技术、新标准为切入点，拓展学生的思维和知识面；复习项目以重点串联为形式，配以考点导航，并与职业证书接轨。③书中配有二维码，链接常用评估量表、拓展学习内容、中英文对照索引、课件PPT和参考答案，书末附有参考文献，可供读者进一步查阅和学习，具有一定的开放性和延伸性。

本教材可供护理学专业本科、高职高专及专升本类师生教学使用，也可供护理专业成人高等教育学生及广大临床护理工作者使用和参考。本教材限于编者的能力和水平，难免存在疏漏之处，恳请广大师生、读者和护理界同仁提出宝贵意见，以便改正。

本书的编写得到了山东英才学院、山东省人民医院及各编者所在单位的大力支持，在此特致谢意，并向关心和支持本书编写和出版的同仁们表示敬意。

王　芳

2017年11月

目录

第一章

绪　论

随着社会的进步和经济的发展，人口老龄化正席卷全球，已成为当今世界面临的重要公共卫生问题和重大社会问题。《“十三五”国家老龄事业发展和养老体系建设规划》指出，积极应对人口老龄化是国家的一项长期战略任务。因此，学习和研究老年人的健康问题，满足老年人的健康需求，提供高质量的老年护理服务，提高老年人的生活质量，维护和促进老年人的身心健康，实现健康老龄化的战略目标，已成为老年护理的重要课题。

预习项目

情景引入

国家统计局2017年2月数据显示，2016年年底我国老年人口数量达到2.3亿，占总人口的16.7%，其中65岁及以上人口为1.5亿，占总人口的10.8%。《国务院关于印发“十三五”国家老龄事业发展和养老体系建设规划的通知》中指出，预计到2020年，全国60岁以上老年人口将增加到2.55亿人左右，占总人口比重的17.8%左右。预测分析指出，中国老年人口2025年将突破3亿，2033年将突破4亿，2050年前后达到峰值4.87亿，占总人口的34.8%，成为世界上老龄化最严重的国家。

情景提问及任务分组

任务	分组	组长
问题一：人口老年化的主要原因？	A组	
问题二：庞大的老年人群给社会带来哪些挑战？	B组	
问题三：国外老年护理的发展对我国老年护理的发展有何启示？	C组	
问题四：护理工作者应如何促进老年人的老龄化健康发展？	D组	
讨论： ①线上自主学习国家相关政策； ②线下合作学习健康老龄化、和谐老龄化的有关内容。		

学习项目

学习目标	掌握： ①老年人年龄分期及老龄化社会的划分标准。 ②人口老龄化的对策。 ③健康老龄化的基本概念、老年护理学及其相关概念。
	熟悉： ①人口老龄化的现状与趋势。 ②老年护理的目标及原则。
	了解： ①人口老龄化给我国带来的影响。 ②老年护理学的发展。

第一节　老年人与人口老龄化

人的一生会经历从童年、青年、中年到老年的阶段，在不同的发展阶段，人体会发生一系列的生理和心理改变。老年，通常是指老年阶段；而老化，则是指人体从出生到性成熟期后，随着年龄的增长，在形态和功能上所发生的进行性和衰退性变化。

一、老年人与人的寿命

1. 老年人与老年期

(1) 老年人 (older person)　世界卫生组织 (world health organization，WHO) 将老年人定义为超过一定年龄的人，并提出如下两个标准。

① 发达国家标准。将 65 岁以上的人群称为老年人。

② 发展中国家标准 (特别是亚太地区)。将 60 岁以上的人群称为老年人。

(2) 老年期 (the older age)　老年期是生命周期中的最后一个阶段。国际上目前还没有界定老年期的统一标准。

老年期又可以进一步分期。WHO 根据现代人的生理心理结构变化，按人的年龄界限对老年期确定了新的划分标准，分为年轻老年人 (the young old)、老老年人 (the old old) 和非常老的老年人 (the very old) 或长寿老年人 (the longevous) (表 1-1)。中华医学会老年医学学会于 1982 年建议我国以 60 岁以上为老年人，老年期的划分见表 1-2。

表 1-1　WHO 按人的年龄界限对老年期的划分

年轻老年人	老老年人	非常老的老年人或长寿老年人
60～74 岁	75～89 岁	90 岁以上

表 1-2　中华医学会老年医学学会对老年期的划分

老年前期(中老年人)	老年期(老年人)	长寿期(长寿老年人)	长寿期(百岁老年人)
45～59 岁	60～89 岁	90 岁以上	100 岁以上

我国民间常以“年过半百”作为进入老年，并习惯以“六十花甲”“七十古稀”“八十为

耋”“九十为耄”代表老年不同的时期。

2. 人的寿命与健康期望寿命

（1）寿命（lifespan） 人的寿命是指出生经过发育、成长、成熟、老化到死亡前机体生存的时间，通常以年龄为单位来衡量。

衡量人类寿命主要有两种指标，即平均期望寿命和最高寿命。

（2）平均期望寿命（average life expectancy） 平均期望寿命简称平均寿命或预期寿命，是指通过回顾性死因统计和其他统计学方法，计算出一定年龄组的人群能生存的平均年数。一般常用出生时的平均期望寿命，作为衡量人口老化程度的重要指标。平均寿命是以死亡作为终点。它代表一个国家或地区人口的平均存活年龄。

2010年第六次人口普查，我国人口平均期望寿命达到74.83岁，比2000年的71.40岁提高3.43岁，比世界平均水平的69.6岁约高4岁（图1-1）。分性别看，男性为72.38岁，比2000年提高2.75岁；女性为77.37岁，比2000年提高4.04岁。这不但反映了我国人民生活水平和生活质量的提高，也反映了我国疾病预防、控制、治疗水平的提高。

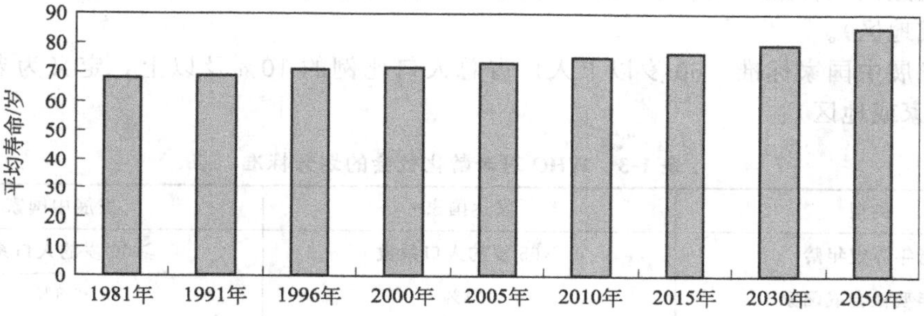

图1-1 2010年第六次人口普查中国人口平均预期寿命

（3）最高寿命（maximum lifespan of human） 最高寿命又称最大寿命或极限寿命，是指在没有外因干扰的条件下，从遗传学角度人类可能生存的最大年龄。常用计算方法如下。

① 按性成熟期计算。最高寿命(岁)＝(14～15)×(8～10)。

② 按生长期计算。最高寿命(岁)＝(20～25)×(5～7)。

③ 按细胞分裂次数计算。最高寿命(岁)＝(40～60)×(2.4)。

经多种科学方法测定，人的最高寿命是100～175岁。但由于受到疾病和生存环境的影响，目前人类寿命与最高寿命的差距仍然较大。随着科学的发展，人类的平均寿命将逐渐接近或达到最高寿命。

（4）健康期望寿命（active life expectancy） 健康期望寿命是指去除残疾和残障后所得到的人类健康生存年龄，也就是老年人能够维持良好的日常生活活动功能的年限。健康期望寿命的终点是日常生活自理能力的丧失，健康期望寿命的结束即提示进入寿终前的依赖期。因此，平均期望寿命是健康预期寿命和寿终前依赖期的总和。

健康期望寿命的测定指标主要是日常生活能力量表（activity of daily living scale，ADL）。健康期望寿命约占平均期望寿命的80％～90％。2010年，联合国公布我国居民平均健康期望寿命仅66岁，比美国、英国、日本、法国、加拿大、澳大利亚等发达国家少了10年，说明了我国在平均预期寿命提高的同时，人口健康质量不容乐观。

人均寿命是随着“现代化”发展而稳步提高的，最能体现一个国家或地区的发展水平。2015年我国人均预期寿命已达76.34岁。《“健康中国2030”规划纲要》指出的战略目标是，到2030年，我国主要健康指标进入高收入国家行列，人均预期寿命达到79岁。《中国可持续发展总纲（国家卷）》提出，到2050年我国人口的平均预期寿命可以达到85岁。因此，延长健康期望寿命，缩短寿终前依赖期，提高老年人生活生命质量，是我国的战略目标，是老年护理工作的重要任务之一。

二、人口老龄化与老龄化社会

1. 人口老龄化

（1）人口老龄化（aging of population） 人口老龄化简称人口老化，是指老年人口占总人口的比例不断上升的一种动态过程，即人口年龄结构的老龄化。出生率和死亡率的下降、平均预期寿命的延长是造成人口老龄化的直接原因。

（2）老年人口系数（old population coefficient） 老年人口系数是指老年人口在总人口中所占的百分比，是评价人口老龄化程度的重要指标。

2. 老龄化社会

老龄化社会（aging society）按不同国家、不同地区而有所不同。WHO对老龄化社会的划分有两个标准（表1-3）。

（1）发达国家标准 65岁以上人口占总人口比例的7%及以上，定义为老龄化社会（老龄化国家或地区）。

（2）发展中国家标准 60岁以上人口占总人口比例的10%及以上，定义为老龄化社会（老龄化国家或地区）。

表1-3 WHO对老龄化社会的划分标准

类型	发达国家	发展中国家
老年界定年龄	≥65岁的人口系数	≥60岁的人口系数
青年型社会或国家	<4%	<8%
成年型社会或国家	4%～7%	8%～10%
老年型社会或国家	≥7%	≥10%

法国是世界上第一个老年型国家，全球已有70多个国家已成为老龄化国家。1999年我国第五次人口普查，全国60岁以上的老年人口系数为10.09%，标志着我国已经进入老龄化社会。

三、老年人健康与健康老龄化

1. 老年人健康

（1）老年人健康（elderly health） “健康”一词包含了很多的内容和含义。1948年WHO提出健康的定义：健康不仅仅是躯体没有疾病或不虚弱，而是身体、精神健康和良好适应社会能力的总称。1989年WHO再次提出健康的定义：健康并不仅是没有疾病，而且包含躯体健康、心理健康、社会适应良好和道德健康。斯潘雷和比尔把老年人健康定义为无论有无疾病，只要老年人有活动能力，具有社会功能，能运用自我和自主性达最大范围。对大多数老年人而言，健康的概念主要强调心理健康状态。

（2）老年健康维护（elderly healthy maintenance） 老年健康维护是指一系列减少老年人特殊疾病危险因素的活动，从认知的角度促使老年人正确维护自己的健康。具体指通过健康体检、合理饮食、适当运动、良好作息、正常用药等身体健康的维护，以及保持老年人的自尊和自信，维护其稳定的情绪和正常的人际交往，促进其心理健康的维护，从而提高老年人及其周围的人对健康维护的良好认知，实现老年人身心健康的维护与促进。

2. 健康老龄化

健康老龄化（healthy aging，HA）是指老年个体、老年群体、老年家庭和老年社会都是健康的，是大多数的老年个体、老年群体和老年家庭同科学文明、健康幸福、经济发展、秩序稳定、有保障的老龄化社会的相互适应与协调。WHO于1990年提出实现“健康老龄化”这一目标。根据WHO章程中关于健康的经典定义“健康是身体、心理和社会功能的完美状态”，“健康老龄化”就应该是老年个体、老年群体和老年家庭达到身体、心理和社会功能的完美状态。

近年来，健康老龄化的理论和实践在发达国家受到了普遍重视。随着我国人口老龄化进程的迅速发展，国内有关专家对于如何评价和实现健康老龄化的探讨也十分活跃。

链接：健康老龄化内涵

1995年10月在北京召开的全国老年医疗保健研讨会上，我国人口学与老年学家、中国老年学学会会长邬沧萍教授在《健康老龄化的科学涵义和社会意义》主题报告中指出：要全面、科学地理解健康老龄化，必须明确六个要点。

① 健康老龄化的目标是老年人口群体的大多数人健康长寿，体现在健康的预期寿命的提高。

② 健康老龄化不仅体现为寿命长度，更重要的是寿命质量的提高。

③ 人类年龄结构向老龄化转变，一方面要求有相应的“健康转变”来适应；另一方面要求把健康的概念引申到社会、经济和文化诸方面。

④ 把老年群体健康看作是进入老年前的婴幼儿、青少年和成年后各阶段所有制约健康因素的最综合、最集中和最终的表现，历史地、全面地认识老年人的健康。

⑤ 健康老龄化是人类面对人口老龄化的挑战提出的一项战略目标和对策，它是建立在科学认识的基础上的。

⑥ 健康老龄化是同各个年龄段的人口，同各行各业都有关系的一项全民性保健的社会系统工程，需要全党全民长期不懈地努力才能逐步实现。

2017年9月15日在首届健康老龄化高峰论坛，他补充“健康老龄化”的内涵将不断扩展，由“健康老龄化”到“积极健康老龄化”，再到目前的“老年人功能的正常发挥”。

第二节 人口老龄化趋势、问题与对策

一、人口老龄化现状与趋势

人口老龄化是社会进步的标志，是人类社会发展的必然趋势，也是世界人口发展的普遍趋势。

1. 世界人口老龄化特点与趋势

（1）人口老龄化的速度加快　1950年全世界老年人大约有2.0亿，1990年为4.8亿，2002年已达6.29亿，占世界人口总数的10%以上。预计到2050年，老年人数量将猛增到20亿，占世界人口总数的22%，每年以2%增长，平均每年增长9000万，老年人口的比例可望从目前的1/10猛增至1/5。

（2）发展中国家老年人口增长快　1950～2050年的100年间，发达国家的老年人口将

增加3.8倍，发展中国家的老年人口将增加14.7倍。2000年发展中国家的老年人口数约占世界老年人总数的60%。预计到2050年，占世界老年人口82%的老年人有16亿生活在发展中地区，另外4亿生活在发达地区。

(3) 人口平均寿命不断延长　19世纪许多国家的平均寿命只有40岁左右，20世纪末则达到60～70岁，一些国家已经超过80岁。2011年世界平均寿命为70岁，发达国家77岁，发展中国家67岁。WHO 2011年《世界卫生统计资料》显示，日本平均寿命继续保持83岁，与欧洲小国圣马力诺并列世界第一。

(4) 高龄老年人增长速度快　80岁以上高龄老年人是老年人口中增长最快的群体。1950～2050年，平均每年以3.8%的速度增长，大大超过60岁以上人口的平均增长速度(2.6%)。2010年世界80岁以上高龄老年人为1.05亿，预计至2050年，高龄老年人约3.8亿，占老年人总数的28.6%，到时每4个老年人中，就有1个将是高龄老人。日本的高龄老年人增长迅速，预计到2025年，每3个老年人中就有1个高龄老年人。

(5) 女性老年是老年人口中的多数　因为女性的预期寿命高于男人，使女性老年人成为老年人中的绝大多数。男女性别比，60岁以上老年人为82：100，100岁以上老年人为55：100。美国女性老人的平均预期寿命比男性老人高6.9岁，日本为5.9岁，法国为8.4岁，中国为3.8岁。

世界人口数最多的10个国家见表1-4。

表1-4　世界人口数最多的10个国家

2007年		2050年	
国家	人口数/亿人	国家	人口数/亿人
中国	12.86	中国	16.28
印度	10.49	印度	14.37
美国	2.9	美国	4.2
印度尼西亚	2.34	印度尼西亚	2.99
巴西	1.82	巴西	2.95
巴基斯坦	1.5	巴基斯坦	2.85
俄罗斯	1.44	俄罗斯	2.6
孟加拉国	1.38	孟加拉国	2.31
尼日利亚	1.33	尼日利亚	1.83
日本	1.27	日本	1.45

2. 我国人口老龄化特点及趋势

全国老龄工作委员会办公室2006年2月23日发布的《中国人口老龄化发展趋势预测研究报告》指出：中国的人口老龄化可以分为三个阶段，之后进入一个高度老龄化的平台期(表1-5)。

表1-5　中国人口老龄化阶段划分

人口老龄化阶段	划分/年	老年人口数/亿	老龄化水平
快速老龄化阶段	2001～2020	2.48	17.17%
加速老龄化阶段	2021～2050	超过4	30%以上
稳定的重度老龄化阶段	2051～2100	稳定在3～4	基本稳定在31%左右

我国1999年进入了老龄化社会，与其他国家相比，具有以下主要特征。

(1) 老年人口规模巨大 我国人口占世界人口的四分之一，老年人口的绝对数量居世界第一位。根据第六次人口普查的数据，截至 2010 年 11 月 1 日，全国 60 岁及以上人口为 1.78 亿，占总人口的 13.26%，比 2000 年第五次人口普查上升 2.93 个百分点，其中 65 岁及以上人口为 1.19 亿，占总人口的 8.87%，比 2000 年第五次人口普查上升 1.91 个百分点。根据联合国预测，21 世纪上半叶，中国一直是世界上老年人口最多的国家，占世界老年人口总量的五分之一；21 世纪下半叶，中国也还是仅次于印度的老年人口大国。

(2) 老龄化程度发展迅速 我国进入老龄化时间迟，但老龄化发展速度大大快于世界平均水平。60 岁及以上人口比重，从 2000 年至 2009 年，提高 2.5 个百分点用了 9 年，而从 2009 年到 2010 年提高 0.76 个百分点仅用了 1 年。65 岁以上老年人占总人口的比例从 7% 提升到 14%，发达国家大多用了 45 年多，而中国只用 27 年，其发展速度超过了世界上老龄化速度最快的日本。

(3) 高龄化趋势明显 80 岁及以上高龄老人正以每年 5% 的速度增加，今后将每年以 100 万的速度递增，“十二五”时期超过 2600 万，预计到 2050 年，高龄老年人口总数将达到 9448 万，平均每 5 个老年人中就有 1 个是高龄老人。

(4) 地区发展不平衡 中国人口老龄化发展具有明显的由东向西的区域梯次特征，东部沿海经济发达地区明显快于西部经济欠发达地区。上海在 1979 年最早进入人口老年型行列，和最迟 2012 年进入人口老年型行列的宁夏比较，时间跨度长达 33 年。

(5) 城乡倒置显著 我国农村老年人口为 1.04 亿，占全国老年人口总数的 58.3%。农村的老龄化程度已达到 15.4%，比全国 13.3% 的平均水平高出 2.1 个百分点，高于城镇平均水平，这种城乡倒置的状况将一直持续到 2040 年。预计到 21 世纪后半叶，城镇的老龄化水平才将超过农村，并逐渐拉开差距。这是中国人口老龄化不同于发达国家的重要特征之一。综合人口老龄化状况和经济社会发展承受能力来看，我国农村是全球人口老龄化问题最严峻的地区之一。

(6) 与家庭小型化、空巢化相伴随 随着年轻人异地工作、求学，父母与子女异地居住，空巢老年人越来越多。据统计，2015 年我国老年空巢家庭率已达半数，大中城市达 70%，特别是随着独生子女的父母步入老年，空巢家庭将成为我国城市老年家庭的主要形式。第六次人口普查数据显示，我国平均家庭 3.1 人，家庭小型化使家庭养老功能明显弱化。

(7) 女性老年人口数量多于男性 目前，老年人口中女性比男性多出 464 万人，2049 年将达到峰值，多出 2645 万人。21 世纪下半叶，多出的女性老年人口基本稳定在1700 万～1900 万人。多出的女性老年人口中 50%～70% 都是高龄老年人。第六次全国人口普查结果：全国总人口为 13.39 亿，其中男性人口占 51.27%，女性人口占 48.73%，总人口性别比（以女性为 100，男性对女性的比例）由 2000 年第五次全国人口普查的 106.74 下降为 105.20。

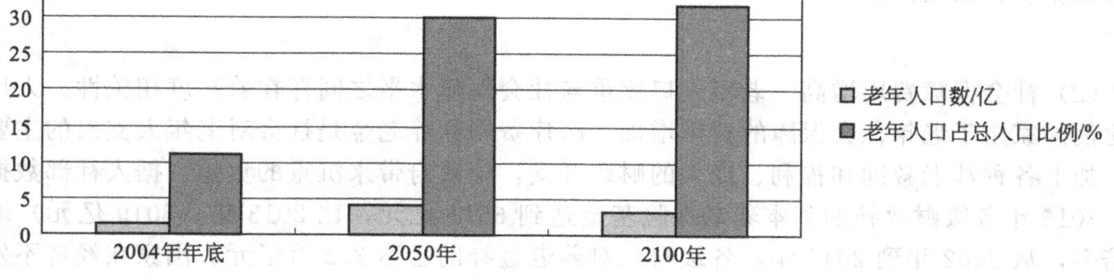

图 1-2 中国未来 100 年老龄化趋势

(8) 超前于现代化　发达国家是在基本实现现代化的条件下进入老龄社会的，属于“先富后老”或“富老同步”，而中国则是在尚未实现现代化、经济尚不发达的情况下提前进入老龄化社会的，属于“未富先老”。进入老龄社会时，国内生产总值，发达国家人均一般都在0.5万～2万美元，而中国目前人均才刚刚超过0.1万美元，仍属于中等偏低收入国家行列，加之社会保障制度不健全，应对人口老龄化的实力还比较薄弱。

《中国人口老龄化发展趋势的预测和分析》还得出以下结论：中国人口老龄化将始终伴随21世纪；2030年到2050年是中国人口老龄化最严峻的时期；重度人口老龄化和高龄化将日益突出；中国将面临人口老龄化和人口总量过多的双重压力。中国未来100年老龄化趋势见图1-2。

链接：2015～2100年中国人口与老龄化变动趋势

翟振武等，依托2015年“小普查”数据对我国一直到21世纪末的人口和老龄化变动趋势进行了预测，主要预测结果为：总人口规模将于2029年左右迎来峰值，此后将步入负增长时期，整个人口的年龄结构将不断老化，老年人口规模将于2053年左右达到峰值，此后将步入负增长时期，老年人口比例在21世纪前半叶将呈现快速攀升趋势，在21世纪后半叶则将在波动中缓慢提升，部分年份甚至将有所下降，老年人口年龄结构不断老化，女性老年人口持续多于男性老年人口。

二、我国人口老龄化问题

我国人口老龄化所带来的问题，不仅影响了老年人自身，而且影响到政治、经济、文化资源、环境和社会发展等诸多方面，同时对养老保障、医疗体制、社会服务及经济社会的可持续发展形成了巨大压力和挑战。

(1) 社会负担加重　随着老龄化的加剧，劳动年龄人口的比重下降，老年抚养系数不断上升，加重了劳动人口的经济负担。2006年我国老年抚养比（每百名劳动年龄人口负担老年人的比例）约为13%，2010年为19%，即约5个劳动年龄人口负担1个老年人。据最新推测，2020年约3个劳动年龄人口负担1个老年人。

链接：抚养系数

抚养系数（bring up coefficient），即社会负担系数，是指非劳动力人口数与劳动力人口数之间的比率，抚养系数越大，表明劳动力人均所承担的抚养人数就越多，劳动力的抚养负担就越严重。

(2) 社会保障费用增高　老年人口比重与社会保障水平之间存在着高度相关性。人口老龄化使国家用于老年社会保障的费用增加，医疗费用和养老金是社会对老年人支出的主要项目，加上各种涉老救助和福利、庞大的财政开支，给政府带来沉重的负担。据人社部数据显示，2016年各级财政补贴基本养老保险基金达到6511亿元，比2013年（3019亿元）增加一倍多，从2002年到2016年，各级财政对养老金补助已达3.2万亿元。国家在经济不发达的基础上，社会福利及社会保障体系尚不完善，远远不能满足老龄化社会中老年人日益增长的需求。

(3) 养老服务供需矛盾突出 随着人口老龄化、高龄化、家庭少子化，传统的家庭养老功能日趋削弱，养老负担越来越多地依赖于社会。但我国社会服务的发展仍相对滞后。据《2011年度中国老龄事业发展统计公报》显示，截至2011年末，中国60岁及以上老年人口已达1.8499亿，全国各类老年人和残疾人服务机构共有46，868家，全国各类型养老机构的总床位数大约342.3万张，仅占老年人口的1.85%，低于发达国家5%～7%的比例，也低于一些发展中国家2%～3%的水平。

(4) 老年人医疗保健需求加剧 人口老龄化和高龄化伴随而来的是健康问题的增多。因疾病、伤残、衰老而失去生活自理能力的老年人比例显著增加。老年病又多为肿瘤、心脑血管病、糖尿病、老年精神障碍等慢性患者，花费大，消耗卫生资源多，对社会和家庭构成极大的负担。

据中国首次“全国城乡失能老年人状况研究”显示，2010年年末全国城乡部分失能和完全失能老年人约有3300万，其中完全失能老年人1080万，占居家老年人口的6.4%。2015年中国部分失能和完全失能老年人达4000万人，其中完全失能老年人口超过1200万人。预计在不久的将来，医务人员约有一半的时间用于老年人的治疗、护理、康复及照顾。

三、我国人口老龄化对策

人口老龄化是世界人口发展所面临的共同问题。目前，我国已经进入人口快速老龄化阶段，对社会经济的影响日益加深。作为拥有13亿多人口的国家，将面对比其他国家更大的压力和挑战，解决老龄化问题必须具有战略性和超前性。在充分借鉴国外经验的基础上，从我国的实际出发，探索出适合中国特色的解决人口老龄化问题的途径。

(1) 抢抓机遇，加快经济发展步伐 从现在起到2020年左右，是我国劳动年龄人口比重较大、总供养系数不高、国家负担较轻的“人口红利”黄金时期。因此，要充分利用这个经济发展的“黄金时期”，发挥我国劳动力资源极为丰富的优势，加快经济发展的步伐，同时大力推动以养老服务、健康服务为主的老龄服务业的发展，为迎接老龄化高峰的到来奠定坚实的物质基础。

链接：人口红利

“人口红利”（demographic gift）是指人口再生产类型由“高、低、高”模式向“低、低、低”模式演变过程中，中途会出现一个有利于经济发展的年龄结构，即未成年人口和老年人口占总人口的比重较低，劳动年龄人口比重较高。这种“中间大、两头小”的人口结构，使得劳动力供给充足、社会储蓄率高，而社会负担相对较轻，对社会经济的发展十分有利。人口学家将这段发展的黄金时期称为“人口机会窗口”或“人口红利期”。

(2) 满足老有所养，完善老年社会保障制度和养老服务体系 建立和完善老年社会保障和老龄服务体系，是实现“老有所养”的根本保证。作为世界上人口最多的发展中国家，让更多的人“老有所养”是中国养老保障制度改革的目标。国家要尽快完善有关政策，建立适合我国国情及经济发展水平的社会保障制度，通过政策干预，提高老年人的经济保障能力；不断健全社会养老机制，广泛动员社会各界力量，多渠道筹措资金，举办各级养老服务机构，发展养老福利事业；加快社会养老服务的法制化进程，使老年人能够共享社会发展成果。

（3）满足老有所医，健全老年人医疗保健防护体系　医疗保健是老年人最为突出和重要的需求。因此，应加快深化医疗卫生改革，加强人口老化的医疗保健与护理服务，构建医疗保健防护体系，健全社区卫生服务体系和组织，为老年人提供方便、快捷的综合性社区卫生服务。同时，建立和发展多种形式的医疗保障制度，以缓解老年人患病后对家庭和个人造成的经济压力，妥善解决看病就医的费用问题，真正实现“老有所医”。

（4）满足老有所为，大力发展老年产业　老年人不只是被关怀照顾的对象，也是社会发展的参与者和创造者，让老年人迸发出健康、积极、和谐的政治、经济和文化影响力，进一步增强社会可持续发展的能力，使老年人成为社会发展的建设性力量，才是解决老龄化问题的重要途径。社会各界必须转变观念，对老年人的能力极限和所能创作的非凡价值重新认识，使该人群为社会福利做出最大的贡献。

（5）创建优良环境，实现从健康老龄化到成功老龄化　健康老龄化是世界卫生组织提出并在全世界积极推行的老年人健康生活目标。它是指老年人在晚年能够保持躯体、心理和社会生活的完好状态，将疾病或生活不能自理推迟到生命的最后阶段。联合国提出，将健康老龄化作为全球解决老龄问题的奋斗目标。成功老龄化是在健康老龄化、积极老年化和和谐老年化的基础上的集合概念，它不但强调老年人有保障、有尊严地进入晚年，在机体、社会、心理方面保持良好的状态，提高自身幸福感和满意度，而且要增强他们参与家庭和社区生活的能力，成为生理-心理-社会概念上的健康老人。

第三节　老年护理学概述

老年护理学源于老年学，是一门跨学科、多领域，同时又具有其独特性的综合性学科。与老年学、老年医学关系密切。

一、老年护理学及其相关概念

1. 老年护理学相关概念

（1）老年护理学（gerontological nursing）　老年护理学是研究、诊断和处理老年人对自身现存的和潜在的健康问题的反应，为老年人健康提供护理服务的学科。它是护理学的一个分支，也是老年学的一个分支。由于老年人的健康与生理、心理、精神、社会、文化等诸多因素密切相关，故其内容涉及的领域宽广，涵盖自然科学、社会科学和人文科学。

（2）老年护理学基础（basic geriatric nursing）　老年护理学基础是以老年护理学基本理论和基本技能为核心，与老年护理相关的社会科学、自然科学、人文科学相互交叉渗透，形成其独特的老年护理基础知识体系和照护应用技术，为老年人提供更全面的、系统的、整体的照护服务。

2. 其他相关概念

（1）老年学（gerontology）　是研究老年及其相关问题的综合性学科。其分支学科包括老年自然科学、老年社会学和老年人文科学等。它是一门交叉学科，其研究内容主要包括老年生物学、老年医学、老年社会学、老年心理学、老年护理学等。

（2）老年医学（geriatrics）　老年医学是研究人类衰老的机制、人体老年性变化、老年人卫生保健和老年病防治的综合性学科。它是老年学和医学的一个分支学科，其研究内容主要包括老年基础医学、老年临床医学、老年康复医学、老年流行病学、老年预防保健医学、老年社会医学等。

老年护理学是临床护理学中的一个专科，它起源于现有的护理理论和社会学、生物学、心理学、健康政策等学科理论。美国护士协会（American Nurses Association，ANA）1987年提出用“老年护理学（gerontological nursing）”概念代替“老年病护理（geriatric nursing）”概念，因为老年护理学涉及的护理范畴更广泛，包括评估老年人的健康和功能状态、制定护理计划、提供有效护理和其他卫生保健服务，并评价照顾效果。老年护理学研究的重点在于从老年人生理、心理、社会文化及发展的角度出发，研究自然、社会、文化教育和生理、心理因素对老年人健康的影响，探讨用护理手段或措施解决老年人的健康问题。

二、老年护理学的目标与原则

老年护理是以老年人群及其主要照顾者为服务对象提供护理服务的过程。指导老年护理实践的主要方法是护理程序，老年护理的最终目标是提高老年人的生活质量，并保持最佳功能。

1. 老年护理的目标

（1）增强自我照顾能力　以健康教育为干预手段，善于运用老年人自身资源，消除或降低自我照顾的限制，增强其自我保健能力，尽量维持其自我照顾能力，巩固和强化其自我护理能力。同时，采取不同的措施，提升老年人自身价值感，提高生活满意度，促进老年人的成功老龄化。

（2）延缓恶化及衰退　广泛开展健康教育，提高老年人的自我保护意识，改变不良的生活方式和行为，增进健康。通过三级预防策略，对老年人进行管理；避免和减少健康危险因素的影响，做到早发现、早诊断、早治疗、早康复；对疾病进行预测性干预，防止病情恶化，预防并发症的发生，防止伤残。

（3）提高生活质量　护理的目标不仅是疾病的转归和寿命的延长，而且要促进其在生理、心理和社会适应方面的完美状态，提高生活质量，体现生命的意义和价值，这是老年护理的最终目标。通过各方面教育与干预，维持和促进最佳功能状态，使老年人在健康基础上长寿，做到年高不老、寿高不衰，更好地享受人生。

（4）做好临终关怀　对待临终老年人，护理工作者应从生理、心理和社会全方位为其提供护理服务。帮助临终老年人及其家属平和地面对死亡，更深刻地理解和尊重生命，不再做延长死亡的“抢救”，给以家属以安慰；让临终老年人感受到家属、医务人员及周围人群的关心，能有尊严地度过生命的最后时光。这也是老年护理的最高目标之一。

2. 老年护理的原则

老年护理工作有其特殊的规律和专业的要求，为了实现护理目标，在护理实践中应遵循以下护理原则。

（1）满足需求　人的需求满足程度与健康呈正比。因此，应首先满足老年人的基本健康需求。护理人员应增强对老化过程的认识，将生理老化、病理老化及老年人独特的社会心理特性与一般的护理知识相结合，及时发现老年人现存和潜在的健康问题和各种需求，使护理活动能提供满足老年人的各种需求和照顾，真正有助于其健康发展。

（2）面向社会　老年护理的对象不仅是老年患者，也包括健康的老年人、老年人的家庭成员。因此，老年护理必须兼顾医院、家庭和社区，即护理工作不仅在病房，也包括社区和全社会。从某种意义上讲，家庭和社会护理更具其重要性，因为不但本人受益，还在很大程度上减轻家庭和社会的负担。

（3）整体护理　由于老年人在生理、心理、社会适应能力等方面与其他人群相比有其特殊性，尤其是老年患者往往有多种疾病共存且交错影响。因此，护理人员必须树立整体护理的理念，研究多种因素对老年人健康的影响，提供多层次、全方位的护理。不但要注重患者身心健康的统一，而且要在护理各个环节上整体配合，共同保证护理水平的整体提高。

(4) 个性化护理　衰老是全身性、多方面、复杂的退化过程，老化程度因人而异；影响衰老和健康的因素也错综复杂，特别是出现病理性改变后，老年个体的状况差别很大，可因其年龄、性别、病情、家庭、经济等各方面情况的不同而不同。因此，既要遵循一般性护理原则，又要注意因人施护，执行个性化护理的原则，做到针对性和实效性护理。

(5) 早期防护　衰老起于何时，尚无定论。因此，一级预防应及早进行，老年护理的实施应从中青年时期开始。要了解老年人常见病的病因、危险因素和保护因素，采取有效的预防措施，防止老年疾病的发生和发展。对于慢性病患者、残疾老年人，根据情况实施康复医疗和护理的开始时间也越早越好。

(6) 长期照护　随着衰老，加上老年疾病“一长三多”(病程长、合并症多、并发症多、后遗症多)的特点，多数老年患者的生活自理能力下降，有的甚至出现严重的生理功能障碍，对护理产生依赖性。因此，老年人需要连续性长期护理(long term care，LTC)，以减轻其因疾病和残疾所遭受的痛苦，缩短临终依赖期，提供系统的护理和社会支持。

三、老年护理的道德准则和执业标准

护理从本质上说就是尊重人的生命，尊重人的尊严和权利。因此，护理是极其神圣、要求道德水准较高的职业。护理人员必须严格履行职业道德准则和执业标准。

1. 老年护理的道德准则

老年人是一个庞大的弱势群体，由于他们生理、心理、社会的特殊性，使他们处于可能发生不良后果的较大危险之中。因而老年护理是一种更具社会意义和人道主义精神的工作，对护理人员的道德修养有更严格的要求。

(1) 尊老爱老，扶病解困　中华民族历来奉行尊老、养老的美德，这种优良传统成为我国文化传统的主要内容之一，并著称于世界。老年人尤其是高龄老年人有着特殊的需求，特别是对于日常生活照料、精神安慰和医疗保健三个基本方面的服务需求将变得愈加迫切。老年护理工作者应倾心于此、尽力于此，无论是在医院，还是在社区、家庭及老年服务机构，都应将尊老、敬老、助老的工作落到实处，为老年人分忧解难、扶病解困。

(2) 热忱服务，一视同仁　热忱服务是护理人员满足患者需要的具体体现。在护理工作中要注意老年人的病情和感情变化，始终贯穿“五心”(诚心、细心、耐心、爱心、孝心)原则，尽量满足要求，保证他们的安全和舒适；对老年患者一视同仁，无论职位高低、病情轻重、贫富如何、远近亲疏、自我护理能力强弱，都要以诚相待、尊重人格，体现公平、公正的原则，并能提供个性化护理。

(3) 高度负责，慎独精神　老年人反应不敏感，容易掩盖很多疾病的体征，加之老年人病情发展迅速，不善于表达自己的感受，很容易延误病情。这不仅要求护理人员具有较高的专科护理水平，更重要的是要具有强烈的责任心。因此，在工作中要做到仔细、审慎、周密，千方百计地减轻和避免后遗症、并发症。尤其是在独自进行护理时，要认真恪守“慎独精神”，在任何情况下都应忠实于患者的健康利益，不做有损于患者健康的事。

(4) 技术求精，恪尽职守　精湛的护理技术是护理效果的重要保证。只有刻苦钻研老年护理业务，不断扩展和完善知识结构，熟练掌握各项护理技术操作，才能及时准确地发现和判断病情变化，谨慎、周密地处理各项复杂的问题，也才能在操作中做到快捷、高效，最大限度地减轻患者的痛苦。同时，尽职尽责，向老年人提供优质的服务。

2. 老年护理的执业标准

护理人员必须通过学校教育、在职教育、继续教育和岗前培训等，增加老年护理的知识和技能。我国尚无老年护理执业标准，目前主要参照美国的老年护理执业标准。

第四节 老年护理学的发展、问题与对策

老年护理学的发展起步较晚，是相对年轻的科学，它伴随着老年医学和护理学而发展并不断完善。其发展过程大致经历了以下四个阶段。

第一阶段：理论前期（1900～1955 年），没有任何理论作为指导护理实践的基础。

第二阶段：理论初期（1955～1965 年），随着护理学的理论和科学研究的发展，老年护理的理论也开始发展和研究，第一本老年护理学教材问世。

第三阶段：推行老年人医疗保险福利制度后期（1965～1981 年），老年护理的专业活动与社会活动相结合。

第四阶段：1985 年至今是全面完善和发展的时期。

一、国外老年护理的发展

世界各国老年护理发展状况不尽相同、各有特点，这与人口老龄化程度、国家经济水平、社会制度、护理教育发展等有关。

1. 美国的老年护理

老年护理作为一门学科最早出现于美国，自 1900 年至 20 世纪 80 年代经历了确认专业地位、开展专业护理理论及科学研究，以指导专业发展、护理实践与社会活动相结合，形成完善的服务网络、发展老年护理高等教育、培养多层次人才梯队的重要历程。美国老年护理的发展对世界各国老年护理的发展起到了积极的推动作用，已处于世界领先地位。

自 20 世纪 70 年代以来，美国老年护理教育开始发展，特别是开展了老年护理实践的高等教育和训练，培养高级执业护士（advanced practice nurses，APNs），具备熟练的专业知识技能和研究生学历，经过认证，能够以整体的方式处理老年人复杂的照顾问题。高级执业护士包括老年病开业护士（geriatric nurse practitioners，GNPs）、老年病学临床护理专家（clinical nurses specialists，CNSs）。

老年开业护士在多种场所为老年人提供初级保健，老年社区卫生服务主要由开业护士来管理。老年病学护理专家具有对患者及其家庭方面丰富的临床经验，具有涉及卫生和社会政策的专业知识，多数护理专家在医院内工作，作为多科医疗协作组的咨询顾问，并协助在职护士在医院、养老院或社区卫生代理机构之间建立联系。目前，在老年病护理专业训练中增加了老年精神病护理，老年精神病护理专家一般在医院、精神卫生中心和门诊部工作。美国早期有关老年护理的研究侧重描述老年人及其健康需求，以及老年护理人员的特征、教育与态度。

目前，更多研究具有临床意义的课题，如在约束与跌倒、压疮、失禁、谵妄与痴呆、疼痛等研究领域取得了满意的效果。此外，老年护理场所的创新实践模式、长期护理照顾、家庭护理等问题也受到重视。近年来，由政府资助成立了老年教育中心或老年护理研究院，以改进老年护理实践质量。某些护理学院拥有附属的老年人院，便于教学、研究，以及学生实习。美国护理协会每年为成千上万名护理人员颁发老年护理专科证书。在美国老年护理发展的影响下，许多国家的护理院校设置了老年护理课程，并有老年护理学硕士和博士项目。

2. 不同国家的老年护理特色

国外的老年护理已有 100 多年的历史，尤其是老龄化程度高的发达国家，对老年人的护理服务综合化、地区联网化、窗口一元化，即“三化”已被贯穿于护理服务体系之中。

（1）日本完善的法律保障体系　二战后，日本的老年护理发展迅速，护理理念和护理实践水平居于世界先进行列。日本政府早在1963年就制定了《老人福利法》，随后又颁布了《老年人保健法》、《高龄老人保健福利推进10年战略计划》（又称“黄金计划”）和《护理保险法》等相关政策和法规，从老人的福利、保健、保险等方面为社区老年服务提供了强有力的制度保证和法律支持。尤其是2000年实施的《护理保险法》，有力地促进了日本老年护理事业的发展，使老年护理资源迅速扩张，完整地涵盖了高龄者所需服务的每一个角落，保证了高龄者不管是在老年护理机构还是在家都能得到全面、优质的护理服务。1987年颁布的《社会福利及介护法》，培养介护员的学校由当时全国只有的25所，增至2007年的500余所，以此培养了专职介护员50万人，每年有5万以上的介护员诞生。

（2）瑞典完善的网络化管理和全方位的服务项目　瑞典政府和卫生行政机构非常重视老年护理服务，投入相当多的经费，建立了完善的老年护理服务网络和机构。如瑞典在20世纪90年代初期就建立了国家健康护理管理委员会，主要负责家庭护理、老人护理院及其他老年护理机构的事务，其中包括精神和智力残障老人的护理。每个地区设健康管理委员分会，由经理负责管理，下设1个中心理事会和4个区域办公室。区域办公室根据人们的需要和现有的立法等为本区域所有的老年人提供尽善尽美的医疗和护理服务。每个区域再分为10个护理中心，分别负责若干个老人护理院、康复中心、老人公寓和家庭护理的工作。健康护理管理委员会被赋予一定的经济权力，负责所有的老年社区护理程序和大量的延续护理工作，包括帮助亲人、日间护理、家庭向导、伙伴式服务、送饭上门、安全护理等项目。完善的护理服务不仅解决了人们许多后顾之忧的社会问题，也使老人们得到安适的养老环境。

（3）美国多样化的护理服务　美国是一个贫富不均的国家，老年护理保险实施的是商业保险，保险人的给付与投保人缴费的相关性很强，而且健康状况差的人一般不能投保，美国老年人只能根据自身的身体状态和经济条件选择不同级别的养老机构进行老年护理。主要的护理模式有：①家庭健康护理，是最基本的老年护理形式，由患者选择专业护理机构的护理人员及护理类型的上门护理方式；②机构性专业护理，是由联邦政府出资兴办的护理之家、康复中心、医护型老年公寓，也是联邦医疗救助和医疗护理计划的推荐机构；③医院的老年护理，为高危或病情复杂的老年人提供高质量的护理；④依托社区的居家护理，与护理之家相比，接受此类护理服务的患者可以选择在社区中心或是在家中接受统一安排的护理计划；⑤依托各种慈善机构的起居协助中心、日间照护中心、老人院、宁养院等。

（4）德国典范式的老年护理教育　德国的老年护理教育有3个层次：中专、专科培训、大学本科，其教育的主体是中专职业培训教育，主要培训老年护士和老年护士助手。接受护理教育的最低要求是完成10年的基础教育，入学年龄为17岁。学生的来源主要是家庭妇女、失业再就业者和一些应届高中毕业生，不设入学考试。学生经过1年半的学习与考试，可得到国家认可的老年护士助手资格，能在德国境内的护理院工作；通过3年学习和考试，获得老年护士资格，可在欧盟任何一个国家的护理院、医院和社区家庭护理中心工作。学校特别注重学生职业能力的培养，学生在校学习时间和实习时间为“1+1”，学校的教学方式极其灵活，老师充分利用教学工具，较少写板书，理论知识通过投影仪演示，实际操作尽可能让学生在真实或仿真的环境中完成。专科培训为老年护理的继续教育，对从事老年护理2～3年的老年护理从业人员或从临床护理转岗的护士进行培训学习，使劳动者的素质得到提高。

二、我国老年护理的发展

我国老年护理长期以来被归为成人护理范围，加上高等护理教育的一度停滞，严重影响了老年护理的发展。

1985年天津市成立第一所临终关怀医院；1988年上海成立了我国第一所老年护理医院。

20世纪90年代以来，随着中华老年医学会的成立和老年医学的发展，老龄化带来的一系列问题引起了我国政府对老龄事业的高度关注。在加强领导、政策指引、机构发展、国内外交流、人才培养和科研等方面，卫生部、民政部、国家科委以及各级政府都给予了关心和支持。先后发布了《关于加强老龄工作的决定》《中国老龄事业发展计划纲要》等系列相关政策，有力地促进了老龄事业的发展；先后建立了老年学和老年医学研究机构，与之相适应的老年护理学也作为一门新兴学科受到重视和发展。1996年5月中华护理学会提出要发展和完善我国社区的老年护理；1997年上海市成立了老人护理院；1999年学会增设老年护理专业委员会。

我国老年护理体系的雏形是医院的老年患者的护理，如综合医院成立老年病科，开设老年门诊与病房，按专科收治和管理患者。进入21世纪，我国的老年护理事业得到了政府的高度重视，在借鉴国外经验的基础上得到了长足的发展，各地相继成立了多种性质和形式的老年人长期护理机构，如老年护理中心、护理院、老年公寓、托老所等，为社区内的高龄病残、孤寡老年人提供上门医疗服务和生活护理，为老年重病患者建立档案，定期巡回医疗咨询，老年人可优先接受入院治疗、护理服务和临终关怀服务。

我国老年护理教育起步较晚，发展滞后，与欧美相比有较大的差距，至今我国各层次护理专业教育中还没有开设专门的老年护理专业，对老年护理专业人才的培养尚属空白。近20年，随着社会老龄化的迅速发展和政府与社会的高度关注，老年护理教育发展迅速。1998年“老年护理学”课程在高等护理学院陆续开设，2000年12月正式出版《老年护理学》本科教材。此后，“老年护理学”陆续被全国多所护理高等院校列为必修课程，有关老年护理的专著、教材、科普读物相继出版，各种杂志关于老年护理的论著、经验总结文章陆续发表，有关老年护理的研究开始起步。目前，少数护理院校正酝酿开设老年护理专业，一些院校已经开设了各层次的老年护理专业方向，护理研究生教育中也设立了老年护理研究方向。此外，国内外老年护理方面的学术交流逐步开展，有的院校与国外护理同行建立了科研合作关系，有的正在进行国际交流、联合办学、人才培养等。

三、我国老年护理面临的问题与对策

1. 我国老年护理面临的问题

老年护理面临的最大难题是日益增多的老年人口的抚养和照料问题，特别是迅速增长的“空巢”、高龄和带病老年人的服务需求，以及寿命延长与“寿而不康”造成的医疗卫生和护理的压力。

目前，我国正处在快速老龄化时期，老年护理正面临着的老年人护理服务需求快速增长和老年护理人才短缺的双重挑战。老年护理的发展与老龄化的需求和国际标准水平还存在较大差距。

据统计，全国老年人群慢性疾病患病率达51.8%，高龄老年人是增长最快的一个群体，又是老年人口中的脆弱群体，他们带病生存甚至卧床不起的概率最高，渴望老有所医，希望得到保健护理、生活照料、精神呵护。然而，我国老年护理体制不健全，缺乏老年护理保障体系，缺乏老年护理研究，尤其是老年护理专业队伍整体素质不高，以及老年护理教育的发展滞后，在一定程度上制约了健康老龄化社会的发展。据多项调查表明，目前老年护理从业人员，部分由非专业人员组成，普遍存在着人数偏少、年龄偏大、职称偏低、专业知识和技能亟须提高的现状，且都是由一般护士转型而来，或由没有经过专门培训及没有注册资质的护工承担，从数量到质量，都远不能满足老龄人口的就医保健等巨大而紧迫的社会需求。

据《2016年我国卫生和计划生育事业发展统计公报》数据显示，截至2016年年底，全国注册护士总数达到350.7万人，比2010年的205万增长了145万人，每千人口护士数从2010年的1.25名提高到了2.54名，医护比已达到1∶1.10。这说明“十二五”期间护理事业得到了前所未有的大发展，但距世界卫生组织提出的每千人口应有3名护士和医护平均比例1：2的标准还存在一定距离。因此，护士仍然是紧缺型专业人才，老年护理专科人才更是缺乏。显然，这种现状与我国老年护理服务的发展需求不相适应。

2. 我国老年护理问题的应对策略

（1）转变观念，创建让老年护理人才迅速成长的环境　不断完善养老护理队伍建设的政策保障制度，加快服务队伍建设，不断壮大老年护理队伍。

（2）尽快开设老年护理专业教育　加强老年护理教育，培养老年护理专科急需人才，适应市场快速增长的服务需求。

（3）推进老年护理继续教育　加强在岗人员岗位培训，使老年护理优质人才迅速成长，不断提升其专业化水平。

（4）不断完善养老服务体系和养老模式　逐步建立以“居家养老为基础、社区服务为依托、机构养老为补充”的养老服务体系，支持发展医护型、医养结合型养老模式，以及老年护理院或护理中心，使老年人实现真正意义上的老有所养、老有所医。

（5）发展老年服务产业　开拓专业护理保健市场，开发老年护理设备、器材，为社区护理和家庭护理提供良好的基础条件。

（6）加强老年人常见疾病的防治等护理研究　解决好老年人口的就医保健问题，真正满足老年群体在日常生活照顾、精神慰藉、临终关怀、紧急救助等方面日益增长的需求。

（7）探索、研究和建立我国老年护理的理论和技术　借鉴发达国家经验，构建有中国特色的老年护理理论和实践体系，不断推进我国老年护理事业的发展。

拓展项目

复习项目

重点串联

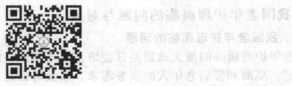

老年人与人口老龄化		人口老龄化趋势、问题与对策		老年护理学概述		老年护理的发展、问题与对策
老年人及人的寿命→人口老龄化与老龄化社会→老年人健康与健康老龄化	→	人口老龄化现状与趋势→我国人口老龄化问题→我国人口老龄化对策	→	老年护理学及其相关概念→老年护理目标与原则→老年护理道德准则和执业标准	→	国外老年护理的发展→我国老年护理的发展→我国老年护理面临的问题与对策

考点导航

一、单项选择题

1. 世界上最早出现人口老龄化的国家是（　）

A. 瑞典　B. 美国　C. 荷兰　D. 英国　E. 法国

2. 世界上老年人口数量最多的国家是（　）

A. 瑞典　B. 中国　C. 挪威　D. 英国　E. 日本

3. 世界上老龄化程度最高的国家是（　）

A. 英国　B. 瑞典　C. 日本　D. 摩纳哥　E. 美国

4. 老年人口的界定依据是（　）

A. 日历年龄　B. 生物年龄　C. 心理年龄

D. 社会年龄　E. 以上选项皆可

5. 我国人口老龄化最严峻的时期是（　）

A. 2000～2010 年　B. 2010～2025 年

C. 2000～2025 年　D. 2010～2050 年

E. 2030～2050 年

6. 世界卫生组织关于年龄的划分，不正确的是（　）

A. 35 岁以下为青年人　B. 45～59 岁为中年人

C. 60～74 岁为年轻老人　D. 75～89 岁为老老年人

E. 90 岁以上为长寿老年人

7. 我国何时开始进入老龄化社会（　）

A. 1980 年年底　B. 1989 年年底　C. 1990 年年底

D. 1999 年年底　E. 2000 年年底

8. 世界第一长寿国是（　）

A. 中国　B. 英国　C. 日本　D. 丹麦　E. 美国

9. 健康期望寿命约占平均期望寿命的（　）

A. 70%～80%　B. 80%～90%　C. 60%～70%　D. >90%　E. >100%

10. 某发展中国家，人口总数为 69458 万人，老年人口为 4220 万人，该国属于（　）

A. 幼年型国家　B. 青年型国家　C. 成年型国家

D. 中年型国家　E. 老年型国家

二、多项选择题

1. 世界人口老龄化特点与趋势包括（　）

A. 人口老龄化的速度加快　B. 发展中国家老年人口增长快

C. 人口平均寿命不断延长　D. 高龄老年人增长速度快

E. 女性老年是老年人口中的多数

2. 我国人口老龄化特点及趋势包括（　）

A. 老年人口规模巨大　B. 老龄化程度发展迅速

C. 高龄化趋势明显　D. 地区发展不平衡

E. 与家庭小型化、空巢化相伴随

3. 我国人口老龄化所带来的问题包括（　）

A. 社会负担加重　B. 社会保障费用增高

C. 养老服务供需矛盾突出　D. 老年人医疗保健需求加剧

E. 抚养系数缩小

4. 老年护理的目标包括（　）

A. 增强自我照顾能力　B. 延缓恶化及衰退

C. 个性化护理　D. 提高生活质量

E. 做好临终关怀

5. 老年护理的原则包括（　　）
A. 满足需求　　B. 面向社会　　C. 整体护理
D. 早期防护　　E. 长期照护
6. 老年护理的道德准则包括（　　）
A. 尊老爱老，扶病解困　　B. 热忱服务，一视同仁
C. 高度负责，慎独精神　　D. 技术求精，恪守职责
E. 老年护理执业标准
7. 我国老年护理应对策略包括（　　）
A. 尽快开设老年护理专业教育　　B. 推进老年护理继续教育
C. 不断完善养老服务体系和养老模式　　D. 发展老年服务产业
E. 加强老年人常见疾病的防治等护理研究
8. 不同国家老年护理特色中，正确的有（　　）
A. 日本完善的法律保障体系　　B. 瑞典完善的网络化管理和全方位的服务项目
C. 美国多样化的护理服务　　D. 德国典范式的老年护理教育
E. 英国老年护理的发展处于世界领先地位

三、思考题

1. 老年人年龄分期及老龄化社会的标准如何划分？
2. 如何才能做到老年人健康与健康老龄化？
3. 我国人口老龄化的趋势特点、问题与对策是什么？
4. 老年护理学的目标与原则、道德准则和执业标准分别是什么？
5. 简述我国老年护理面临的问题与对策。作为护理人员应该做些什么？

（王　芳）

PPT 课件

第二章

老年护理学基础理论

随着老龄化社会的来临，尤其是进入21世纪，人们对生活质量和健康水平越来越重视，“老化”议题也格外受到关注。老化，一般被定义为生物体随着年龄的增加而丧失某些生理功能（如生育等能力），进而迈向死亡的一种过程。所以老化是一种过程而非疾病，是从人一出生就开始的过程。随着年龄的增长，人们的身体与生理、心理大多会有所变化和退化，人类老化的过程也因人而异，在不同的个体里因体质的不同，老化的速率不尽相同，甚至不同的器官在同一个生物体中也不会相同。老化现象不仅以不同的个体差异、不同的速度体现在生理层面，而且在心理和社会层面上也逐渐显现出来。直到20世纪初，老化理论才摆脱了只注重生物学观点研究的局面，心理及社会方面的理论逐渐得以发展。因此，只有认识、了解不同层面的老化理论，才能帮助护理人员正确评估老年人的健康状况和需求，制定适合老年个体的护理计划，提供完善的护理措施，提高老年人的生活质量。

预习项目

案例2

王某，男，70岁。一年来家人发现其经常丢三落四、难以入眠，有时诉说耳旁似有人在唱歌，外出总是忘记回家的路；近半年来病情加重，不认识自己的女儿，不能穿衣，不知主动进食，时常呆坐；来门诊前3天因无目的的外出走失，被家人找回来诊。家人为此十分担心和苦恼，向社区门诊护士寻求帮助。

情景提问及任务分组

任务	分组	组长
问题一：王某的行为反映了老年人普遍存在的什么问题？	A组	
问题二：社区护士应采用什么理论来解释王某的行为？	B组	
问题三：该理论涉及哪些层面与具体内容？	C组	
问题四：社区护士可向家属提供哪些护理措施指导？	D组	
讨论：老化理论在老年人的生理、心理和社会三个层面是如何体现的？		

学习项目

学习目标	掌握:老化生物学理论、心理学理论、社会学理论所研究的主要内容。
	熟悉:各种理论的基本内涵和局限性,包括细胞损耗理论、残渣堆积理论、免疫抑制理论、线粒体损伤理论、海弗利克限制理论、染色体终端理论、人的基本需要层次理论、生命周期理论、老年适应理论、精神分析理论、角色理论、脱离理论、社会交换理论、老年亚文化理论、现代化理论、年龄分层理论。
	运用:能综合运用老化生物学理论、心理学理论、社会学理论为老年人提供个性化护理。

第一节　老年护理相关理论

一、老化生物学理论

老化生物学理论（biological theories of aging）主要是探究老化过程中生物体的生理改变的特性及原因。老年学家 Leonard Hayflick 首次提出老年生物学理论，该理论认为，生物体的生理性老化现象是由于细胞发生突变或耗损，导致细胞内基因或蛋白质改变、废物堆积、细胞功能改变衰退、细胞停止分化与修复、最终导致细胞死亡。目前，老化理论通常可归纳为两大主要阵营：结构性损伤理论与遗传基因赋予理论。

1. 结构性损伤理论

结构性损伤理论认为，细胞分子经年累月“工作”，开始失去应有的功能，产生故障、破损，最后导致细胞逐渐损失。

（1）细胞损耗理论　该理论认为，衰老是人体组织细胞长期耗损而修复功能不断下降的最终结果。正常人体器官内存在自身修复能力，但随着年龄的增加，细胞修复能力逐渐下降，导致细胞分子结构的耗损，无法发挥正常功能。软骨的退化、骨头的磨损或关节骨连接处的退化，均为老化过程的例子。显微镜下发现骨骼组织、心肌和神经细胞的磨损条纹标志也证实了这一理论。

（2）残渣堆积理论　该理论主张，老化现象是由身体内细胞累积残渣物质造成，最主要的是有脂褐质色素与肝斑。随着年龄的增长，机体的防御功能逐渐减弱，抗氧化物减少，而体内细胞累积残渣物质增加。当机体无法及时清除过剩的残渣物质时，导致脂褐质色素和肝斑沉积，细胞损伤增加，老化现象随之出现。肝斑或黄褐斑是由肝脏病变所致的皮肤黄褐斑。在老年人群中很普遍，都是残渣堆积理论的例证。

（3）免疫抑制理论　该理论认为，人体对疾病的抵抗能力主要来源于体内的免疫功能，这种免疫功能随着年龄的增加而逐渐降低，这一现象称为老年性免疫衰退（图 2-1）。其主要依据：老化过程中免疫功能逐渐降低，如胸腺随着年龄的增长而逐渐萎缩，T 细胞数目明显减少并且功能下降，对微生物、病原体等感染的抵抗力降低，机体的患病率比常人增高；自身免疫在老化过程中起着重要作用，老化过程中，T 细胞功能下降，不能有效地抑制 B 细胞，导致自身抗体产生过多，使机体自我识别功能障碍，不能准确地识别自己和非己，从而诱发一些严重疾病，加剧组织的老化，如老年人常见的风湿性关节炎被认为是免疫系统自身攻击的结果。但是，免疫功能降低是否是老化的原发因素尚有待进一步探讨。

(4) 线粒体损伤理论　线粒体被称为细胞内的“能量工厂”。在那里，细胞能转换有用的能量，来驱动身体的新陈代谢。随着年龄的增长，线粒体基因组氧自由基损伤、自发突变逐渐累积，或细胞核内对线粒体结构、功能具有调节作用的相关基因损伤增多，致使线粒体氧化磷酸化功能下降，能量物质ATP供应减少，最终引起细胞代谢紊乱，出现衰老、死亡。

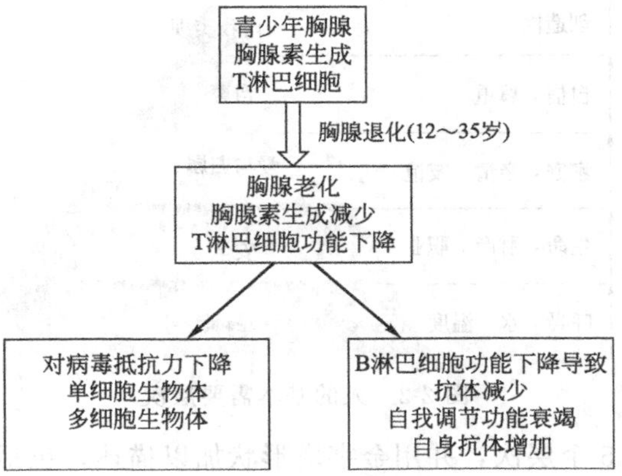

图 2-1　老年性免疫衰退

2. 遗传基因赋予理论

该理论认为，老化与死亡是不可避免的结果，在受孕时就已经安排好了，当细胞不再操作，不再适时，快速产生充足的新细胞来维持个体的健康活动时，就会使器官老化死亡。

(1) 海弗利克限制理论　该理论认为，随着人们生活水平的提高及医疗技术的改善，人类的寿命虽然一直在增加，但最高限度的人类寿命并没有改变，因为人体细胞分裂碰到一个“天花板极限”，而无法再提升。

(2) 染色体终端理论　染色体终端理论亦称为细胞老化学说。人体细胞染色体的两端，各有一个特异极性的小体。它们对DNA起保护作用，DNA每复制一次，端粒就会变短一些，当缩短到一定限度后，便不能维持染色体的稳定，使细胞失去了分裂、增殖能力而衰老死亡，这种缩短就是衰老的标志。

链接：海弗利克限制理论的例外

研究者发现了癌细胞与生殖细胞，可能为海弗利克教授的限制理论的例外。这些细胞制造出染色体酵素，可使染色体终端增长，允许细胞继续分裂超过正常细胞的寿命。最近有实验表明，身体细胞接触到这种酵素，可继续分裂超过他们正常的寿命。科学研究者现今相信基因程序列的工程，控制了染色体酵素的制造，也许可抗拒老化的过程，而允许我们增加寿命，超过120岁的界限。

3. 其他理论

除了以上理论外，还有如重建理论、修补理论、分泌理论等其他理论。

二、老化心理学理论

老化心理学理论重点研究和解释老化过程对老年人认知思考、心智行为与学习动机的影响。由于人的心理活动以神经系统和其他器官功能为基础，并受社会的制约，所以老化心理学涉及生物和社会两方面的内容。目前提出的老化心理学理论有，人的基本需要层次理论、生命周期理论、老年适应理论和精神分析理论。这些理论对护理工作有着非常重要的指导意义，可帮助护理人员不仅关注人的生理功能，而且关注心理因素对个体的影响。

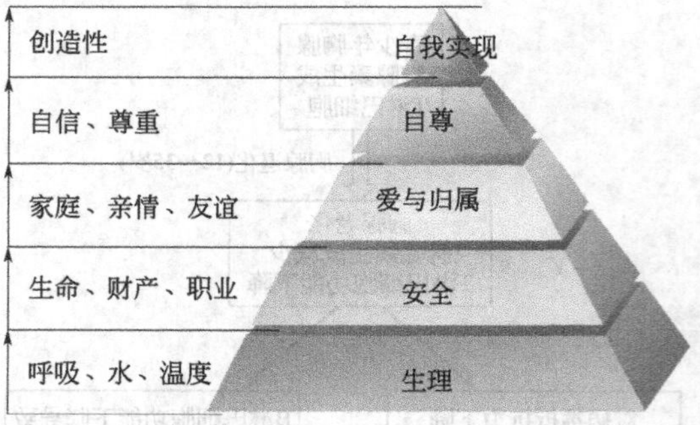

图 2-2 人的基本需要层次

1. 人的基本需要层次理论

人的基本需要层次理论（people's basic needs hierarchy theory）中最具有代表性的是马斯洛的人类基本需要层次理论。他开创的人本主义研究关注的是人的动机，特别是能把人和低等动物区分开来的高层次动机，他们重视人的成长和自我实现的过程，因此在人本主义理论看来，老化过程更是一种自我实现的过程。他将人类的基本需要按其重要性和发生的先后顺序排列成5个层次，并用金字塔形状加以描述，包括生理的需要、安全的需要、爱与归属的需要、自尊的需要、自我实现的需要（图 2-2）。这些需要有先后层次的倾向，当较低层次的需要获得满足后，才会出现较高层次的需要。人一生中的需要在各层次中不断变化，总是向更高层次的需要努力。护士在工作中，通过应用人的基本需要层次理论合理地评估老年人的各种需要，分清护理问题的轻重缓急，有针对性地制定和实施各项护理措施，及时满足老年人各种层次的需要。

2. 生命周期理论

生命周期理论（life cycle theory）是由美国的精神科医生艾瑞克生（Erikson）于 1950 年提出的，他强调文化及社会环境在人格发展中的重要作用，认为人的发展包括生物、心理、社会三方面的变化过程。此过程有八个发展阶段：婴儿期、幼儿期、学龄前期、学龄期、少年期、青年期、成年期和晚年期，每一阶段都有一个发展危机或中心任务必须解决，成功解决每一个阶段的危机，人格才会顺利发展。

老年人处在晚年期，是前七个阶段的成熟期，此阶段自我整合很重要，否则会出现绝望。艾瑞克生认为老年人在此时期会回顾和评价自己过去的经历，寻找生命价值，以便接受渐近死亡的事实。他们想努力达到一种统合感，一种生活的凝聚及完整感。若这种自我整合未达成，则容易感到彻底的绝望。艾瑞克生认为绝望之所以发生，是由于心智不够成熟，而成熟的心智是建立在生命的各个发展阶段。因此，老年人能否达到成功整合，和其在人生早期发展任务的成功与否有关。

3. 老年适应理论

老年适应理论（age related adaptation theory）研究老年个体如何适应老年期在生理、心理和社会等方面的各种变化，调整自身的心理和行为方式，达到内在的和谐平衡及个体与外在社会环境的和谐平衡。

老年人社会适应具体包括以下四大方面：基本生活适应，即老年人在现实的社会生活中能够自理、存活的程度；人际关系适应，即老年人能够与他人沟通、交流及建立良好关系的程度；精神文化适应，即老年人能够顺应变化中的思想、观念及各种文化现象的程度；个人发展适应，即老年人在现实社会生活中能够发挥自我潜能、扩展自我价值的程度。

对老年人来说，自身与社会环境的协调程度如何，可以通过自我内部的生理与心理的和谐程度来判断。Havighurst 提出老年阶段的任务是适应社会角色的改变、适应退休生活、参与老年人群活动、适应机体变化、适应丧偶或亲友的离去并合理安排现实生活。

4. 精神分析理论

精神分析理论（psychoanalysis theory）关注情感冲突和无意识的心理过程。情感冲突常常由社会责任、职责或其他不符合个人愿望（即本我的冲动）的现实所引发。因此，精神分析理论往往应用于生命的重要转型期中，如更年期或丧偶等情况。艾瑞克生把精神分析从童年期的应用推广到了成年期直至老年期，他认为完善感与失落感的冲突是老年期生活的主要问题。

三、老化社会学理论

链接：老化社会学理论分类

① 微观层面的理论，包括角色理论、脱离理论、社会交换理论等。
② 宏观层面的理论，包括老年亚文化理论、现代化理论、年龄分层理论等。

老化社会学理论（social theories on aging）产生于20世纪60年代，着重研究老年人的角色发展、社会互动、群体行为、社会制度与环境变化等对老年人适应的影响，以及老年人群对社会的影响。老化社会学理论主要探讨两方面的问题：一是老年阶段与其他生命阶段的关系，二是老年人对老年生活的不同反应或态度。关于老年这一人生的特殊阶段，老化社会学理论从微观、微观-宏观（中观）、宏观三个分析层次来进行评述。微观社会分析层次的理论关注个人及个人间的互动，主要有脱离理论、角色理论和社会交换理论等；中观分析层次指在个体的内在动力和社会过程这两个层次同时发生老化现象，为了理解和解释老化研究结果，生命周期理论、女权主义理论都强调社会相互作用和社会结构方面等的作用；宏观理论关注社会结构因素对个人及行为的影响，包括老年亚文化理论、现代化理论和年龄分层理论等。本节主要描述与护理活动关系较紧密的微观和宏观层面的老化社会学理论。

1. 角色理论

角色理论（role theory）人们在一生中扮演着各种各样的角色，这些角色把一个人确定为一种社会存在，是自我概念的基础，角色丧失可能导致社会身份和自尊受到侵害。角色理论由科特雷尔（Cottrell）于1942年提出。该理论关注老年人角色变化，认为老年人角色变化不是角色的变换或链接，而是一种不可逆转的角色丧失或中断。角色理论认为，从社会学的角度来说，老年人适应衰老的途径，一是正确认识角色变换的客观必然性；二是积极参与社会，寻求新的次一级角色，老年人必须靠自己的力量寻找控制自己生活的方法，以及维系自己生活的种种联系。因此，老年人若能对角色理论有所认识，并对角色改变的自然过程有所认识并接受，将有助于其对老年生活的适应。角色理论强调，成功的老年生活在很大程度上取决于个人能否适应改变了的角色和任务。

2. 脱离理论

脱离理论（disengagement theory）是老年人在衰老过程中对自身社会心理变化的反应，于1961年由卡明（E. Cumming）和亨利（W. Henry）提出。该理论认为老年人群应自动退出某些社会角色，为年轻一代留出余地，以维持社会的平衡状态，这种社会平衡是通过社会与老年人退出相互作用所形成的彼此有益的过程。这一过程是社会自身发展的需要，也是老年人本身衰老的必然要求。

脱离理论有四个主要的观点：①老年人身体衰弱，形成了脱离社会的生理基础；②老年人的脱离过程可能由老年人启动，也可能由社会启动；③老年人的脱离有利于其晚年生活，也有利于社会的继承；④老年人的脱离过程具有普遍性和不可避免性。

脱离理论可用以指导老年人适应退休带来的各种生活改变。

3. 社会交换理论

社会交换理论（social exchange theory）由霍曼斯（G. C. Homans）创立，主要代表人物有布劳（Z. Blau）、埃默森（R. Emerson）等，以行为心理学和功利主义经济学为理论依据。此理论认为社会互动是一种双方互相交换的行为，在交换过程中双方都各自考虑自己的利益，企图根据他们在某些方面的利益来选择相互作用，当互动双方都得不到各自的利益，社会互动就会趋向停止。

多德（Dond James J）首次将社会交换理论用于分析老年人，认为应该从社会交换理论，即权力和资源不平等的角度去理解老年人所处的地位。人们通过掌握物质财富、能力、成就、健康等社会认可的权力资源来确定自己的社会地位，社会老年人社会地位下降的根本原因在于老年人缺少可供交换的权力资源和价值。而积极的社会参与可以帮助老年人提高其价值资本，以保持其在社会交换中的优势地位。权力是社会交换理论的中心概念，老年人的权力随着在工作、健康、社会关系网络和财产上的失落而消失。

埃默森指出四种可能因权力失衡而采取的策略：①退缩，不参与（与脱离是相同的）；②延续权力，建立新角色获得新回报；③显露地位，依赖的一方（老人）通过重新评估其仍有的技能，重新显露其地位而获得较多权力；④结成联盟，较无权力的一方联合其他相似的依赖者组成联盟，发展与老年人有关的社会政策和社会服务，最大限度地增强老年人的权力资源，以保持老人在社会互动中的互惠性、活动性和独立性，对抗较有权力的一方。

4. 老年亚文化理论

老年亚文化理论（aged subculture theory）由美国学者罗斯（Rose）于20世纪60年代提出，认为一个群体中的成员在他们相互之间的互动多于与其他群体的互动，就会产生一种亚文化。该理论旨在揭示老年群体的共同特征，并认为老年亚文化是老年人重新融入社会的最好方式。在老年群体中间，如同其他亚文化一样，有一种自我怨恨（针对外界对老人的排斥）和傲慢（基于群体内在价值的认识）的混合情绪。标志老年亚文化的特征还有不再强调作为社会地位基础的财产和影响，而更加重视健康和社会活动。老年人拥有自己特有的文化特质，就像少数民族拥有不同于主流人群的生活信念、习俗、价值观及道德规范，自己形成一个亚文化团体。这个亚文化团体中，个人的社会地位是由过去的职业、教育程度、经济收入、健康状态或患病情形等决定的。许多老人参与各种组织作为他们行为的倡导者和活动家，如美国的退休协会（American Association Retired Persons，AARP），我国的老年大学、老年人活动中心等。亚文化理论还指出，一定程度的强调亚文化有利于对老年人的关注，但是过度强调会加强老年人与主流社会的疏离。

5. 现代化理论

现代化理论（modernization theory）是由美国学者考吉尔（D. Cowgill）和赫尔姆斯（L. Holmes）提出的。该理论描述了现代化与老年人角色和社会地位变化的关系。由于社会日益现代化，老年人的地位不断下降，他们拥有的领导角色和权力减少，越来越多地脱离社区生活。一方面现代化推进了人口老龄化与老年人数的增加；另一方面又削弱了老年人的社会地位。影响社会现代化和老年人地位的四个相关变量有健康技术、经济技术、城市化和教育。

6. 年龄分层理论

年龄分层理论（age stratification theory）由Riley等提出。该理论以社会学的角度、地位、规范和社会化等概念为基础，分析了年龄群体的地位及年龄在一个特定社会背景下的含义，将社会看作由不同年龄层或不同年龄组组成的人口。这些年龄层或年龄组有两个不同的侧面：一为生命过程的一面，这同生命周期的各种阶段类似，一个人属于哪个年龄组由其年岁而定，同一年龄层或年龄组的人有大致相同的生物史，有共同的经验，未来也有可能有某种共同的经历；二为历史过程的一面，即以他们特有的特征共同经历某特殊历史时期，因而同其他年龄层或年龄组相区别。这种依年龄关系的角色分布而制定的分层标准，提供了一种可靠的社会秩序和价值导向，甚至当社会角色并非与年龄紧密相关时，年龄仍会影响到人们对其能力和行为过程的判断。

亨德里克提出年龄分层理论具有四个要素：同期群（相同的年龄、经历和观念）、各个年龄层对社会的贡献或反应能力、年龄层的社会形式、与年龄有关的期望。

第二节　老年护理学理论在护理工作中的应用

随着医学的迅速发展、人们生活水平的日益提高和老年人的保健意识不断增强，人类的平均寿命逐渐延长，老年人在社会人口中的比例不断增加，因此，对护理的需求也大大提升。随着年龄的提升，老化现象逐渐加重，而老年人的基本特征在于不可避免、不可逆转的老化现象。其不仅对人体生理功能产生很大的影响，使机体功能减退，并且精神活动和社会活动的能力也随之下降。因此，老年人的护理具有独有的特征，形成面向生活而非面向疾病的护理。老化生物学、老化心理学和老化社会学正是给护理人员提供了理论框架，帮助护理人员运用这些知识更好地解决老年人的健康问题，使老年人生活质量改善，晚年生活愉快、身心健康。

一、老化生物学理论与护理

人类老化的过程因人而异，在不同的个体里因体质的不同，老化的速率也不尽相同，而不同的器官在任何一个生物体中老化的速度也不会一样。因此，老化过程的差异有着许多层面的影响，如基因层面、社会学层面、心理学层面、经济学层面等。这些层面因素的不同所导致老化的程度及速度也不同。应用老化生物学理论的知识，有助于护理人员了解老年人的高度易损性和生理功能变化。如机体免疫功能衰退，抵抗力下降；内环境平衡能力减弱，适应能力差，容易患病，患病后又易合并感染；一旦患病，病程长、恢复慢、疗效差、易反复等。依照老化生物学理论的观点，护理人员能够正确认识人类的老化机制，在护理实践活动中，合理地进行护理评估和护理干预，实现老年人的最佳护理功能，具体体现有如下几点。

(1) 细胞损耗理论　细胞损耗理论为护理人员正确区分影响老年人的“生理老化的改变”与“疾病的病理过程”二者之间的不同提供了理论依据，指导护理人员在护理评估时既要考虑到疾病的改变，也要考虑到生理老化的改变。如正常的老年人可以出现碱性磷酸酶轻度升高，但中度升高则应考虑为病理状态。

(2) 免疫抑制理论　应用免疫抑制理论可以解释老年人对某些疾病易感性的改变，使护理人员在老年护理工作中能有预见性地进行预防，密切观察老年人早期出现的感染迹象，以便早发现、早诊断、早治疗。

(3) 基因赋予理论　护理人员借助基因赋予理论，指导老年人正确面对老化过程，使其了解每一种生物都有其恒定的年龄范围，人类老化是由基因决定的一种必然过程。

(4) 神经内分泌理论　运用神经内分泌理论，指导护理人员更好地理解老年人为何常常出现多疑、忧郁、孤独、失眠等心理特征，有针对性地做好老年人的心理护理，促进老年人的心理健康。

总之，衰老是生命不可抗拒的自然规律，随着年龄的增长和生理解剖上的退行性改变，老年人也会在生理功能上逐渐出现许多变化。在为老年人进行护理时，重要的不仅是注意其疾病的病理过程或机体器官的病变，更要注意促使个体尽力恢复因疾病失去的健康。因此，护理人员需要最大限度地恢复和维持老年个体的功能状态，促进其身心健康。

二、老化心理学理论与护理

心理健康是老年人健康的一个重要方面。老年人的心理健康水平，直接影响着其对自身健康和生活的感受质量，同时也影响着老年人的老化过程、健康长寿。随着年龄的增长，老年人某些器官功能出现衰老性变化，且易患各种慢性疾病，老年人的生活和社会交往因此受到影响，继而出现一些特有的心理反应，如惶恐遗弃感、孤独寂寞感、焦虑抑郁感、多疑自卑感等。因此，在对老年人的护理过程中，除关注老年期的各种心理健康问题外，还要关注老年人情感的持续心理发展和反应，支持老年人终身发展的需求。运用老化心理学的相关理论知识，根据老年人的生理特性和心理状态，制定合理的护理计划，改善老年人的认知功能，消除或减轻不良情绪导致的心理障碍，增进其心理健康。

(1) 人的基本需要层次理论的应用　虽然老化是人类不可抗拒的规律，但一般都希望自己健康长寿。有的老年人不愿服老，也不希望别人说自己衰老。当老年人患病时，他们对病情估计较为悲观、无助，希望被重视、受尊敬。所以，与老年人谈话时，对他们的称呼须有尊敬之意，不要怕麻烦。由于老年人属于成熟的个体，对高层次的需求迫切，因此，将人类基本需要层次理论用于住院老年患者、居家老年人的护理中，当满足老年人较低层次的需求后，应鼓励老年人追求更高层次的需求，提升老年人的生活满意程度，使其用科学的态度看待衰老过程。

(2) 生理周期理论的应用　人并不会因为老年而停止心理变化和发展，每个时期都有每个时期的发展任务，根据生命周期理论，晚年发展阶段是一个人回顾和评价自己一生的时期。护理人员应积极鼓励老年人完成生命总结回顾的过程，忘掉悲伤和懊悔，进行自我整合，肯定自己生命历程的价值，理解老年人的人生经历，制定相应的护理干预措施，促进老年人的心理健康发展，提高老年人的生活质量。

(3) 老年适应理论的应用　适应理论强调了积极适应老年期在生理、心理和社会等方面的各种变化，不断寻求更多理解和更高水平的适应，以达到心态平衡。尤其在护理住院的老年患者时，病房环境要逐步家庭化，积极创造舒适优美的环境：宽敞、光线柔和、安静、安全。病床要低，被褥要轻、保暖性好，以增加舒适感；并在病房的墙壁上挂贴优美的字画，美化环境，使老年人心情舒畅。

(4) 精神分析理论的应用　应用精神分析理论，主要解决老年期生活的完善感与失落感的冲突，有助于在临床护理工作中深入认识老年人心理问题的原因，并且采用适当方式帮助老年患者缓解痛苦。如此，可以清楚地看到老年人心理层面的细微改变，甚至于角色的改变，而这些改变常会给老年人带来许多冲击，所以老年人心理调节尤为重要，护理人员要帮助老年人了解老化时期的心理特点，一旦心理活动出现衰退、偏差、障碍，老年人可以及时通过自我调节得到纠正，有利于正确处理家庭生活、增进生活情趣、防止心身疾病，从而过好晚年生活。

三、老化社会学理论与护理

老化社会学理论是帮助护理人员转换角度看待老年人的老化过程，从“生活在社会环境中的人”这个角度，使护理人员在护理实践活动中更加关注社会环境、角色适应、政治经济学等方面对老年人老化进程的影响。在为老年人制订护理计划和护理措施时，护理人员要有针对性地应用角色、脱离、社会交换、亚文化、现代化、年龄分层等理论，促进老年人更多地参与社会活动和社会交往，保持最佳的活动水平，适应新角色，获得情感、生活等方面的支持。

（1）角色理论 使护理人员认识到在老年阶段中遇到的角色变化所带给老年人的挑战，对于老年人所面临的角色转换和适应问题，护理人员应协助老年人正确认识角色过渡与转换的客观性，积极调整、转变观念，适应新的角色，确立老年人的正向自我。

（2）脱离理论 认为老化是不可避免的，是逐渐与社会角色和社会活动分离的过程，从而导致了在社会系统中老年人与社会相互作用的降低。根据这种理论，护理人员需注意评估那些正在经历减少参与社会活动的老年人，考虑个体差异性及个人具体状况，给予老年人独处的时间和空间，提供适当的环境，以便老年人充分发挥自我决定权，维持其与社会的平衡状态。

（3）社会交换理论 有助于护理人员了解老年脱离、依赖、忧愁现象。老人的权力大小将视其资源（如地位、金钱、技术）减退或丧失后剩余的能力而定，因本身条件受限，失去社会认可、影响力或独立性，老年人自然成为无力的群体。他们仅有的选择或交换条件是对掌握资源者的顺从及依赖，这是老年人为得到保护及生存保障所签的最后“契约”。因此，护理人员应积极为老年人创造条件，尊重老年人，帮助老年人保持积极的心态。

（4）老年亚文化理论 使护理人员认识到老年人拥有自己特有的文化特征，充分评估老年人的基本资料与成长文化背景，鼓励老年人积极参与同龄群体的活动及其对亚文化的体验，能够较好地形成自我概念，同时也容易增加对社会的认同感。

（5）现代化理论 随着现代化日益加快，越来越多的老年人脱离社区生活，护理人员应根据老年人的具体情况，运用现代化理论帮助其及时调整和适应现代化社会。

（6）年龄分层理论 通过年龄分层理论可以了解个体的老年人会在不同的生命成长时期扮演不同的社会角色；同时也可以知道同样的老年人，在不同的社会发展阶段可分别表现出不同的特征。因此，社会对老年人的角色期望与行为也有所不同。

在照顾老年人时，护理人员不仅要知晓老化社会学理论，还必须要了解不同的理论是从不同的角度及针对不同的老年人群来研究。各种老化社会学理论都有其适用性上的限制，护理人员在应用老化社会学理论时需慎重选择，运用不同的理论指导不同的老年人，协助老年人度过一个成功、愉快的晚年生活。

拓展项目

复习项目

重点串联

老化护理学理论包括老化生物学理论、老化心理学理论和老化社会学理论。

运用老化护理学理论有针对性地指导和护理老年人。

老年护理学理论			老年护理学理论在护理工作中的应用
老化生物学理论	老化心理学理论	老化社会学理论	
1. 结构性损伤理论 (1)细胞损耗理论 (2)残渣堆积理论 (3)免疫抑制理论 (4)线粒体损伤理论 2. 遗传基因赋予理论 (1)海弗利克限制理论 (2)染色体终端理论 3. 其他理论 (1)虚假重建理论 (2)错误与修补理论 (3)热能限制理论 (4)神经内分泌理论	1. 人的基本需要层次理论 2. 生命周期理论 3. 老年适应理论 4. 精神分析理论	1. 角色理论 2. 脱离理论 3. 社会交换理论 4. 老年亚文化理论 5. 现代化理论 6. 年龄分层理论	运用老化护理学理论有针对性地指导和护理老年人

考点导航

一、单项选择题

1. 哪项不属于结构性损伤理论？（　　）

A. 细胞损耗理论　B. 残渣堆积理论　C. 免疫抑制理论
D. 线粒体损伤理论　E. 染色体终端理论

2. 老化心理学理论不包括哪项？（　　）

A. 人的基本需要层次理论　B. 生命周期理论　C. 细胞损耗理论
D. 老年适应理论　E. 精神分析理论

3. 哪项不属于老化社会学理论？（　　）

A. 角色理论　B. 社会交换理论　C. 现代化理论
D. 老年适应理论　E. 年龄分层理论

4. 下列哪项不属于老化生物学理论范畴？（　　）

A. 残渣堆积理论　B. 免疫抑制理论　C. 热能限制理论
D. 生命周期理论　E. 神经内分泌理论

5. 下列哪项不是人的基本需要层次理论的内容？（　　）

A. 生理的需要　B. 安全的需要　C. 爱与归属的需要
D. 社会的需要　E. 自我实现的需要

6. 下列哪项不属于老化心理学理论？（　　）

A. 人的基本需要层次理论　B. 生命周期理论　C. 老年适应理论
D. 错误与修补理论　E. 精神分析理论

7. 生命周期理论是谁提出的？（　　）

A. 艾瑞克生　B. 马斯洛　C. 娃尔福特
D. 科特雷尔　E. 卡明

8. 人的基本需要层次理论是由谁提出的？（　　）

A. 艾瑞克生　B. 马斯洛　C. 娃尔福特
D. 科特雷尔　E. 卡明

9. 下列哪项属于免疫抑制理论疾病？（　　）

A. 软骨的退化　B. 肝斑　C. 风湿性关节炎

D. 黄褐斑　　E. 骨头的磨损

二、多项选择题

1. 哪些不属于结构性损伤理论？（　　）
A. 虚假重建理论　　B. 细胞损耗理论　　C. 错误与修补理论
D. 残渣堆积理论　　E. 免疫抑制理论

2. 遗传基因赋予理论包括哪些？（　　）
A. 海弗利克限制理论　　B. 神经内分泌理论　　C. 线粒体损伤理论
D. 热能限制理论　　E. 染色体终端理论

3. 哪些属于老化社会学理论？（　　）
A. 角色理论　　B. 细胞损耗理论　　C. 脱离理论
D. 热能限制理论　　E. 社会交换理论

4. 下列哪些属于老化生物学理论范畴？（　　）
A. 细胞损耗理论　　B. 海弗利克限制理论　　C. 染色体终端理论
D. 虚假重建理论　　E. 错误与修补理论

5. 下列哪些属于老化社会学理论？（　　）
A. 角色理论　　B. 脱离理论　　C. 老年亚文化理论
D. 老年适应理论　　E. 现代化理论

6. 下列哪些是人的基本需要层次理论的内容？（　　）
A. 生理的需要　　B. 安全的需要　　C. 爱与归属的需要
D. 自尊的需要　　E. 自我实现的需要

7. 下列哪些属于细胞损耗理论？（　　）
A. 软骨的退化　　B. 肝斑　　C. 骨头的磨损
D. 黄褐斑　　E. 关节骨连接处的退化

8. 老年人社会适应具体包括以下哪些方面？（　　）
A. 基本生活适应　　B. 人际关系适应　　C. 精神文化适应
D. 个人发展适应　　E. 个人需要适应

9. 脱离理论有哪些主要的观点？（　　）
A. 老年人身体衰弱，形成了脱离社会的生理基础
B. 老年人的脱离过程可能由老年人启动，也可能由社会启动
C. 老年人的脱离有利于其晚年生活，也有利于社会的继承
D. 老年人的脱离过程具有普遍性和不可避免性
E. 以上都不是

10. 亨德里克提出年龄分层理论具有的要素是（　　）
A. 同期群（相同的年龄、经历和观念）
B. 各个年龄层对社会的贡献或反应能力
C. 年龄层的社会形式　　D. 与年龄有关的期望　　E. 以上都是

PPT课件

三、思考题

1. 如何将老化生物学理论应用到护理实践中？
2. 如何将老化心理学理论应用到护理实践中？
3. 如何将老化社会学理论应用到护理实践中？
4. 老年护理学包括哪些理论？
5. 请简述社会交换理论。

（肖凌凤　徐洪岩）

第三章

老年人的健康评估

健康评估是系统地、有计划地收集评估对象的健康资料，并对资料的价值进行判断的过程。由于老年人生理功能的衰退及其慢性病患病率增加，使其健康卫生需求不断扩大，对老年人的健康评估，已成为老年护理的重要组成部分。老年人的健康评估过程同成年人，但由于老年人生理功能的衰退、感官功能的缺陷及认知功能的改变，接受信息及沟通的能力均有不同程度的下降。那么，护士应如何对老年人进行健康评估，如何获得准确、全面和客观的资料，从而准确地判断老年人的健康状况及功能状态呢？

预习项目

案例3

李大爷，70岁，退休职工。因“脑梗死后遗症2年，不愿接受保姆照护”入住老年护理院。

老人高血压病病史15年，于2年前，不明诱因出现右半身活动障碍、口眼歪斜、言语不清，被诊断为“高血压病，脑梗死”，经住院治疗及康复训练后出院，但留有右下肢活动不灵便和语言不顺畅的后遗症，尚能借助工具行走。于3个月前，老伴因肝癌突然去世，后由保姆照护，几乎没有与外界交流。近几天，突然变得情绪低弱、悲观、忧虑、言语减少，感觉生活无望，甚至有轻生念头，并有头痛、失眠、食欲减退等症状。

另外，李大爷有两个儿子，大儿子已结婚成家，在本市居住，但工作较忙；小儿子在省外工作，30多岁尚未成家。

情景提问及任务分组

任务	分组	组长
问题一：请进一步收集李大爷的相关健康资料	A组	
问题二：请对李大爷进行身体健康状况评估	B组	
问题三：请对李大爷进行心理健康状况评估	C组	
问题四：请对李大爷进行社会健康状况评估	D组	
讨论： ①列举李大爷的主要健康问题； ②讨论健康评估中的注意事项； ③预习各种评估量表的使用方法。		

学习项目

学习目标	掌握： ①老年人健康评估的内容和方法。 ②老年人躯体功能状态的评估方法和评估量表的使用。 ③老年人情绪评估中焦虑和抑郁的评估方法和评估量表的使用。 ④老年人家庭评估的内容和评估量表的使用。
	熟悉： ①老年人躯体健康状况评估的内容和方法。 ②老年人心理健康状况评估的内容和方法。 ③老年人社会健康状况评估的内容和方法。
	了解： ①老年人健康评估的原则。 ②老年人健康评估的注意事项。

第一节　概　　述

老年人健康评估的内容包括身体健康状况评估、心理健康状况评估、社会健康状况评估及生活质量评估等方面。对老年人进行综合健康功能评估（comprehensive functional assessment，CFA），可以全面反映其健康状况，是实现老年人个体化优质护理的前提。

为使获得的健康资料更加客观、全面、真实，在对老年人进行健康评估时，应注意健康评估的原则、方法及注意事项。

一、老年人健康评估原则

1.“以人为本”原则

老年人的健康评估是为老年人服务的，故评估时要尊重老年人。不论是评估人员、评估方法及用语，还是时间、地点的选择，均应考虑到老年人的需要；让老年人知情同意，重视老年人的权益；注意保护老年人的隐私。

链接：生理性改变和病理性改变

生理性改变是指随着年龄的增长，机体必然发生的分子、细胞、器官和全身各系统的退行性改变，这些变化是正常的，属于生理性的改变；病理性改变是指由于生物、物理或化学的因素所导致的老年性疾病而引起的变化，这些变化是异常的，属于病理性的改变。

2. 注重客观化原则

重视老年人群体变化的特点，正确区别生理性改变和病理性改变。老年人的这两种变化往往同时存在，有时难以严格区分。因此，护士应全面、客观地收集健康资料，正确区分正常老化还是现存或潜在的健康问题。

3. 注重个性化原则

老年人不但在群体与其他群体之间存在差异，同样在老年人个体之间也存在差异。评估时，应注意老年人因年龄、疾病、认知程度等不同带来的差异，深入了解不同个体身心变化的特点，尤其注意在思维方面表现出的差异性，和在特性或个性方面表现出的孤独、任性、焦虑、烦躁等，进行个性化评估，为个性化护理奠定基础。

4. 注重疾病的非典型性原则

老年人疾病具有非典型表现的特点。例如，老年人患肺炎时常无症状，仅表现出食欲差、全身无力、脱水，或突然意识障碍，而无呼吸系统的症状；老年人患阑尾炎导致肠穿孔时，可能没有明显的发热体征，或仅表现出轻微疼痛等，常常会给诊治带来一定困难，且容易出现漏诊、误诊。因此，对老年人的健康评估要重视客观检查，尤其体温、脉搏、血压及意识的评估极为重要。

链接：非典型性表现

老年人感受性降低，加之常并发多种疾病，发病后往往没有表现出典型的症状和体征，称为非典型性表现。

5. 正确解读辅助检查结果

老年人检查标准值（参考值）可通过年龄校正可信区间或参照范围的方法确定，但对不同的病例应不同对待。护士应通过长期观察和反复检查，正确解读老年人的实验室检查数据，结合病情变化，确认实验室检查值的异常是生理性老化还是病理性改变，避免延误诊断和治疗。

链接：老年人实验室检查结果异常常见原因

①正常老龄化的结果；②服用某些药物的影响；③由疾病引起的异常改变。

二、老年人健康评估方法

1. 交谈法

该法指通过与老年人、亲友、照护者及相关医务人员进行谈话沟通，获取老年人的健康资料和信息。在交谈中，护士应运用有效的沟通技巧，与老年人及其相关人员建立良好的信任关系。注意在与老年人沟通时，一般选择易于回答的开放性问题，避免使用命令式、说教式、争辩式、批评式、分析式、逃避式、责问式等令老年人反感的语气；耐心倾听，说话简短得体，适当引导，必要时加以核实；运用非语言沟通；对有语言表达障碍而思维功能正常的老年人，可采用文字或图画等书面形式沟通。

2. 观察法

该法指运用感官获取老年人的健康资料和信息。护士可通过视、听、嗅、触等多种感官，观察老年人的各种身体症状、体征、精神状态、心理反应、社会角色及其所处的环境，以便发现潜在的健康问题。必要时，可采用辅助仪器，以增强观察效果。

3. 体格检查

该法指运用视、触、叩、听等物理检查方法，对老年人进行有目的的全面检查，获取老年人的健康资料和信息。

4. 阅读

该法指通过查阅病历、各种医疗及护理记录、辅助检查结果等资料，获取老年人的健康资料和信息。

5. 测试

该法指用标准化的量表或问卷，测量老年人的身心状况，获取老年人的健康资料和信息。量表或问卷的选择，必须根据不同老年人的具体情况确定，并需注意其信度和效度。

三、老年人健康评估注意事项

1. 环境要适宜

老年人的感觉功能降低，血流缓慢、代谢率及体温调节功能降低，容易受凉感冒，所以体检时应注意调节室内温度，以 22～24℃为宜。老年人视力和听力下降，评估时应避免对老年人的直接光线照射，环境要尽可能安静、无干扰，同时要注意保护老年人的隐私。

2. 时间要充分

老年人由于感官的退化，反应较慢、行动迟缓、思维能力下降，所需评估时间较长。加之老年人往往患有多种慢性疾病，很容易感到疲劳。护士应根据老年人的精神、体力等情况，安排评估的时间，以避免老年人劳累。

3. 双方要配合

老年人听觉、视觉功能逐渐衰退，交谈时会产生不同程度的沟通障碍。护士应尊重老年人，采用关心、体贴的语气提出问题，语速减慢，语音清晰，通俗易懂，适时注意停顿和重复，同时要注意用非语言性信息，注意倾听，取得老年人的配合，保证有效沟通。为认知功能障碍的老年人收集资料时，询问要简洁得体，必要时可由其家属或照顾者协助提供资料。

4. 方法要得当

对老年人进行躯体评估时，应根据评估的要求，选择合适的体位，重点检查易于发生皮损的部位；检查口腔和耳部时，要取下义齿和助听器；有些老年人部分触觉功能消失，需要较强的刺激才能引出，在进行感知觉检查特别是痛觉和温度觉检查时，应避免损伤。

5. 结果要客观

对老年人进行健康评估时，应在全面细致收集资料的基础上，进行客观正确的判断分析，避免主观判断引起偏差。尤其是在功能状态评估时，要通过直接观察进行合理判断，避免受老年人自身评估的影响。

第二节 老年人身体健康状况评估

老年人身体健康状况评估主要包括健康史评估、体格检查、功能状态评估和辅助检查四个方面。通过对老年人的全面且有重点的检查和评估，了解其身体状况，从而为进一步形成护理诊断、制订护理计划提供依据。

一、健康史评估

老年人的健康史是指老年人目前和既往的健康状况、老年人对自身健康状况的认识及其日常生活和社会活动能力等方面的资料。

1. 基本情况

基本情况包括老年人的姓名、性别、出生日期、民族、婚姻、职业、籍贯、文化程度、宗教信仰、经济状况、医疗费用的支出方式、家庭住址、联系方式与住院时间等。

2. 健康状况

(1) 目前的健康状况　评估目前有无急慢性疾病。如存在健康问题，要评估老年人目前最突出、最明显的健康问题，评估其健康问题的发生、发展及应对的全过程，即健康问题的发生情况、主要症状及特点、伴随症状，健康问题的发展演变过程、处理措施及效果。还应了解健康问题对老年人的影响，如对睡眠、排泄、活动、性生活、日常生活能力、心理情绪的影响。如目前用药，要采集药物名称、用药时间、用法、剂量、效果和不良反应，评估老年人的健康用药知识和自我保健能力。

(2) 既往的健康状况　包括既往患病史、手术史、外伤史、食物及药物过敏史等。

(3) 其他健康史　包括老年人生长发育史、月经史、婚姻史及生育史；明确遗传、家庭及环境等相关因素对其健康状况的影响。

3. 认知及能力

了解老年人对自身健康状况的认识，是否面临退休、丧偶等问题，能否正确应对。

4. 日常生活和社会活动能力

了解老年人参与日常生活和社会活动的能力。

二、体格检查

老年人应每 1～2 年进行一次全面的健康检查。常用的体格检查方法包括视诊、触诊、叩诊、听诊。

1. 全身状态

(1) 生命体征　包括体温、脉搏、呼吸、血压

① 体温。老年人基础体温较成年人低，70 岁以上的老年患者感染常无发热的表现，如果午后体温比清晨高 1℃以上，应视为发热。

② 脉搏。测脉搏的时间每次不应少于 30s，注意脉搏的不规则性。

③ 呼吸。注意呼吸方式与节律、有无呼吸困难。老年人的正常呼吸频率为 16～25 次/min，在其他临床症状和体征出现之前，老年人呼吸频率＞25 次/min 可能是下呼吸道感染、充血性心力衰竭或其他病变的信号。

④ 血压。高血压和直立性低血压在老年人中较为常见，需特别注意。

链接：直立性低血压

平卧 10min 后测定血压，然后直立后 1min、3min、5min 各测定血压一次，如直立时任何一次收缩血压比卧位降低＜20mmHg 或舒张压降低＜10mmHg，则为直立性低血压。据统计，65 岁以上老年人约占 15%，75 岁以上的老年人可高达 30%～50%。

(2) 身高、体重、营养状态

① 身高、体重。身高，正常人从 50 岁起开始缩短，男性平均缩 2.9cm，女性平均缩 4.9cm；体重，由于肌肉和脂肪组织的减少，80～90 岁的老年人体重明显减轻。

② 营养状态。评估老年人每日活动量、饮食状况及有无饮食限制。

（3）意识状态、记忆力和定向力　意识状态主要反映老年人对周围环境的认识和对自身所处状况的识别能力，有助于判断有无颅内病变及代谢性疾病。通过评估老年人的记忆力和定向力，有助于早期痴呆的诊断。

（4）体位、步态　疾病常可使体位发生改变，如心、肺功能不全的老年患者，可出现强迫坐位。步态的类型对疾病诊断有一定帮助，如慌张步态见于帕金森病，醉酒步态见于小脑病变。

2. 皮肤

评估老年人皮肤的颜色、温度、湿度，皮肤的完整性与特殊感觉，有无癌前或癌病变。老年人的皮肤干燥、皱纹多，缺乏弹性，没有光泽，常伴有皮损。卧床不起的老年人应全面检查易于发生破损的部位，观察有无压疮发生。常见的皮损有老年色素斑、老年疣、老年性白斑等，40 岁后常可见浅表的毛细血管扩张。

3. 头面部与颈部

（1）头面部

① 头发。随着年龄的增长，头发变成灰白，发丝变细，头发稀疏，并有脱发。

② 眼睛及视力。老年人眼窝内的脂肪组织减少，眼球凹陷；眼睑下垂；瞳孔缩小，反应变慢；泪腺分泌减少，易出现眼干；角膜周围有类脂性浸润，随着年龄的增加角膜上出现白灰色云翳；晶状体柔韧性变差，睫状肌肌力减弱，眼的调节能力逐渐下降，迅速调节远、近视力的功能下降，出现老视眼；老年人因瞳孔缩小、视网膜紫质的再生能力减退，使其区分色彩、暗适应的能力有不同程度的衰退和障碍。异常病变可有白内障、斑点退化、眼压增高或青光眼、血管压迹。

③ 耳。老年人的听力随着年龄的增加逐渐减退，对高音量或噪音易产生焦虑，常有耳鸣，特别在安静的环境下明显。外耳检查可发现老年人的耳廓增大，皮肤干燥，失去弹性，耳垢干燥。检查耳部时，应注意取下助听器。可通过询问、控制音量、手表的滴答声及耳语来检查听力。

④ 鼻腔。鼻腔黏膜萎缩变薄，且变得干燥。

⑤ 口腔。由于毛细血管血流减少，老年人唇周失去红色，口腔黏膜及牙龈显得苍白；唾液分泌减少，使口腔黏膜干燥；味蕾的退化和唾液的减少使味觉减低。由于长期的损害、外伤、治疗性调整，老年人多有牙列缺失，常有义齿，牙齿颜色发黄、变黑及不透明。评估口腔时，应检查有无出血或肿胀的齿龈、松动和断裂的牙齿、经久不愈的黏膜白斑等。

（2）颈部　颈部结构与成年人相似，无明显改变。注意老年人颈部强直的体征，可见于脑膜受刺激、痴呆、脑血管病、颈椎病、颈部肌肉损伤和帕金森病患者。

4. 胸部

（1）乳房　随年龄的增长，女性乳房变长和平坦，乳腺组织减少。如发现肿块，要高度疑为癌症。男性如有乳房发育，常由于体内激素改变或因药物的副作用。

（2）胸、肺部　视诊、听诊及叩诊过程同成年人体检。老年人尤其是患有慢性支气管炎者，常呈桶状胸。由于生理性无效腔增多，肺部叩诊常为过清音。胸部检查发现与老化相关的体征有：胸腔前后径增大、胸廓横径缩小、胸腔扩张受限、呼吸音强度减轻。

（3）心前区　老年人因驼背或脊柱侧弯引起心脏下移，可使心尖冲动出现在锁骨中线旁。胸廓坚硬，使得心尖冲动幅度减小。听诊第一及第二心音减弱，心室顺应性减低，可闻及第四心音。静息时心率变慢。主动脉瓣、二尖瓣的钙化、纤维化、脂质堆积，导致瓣膜僵硬和关闭不全，听诊时可闻及异常的舒张期杂音，并可传播到颈动脉。

5. 腹部

老年肥胖常常会掩盖一些腹部体征，消瘦者因腹壁变薄松弛，腹膜炎时也不易产生腹壁紧张，而肠梗阻时则很快出现腹部膨胀。由于肺扩张，膈肌下降致肋缘下可触及肝脏。随着年龄的增大，膀胱容量减少，很难触诊到膨胀的膀胱。听诊可闻及肠鸣音减少。

6. 泌尿生殖器

老年女性，由于雌激素水平下降，内外生殖器官的改变为：阴毛稀疏，呈灰色；阴唇皱褶增多，阴蒂变小，敏感度降低；阴道变窄，阴道壁干燥苍白，皱褶不明显；子宫颈变小，子宫及卵巢缩小。

老年男性，外阴改变与激素水平降低相关，表现为阴毛变稀及变灰，阴茎、睾丸变小；双阴囊变得无皱褶和晃动。随着年龄的增长，前列腺逐渐发生组织增生，增生的组织引起排尿阻力增大，导致下尿道梗阻，可出现排尿困难。

7. 脊柱与四肢

老年人肌张力下降，腰脊变平，导致颈部脊柱和头部前倾。椎间盘退行性改变使脊柱后凸。由于关节炎及类似的损害，致使部分关节活动范围受限。评估四肢时，应检查各关节及其活动范围、浮肿及动脉搏动情况，注意有无疼痛、畸形、运动障碍。下肢皮肤溃疡、足冷痛、坏疽及脚趾循环不良等，常提示下肢动脉供血不足。

8. 神经系统

随着年龄的增长，神经的传导速度变慢，对刺激反应的时间延长。老年人精神活动能力下降，如记忆力减退、易疲劳、注意力不易集中、反应变慢、动作不协调、生理睡眠缩短。

三、功能状态评估

老年人的功能状态是指老年人处理日常生活的能力，其完好与否，直接影响着老年人的生活质量。定期对老年人的功能状态进行客观评估，是老年护理的良好开端，对维持和促进老年人的自立性，提高其生活质量，有着重要的指导作用。

1. 评估内容

老年人的功能状态受年龄、视力、躯体疾病、运动功能、精神心理等因素的影响。评估时要结合其躯体健康状态、心理健康状态及社会健康状态进行全面系统评估。功能状态的评估包括日常生活能力、功能性日常生活能力、高级日常生活能力三个层次。

（1）日常生活能力（activities of daily living，ADL） 老年人最基本的自理能力，是老年人自我照顾、从事每天必需的日常生活的能力，如衣（穿脱衣、鞋、帽，修饰打扮）、食（进餐）、行（行走、变换体位、上下楼）、个人卫生（洗漱、沐浴、上厕、控制大小便）。这一层次的功能受限，将影响老年人基本生活需要的满足。ADL不仅是评估老年人功能状态的指标，也是评估老年人是否需要补偿服务的指标。

（2）功能性日常生活能力（instrumental activities of daily living，IADL） 是老年人在家中或寓所内进行自我护理活动的能力，包括购物、家庭清洁和整理、使用电话、做饭、洗衣、旅游等。这一层次的功能，提示老年人是否能独立生活并具备良好的日常生活功能。

（3）高级日常生活能力（advanced activities of daily living，AADL） 反映老年人的智能能动性和社会角色功能，包括主动参加社交、娱乐活动、职业等。高级日常生活能力的缺失，要比基本日常生活能力和功能性日常生活能力的缺失出现得早，一旦出现，就预示着更严重的功能下降。这一层次的功能受限，将影响老年人高层次的需求及社会性的实现。一旦发现老年人有高级日常生活能力的下降，就需要做进一步功能状态评估，包括日常生活能力和功能性日常生活能力的评估。

2. 评估工具

在医院、社区、康复中心等开展老年护理时，有多种标准化的评估量表可供护士使用（表 3-1）。使用最广泛的工具包括 Lawton ADL 量表、Katz ADL 量表和 Lawton IADL 量表。

表 3-1 评估日常生活能力常用的量表

量表	功能
Lawton ADL 量表(Lawton ADL scale)	基本自理能力
Katz ADL 量表(Katz ADL scale)	基本自理能力
Barthel IADL 量表(Barthel index scale)	自理能力和行走能力
Kenny 自护量表(Kenny self-care scale)	自理能力和行走能力
IADL 量表(IADL scale)	烹饪、购物、家务等复杂活动
Lawton IADL 量表(Lawton scale)	IADL 能力

(1) Lawton 日常生活能力量表 由美国的 Lawton 和 Brody 于 1969 年制定，可用于评定被测者的日常生活能力。

① 量表的结构和内容。此量表将 ADL 功能分为 14 项日常生活状态（附录一 评估量表 1），包括两部分内容，第一部分（1～6 项）是生活自理量表，第二部分（7～14 项）是工具性日常生活能力量表，以决定各项功能完成的独立程度。

② 评定方法。通过与被测者、照护者交谈，确定各项评分，计算总分值。

③ 结果解释。总分＜16 分，为完全正常；＞16 分，为不同程度的功能下降；最高 56 分。

(2) Katz 日常生活功能指数评价表 是由 Katz 等人设计制定的语义评定量表，可用于测量评价慢性疾病的严重程度及治疗效果。也可用于预测某些疾病的发展。

① 量表的结构和内容。此量表将 ADL 功能分为 6 个方面（附录一 评估量表 2），即进食、更衣、沐浴、移动、如厕和控制大小便，以决定各项功能完成的独立程度。

② 评定方法。通过与被测者、照护者交谈，或由被测者自填问卷，确定各项评分，计算总分值。

③ 结果解释。总分值的范围是 0～12 分，分值越高，提示被测者的日常生活能力越高。

(3) Lawton 功能性日常生活能力量表 由美国的 Lawton 等制定。

① 量表的结构和内容。此量表将 IADL 功能分为 7 个方面（附录一 评估量表 3），即做饭、家务、服药、使用公共车辆、购物、理财、打电话，主要用于评定被测者的功能性日常生活能力。

② 评定方法。通过与被测者、照护者等知情人的交谈或由被测者自填问卷，确定各项评分，计算总分值。

③ 结果解释。总分值的范围是 0～14 分，分值越高，提示被测者的功能性日常生活能力越高。

四、辅助检查

由于老年人器官功能的衰退，其实验室检查结果常出现异常改变，因此要正确区别是疾病的改变还是衰老的变化。

1. 常规检查

(1) 血常规 血常规检查值异常在老年人中十分常见，一般以红细胞＜3.5×10^{12}/L、血红蛋白＜110g/L、血细胞比容＜0.35，作为老年人贫血的标准，但贫血并非老年期生理变化，因而需要进行全面系统的评估和检查。多数学者认为白细胞、血小板计数无增龄性变化。白细胞的参考值为（3.0～8.9）$\times 10^9$/L，T淋巴细胞可减少，B淋巴细胞则无增龄性变化。

链接：真性细菌尿

真性细菌尿是指中段尿细菌定量培养≥10^5/ml或耻骨上膀胱穿刺尿细菌定性培养两次都有细菌生长的情况。

（2）尿常规　老年人尿蛋白、尿胆原与成年人有明显差异。老年人尿沉渣中的白细胞＞20个/HP才有病理意义。老年人中段尿培养污染率高，可靠性较低，老年男性中段尿培养菌落计数≥10^3/ml、女性≥10^4/ml为判断真性菌尿的界限。

（3）血沉　在健康老年人中，血沉变化范围很大。一般血沉在30～40mm/h之间无病理意义，如血沉＞65mm/h应考虑感染、肿瘤及结缔组织病。

2. 生化与功能检查

老年人生化与功能检查结果中常见的生理变化见表3-2。

表3-2　老年人生化与功能检查结果中常见的生理变化

检验内容	成人正常值范围	老年期生理变化
空腹静脉血糖	3.9～6mmol/L	轻度升高
肌酐清除率	80～100ml/min	降低
血尿酸	120～240μmol/L	轻度升高
乳酸脱氢酶	50～150U/L	轻度升高
碱性磷酸酶	20～110U/L	轻度升高
总蛋白	60～80g/L	轻度升高
总胆固醇	2.8～6.0mmol/L	60～70岁达高峰，随后逐渐降低
低密度脂蛋白	＜3.1mmol/L	60～70岁达高峰，随后逐渐降低
低密度脂蛋白	1.1～1.7mmol/L	60岁后稍升高，70岁后逐渐降低
三酰甘油（甘油三酯）	0.23～1.24mmol/L	轻度升高
甲状腺激素 T_3	1.08～3.08mmol/L	降低
甲状腺激素 T_4	63.2～157.4mmol/L	降低
促甲状腺素	（2.21±1.1）mU/L	轻度升高或无变化

3. 心电图

随着年龄的增长，老年人的心电图检查常有轻度非特异性改变，包括P波轻度低平、P-R间期延长、T波变平、ST段非特异性改变、电轴左偏倾向和低电压等。

4. 影像学及内镜检查

影像学检查已经广泛应用于老年疾病的诊治，如CT、MRI对急性脑血管病、颅内占位病变的诊断有很大价值。内镜检查对老年人胃肠道肿瘤、消化性溃疡，以及呼吸、泌尿、生殖系统疾病的诊断具有重要意义。

想一想：李大爷的身体健康状况评估结果，主要有哪些健康问题？

第三节　老年人心理健康状况评估

老年人的心理健康状况直接影响其躯体健康和社会功能状态。老年人心理健康状况评估的内容主要包括情绪与情感、认知能力、压力与应对等方面。目前临床上最常进行的测量是焦虑症、抑郁症和认知功能三项可量化的内容。

一、情绪与情感评估

情绪和情感直接反映人们的需求是否得到满足，是身心健康的重要标志。老年人的情绪纷繁复杂，焦虑和抑郁是最常见的也是最需要护理干预的情绪状态。

1. 焦虑

焦虑（anxiety）是个体感受到威胁时的一种紧张、不愉快的情绪状态，表现为紧张、不安、急躁、失眠等，但无法说出明确的焦虑对象。常用的评估方法有以下三种。

(1) 访谈与观察　询问、观察老年人有无焦虑的症状。

(2) 心理测验　可用于老年人焦虑评估的量表见表 3-3，使用较多的为汉密顿焦虑量表、状态-特质焦虑问卷。

表 3-3　评估焦虑的量表

量表	功能
汉密尔顿焦虑量表(Hamilton anxiety scale,HAMA)	焦虑状态
状态-特质焦虑问卷(state-trait anxiety inventory,STAI)	焦虑状态
Zung 焦虑自评量表(self-rating anxiety scale,SAS)	焦虑状态
贝克焦虑量表(Beck anxiety inventory,BAI)	焦虑状态

①汉密尔顿焦虑量表。由 Hamilton 于 1959 年编制，是一个广泛应用评定焦虑严重程度的他评量表，见附录一　评估量表 4。

A. 量表的结构和内容。该量表包括 14 个条目（表 3-4），分为精神性和躯体性两大类，各由 7 个条目组成。前者为第 1～6 项和第 14 项，后者为第 7～13 项。

表 3-4　汉密尔顿焦虑量表的内容

项目	主要表现
1. 焦虑心境	担心、担忧，感到最坏的事情将要发生，容易激惹
2. 紧张	紧张感、易疲劳、不能放松，情绪反应，易哭、颤抖、感到不安
3. 害怕	害怕黑暗、陌生人、一人独处、动物、乘车或旅游、公共场合
4. 失眠	难以入睡、易醒、睡眠浅、多梦、夜惊、醒后感觉疲倦
5. 认知功能	注意力不能集中、注意障碍、记忆力差
6. 抑郁心境	丧失兴趣、抑郁、对以往爱好缺乏快感
7. 躯体性焦虑(肌肉系统)	肌肉酸痛、活动不灵活、肌肉和肢体抽动、牙齿打颤、声音发抖
8. 躯体性焦虑(感觉系统)	视物模糊、发冷发热、软弱无力感、浑身刺痛
9. 心血管系统症状	心动过速、心悸、胸痛、血管跳动感、昏倒感、心搏脱漏
10. 呼吸系统症状	胸闷、窒息感、叹息、呼吸困难
11. 胃肠道症状	吞咽困难、嗳气、消化不良（进食后腹胀、恶心、胃部饱感）、肠动感、肠鸣、腹泻、体重减轻、便秘
12. 生殖泌尿系统症状	尿频、尿急、停经、性冷淡、早泄、阳痿
13. 自主神经系统症状	口干、潮红、苍白、易出汗、紧张性头痛、毛发竖起
14. 会谈时的行为表现	①一般表现：紧张、不能松弛、忐忑不安、咬手指、紧握拳、面肌抽动、手发抖、皱眉、表情僵硬、肌张力高、叹气样呼吸、面色苍白； ②生理表现：吞咽、打嗝、安静时心率快、呼吸快、腱反射亢进、震颤、瞳孔放大、眼睑跳动、易出汗、眼球突出

B. 评定方法。采用 0～4 分的 5 级评分法。各级评分标准：0＝无症状；1＝轻度；2＝中等，有肯定的症状、但不影响生活与劳动；3＝重度，症状重、需进行处理或影响生活和劳动；4＝极重度，症状极重、严重影响生活。由经过训练的两名专业人员对被测者进行联合检查，然后各自独立评分。除第 14 项需结合观察外，所有项目根据被测者的口头叙述进行评分。

C. 结果解释。总分超过 29 分，提示为严重焦虑；超过 21 分，提示有明显焦虑；超过 14 分，提示有肯定的焦虑；超过 7 分，可能有焦虑；小于 7 分，提示没有焦虑。

② 状态-特质焦虑问卷。由 Spieberger 等人编制的自我评价问卷，能直观地反映被测者的主观感受（附录一　评估量表 5）。Cattell 和 Spieberger 提出状态焦虑和特质焦虑的概念，前者描述一种不愉快的情绪体验，如紧张、恐惧、忧虑和神经质，伴有自主神经系统的功能亢进，一般为短暂性的；而后者用来描述相对稳定的，作为一种人格特质且具有个体差异的焦虑倾向。

A. 量表的结构和内容。该量表包括 40 个条目，第 1～20 项为状态焦虑量表，第 21～40 项为特质焦虑量表。

B. 评定方法。每一项进行 1～4 级评分。由受试者根据自己的体验选择最合适的分值。凡正性情绪项目均为反序计分，分别计算状态焦虑量表与特质焦虑量表的累加分，最小值 20 分，最大值 80 分。

C. 结果解释。状态焦虑量表与特质焦虑量表的累加分，反映状态或特质焦虑的程度。分值越高，说明焦虑程度越严重。

(3) 焦虑可视化标尺技术　请被评估者在可视化标尺相应位点上标明其焦虑程度，见图 3-1。

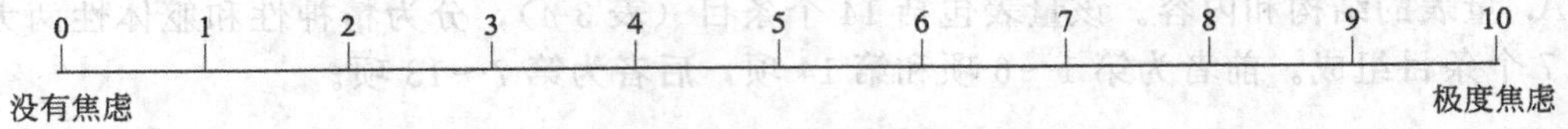

图 3-1　焦虑可视化标尺

2. 抑郁

抑郁（depression）是个体失去某种重视或追求的东西时产生的情绪状态，其特征是情绪低落，甚至出现失眠、悲哀、自责、性欲减退等表现。常用的评估方法有以下三种。

(1) 访谈与观察　通过询问、观察，综合判断老年人有无抑郁情绪存在。

(2) 心理测验　可用于老年人抑郁评估的量表见表 3-5。其中抑郁量表在流调中心的社区人群健康调查中应用广泛。汉密尔顿抑郁量表、老年抑郁量表是临床上应用简便且已被广泛接受的量表。

表 3-5　评估抑郁的量表

量表	功能
汉密尔顿抑郁量表(Hamilton depression rating scale，HAMD)	抑郁状态
老年抑郁量表(the geriatric depression scale，GDS)	抑郁状态
流调中心用抑郁量表(the center for epidemiological studies depression，CES-D)	抑郁状态
Zung 的抑郁自评量表(self-rating depression scale，SDS)	抑郁状态
Beck 抑郁量表(Beck depression inventory，BDI)	抑郁状态

① 汉密尔顿抑郁量表。由 Hamilton 于 1960 年编制，是临床上评定抑郁状态时应用最普遍的量表（附录一　评估量表 6）。

A. 量表的结构和内容。汉密尔顿抑郁量表经多次修订，版本有 17 项、21 项和 24 项三种。本书所列为 24 项版本。

B. 评定方法。所有问题均指被测者近几天或近一周的情况。大部分项目采用 0～1 分的 5 级评分法。各级评分标准：0＝无，1＝轻度，2＝中度，3＝重度，4＝极重度。少数项目采用 0～2 分的 3 级评分法，其评分标准：0＝无，1＝轻中度，2＝重度。由经过训练的两名专业人员对被测者进行联合检查，然后各自独立评分。

C. 结果解释。总分能较好地反映疾病的严重程度，即病情越重，总分越高。按照 Dasvis JM 的界限划分标准，总分超过 35，可能为严重抑郁；超过 20，可能是轻或中等程度的抑郁；如小于 8，则无抑郁症状。

② 老年抑郁量表。由 Brink 等人于 1982 年创制，是专用于老年人的抑郁筛选表，见附录一 评估量表 7。

A. 量表的结构和内容。该量表共 30 个条目。包含以下症状：情绪低落、活动减少、易激惹、有退缩痛苦的想法，以及对过去、现在与将来的消极评分。

B. 评定方法。每个条目要求被测者回答“是”或“否”，其中第 1、第 5、第 7、第 9、第 15、第 19、第 21、第 27、第 29、第 30 条用反序计分（回答“否”表示抑郁存在），每项表示抑郁的回答得 1 分。

C. 结果解释。该表可用于筛查老年抑郁症，但其临界值仍然存在疑问。用于一般筛查目的时建议采用：总分 0～10 分，正常；11～20 分，轻度抑郁；21～30 分，中重度抑郁。

(3) 抑郁可视化标尺技术 请被评估者在可视化标尺相应位点上标明其抑郁程度（图 3-2）。

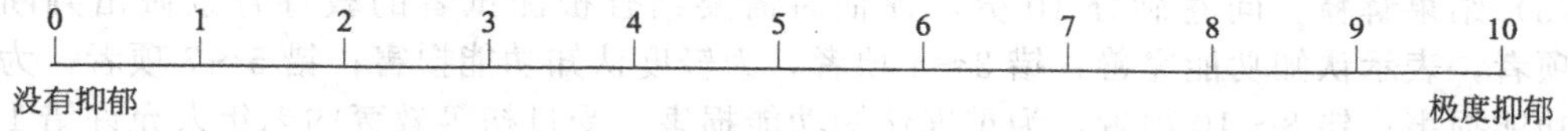

图 3-2 抑郁可视化标尺

二、认知评估

认知是人们认识、理解、判断、推理事物的过程，通过行为、语言表现出来，反映了个体的思维能力。认知功能对老年人是否能够独立生活及生活的质量起着重要的影响。老年人认知的评估包括思维能力、语言能力及定向力三个方面。在已经确定的认知功能失常的筛选测试中，最普及的测试是简易智力状态检查（mini-mental state examination，MMSE）和简易操作智力状态问卷（short portable mental status questionnaire，SPMSQ）。

1. 简易智力状态检查

该检查由 Folsten 于 1975 年编制，主要用于筛查有认知缺损的老年人，适合于社区和人群调查（附录一 评估量表 8）。

(1) 量表结构和内容 该量表共 19 项，30 个小项，评估范围包括 11 个方面（表 3-6）。

(2) 评定方法 评定时，向被试者直接询问。被试者回答或操作正确记“1”，错误记“5”，拒绝记“9”，说不会做记“7”。全部答对总分为 30 分。

(3) 结果解释 简易智力状态检查的主要统计量是所有记“1”的项目（和小项）的总和，即回答或操作准确的项目和小项数，称为该检查的总分，范围是 0～30 分。分界值与受教育程度有关，未受教育文盲组 17 分，教育年限≤6 年组 20 分，教育年限＞6 年组 24 分，若测量结果低于分界值，可认为被测量者认知功能缺损。

表 3-6 简易智力状态检查评估的范围

评估范围	项目
1. 时间定向	1、2、3、4、5
2. 地点定向	6、7、8、9、10
3. 语言即刻记忆	11(分 3 小项)
4. 注意和计算能力	12(分 5 小项)
5. 短期记忆	13(分 3 小项)
6. 物品命名	14(分 2 小项)
7. 重复能力	15
8. 阅读理解	16
9. 语言理解	17(分 3 小项)
10. 语言表达	18
11. 绘图	19

2. 简易操作智力状态问卷

该问卷由 Pfeiffer 于 1975 年编制，适合用于评定老年人认知状态的前后比较。

(1) 问卷的结构和内容　问卷评估包括定向、短期记忆、长期记忆和注意力 4 个方面，10 项内容，如“今天是星期几”“今天是几号”“你在哪里出生”“你家的电话号码是多少”等，由被测试者做 20 减 3、再减 3，直至减完的计算。

(2) 评定方法　评定时，向被试者直接询问，被试者回答或操作正确记“1”。

(3) 结果解释　问卷满分 10 分，评估时需要结合被测试者的教育背景做出判断。错 2～3项者，表示认知功能完善；错 3～4 项者，为轻度认知功能损害；错 5～7 项者，为中度认知功能损害；错 8～10 项者，为重度认知功能损害。受过初等教育的老年人允许错 1 项以上，受过高等教育的老年人只允许错 1 项。

三、压力与应对评估

压力也称应激，是指各种刺激引起的一种生理和心理反应。应对是一种适应过程，是通过改变认知和行为，解决已存在的问题。老年人的压力主要源于老化、疾病、退休、丧偶、经济状况改变、空巢等生活事件，其应对能力的强弱取决于所应对的环境、个性特征、社会角色功能等，如果应对不当，将给老年人的身心健康造成危害。护士应全面评估老年人压力的各个环节，及时了解有无压力源存在，压力源的性质、强度、持续的时间及对老年人的影响，正确评价老年人的应对能力，帮助老年人适应环境变化，有效地减轻压力反应，促进身心健康。

压力与应对的评估采用访谈、观察、量表测验相结合的综合评定方法。评定量表包括生活事件量表 (life event scale，LES)、各种应对方式问卷及社会支持量表等。

想一想： 李大爷的心理健康状况评估结果，主要有哪些健康问题？

第四节　老年人社会健康评估

老年人的社会健康是指老年人人际关系的数量和质量，及其参与社会的程度和能力。社会健康评估应对老年人的社会健康状况和社会功能进行评定，主要包括角色功能、所处环境、文化背景、家庭状况等方面。

一、角色功能评估

对老年人角色功能的评估，其目的是明确被评估者对角色的感知、对承担的角色是否满意、有无角色适应不良，以便及时采取干预措施，避免角色功能障碍给老年人带来的生理和心理两方面的不良影响。

1. 角色的内涵

（1）角色　角色，又称社会角色。角色是社会对个体或群体在特定场合下职能的划分，代表了个体或群体在社会中的地位及社会期望表现出的、符合其地位的行为。角色不能单独存在，需要存在于与他人的相互关系中。老年人一生中经历了多重角色的转变，从婴儿到青年、中年直至老年；从学生到踏上工作岗位直至退休；从儿子/女儿到父母亲直至祖父母等。适应对其角色功能起着重要作用。

（2）角色功能　指个体从事正常角色活动的能力，包括正式的工作、社会活动、家务活动等。老年人由于老化及某些功能的退化而使这种能力减退。

2. 角色功能的评估

老年人角色功能的评估，可以通过交谈、观察两种方法收集资料。评估的内容包括角色的承担、认知适应。

（1）角色的承担

① 一般角色。了解老年人过去的职业、离退休年份和现在有无工作，有助于防范由于退休所带来的不良影响，也可以确定目前的角色是否适应。评估角色的承担情况，可询问“您现在从事哪些工作”“您在这个星期内做了哪些事”“哪些事占去了大部分时间”等，以此了解老年人的角色承担情况。

② 家庭角色。老年人离开工作岗位后，家庭成了其主要的生活场所，并且大部分家庭有了第三代，地位由父母上升到祖父母，家庭角色增加，常常担当起照料第三代的任务；老年期又是丧偶的主要阶段，若老伴去世，则要失去一些角色。另外，性生活的评估可以了解老年人的夫妻角色功能，有助于判断老年人社会角色及家庭角色形态。评估时要求护士持非评判、尊重事实的态度。

③ 社会角色。社会关系形态的评估，可提供有关自我概念和社会支持资源的信息。收集老年人每日活动的资料，对其社会关系形态进行评价。如果被评估者对每日活动不能明确表述，提示社会角色的缺失或是不能融合到社会活动中去。不明确的反应，也可提示是否有认知或其他精神障碍。

（2）角色的认知　询问老年人对自己角色的感知和别人对其所承担角色的期望，老年期对自己生活方式、人际关系方面的影响。同时还应询问是否认同别人对他的角色期望。

（3）角色的适应　询问老年人对自己承担的角色是否满意及与自己的角色期望是否相符，观察有无角色适应不良的身心行为反应。

二、环境评估

老年人的健康与其生存的环境存在着密切联系，如果环境因素的变化超过了老年人人体的调节范围和适应能力，就会引起疾病。通过对老年人生活环境进行评估，去除妨碍其生活行为的因素，促进老年人生活质量的提升。

1. 物理环境

物理环境，又称自然环境，是指一切存在于机体外环境的物理因素的总和，包括家庭的居住环境及安全、工作场所和病室等。其中居家安全环境因素是评估的重点（表 3-7），可通过家访获得资料。评估时应了解其生活环境（社区）中的特殊资源及其对目前生活环境（社区）的特殊要求。

表 3-7 老年人居家安全环境评估要素

部位		评估要素
一般居室	光线	光线是否充足？
	温度	是否适宜？
	地面	是否平整、干燥、无障碍物？
	地毯	是否干整、不滑动？
	家具	放置是否稳固、固定有序？有无阻碍通道？
	床	高度是否在老年人膝盖下、与其小腿长基本相等？
	电线	安置如何？是否远离火源、热源？
	取暖设备	设置是否妥善？
	电话	紧急电话号码是否放在易见、易取的地方？
厨房	地板	有无防滑措施？
	燃气	“开”“关”的按钮标志是否醒目？
浴室	浴室门	门锁是否内外均可打开？
	地板	有无防滑措施？
	便器	高度是否合适？有无扶手？
	浴盆	高度是否合适？盆底是否垫防滑胶垫？
楼梯	光线	光线是否充足？
	台阶	是否平整无破损？高度是否合适？台阶之间色彩差异是否明显？
	扶手	有无扶手？

2. 社会环境

社会环境包括经济、文化、教育、法律、制度、生活方式、社会关系、社会支持等诸多方面。本节着重于经济状况、生活方式、社会关系和社会支持的评估。

（1）经济状况　是社会环境因素中对老年人的健康及患者角色适应影响最大的因素。这是由于老年人因退休、固定收入减少、给予经济支持的配偶去世所带来的经济困难，可导致失去家庭、社会地位或生活的独立性。主要评估经济来源、家庭经济状况、是否有经济困难、是否有能力支付医疗费用等。

（2）生活方式　通过交谈或直接观察。评估饮食、睡眠、活动、娱乐等方面的习惯，以及有无吸烟、酗酒等不良嗜好。若有不良生活方式，应进一步了解对老年人带来的影响。

（3）社会关系与社会支持　评估老年人是否有支持性的社会关系网络，如家庭关系是否稳定，家庭成员是否相互尊重，与邻里、老同事的关系是否和谐，家庭成员向老年人提供帮助的能力及对老年人的态度，提供给老年人的医护人员和支持性服务等。

三、文化评估

文化对老年人的健康会产生积极或消极的影响，决定着老年人对健康、疾病、老化和死亡的看法及信念。文化评估的目的是了解老年人的文化差异，为制定符合老年人文化背景的个体化护理措施提供依据。老年人文化评估的主要内容包括价值观、信念、信仰和习俗等。

老年人文化的评估同成年人。应该注意的是，老年住院患者容易发生文化休克，应结合观察进行询问；如果老年人独居，应详细询问是否有亲近的朋友、亲属。

链接：文化休克

“文化休克”（cultural shock）是1958年美国人类学家奥博格（Kalvero Oberg）提出来的一个概念，是指一个人进入到不熟悉的文化环境时，因失去自己熟悉的所有社会交流的符号与手段，而产生的一种迷失、疑惑、排斥甚至恐惧的感觉。当一个长期生活于自己母国文化的人突然来到另一种完全相异的新文化环境中时，其在一段时间内常常会出现这种文化休克的现象。

四、家庭评估

家庭是老年人主要的生活场所，和睦的家庭关系有助于老年人的身心健康。家庭评估的目的是要了解家庭对老年人健康的影响，以便制定有益于老年人疾病恢复和健康促进的护理措施。家庭评估的主要内容包括家庭成员基本资料、家庭类型与结构、家庭成员的关系、家庭功能与资源及家庭压力等方面。

常用于家庭功能评估的量表包括APGAR家庭功能评估表（附录一　评估量表9）和Procidano与Heller的家庭支持量表（附录一　评估量表10），用于评估老年人的家庭支持情况。

（1）APGAR家庭功能评估表（family assessment device，FAD）包括家庭功能的5个重要部分：适应度A（adaptation）、合作度P（partnership）、成长度G（growth）、情感度A（affection）和亲密度R（resolve）。结果解释：选择“经常”得2分，“有时”得1分，“很少”得0分。总分7～10分，表示家庭功能无障碍；4～6分，表示家庭功能持中等障碍；0～3分，表示家庭功能严重障碍。

（2）Procidano与Heller的家庭支持量表（family assessment device，FSS）包括家庭功能的9个重要部分。结果解释：选择“是”为1分，“否”为1分。总分7～9分，表示家庭支持良好；4～6分，表示家庭支持中等障碍；0～3分，表示家庭支持严重障碍。

第五节　老年人生活质量评估

一、生活质量内涵

生活质量（quality of life，QOL）也称生存质量、生命质量，是在生物、心理、社会医学模式下产生的一种新的健康测量技术。WHO对其定义：个体根据其文化背景、价值系统决定对自身生活的主观感受，它受个体目标、期望值、标准和个体关注点等因素的影响。中国老年医学会的定义：老年人生活质量是指60岁及以上的老年人群对自己身体、精神、家庭和社会生活满意的程度和对老年生活的全面评价。目前大多数学者比较认同生活质量应该是一个主客观相结合的概念。

二、生活质量综合评估

老年人生活质量测定中公认的是至少包括躯体健康、心理健康、社会功能、综合评估四个维度。其中综合评估，主要包括生活满意度评估、主观幸福感评估和生活质量综合评估。

（1）生活满意度　是用来测定老年人心情、兴趣、心理、生理主观完美状态的一致性。

常用的量表是生活满意度指数（life satisfaction index，LSI），它从对生活的兴趣、决心、毅力、知足感、自我概念、情绪等方面进行评估，通过 20 个问题反映生活的满意程度。

（2）主观幸福感　是反映某一社会中个体生活质量的重要心理学参数，包括认知和情感两个基本成分。常用量表是纽芬兰纪念大学幸福度量表（Memorial University of Newfoundland Scale of Happiness，MUNSH）。

链接：2015 年中国家庭幸福感热点问题调查成果

调查显示，家庭幸福感较高的人群特征是：女性、年龄更长、健康良好、非农户籍、受教育程度较高和初婚有配偶。家庭幸福感是一种多层次、多内涵的综合判断，既受到家庭成员的性别、年龄、受教育程度、健康状况和婚姻状态等方面的影响，也受到食品安全、环境污染等公共安全问题的深刻影响。城乡居民家庭幸福感的主要决定因素具有一致性，健康、和睦、安全、小康是城乡居民的共同追求。

（3）生活质量　是一个带有个性和易变的概念，老年人的生活质量最好以老年人的体验为基础进行评价，不仅要评定受试者生活的客观状态，还要注意其主观评价。常用的适合老年人群生活质量评估的量表有生活质量综合评定问卷（Generic Quality of Life Inventory-74）和老年人生活质量评定表（附录一　评估量表 11）。

想一想： 李大爷的生活质量评估结果，主要有哪些健康问题？

通过以上评估，护士可了解老年人的健康状况及护理需求，为制订护理计划，实施护理措施提供科学、全面和实用性依据。

实践项目

任务 3-1　日常生活能力评估

张大爷，69 岁，干部，帕金森病病史 13 年。13 年前因行动缓慢，写字变形，逐渐出现洗脸、系鞋带等动作笨拙，右前臂静止性震颤等，诊断为帕金森病，给予系统治疗，生活尚能自理。近几天来，出现了对侧肢体肌肉强直、口唇与下颌震颤、面部表情呆滞、运动减少，逐渐出现起步困难，有时摔跤。

请对该老人进行日常生活能力评估。

1. katz 日常生活能力评估

目的	(1)评估老年人日常生活能力； (2)测定评价老年人是否需要补偿服务
准备	(1)用物：katz 日常生活功能指数评价量表、纸和笔； (2)评估者：有效沟通，与被评估者及其相关人员建立良好的信任关系； (3)老年人：心情舒畅，体位舒适，避免过度疲劳； (4)环境：家庭、社区或医院，安静、温度适宜

续表

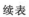

方法	交谈、观察或自填问卷		
实施	生活能力	项目(圈出最适合患者的分数)	评分
	进食	进食自理无需帮助	2
		需帮助备餐,能自己进食	1
		进食或经静脉给营养时需要帮助	0
	更衣	完全独立完成	2
		仅需要帮助系鞋带	1
		取衣、穿衣需要协助	0
	沐浴	独立完成	2
		仅需要部分帮助(如背部)	1
		需要帮助(不能自行沐浴)	0
	移动	自如(可以使用手杖等辅助器具)	2
		需要帮助	1
		不能起床	0
	如厕	无需帮助或能借助辅助器具进出厕所	2
		需帮助进出厕所,便后能自洁及整理衣裤	1
		不能自行进出厕所完成排泄过程	0
	控制大小便	能完全控制	2
		偶尔大小便失控	1
		排尿、排便需别人帮助,需用导尿管或失禁	0
	最后得分		
参考标准	总分为0～12分,得分越高,日常生活能力越强		
注意事项	避免霍桑效应		
评价	(1)准备充分,方法运用恰当; (2)评估内容完整,结果客观、准确,符合度高; (3)沟通良好		
问题	(1)什么叫日常生活能力? (2)该老人主要的护理问题是什么?		

2. Lawton 功能性日常生活能力评估

目的	(1)评估老年人功能性日常生活能力; (2)测量评价老年人进行自我护理活动的能力
准备	(1)用物:Lawton 功能性日常生活能力量表、纸和笔; (2)评估者:有效沟通,与被评估者及其相关人员建立良好的信任关系; (3)老年人:心情舒畅,体位舒适,避免过度疲劳; (4)环境:家庭、社区或医院,安静、温度适宜
方法	交谈、观察或自填问卷

续表

生活能力		项目	分值
实施	(1)您能自己做饭吗？	无需帮助	2
		需要一些帮助	1
		完全不能	0
	(2)您能自己做家务活等勤杂工作吗？	无需帮助	2
		需要一些帮助	1
		完全不能	0
	(3)您能自己服药吗？	无需帮助	2
		需要一些帮助	1
		完全不能	0
	(4)您能去超过步行距离的地方吗？	无需帮助	2
		需要一些帮助	1
		完全不能	0
	(5)您能去购物吗？	无需帮助	2
		需要一些帮助	1
		完全不能	0
	(6)您能打电话吗	无需帮助	2
		需要一些帮助	1
		完全不能	0
	最后得分		
参考标准	总分为 0～12 分，得分越高，日常生活能力越强		
注意事项	避免霍桑效应		
评价	(1)准备是否充分，方法运用是否恰当； (2)评估内容是否完整，结果是否客观、准确，符合度是否高； (3)沟通是否良好		
问题	(1)什么叫功能性日常生活能力？ (2)该老人主要的护理问题是什么？		

链接：霍桑效应

所谓“霍桑效应”，是指那些意识到自己正在被别人观察的个人具有改变自己行为的倾向，是心理学上的一种实验者效应。20 世纪 20～30 年代，美国研究人员在芝加哥西方电力公司霍桑工厂进行的工作条件、社会因素和生产效益关系实验中发现了实验者效应，称霍桑效应。

任务3-2　心理健康状况评估

张大妈，65岁，丧偶。去年从偏僻的农村搬来儿子工作的城市，居住在30层的高层公寓内，儿子平时工作很忙，经常深夜才回家。近半年来，老人常一个人无所事事，情绪低落，懒得做家务，不愿出门，同时感觉乏力、失眠、头痛、心悸、便秘、食欲减退、睡眠困难等，对原来感兴趣的事情不再有兴趣，怀疑自己患上了什么病。

请对该老人进行心理健康状况评估。

1. 汉密尔顿焦虑评估

<table>
<tr><td>目的</td><td colspan="6">评估老年人焦虑的严重程度</td></tr>
<tr><td>准备</td><td colspan="6">(1)用物:汉密尔顿焦虑量表、纸和笔;
(2)评估者:运用有效沟通技巧,与被评估者建立良好的信任关系;
(3)老年人:心情舒畅,体位舒适,避免过度疲劳;
(4)环境:家庭、社区或医院,安静、温度适宜</td></tr>
<tr><td>方法</td><td colspan="6">访谈、观察、心理测试</td></tr>
<tr><td rowspan="17">实施</td><td rowspan="2">项目</td><td colspan="5">评分(圈出最适合患者的分数)</td></tr>
<tr><td>无</td><td>轻</td><td>中</td><td>重</td><td>极重</td></tr>
<tr><td>(1)焦虑心境</td><td>0</td><td>1</td><td>2</td><td>3</td><td>4</td></tr>
<tr><td>(2)紧张</td><td>0</td><td>1</td><td>2</td><td>3</td><td>4</td></tr>
<tr><td>(3)害怕</td><td>0</td><td>1</td><td>2</td><td>3</td><td>4</td></tr>
<tr><td>(4)失眠</td><td>0</td><td>1</td><td>2</td><td>3</td><td>4</td></tr>
<tr><td>(5)认知功能障碍</td><td>0</td><td>1</td><td>2</td><td>3</td><td>4</td></tr>
<tr><td>(6)抑郁心境</td><td>0</td><td>1</td><td>2</td><td>3</td><td>4</td></tr>
<tr><td>(7)躯体性焦虑(肌肉系统)</td><td>0</td><td>1</td><td>2</td><td>3</td><td>4</td></tr>
<tr><td>(8)躯体性焦虑(感觉系统)</td><td>0</td><td>1</td><td>2</td><td>3</td><td>4</td></tr>
<tr><td>(9)心血管系统症状</td><td>0</td><td>1</td><td>2</td><td>3</td><td>4</td></tr>
<tr><td>(10)呼吸系统症状</td><td>0</td><td>1</td><td>2</td><td>3</td><td>4</td></tr>
<tr><td>(11)胃肠道症状</td><td>0</td><td>1</td><td>2</td><td>3</td><td>4</td></tr>
<tr><td>(12)生殖泌尿系统症状</td><td>0</td><td>1</td><td>2</td><td>3</td><td>4</td></tr>
<tr><td>(13)自主神经系统症状</td><td>0</td><td>1</td><td>2</td><td>3</td><td>4</td></tr>
<tr><td>(14)会谈时行为表现</td><td>0</td><td>1</td><td>2</td><td>3</td><td>4</td></tr>
<tr><td colspan="6">最后得分</td></tr>
<tr><td>参考标准</td><td colspan="6">总分＞29分为严重焦虑;
总分＞21分为明显焦虑;
总分＞14分为焦虑;
总分＞7分为可能有焦虑;
总分＜7分为没有焦虑</td></tr>
</table>

续表

注意事项	(1)由2名专业人员对被评估者进行联合检查,然后各自独立评分; (2)除第14项需要结合观察外,所有项目均根据被评估者的口述进行评分; (3)注意保护隐私
评价	(1)准备是否充分,方法运用是否恰当; (2)评估内容是否完整,结果是否客观、准确,符合度是否高; (3)沟通是否良好
问题	(1)什么是焦虑? (2)该老人主要的护理问题是什么?

2. 汉密尔顿抑郁评估

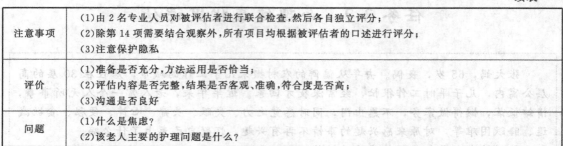

目的	评估老年人抑郁的严重程度
准备	(1)用物:汉密尔顿抑郁量表、纸和笔; (2)评估者:运用有效沟通技巧,与被评估者建立良好的信任关系; (3)老年人:心情舒畅,体位舒适,避免过度疲劳; (4)环境:家庭、社区或医院,安静、温度适宜
方法	访谈、观察、心理测试

	项目		评分(圈出最适合患者的分数)				
			无	轻	中	重	极重
实施	(1)抑郁情绪		0	1	2	3	4
	(2)有罪感		0	1	2	3	4
	(3)自杀		0	1	2	3	4
	(4)入睡困难		0	1	2		
	(5)睡眠不深		0	1	2		
	(6)早睡		0	1	2		
	(7)工作和兴趣缺乏		0	1	2	3	4
	(8)迟缓		0	1	2	3	4
	(9)激越		0	1	2	3	4
	(10)精神性焦虑		0	1	2	3	4
	(11)躯体性焦虑		0	1	2	3	4
	(12)胃肠道症状		0	1	2		
	(13)全身症状		0	1	2		
	(14)性症状		0	1	2		
	(15)疑病		0	1	2	3	4
	(16)体重减轻		0	1	2		
	(17)自知力		0	1	2		
	(18)日夜变化	A. 早	0	1	2		
		B. 晚	0	1	2		
	(19)人格或现实解体		0	1	2	3	4
	(20)偏执症状		0	1	2	3	4

续表

	项目	评分(圈出最适合患者的分数)				
		无	轻	中	重	极重
实施	(21)强迫症状	0	1	2		
	(22)能力减退感	0	1	2	3	4
	(23)绝望感	0	1	2	3	4
	(24)自卑感	0	1	2	3	4
	最后得分					
参考标准	总分＞35分，可能为严重抑郁； 总分＞20分，可能是轻或中度的抑郁； 总分＜8分，则无抑郁症状					
注意事项	由2名专业人员对被评估者进行联合检查，然后各自独立评分					
评价	(1)准备是否充分，方法运用是否恰当； (2)评估内容是否完整，结果是否客观、准确，符合度是否高； (3)沟通是否良好					
问题	(1)什么是抑郁？ (2)该老人主要的护理问题是什么？					

3. 简易智力状态评估

目的	评估老年人有否认知缺陷，为筛查的方法，使用于社区老年人群调查					
准备	(1)用物：Folsten简易智力状态量表、纸和笔； (2)评估者：运用有效沟通技巧，与被评估者建立良好的信任关系； (3)老年人：心情舒畅，体位舒适，避免过度疲劳； (4)环境：社区或医院，安静、温度适宜，保护隐私					
方法	直接询问					
实施	项目(圈出最适合患者的分数)	正确	错误	说不会做	拒绝/其他原因不做	文盲
	(1)今年是哪一年？	1	5			
	(2)现在是什么季节？	1	5			
	(3)现在是几月？	1	5			
	(4)今天是星期几？	1	5			
	(5)今天是几号？	1	5			
	(6)现在我们在哪里？	1	5			
	(7)您住在什么区？	1	5			
	(8)您住在什么街道？	1	5			
	(9)您住在几号楼？	1	5			
	(10)这里是什么地方？	1	5			
	(11)我要说三样东西的名称，请重复，每样1s					
	皮球	1	5		9	
	国旗	1	5		9	
	树木	1	5		9	

续表

	项目(圈出最适合患者的分数)	正确	错误	说不会做	拒绝/其他原因不做	文盲
实施	(12)100减7得多少,再减7,如此一直计算					
	93	1	5	7	9	
	86	1	5	7	9	
	79	1	5	7	9	
	72	1	5	7	9	
	65	1	5	7	9	
	(13)请说一遍,刚才要您记住的三样东西的名称					
	皮球	1	5	7	9	
	国旗	1	5	7	9	
	树木	1	5	7	9	
	(14)请问这是什么(评估者手指着)					
	手表	1	5		9	
	铅笔	1	5		9	
	(15)请重复"四十四只石狮子"	1	5	7	9	8
	(16)请按卡片上的要求做(把写有请"闭上你的眼睛"大字的卡片交给被评估者)					
	闭眼睛	1	5	7	9	
	(17)请用右手拿纸,双手对折,放在大腿上					
	右手拿纸	1	5	7	9	
	双手对折	1	5	7	9	
	放在大腿上	1	5	7	9	
	(18)请说一句完整的句子(句子必须有主语、动词)					
	记录句子全文	1	5	7	9	
	(19)照着这张图把它画下来(对:2个五边形的图案,交叉处形成1个小四边形)					
	画图	1	5	7	9	
	最后得分					
参考标准	计算所有记"1"的项目(和小项)的总和,即回答或操作准确的项目和小项数,总分0~30分(分界值与受教育程度有关) 未受教育文盲组计17分; 教育年限≤6年组计20分; 教育年限>6年组计24分; 若低于分界值,为认知功能缺损					
注意事项	(1)注意被评估者的受教育程度; (2)注意群体筛选时,个体间部分评估内容的重复应用					
评价	(1)准备是否充分,方法运用是否恰当; (2)评估内容是否完整,结果是否客观、准确,符合度是否高; (3)沟通是否良好					
问题	(1)什么是认知? (2)该老人主要的护理问题是什么?					

任务3-3 社会健康状况评估

赵大爷，67岁，再婚，退休教师。2年前，被诊断出肺癌早期，行手术病灶切除，出院后由老伴陪护，目前病情平稳，无转移表现。其子31岁，工程师，生有1女，因住房紧张与赵大爷住在一起，所有家庭成员之间的感情都比较融洽。

请对赵大爷进行家庭功能评估和支持评估。

1. 家庭功能评估

<table>
<tr><td>目的</td><td colspan="4">(1)评估老年人有无家庭障碍及其程度；
(2)测量家庭成员对家庭功能的主观满意度</td></tr>
<tr><td>准备</td><td colspan="4">(1)用物 APGAR家庭功能评估量表、纸和笔；
(2)评估者 运用有效沟通技巧，与被评估者建立良好的信任关系；
(3)老年人 心情舒畅，体位舒适，避免过度疲劳；
(4)环境 家庭、社区或医院，安静，温度适宜</td></tr>
<tr><td>方法</td><td colspan="4">访谈、观察、自填问卷</td></tr>
<tr><td rowspan="7">实施</td><td>项目(请圈上最适合的分值)</td><td>经常</td><td>有时</td><td>几乎不</td></tr>
<tr><td>(1)当我遇到问题时，可以从家人得到满意的帮助</td><td>2</td><td>1</td><td>0</td></tr>
<tr><td>(2)我很满意家人与我讨论各种事情及分担问题的方式</td><td>2</td><td>1</td><td>0</td></tr>
<tr><td>(3)当我希望从事新的活动或发展时，家人都能接受且给予支持</td><td>2</td><td>1</td><td>0</td></tr>
<tr><td>(4)我很满意家人对我表达感情的方式及对我情绪(如愤怒、悲伤、爱)的反应</td><td>2</td><td>1</td><td>0</td></tr>
<tr><td>(5)我很满意家人与我共度时光的方式</td><td>2</td><td>1</td><td>0</td></tr>
<tr><td colspan="4">最后得分</td></tr>
<tr><td>参考标准</td><td colspan="4">总分7～10分，家庭功能无障碍；
4～6分，家庭功能中度障碍；
0～3分，家庭功能严重障碍</td></tr>
<tr><td>注意事项</td><td colspan="4">保护隐私</td></tr>
<tr><td>评价</td><td colspan="4">(1)准备是否充分，方法是否恰当；
(2)评估内容是否完整，结果是否客观、准确，符合度是否高；
(3)沟通是否良好</td></tr>
<tr><td>问题</td><td colspan="4">(1)APGAR家庭功能评估量表包括哪些方面？
(2)该家庭主要的护理问题是什么？</td></tr>
</table>

2. 家庭支持评估

目的	评估老年人有无家庭支持障碍及其程度
准备	(1)用物 Procidano和Heller的家庭支持量表、纸和笔； (2)评估者 运用有效沟通技巧，与被评估者建立良好的信任关系； (3)老年人 心情舒畅，体位舒适，避免过度疲劳； (4)环境 安静、温度适宜
方法	访谈、观察、自填问卷

续表

	项目(请圈上最适合的分值)	是	否
实施	(1)我的家庭给予我所需要的精神支持		
	(2)遇到棘手的问题时家人帮助我出主意		
	(3)我的家人愿意倾听我的想法		
	(4)我的家人给予我感情支持		
	(5)我的家人能开诚布公地交谈		
	(6)我的家人可分享我的爱好和兴趣		
	(7)我的家人能时时察觉到我的需求		
	(8)我的家人能善于帮助我解决问题		
	(9)我的家人感情深厚		
	最后得分		
参考标准	总分 7～9 分,家庭支持良好; 4～6 分,家庭支持中等障碍; 0～3 分,家庭支持严重障碍		
注意事项	保护隐私		
评价	(1)准备是否充分,方法是否恰当; (2)评估内容是否完整,结果是否客观、准确,符合度是否高; (3)沟通是否良好		
问题	(1)家庭类型包括哪些? (2)该家庭主要的护理问题是什么?		

试一试:对李大爷进行全面健康评估,判断其健康状况及功能状态。参考附录一 评估量表 12。

拓展项目

复习项目

重点串联

老年人健康评估内容			评估量表
老年人健康评估原则→方法→注意事项			
身体健康状况	健康史	目前和既往健康状况→老年人对自身健康状况的认知及能力→日常生活活动能力和社会活动能力	
	体格检查	全身状况→皮肤→头颈→胸→腹→泌尿生殖→脊柱与四肢→神经系统	
	功能状态	日常生活能力 功能性日常生活能力 高级日常生活能力	Katz ADL、Lawton ADL Lawton IADL
	辅助检查	常规检查→生化与功能→心电图→影像→内窥镜检查等	

续表

老年人健康评估内容			评估量表
老年人健康评估原则→方法→注意事项			
心理健康状况	情感情绪	焦虑、抑郁	HAMA、STAI/HAMD、GDS
	认知能力	思维、语言、定向力	MMSE、SPMSQ
社会健康状况	角色功能	角色的承担、认知、适应	
	环境	物理(居家安全环境)、社会(经济状况→生活方式→社会关系和社会支持)	
	文化家庭	价值观、信念和信仰、习俗； 基本资料、类型与结构、关系、功能与资源	APGAR、Procidano 和 Heller、FAD、FSS
生活质量综合	生活满意度	心情、兴趣、心理、生理的主观完美状态	
	主观幸福感	认知和情感	
	生活质量综合	生活质量综合评定问卷(Generic Quality of Life Inventory-74)	生活质量评定表

考点导航

一、单项选择题

1. 老年人躯体健康的评估不包括下述哪一项？（　　）

A. 健康史的采集　　B. 身体状况评估　　C. 功能状态评估

D. 社会功能评估　　E. 辅助检查

2. 直立性低血压是指，平卧 10min 后测定血压，然后直立后 1min、3min、5min 各测定血压一次，直立时任何一次收缩血压比卧位降低（　）

A. <20mmHg 或舒张压降低<10mmHg　B. <30mmHg 或舒张压降低<15mmHg

C. <30mmHg 或舒张压降低<10mmHg　D. >20mmHg 或收缩压 10mmHg

E. >30mmHg 或收缩压 15mmHg

3. 正常人从 50 岁起身高可缩短，男性平均缩短 2.9cm，女性平均缩短（　）

A. 1.9cm　　B. 2.9cm　　C. 3.9cm

D. 4.9cm　　E. 5.9cm

4. 主要通过 6 个方面的日常生活状态来评定被试者日常生活能力的是（　）

A. Katz ADL 量表　　B. Barthel IADL 量表　　C. Kenny 自护量表

D. IADL 量表　　E. Lawton IADL 量表

5. 在社区老年人人群社区心理健康筛查中，应用最为广泛的抑郁量表是（　）

A. 汉密尔顿抑郁量表（HAMD）　B. 老年抑郁量表（GDS）

C. 流调中心用抑郁量表（CES-D）　D. Zung 的抑郁自评量表（SDS）

E. Beck 抑郁量表（BDI）

6. APGAR 家庭功能评估表（FAD）包括家庭功能的 5 个重要部分，不包括以下哪项？（　　）

A. 适应度 A（adaptation）　B. 合作度 P（partnership）　C. 成长度 G（growth）

D. 情感度 A（affection）　E. 角色度 R（role）

7. 张大妈，63 岁，担任村内老年人秧歌队组织工作，近日为迎接检查自觉压力非常大，

担心工作做不好，出现了难以入睡、易醒、急躁等症状。该老人最主要的心理问题是（　　）

A. 焦虑　B. 抑郁　C. 自卑

D. 恐惧　E. 悲观

8. 王大爷，70岁，大学文化程度，对其做简易智力状态检查量表（MMSE）判断为有认知功能缺损，其分值是低于（　　）

A. 17分　B. 20分　C. 24分

D. 10分　E. 30分

（9～10题共用题干）

吴奶奶，70岁。近来因老伴去世，失去生活来源，表现出沉默寡言，对周围事物缺乏兴趣，不愿与人交往，对生活悲观失望，常常自责，时有轻生念头，并伴有失眠、体重下降等。

9. 该老人最有可能的健康问题是（　　）

A. 焦虑　B. 抑郁　C. 自卑

D. 恐惧　E. 认知障碍

10. 最适合选用的评估量表是（　　）

A. 汉密尔顿抑郁量表（HAMD）　B. 老年抑郁量表（GDS）

C. 简易智力状态检查量表（MMSE）　D. 状态-特质焦虑问卷（STAI）

E. 汉密尔顿焦虑量表（HAMA）

二、多项选择题

1. 老年人的健康评估原则是（　　）

A. “以人为本”原则　B. 注重客观化原则　C. 注重个性化原则

D. 注重疾病的非典型性原则　E. 正确解读辅助检查结果

2. 老年人的健康评估方法是（　　）

A. 交谈法　B. 观察法　C. 体格检查

D. 阅读　E. 测试

3. 老年人的健康评估注意事项是（　　）

A. 环境要适宜　B. 时间要充分　C. 双方要配合

D. 方法要得当　E. 结果要客观

4. 老年人功能状态评估的影响因素包括（　　）

A. 年龄　B. 视力　C. 躯体疾病

D. 运动功能　E. 精神心理

5. 老年人心理健康状况评估的主要内容包括（　　）

A. 情绪与情感　B. 认知能力　C. 压力与应对

D. 文化背景　E. 家庭状况

6. 可成为老年人压力源的生活事件包括（　　）

A. 疾病　B. 退休　C. 丧偶

D. 经济状况改变　E. 空巢

7. 老年人的社会健康评估主要包括（　　）

A. 角色功能　B. 所处环境　C. 文化背景

D. 家庭状况　E. 精神心理

8. 老年人的生活质量综合评估主要包括（　　）

A. 生活满意度　B. 主观幸福感　C. 生活质量

D. 躯体健康　　　　　　　E. 心理健康

三、思考题

1. 老年人健康评估的原则、方法、注意事项是什么？

2. 老年人健康评估的内容是什么？

3. 对老年人进行功能状态评估时，常用的量表有哪些？其目的、方法是什么？如何进行评定结果判断？

4. 对老年人进行情绪与情感评估时，常用的量表有哪些？其目的、方法是什么？如何进行评定结果判断？

5. 对老年人进行认知功能评估时，常用的量表有哪些？其目的、方法是什么？如何进行评定结果判断？

（王　芳）

PPT 课件

第四章 老年人的健康保健

随着年龄的增长，老年人的健康状况逐渐衰退，做好老年保健工作，为老年人提供满意的医疗保健服务，是我国社会当前十分重要的任务。这不仅有利于老年人健康长寿、延长生活自理的年限和提高老年人的生活质量，还可促进社会的稳定和发展。建立更加合理和完善的老年保健组织和机构，对老年人的健康保健和生活质量的提高具有重要意义。

预习项目

案例 4

王师傅，68 岁，退休后帮子女带孩子 7 年，当孩子上学后感觉非常空虚，自觉身体状况明显下降。他想了解这是什么原因，有什么方法可以使身体更加健康，听说用冬虫夏草可以补益身体，不知这种方法是否可行；从广播媒体上得知，多加运动对身体有益，但应该怎么选择运动方式不太清楚。

情景提问及任务分组

任务	分组	组长
问题一：请对王师傅的身体状况进行评估	A 组	
问题二：请对老年人的饮食保健进行指导	B 组	
问题三：老年人适合哪些方面的运动？应注意什么？	C 组	
问题四：老年人的生理、心理有哪些特点？	D 组	

讨论：

①老年人的健康保健需要哪些方面的知识？

②老年人保健需要采取哪些措施？

学习项目

学习目标	掌握：老年保健的概念、老年人常用保健方法、老年人保健的基本原则。
	熟悉：老年保健的任务。
	了解：老年保健服务对象的特点、老年保健的策略与措施。

第一节 概 述

一、老年保健的概念

保健就是保护、维护和保证健康。世界卫生组织（WHO）认为，老年保健（health care in elderly）是指在平等享用卫生资源的基础上，充分利用现有的人力、物力，以维护和促进老年人健康为目的，发展老年保健事业，使老年人得到基本的医疗、护理、康复、保健服务。

老年保健事业是以维持和促进老年人健康为目的，为老年人提供疾病的预防、治疗、功能锻炼等综合性服务，同时促进老年保健和老年福利发展的事业。例如，建立健康手册，进行健康教育、健康咨询、健康体检、功能训练等保健活动，都属于老年保健范畴。

老年保健组织对于保障老年人的健康和生活具有重要意义。随着社会的进步和医学的发展，我国老年人的保健组织和机构正在不断健全和发展。在老年人的保健组织中，护士能够发挥越来越大的作用，从而把“老有所养，老有所医”的要求具体落在实处。

老年保健的目标是最大限度地延长老年期独立生活自理的时间，缩短功能丧失及在生活上依赖他人的时段，达到延长健康预期寿命、提高老年人生命质量的目的，进而实现健康老龄化。

二、老年保健的重点人群

1. 高龄老年人

高龄老年人是体质脆弱的人群，老年群体中60%～70%的人有慢性疾病，常有多种疾病并发。随着年龄的增大，老年人的健康状况不断退化，同时心理健康状况也令人堪忧，因此，高龄老年人对医疗、护理、健康保健等方面的需求增大。

2. 独居老年人

随着社会的发展和人口老龄化、高龄化，以及我国推行计划生育政策所带来的家庭结构变化和子女数的减少，家庭已趋于小型化，只有老年人组成的家庭比例在逐渐增大。特别是我国农村，青年人外出打工的人越来越多，导致老年人单独生活的现象比城市更加严重。独居老年人很难外出看病，对医疗保健的社区服务需求量增加。因此，帮助他们购置生活必需品，定期巡诊、送医送药上门，为老年人提供健康咨询或开展社区老年人保健具有重要意义。

3. 丧偶老年人

随着年龄增长，丧偶的老年人在增多，其中女性丧偶的概率高于男性。丧偶使多年夫妻生活所形成的互相关爱、互相支持的平衡状态突然被打破，使夫妻中的一方失去了关爱和照顾，常会使丧偶老年人感到生活无望、乏味，甚至积郁成疾。根据 WHO 的报告显示，丧偶老年人的心理问题，尤其是孤独感高于有配偶者，近期丧偶者还会导致疾病发生或使原有疾病复发。

4. 患病的老年人

老年人患病后，身体状况差，生活自理能力下降，需要全面系统的治疗，因而加重了老年人的经济负担。为缓解经济压力，部分老年人自愿自行购药、服药；为避免对病情的延误诊断和治疗，应做好老年人的健康检查、健康教育、保健咨询和配合医生治疗，从而促进老年人康复。

5. 近期出院的老年人

近期出院的老年人因身体未完全恢复，状况差，常需要继续治疗和及时调整治疗方案，如遇到经济困难等不利因素，疾病极易复发甚至导致死亡。因此，从事社区医疗保健的人员，应根据老年患者的情况，定期随访。

6. 具精神障碍的老年人

老年人中的精神障碍者主要是痴呆患者，包括血管性痴呆和老年性痴呆。随着老年人口增长和高龄老年人的增多，痴呆患者也会增加。痴呆使老年人生活失去规律，并且不能自理，常伴有营养障碍，从而加重原有的躯体疾病。因此，痴呆老年人需要的医疗和护理服务明显高于其他人群，应引起全社会的重视。

三、老年保健服务对象的特点

1. 老年人对医疗服务需求的特点

老年人往往患多种疾病，就诊率、住院率高，住院时间长，医疗费用高。就美国一项调查表明：住院患者中 31% 为老年人，占住院总天数的 42%，老年人医疗费用是一般人群的 3 倍。我国卫生部一项调查表明：老年人发病率比中青年人要高 3～4 倍，住院率高 2 倍。老化导致的医疗费用消耗也将大幅度增长，在医疗价格不变的条件下，医疗费用负担年递增率为 1.54%，未来 15 年人口老龄化造成的医疗费用负担将比目前增加 26.4%。

2. 老年人对保健服务和福利设施需求的特点

老年人由于老化、疾病和伤残妨碍了正常社会交往，降低了活动或独立生活能力；同时，实际收入减少，参与社会和经济生活的机会减少，社会地位降低，可能导致情感空虚，出现孤独感、多余感；另外，由于身体状况的变化，会对住房和环境产生新的需要等。因此，老年人希望社会福利能尽力填补由于社会和经济发展造成的差距，让自己在改进了的家庭、社团或其他环境中有所作为、自我实现，尽快从身体和精神的困境中解脱出来。很显然，社会福利服务与卫生保健服务是密切相关的。

多年来，对老年问题采取的解决方法有如下几点。

（1）个人或家庭有责任照顾老年人，国家有法律法规对老年人进行保护，并提供有限的资金和服务。

（2）民政部门有责任对无家庭抚养的老年人进行照顾。

（3）老年人照顾组织由国家支持。

（4）国家和社区应当参与组织老年人的福利服务，尤其是住宅的适应性改建等福利设施。

3. 老年人患病的特点

老年人由于各组织器官的逐渐衰退，机体的防御能力和对疾病的反应性均有不同程度的降低。在临床表现、疾病的进展、康复速度及预后等方面，老年患者均有其特殊性，因而对保健服务和护理也有不同的要求。

（1）多种疾病同时存在、病情复杂　由于老年患者全身各系统的功能都有不同程度的老化，防御和代谢功能普遍降低，多种疾病共存，各系统之间相互影响而导致多种疾病同时或先后发生，病情错综复杂。

（2）临床表现不典型　老年人由于生理功能的减退，对体内外异常刺激的反应性减弱，感受性降低，往往疾病发展到严重程度时，也无明显不适或症状、体征不典型，如对疼痛不敏感，严重感染时也仅仅出现低热，甚至不发热。容易造成误诊和漏诊而延误治疗。

（3）病情长、康复慢、并发症多　由于老年患者免疫力低下，抗病能力与修复能力减弱，导致病程长、康复慢，容易出现意识障碍、水电解质紊乱、运动功能障碍等并发症。

（4）病情发展迅速，容易出现危象　由于老年人组织器官储备能力和代偿能力差，老年人急性病或慢性病发作时，容易出现器官或系统的功能衰竭、病情危重。

4. 高龄老年人生活照顾特点

由于年龄增高而引起的退行性疾病容易导致活动受限甚至残疾，生活不能自理，需要较多的照顾。杜祥林所做的老年人的日常生活活动（activities daily living，ADL）评定调查结果表明：自身活动受限、生活不能自理的高龄老年人或需人帮助的老年人占3.9%～8.4%。

高龄引起退行性疾患及精神疾患增加，使老年痴呆、早老性痴呆发病率增高，对老年人健康危害较大，使老年保健护理的难度增加，已引起人们的广泛重视，并将老年人精神症状及其原因的研究纳入精神病的领域。

第二节　老年保健的发展

欧美等地区的国家由于进入老龄化社会比较早，已经建立了规范、完善的老年保健制度和方法，而我国由于经济发展与人口老龄化进程的不平衡及老年人口众多等因素，使老年保健工作起步晚，发展缓慢，还需要逐步建立正规、全面、系统的老年保健模式，我国老年保健及服务体系将面临严峻的挑战。

一、国外老年保健的发展

以英国、美国、日本老年保健制度的建立和发展为例，介绍国外老年保健事业发展的情况。

1. 英国

老年保健最初源于英国。当时在综合性医院内住院的一部分高龄老年人，患有多器官系统疾病，常伴有精神障碍，同时还存在一些社会和经济问题。这部分患者由于反复入院或不能出院，住院时间长，需要的护理多和治疗上的特殊性，使其开始兴建专门的老年病医院。目前英国有专门的老年人医院，对长期患病的老年人实行“轮换住院制度”。为有利于老年人的心理健康和对患者的管理，又建立了以社区为中心的社区老年保健服务机构，并且有老年病专科医生，有健全的老年人医疗保健网络。

2. 美国

早在1915年到1918年间，美国的老年保健问题就被提了出来。随着各类商业保险开始成为支付医疗费用的主要渠道。美国于1965年进行了社会保障法的修订，老年健康保险作为第十八条被写进社会保障法中。从1966年7月开始，美国老年人开始享有老年健康保险。美国老年保健事业经历了长期的发展，目前在长期护理方面比较完善。美国的老年服务机构有护理之家、日间护理院、家庭养护院等。

美国政府主要致力于在医院和老年人院之间建立协作关系，解决长期保健的筹资问题，但美国长期的老年保健面临着三大挑战：需要训练有素的专业人员提供保健服务，需要筹措足够的经费以及伦理道德问题。

3. 日本

日本是一个经济发达的国家，也是世界第一长寿国。日本的老年保健制度是在 20 世纪 70 年代以后逐步建立和完善起来的。目前已形成了一套比较完整的体系，有老年保健法、老年福利法、护理保险法，并逐步形成了涉及医疗、老年保健设施和老年人访问护理等内容的一系列制度。建立多元化的养老服务是日本社区老年保健的主要特点，老年保健机构把老年人在疾病的预防、治疗、护理、功能训练及健康教育等方面结合起来，对保持老年人的身心健康起了很大作用。从 1982 年至今，日本政府多次优化并推行了老年保健事业发展计划，以配合“老年人保健福利战略”的实施。

日本的老年保健事业对不同老年人有不同的对策。

（1）健康老年人

① 建立“生气勃勃”推进中心。以促进老年人“自立、参与、自护、自我充实、尊严”为原则，为老年人提供各种信息和咨询，如法律、退休金、医疗、心理社会等方面的问题。

② 建立“银色人才”中心。为老年人再就业提供机会。

③ 提供专用“银色交通工具”。鼓励老年人的社会参与等。

（2）独居、虚弱老年人

① 建立完善的急救情报系统。

② 建立市镇村老年人福利推进事业中心，以确保老年人安全、解除老年人孤独、帮助老年人日常生活、促进老年人健康为服务内容。

（3）长期卧床老年人

① 设置老年人服务总站。提供老年人的保健、医疗、福利相联合的综合性服务，做出适合每个老年人的个体化保健护理计划并实施。

② 建立家庭护理支持中心。接受并帮助解答来自老年人照顾者的各种咨询和问题，为老年人提供最适当的保健、医疗、福利等综合信息，代为老年人申请利用公共保健福利服务，负责介绍和指导护理器械的具体使用方法等。

③ 建立老年人家庭服务中心。在中心开展功能康复训练、咨询等各种有意义的活动。

④ 设置访问护理站。在有医嘱的基础上，主要由保健护士或一般护士为老年人提供治疗、护理、疗养上的照料、健康指导等。

⑤ 设置福利器械综合中心。为了促进老年人的自立和社会参与、减轻家庭及照顾者的负担，免费提供或租借日常生活必须用具和福利器械，并负责各种用具使用方法的咨询、指导、训练等。

（4）痴呆老年人

① 设置痴呆老年人日间护理站。向白天家庭照顾有困难的痴呆老年人提供饮食服务、沐浴服务等日间照顾。

② 建立痴呆老年人小组之家。让痴呆老年人生活在一个大家庭里，由专业人员提供个体化的护理，以延缓痴呆进程，并让老年人有安定的生活。

③ 建立痴呆老年人综合护理联合体系。及早发现并收治、护理痴呆老年人，发现并保护走失、身份不明的痴呆老年人，并与老年人医院、老年人保健机构联合，提供以咨询、诊断、治疗、护理、照顾为一体的服务。

二、我国老年保健的发展

我国对老年工作十分关注，为了加速发展老年医疗保健事业，国家颁布和实施了一系列的法律法规和政策。从我国的基本国情出发，建立有中国特色的老年社会保障制度和社会互助制度，建立以家庭养老为基础、社区服务为依托、社会养老为补充，以老年福利、生活照料、医疗保健、体育健身、文化教育和法律服务为主要内容的比较完善的老年服务体系和老年保健模式。

1982 年，我国政府批准成立了中国老龄问题全国委员会。

1996 年 10 月颁布实施了《中华人民共和国老年人权益保障法》。

1999 年，为进一步加强全国老龄工作的领导，成立了全国老龄工作委员会。地方各级政府也相应成立了老龄工作委员会。与此同时，建立了老龄协会、老年学研究会、老年大学、老年体育、老年书画、老年法律、老年科技及老年保健等非政府群众组织。在农村，70%的村民委员会建立了村老年人协会。目前已形成了有中国特色的政府与非政府老龄工作网络。

2000 年 8 月，我国政府制定了《关于加强老龄工作的决定》，确定了 21 世纪初老龄工作和老龄事业发展的指导思想、基本原则、目标任务，切实保障老年人的合法权益，完善社会保障制度，逐步建立国家、社会、家庭和个人相结合的养老保障机制。城镇要建立以基本养老保险、基本医疗保险、商业保险、社会救济、社会福利和社会服务为主的养老保健体系。农村要坚持以家庭养老为主，进一步完善社会救济，不断完善农村合作医疗制度，积极探索多种医疗保障制度，解决农民养老问题。建立和完善农村社会养老保险是改革发展稳定大局的需要。我国先后又制定了《中国老龄工作发展纲要》（1994～2000 年）、《中国老龄事业发展“十五”计划纲要》（2001～2005 年）、《中国老龄事业发展“十一五”计划纲要》（2006～2010 年）、《中国老龄事业发展“十二五”计划纲要》（2011～2015 年）和《中国老龄事业发展“十三五”计划纲要》（2016～2020 年），把老龄事业纳入国民经济和社会发展计划。

1. 老年医疗保健纳入三级预防保健网的工作任务

城市、农村的三级医疗预防保健网都把老年医疗保健纳入工作任务之中；省、市二三级医院对社区老年医疗保健工作进行技术指导；有条件的医院创建老年病科（房）、老年门诊和老年家庭病床。

2. 医疗单位与社会保健、福利机构协作

医务人员走出医院，到社会保健、福利机构中指导，进行老年常见病、慢性病、多发病的研究和防治病工作，并开展老年人健康教育及健康体检。

3. 开展老年人社区、家庭医疗护理服务

各级医院开展了方便老年人的医疗护理、家庭护理和社区康复工作。

4. 建立院外保健福利机构、开展服务项目

有些城市开办了老年日间医院等机构，为社会、家庭排忧解难。目前老年保健机构有：敬老院、养老院、社会福利院、老年公寓、托老所（包括日托、全托和临时托三种形式）。

5. 大力开展老年健康教育

根据老年人的不同特点，广泛开展以老年自我保健、疾病防治知识为主的老年健康教育，使广大老年人掌握基本的保健知识和方法。

6. 举办各种文娱活动

鼓励老年人参加各种形式的文化娱乐、体育等活动，以增强体质，减少疾病，延缓

衰老。

7. 加强老年医疗保健的科学研究

经国家卫生部和民政部批准，于1994年成立中国老年保健医学研究会。该研究会是从事老年保健医学研究工作者、临床医务工作者和老年保健管理工作者的学术性、专业性和自愿性的结合，为非盈利的全国性社会团体。为广泛开展老年医学研究，全国已建立了不同规模的老年医学研究所（室）40多个，开展了一些有价值的调查研究。

8. 加强对老年医学保健人才的培训

医学院校开设老年医学和老年护理等专业课程，培养专门从事老年医疗和护理工作的人才。

链接：“十三五”期间国家老龄事业发展和养老体系建设老年保健主要指标

类别	指标	目标值
社会保障	基本养老保险参保率	达到90%
	基本医疗保险参保率	稳定在95%以上
养老服务	政府运营的养老床位占比	不超过50%
	护理型养老床位占比	不低于30%
健康支持	老年人健康素养	提升至10%
	二级以上综合医院设老年病科比例	35%以上
	65岁以上老年人健康管理率	达到70%
精神文化生活	建有老年学校的乡镇(街道)比例	达到50%
	经常性参与教育活动的老年人口比例	20%以上
社会参与	老年志愿者注册人数占老年人口比例	达到12%
	城乡社区基层老年协会覆盖率	90%以上
投入保障	福彩公益金用于养老服务业的比例	50%以上

第三节　老年保健的基本原则、任务和策略

一、老年保健的基本原则

老年保健的基本原则是开展老年保健工作的行动准则，为今后的老年保健工作提供指导。具体包括以下内容。

1. 全面性原则

老年人健康包括身体、心理和社会三方面，故老年保健也应该是多维度、多层次的。全

面性原则包括：老年人的躯体、心理、社会适应能力和生活质量等多方面的问题；疾病和功能障碍的治疗、预防、康复及健康促进。因此，建立一个统一、全面的老年保健计划是非常有益的。许多国家已经把保健服务和计划纳入不同的保健组织机构（如关注机体、心理和环境的组织机构中），为了使这些机构能与各种社会服务一起更好地适应老年人具体的健康需求，需要寻找一个更为统一协调的办法。

近 20 年来，各发达国家更加重视以支持家庭护理为特色的家庭保健计划，这一计划中的医护人员或其他服务人员可以为居家的老年人提供从医疗咨询、诊疗服务、功能锻炼、心理咨询一直到社会服务的一系列支持性服务，受到老年人的欢迎。

2. 区域化原则

老年保健的区域化是指为了使老年人能方便、快捷地获得保健服务，服务提供者能更有效地组织保健服务，所提供的以一定区域为单位的保健，也就是以社区为基础提供的老年保健。社区老年保健的工作重点是针对老年人独特的需要，确保在要求的时间、地点，为真正需要服务的老年人提供社会援助。为此，具备受过专门训练的人员是非常重要的。疾病的早期预防、发现和治疗，营养、意外事故、安全和环境问题及精神障碍的识别，全部有赖于医生、护士、社会工作者、健康教育工作者、保健计划设计者所受到的老年学和老年医学方面的训练。另外，还需要有老年病学和精神病学专家在制订必要的老年人保健计划和服务方面给予全面指导。

3. 费用分担原则

由于日益增长的老年保健需求和紧缺的财政支持，老年保健的费用应采取多渠道筹集社会保障基金的办法，即政府承担一部分、保险公司的保险金补偿一部分、老年人自付一部分。这种“风险共担”的原则越来越为大多数人所接受。

4. 功能分化原则

老年保健的功能分化是随着老年保健的需求增加，需要在对老年保健的多层次性有充分认识的基础上，对老年保健的各个层面有足够的重视，在老年保健的计划、组织、实施及评价方面有所体现。例如，由于老年人的疾病有其特征和特殊的发展规律，老年护理院和老年医院的建立就成了功能的最初分化；再如，老年人可能会存在特殊的生理、心理和社会问题，因此，不仅要有从事老年医学研究的医护人员，还应当有精神病学家、心理学家和社会工作者参与老年保健，在老年保健的人力配备上也显示明确的功能分化。

5. 联合国老年政策原则

（1）独立性原则

① 老年人应当借助收入、家庭、社区支持及自我储备去获得足够的食物、住宅及庇护场所。

② 老年人应当有机会继续参加工作或其他有收入的事业。

③ 老年人应当能够参与决定何时及采取何种方式从劳动力队伍中退休。

④ 老年人应当有机会获得适宜的教育和培训。

⑤ 老年人应当能够生活在安全和与个人爱好及能力变化相适应并丰富多彩的环境中。

⑥ 老年人应当能够尽可能长地生活在家中。

（2）参与性原则

① 老年人应当保持融入社会，积极参与制定和实施与其健康直接相关的政策，并与年轻人分享他们的知识和技能。

② 老年人应当能够寻找和创造为社区服务的机会，在适合他们兴趣和能力的位置上做

志愿者服务。

③ 老年人应当能够形成自己的协会或组织。

(3) 保健与照顾原则

① 老年人应当得到与其社会文化背景相适应的家庭和社区的照顾保护。

② 老年人应当能够获得卫生保健护理服务，以维持或重新获得最佳的生理、心理与情绪健康水平，预防或推迟疾病的发生。

③ 老年人应当能够获得社会和法律的服务，以加强其自治性、权益保障和照顾。

④ 老年人应当能够利用适宜的服务机构，在一个有人情味和安全的环境中获得政府提供的保障、康复、心理和社会性服务及精神支持。

⑤ 老年人在其所归属的任何一种庇护场所、保健和治疗机构中都能享受人权和基本自由，包括充分尊重他们的尊严、信仰、利益、需求、隐私，以及对其自身保健和生活质量的决定权。

(4) 自我实现或自我成就原则

① 老年人应当能够追求充分发展他们潜力的机会。

② 老年人应当能够享受社会中的教育、文化、精神和娱乐资源。

(5) 尊严性原则

① 老年人应当能够生活在尊严和安全中，避免受到剥削和身心虐待。

② 老年人无论性别，处于任何年龄、种族背景、能力丧失或其他状态，都应当能够被公正对待，并应独立评价他们对社会的贡献。

二、老年保健的任务

开展老年保健工作的目的，就是要运用老年医学知识开展老年病的防治工作，加强老年病的监测，控制慢性病和伤残的发生；开展老年人群健康教育，指导老年人的日常生活和健身锻炼，提高健康意识和自我保健能力，延长老年人的健康期望寿命，提高老年人的生活质量，为老年人提供满意的医疗保健服务。因此，需要依赖一个完善的医疗保健服务体系，即需要在老年人医院或老年病房、中间机构、社区及临终关怀设施内，充分利用社会资源，做好老年保健工作。

1. 老年人医院或老年病房的保健护理

医院内医护人员应掌握老年患者的临床特征，运用老年医学和护理知识，配合医生有针对性地做好住院老年患者的治疗、护理和健康教育工作。

2. 中间服务机构中的保健护理

介于医院和社区家庭的中间老年服务保健机构，如老年人护理院、老年人疗养院、日间老年护理站，养（敬）老院、老年公寓等。这些机构的老年保健护理，可以增进老年人对所面临健康问题的了解和提高调节能力，指导老年人每日按时服药、康复训练，帮助老年人满足生活需要。

3. 社区家庭中的医疗保健护理

社区家庭医疗保健服务是老年保健的重要工作内容之一，是方便老年人的医疗服务的主要形式。可以减低社会对医疗的负担，有利于满足老年人不脱离社区、家庭环境的心理需求，并能解决老年人基本的医疗、护理、健康保健、康复服务等需求。

三、老年保健的策略与措施

由于文化背景和各国社会经济条件的差异，不同国家老年保健制度和体系也不尽相同。

我国在现有的经济和法律基础上，建立符合我国国情的老年保健制度和体系是老年保健事业的关键，也关系到我国经济发展和社会稳定，需要引起高度重视。在物质、精神方面进行准备并采取切实可行的对策，将总体部署和具体措施紧密结合。

1. 老年保健策略

总体战略部署：贯彻全国老龄工作会议精神，构建更加完善的多渠道、多层次、全方位的，即包括政府、社区、家庭和个人共同参与的老年保障体系，进一步形成老年人口寿命延长、生活质量提高、代际关系和谐、社会保障有力的健康老龄化社会的老年服务保健网络。根据老年保健目标，针对老年人的特点和权益，可将我国的老年保健策略归纳为六个“有所”，即“老有所医”、“老有所养”、“老有所乐”、“老有所学”、“老有所为”和“老有所教”。

(1) 老有所医　即老年人的医疗保健。大多数老年人的健康状况随着年龄的增长而下降，健康问题和疾病逐渐增多。可以说“老有所医”关系到老年人的生活质量。要改善老年人口的医疗状况，就必须首先解决好医疗保障问题。只有深化医疗保健制度的改革，逐步实现社会化的医疗保险，运用立法的手段和国家、集体、个人合理分担的原则，将大多数的公民纳入这一体系当中，才能改变目前支付医疗费用的被动局面，真正实现“老有所医”。

(2) 老有所养　即老年人的生活保障。家庭养老仍然是我国老年人养老的主要方式，但是由于家庭养老功能的逐渐弱化，养老必然由家庭转向社会，特别是社会福利保健机构。建立完善社区老年服务设施和机构，增加养老资金的投入，确保老年人的基本生活和服务保障，将成为老年人安度幸福晚年的重要方面。

(3) 老有所乐　即老年人的文化生活。老年人在离开劳动生产岗位之前，几乎奉献了自己的一生，因此有权继续享受生活的乐趣。国家、集体和社区都有责任为老年人的“所乐”提供条件，积极引导老年人正确和科学地参与社会文化活动，提高身心健康水平和文化修养。“老有所乐”的内容十分广泛，如社区内可建立老年活动站，开展琴棋书画、阅读欣赏、体育文娱活动，饲养鱼虫花草，组织观光旅游，参与社会活动等。

(4) 老有所学和老有所为　即老年人的发展与成就。老年人虽然在体力和精力上不如青年人和中年人，但老年人在人生岁月中积累了丰富的经验和广博的知识，是社会的宝贵财富。因此，老年人仍然存在着一个继续发展的问题。“老有所学”和“老有所为”是两个彼此相关的不同问题，随着社会的发展，老年人的健康水平逐步提高，这两个问题也就越加显得重要。

① 老有所学。自1983年第一所老年大学创立以来，老年大学为老年人提供了一个再学习的机会，也为老年人的社会交往创造了有利的条件。老年学员通过一段时间的学习，精神面貌发生了很大改观，生活变得充实而活跃，身体健康状况也有明显改善，因此，受到老年人的欢迎。老年人可根据自己的兴趣爱好，选择学习的内容，如医疗保健、少儿教育、绘画、烹调、缝纫等，这些知识又给“老有所为”创造了一定的条件或有助于潜能的发挥。

② 老有所为。可分为两类：直接参与社会发展，将自己的知识和经验直接用于社会活动中，如从事各种技术咨询服务、医疗保健服务、人才培养等；间接参与社会发展，如献计献策、参加社会公益活动、编史或写回忆录、参加家务劳动支持子女工作等。在人口老化日益加剧的今天，不少国家开始出现了劳动力缺乏的问题，“老有所为”也可以在一定程度上缓和这种矛盾；同时，“老有所为”也为老年人增加了个人收入，对提高老年人在社会和家庭中的地位及进一步改善自身生活质量起到了积极的作用。

(5) 老有所教　即老年人的教育及精神生活。一般来说，老年群体是相对脆弱的群体——经济脆弱、身体脆弱、心理脆弱。由于经济上分配不公、政治上忽视、情感上淡漠、观念上歧视等都可能造成老年人的心理不平衡，从而不利于代际关系的协调，不利于社会的发展，甚至会造成社会的不安定因素。国内外研究表明，科学、良好的教育和精神文化生活是老年人生活质量和健康状况的前提和根本保证。因此，社会有责任对老年人进行科学的教育，并帮助老年人建立健康、丰富、高品位的精神文化生活。

2. 老年保健措施

世界卫生组织（WHO）提出“自我保健是个人、家庭、邻里、亲友和同事自己进行的卫生活动”，是指人们为保护自身健康所采取的一些综合性的保健措施。老年自我保健（self health care in elderly），是指健康或罹患某些疾病的老年人，利用自己所掌握的医学知识、科学的养生保健方法和简单易行的康复治疗手段，依靠自己和家庭或周围的力量对身体进行自我观察、诊断、预防、治疗和护理等活动。通过不断调适和恢复生理与心理的平衡，逐步养成良好的生活习惯，建立起一套适合自身健康状况的养生方法，达到增进健康、防病治病、提高生活质量、推迟衰老和延年益寿的目标。

自我保健中的“自我”广义上包括个体、家庭、亲友、同事、邻里和社区的“大自我”；狭义上是指个人的“小自我”。自我保健重视和强调“自我”在保健中的作用和地位。具体应包括两部分：一是个体不断地获得自我保健知识，并形成某种机体内在的自我保健机制，是人们自我防卫的本能之一；二是利用学习和掌握的保健知识，根据自己的健康保健需求自觉、主动地进行自我保健活动。

老年人的自我保健要从思想上重视，即增强自我保健能力和水平，只有不断学习一定的医学科普和养生保健知识，善于总结日常生活和患病经历中的经验和教训，才能充分发挥自我保健的作用，在防病治病、抗衰老方面起明显效果。

（1）自我保健的具体措施

① 自我观察。是指老年人通过“看”“听”“闻”“嗅”“摸”的方法或借助简单的医疗仪器，观察自身的健康状况或疾病的动态，做出较为可信的判断或评价，及时发现异常或危险信号，做到能够早期发现和及时治疗疾病。自我观察主要是观察自觉症状和所能看到的体征变化。

A. 自我监测的主要自觉症状。a. 一般情况变化：饮食与睡眠情况、面部颜色、每日起居活动有无疲乏无力感、性生活与大小便变化情况等。b. 呼吸系统症状：有无口臭或异味、异物感，咽干、咽喉疼痛、声音嘶哑、咳嗽、咳痰、咯血、气促、呼吸困难等。c. 循环系统症状：有无胸闷、胸痛或心悸等。d. 消化系统症状：食欲和食量的变化，有无恶心、呕吐、腹胀、腹痛、便秘或腹泻等。e. 泌尿生殖系统：有无尿频、尿急、尿痛、排尿困难、尿潴留与尿失禁等。f. 神经生殖系统症状：有无头晕、头痛、肢体麻木与视力障碍等。g. 感官系统症状：有无耳鸣、耳聋、嗅觉减退、流涕或鼻出血等。

B. 自我监测的主要体征。a. 面部：结膜有无出血、眼睑有无水肿、口唇周围有无疱疹等。b. 口腔：口腔黏膜或舌有无溃疡、肿痛等。c. 淋巴结：颌下、颈部、锁骨上、腋下、腹股沟等部位有无淋巴结肿大。d. 甲状腺：有无结节或肿大等。e. 腹部：是否有包块，以及包块的大小、硬度等。f. 乳房：女性老人要注意乳房有无结节或肿块，阴道有无异常分泌物或不正常出血。g. 生殖器：男性老人要注意睾丸或附睾有无结节或肿块。h. 关节：四肢关节有无红肿、疼痛或结节。i. 排泄物：包括尿、粪、痰液和鼻腔分泌物等，注意观察其次数、量、性质、颜色、气味等；排便的形状和硬度，有无里急后重，是否带有黏液或血丝；鼻腔分泌物是否带有血丝或肿块等。

此外，老年人还要学会体温、脉搏、呼吸、血压的自我测量方法，掌握相应的正常值；

学会用电脑等辅助工具自查营养状况；糖尿病患者还要学会用尿糖试纸检查尿糖和用小型血糖检测仪检查血糖的动态变化等，为自我诊断和自我治疗提供重要依据。

② 自我诊断。老年人根据自我观察到的症状和体征等资料，对自己的疾病做出初步的判断。如一时难以判断，则应尽快去医院检查，以免贻误诊断，影响治疗。自我诊断应注意以下情况。

A. 初步判断与简单处理。老年人如对健康状况能够初步判断，可依据自己所掌握的医学常识做出初步诊断和自行处理。如受凉后出现流清鼻涕、打喷嚏、鼻塞、咽痛、咳嗽或有低热等症状，自己即可做出感冒（或上呼吸道感染）的诊断，并可服用抗感冒药物进行调理。

B. 判断正常与否，如无把握，须向医务人员咨询。如清晨时眼睑常有水肿或晚上睡觉前发现小腿有水肿，是否与心脏、肾脏疾病有关；这时应向医务人员咨询，方可得到较满意的诊断。

C. 症状和体征一经发现即可判断为不正常，应立即到医院做进一步的检查。如发现无痛性肉眼血尿、咯血等症状，常需做有关检查后才能确诊。

应当注意的是，老年人要掌握自我诊断的尺度，否则会影响疾病的诊断和治疗。如有些症状或体征可允许继续观察一段时间，而有些却不允许继续观察，以免贻误诊断，影响治疗。

③ 自我治疗。自我治疗包括治疗和康复两部分。针对小伤小病和慢性疾病，症状轻微或小的外伤，就无需到医院就诊，可用家庭常备的药物、器械，以及采用运动、饮食、生活调理等手段进行自我治疗处理。自我康复主要针对慢性病或急性病的康复期，采用非药物疗法进行调理和功能锻炼，以增强体质，促进机体早日康复。

自我治疗的主要方法有药物疗法和非药物疗法。

A. 药物疗法。多用于急性病症，如感冒时口服感冒冲剂等，腹泻时服用诺氟沙星或小檗碱（黄连素）等。用药时，应仔细阅读药物说明书，严格掌握适应证，按规定的剂量、方法服药。

B. 非药物疗法。主要采用物理疗法，如热敷、冷敷、电磁疗、氧疗、自我保健按摩、饮食疗法、生活调理、精神疗法、行为疗法及医疗体育疗法等。

自我治疗和自我康复应根据病情和自我诊断情况而定。首先应根据自己的健康或患病情况，家中备有一定量治疗常见病的药品或家庭保健常用的器材。此外，还应经常学习和阅读老年保健和老年病防治的科普读物，并在生活或患病的实践中不断积累经验，逐步提高自我治疗和自我康复的能力和水平。

④ 自我护理。包括自我照料、自我保护、自我参与和自我调节等内容。自我护理是提高生活自理能力，进行自我健康维护的一种方法，对预防疾病的发生、发展和传播，促进机体早日康复，维护自身健康起到重要作用。主要有以下几个方面。

A. 调试好心理状态，适应健康的需要。

B. 安排好日常生活起居。做到生活规律，睡眠充足，起居有常。经常开窗通风，保持室内空气新鲜，阳光充足，湿度、温度适宜。适当去户外活动和晒太阳。尤其冬季更为重要。

C. 注意个人卫生。养成早晚刷牙，定时洗澡，勤换衣服，注意保持口腔和皮肤卫生。

D. 做好安全防护。活动时动作宜慢，特别是体位变动时要注意防止跌倒。

⑤ 自我预防。进行自我预防能减少或杜绝疾病的发生，特别是对于存在高危因素的老年人（如肥胖症、高血压、高脂血症等）来说，自我预防更为重要。自我预防的特点为“有病治病、无病防病、预防为主”。具体的措施如下。

链接：老人日常4字坚持“动”“静”“富”“足”

应多运动，并持之以恒；
忌气忌躁，保持平和的心态；
忌偏食，荤素搭配，粗细兼食，常吃水果；
保持良好的卫生习惯，睡眠要充足。

A. 养成良好的生活习惯。不吸烟，少饮酒，注意个人卫生等。

B. 合理膳食和营养。饮食应多样化，粗细粮、荤素菜合理搭配，蛋白质充足。

C. 适量补充维生素、微量元素、矿物质和膳食纤维。

D. 控制体重　坚持运动，加强锻炼，控制体重，防止肥胖，对防治心脑血管疾病、糖尿病等具有重要价值。

E. 保持大便通畅。预防便秘，对预防心脑血管意外的发生有重要意义。

F. 适当服用补药或抗衰老药物。服用补药，应遵循“因人而异、因病而异、因时而异、因地而异”的原则。抗衰老药物可选择抗氧化剂，如维生素 E，也可用单味中药（如大枣、枸杞、人参、山药、灵芝、鹿茸、肉桂、益智仁、冬虫夏草等），或中成药（如龟龄集等），对健身防病、延缓衰老有一定作用。

⑥ 自我急救。老年人及家属应具备一定的急救常识，在特殊、危急情况下，才能最大限度地提高治疗效果，挽救患者的生命。如熟知急救电话；外出时随身携带急救卡（写明姓名、家属或朋友的联系电话、血型、定点医院、病历号、主要疾病等）；患有心绞痛的老年人应随身携带急救药盒；患有心肺疾病的老年人，家中应常备氧气装置。

(2) 自我保健中应注意的问题

① 老年人要根据自我保健的目的、身体情况来选用适当的自我保健方法。常用的自我保健方法有：精神心理卫生保健、膳食营养保健、运动保健、生活调理保健、传统医学保健、物理疗法保健、药物疗法保健等。

② 自我保健中应采用非药物疗法和药物疗法相结合，以非药物疗法为主。如在急性传染病、慢性病的发病期或感染性疾病等，应以药物疗法为主；而老年人的一些慢性病以非药物疗法（如生活调理、营养、运动、物理、心理治疗等）为主，效果不明显时再采用药物疗法。

③ 体弱多病的老年人，在自我保健时常需采用上述的综合性保健措施，但要分清主次，合理调配，起到协同作用，提高自我保健效果。

④ 使用药物自我保健时应慎重，应根据自身的健康状况、个体的耐受性及肝肾功能情况合理使用，以非处方药为主，如需治疗用药，应根据医嘱用药。并注意掌握适应证、禁忌证、剂量、用法和疗程，以免产生不良反应。

第四节　老年人常用保健方法

一、运动

生命在于运动，老年人锻炼身体可以使血脉通畅。持久有规律的锻炼，能延缓衰老，达到延年益寿的目的。

老年人锻炼身体，应根据自身的体力，宜简不宜繁，宜少不宜多，宜短不宜长。适合老年人锻炼的项目很多，个人可根据自身体质，有针对性地选择，以便达到强身健体的目的。老年人无论采取何种运动健身，都应遵照循序渐进的原则，进行有氧运动，即运动时不应感到胸闷、憋气或气喘，运动时最快的心率不宜超过120次/min。

☞ **想一想**：老王，60岁，刚从工作岗位上退休，到保健机构询问可参加哪种保健锻炼方法，你有何建议？

1. 常用的运动方法

（1）散步　散步通过四肢的自然摆动，使全身关节、筋骨都能得到适度的活动，从而能保证经络疏通、气血和畅、关节灵活。散步时应让全身自然放松，头正颈直，微垂眼，轻闭口，上身直，两手自然下垂，畅怀收腹，步履稳健，缓步行走，双臂自然摆动。采取自然腹式呼吸，呼吸要缓慢、均匀、深且长。体现慢节奏，神韵优美。

（2）倒走　因倒走时要留意运动方向，能锻炼老年人对空间的感知能力；要掌握平衡，以防摔倒，可使主管平衡功能的小脑也得到积极的训练，有利于提高反应能力。

倒走时需腰身挺直或略向后仰，这样，脊柱和腰背肌将承受比平时大的重力和运动力，使脊椎和腰背肌得到锻炼，有利于气血通畅。

倒走时，两腿要用力挺直，这就增加了膝关节、腹肌承受重力的强度，从而使膝关节周围的肌肉、韧带、股肌得到锻炼。因倒走时脚尖是虚着地，主要靠踝关节和足跟骨用力，又使这些相应部位的功能得到锻炼。

倒走时膝盖不要弯曲，步子均匀而缓慢，两手握拳，两臂轻轻做前后摆动，挺胸并配合有规律的呼吸，每日坚持走200～400步。

（3）跑步　跑步是一项较全面的运动。跑步时除头面部肌群活动较小外，全身所有组织器官都在活动，特别是呼吸和血液循环系统活动量最大。老年人可练习慢跑和原地跑。

① 慢跑。跑步前应缓缓地伸展肢体，使全身肌肉、筋骨得到放松，使心跳、呼吸适应运动的需要。

跑步时，双臂自然摆动，上半身稍微前倾，全身肌肉尽量放松。慢跑时要前脚掌着地，脚步轻快。跑的时候，步伐最好能配合自己的呼吸，用鼻吸气，用口呼气。跑2～3步吸口气，再跑2～3步呼口气，跑步的速度以不感到气喘、气短为宜。跑步结束时，不要突然停下来，应改为缓慢散步，做些放松活动，使肌肉放松，心平气和，逐渐恢复常态。刚开始跑时，每次跑以5～10min为宜，以后逐渐增加到10～15min，每天坚持跑一次。

② 原地跑。跑步动作同慢跑，所不同的是，只在原地跑。初练者以慢跑姿势进行较好，开始只跑50～100复步，锻炼4～6个月后，每次可跑500～800复步。

（4）爬楼梯　爬楼梯能锻炼心肌，增加心脏的搏出量，起到预防冠心病的作用，并能使呼吸系统的功能得到锻炼，同时可增强腿部的力量。因为上楼梯时腿部要抬高，比轻松散步和平常走路时活动量要大得多，能促进血液循环，加快呼吸节奏，对心肌、腿部肌肉及全身各有关部位都是一种很好的锻炼。

爬楼梯时可采用以下三种方法：一是住楼层高的人在回家时“顺路”爬，并可有意识地多上下几次；二是先上几级，然后下来，如此往返数次，速度可由慢到快再到慢；三是先一步一级，再一步两级，如此交替进行。以上无论哪种爬法，只要坚持“爬”下去，定会在“爬”中获得健康，得到锻炼。

（5）平衡锻炼　老年人由于运动系统与神经系统功能衰退、肌肉老化，特别是背部肌力减弱，使身体重心前移，容易造成前倾而跌倒。坚持做平衡锻炼，可防止老年人跌跤。平衡锻炼的具体方法有以下几种。

① 正身站立，全身放松，排除杂念，先将重心移到左腿上，慢慢从 1 数到 20，再将重心移到右腿上，慢慢从 1 数到 20，如此交替做 10 遍。

② 坐在凳子上，全身放松，排除杂念。两手慢慢上抬，至与肩平时，转动上身，两手随之转动，上身先转向左，两眼注视左侧片刻，然后上身转向右，两手随之转向右，两眼注视右侧片刻，反复做 10 遍。

③ 坐在凳子上，凳脚高与膝齐平，上身慢慢下俯，先伸出左手触右足趾，然后恢复端坐姿势；接着上身再慢慢下俯，伸出右手触摸左足趾。如此反复，做 10～30 遍。

④ 正身站立，身前置桌、椅各 1 张（把），慢慢地从桌子上拿起 1 个物体放在椅子上，然后再把它放回桌上，如此反复，连做 10～30 遍。

（6）压腿　压腿锻炼可使大腿背侧肌群得到牵伸，臀部也受到牵拉。当腿搁到一高物上后，做上下有节律性的按压，可进一步牵扯下腰部肌群和软组织，使腰部不适的症状得到缓解或消除，从而产生腰腿轻快、行走有力的感觉。

压腿注意事项：搁腿的高度要由低到高循序渐进，不可操之过急。老年人都有不同程度的骨质疏松，腿抬高时一定要站稳，压腿时不能用力过猛，以免发生意外。每次压腿时间不宜太长，要左右交替，每次 5～10min。

（7）抖动两腿　一人的两腿有丰富的血管，因而有“人体第二心脏”之称。抖动两腿有利于下肢肌肉的活动和促进血液循环，从而防止下肢静脉曲张和血栓的形成。全身放松，自然踏地，两手下垂，双膝关节有规律地抖动。抖动时，两腿分开略宽于肩。每次 5min，冬季应注意保暖。

（8）关节功能锻炼　关节功能锻炼能增强和巩固关节的灵活性和稳固性。头部的自然转动，可防治颈椎病；扩胸、拉肩、振臂等肩关节练习，能防治肩周炎；腿部的伸屈活动，反复做弯曲练习，可防治膝关节的伤痛；而大多数退行性的关节病痛，都可以通过适当而有规律的运动得到缓解。下面介绍几种简便易行、适合老年人的关节功能锻炼方法。

① 头颈运动。以颈椎为轴，依次向前、后、左、右做低头、仰头及侧屈头，共做 40 次。然后再做顺时针和逆时针方向的转头，各做 2 次。

② 肩关节运动。一臂由前方从颈旁伸向背部，手掌触背；与此同时，另一臂从侧方伸向背部，手指触背，尽量使两手指在背部接触，连做 8 次。

③ 扩胸运动。屈肘，两臂平置胸前，做扩胸、展臂各 4 次；再两臂上举，伸臂拉肩 4 次；然后直臂下垂，做后摆 4 次。

④ 腰背运动。两腿开立，举臂后仰，两腿挺直，弯腰弓背，身体前屈，两臂下垂，然后团身抱膝下蹲，再并腿直立，共做 8 次。

⑤ 肘关节运动。手掌向上，两臂向前平举，迅速握拳及屈曲肘部，努力使拳达肩，再迅速伸肘，反复进行。至手臂酸软为止，然后两臂向两侧平举，做握拳、屈肘运动。连做 12 次。

⑥ 腕关节运动。两手合掌，反复交替用力向一侧屈曲，连做 10～14 次。

⑦ 指关节运动。握拳与手指平伸，交替进行，连做 10～14 次。

⑧ 甩手运动。两腿并立，含胸弯腰，背略弓，两臂自然下垂，以肩关节为轴，依次做前后、左右摆动 2min。

⑨ 膝关节、髋关节运动。连做下蹲运动 15 次，向前抬腿运动 15 次。

⑩ 踝关节运动。左腿直立、右脚尖点地，做踝关节旋转运动，两脚交替。

☞ **想一想**：李女士，72岁，平时每天清晨锻炼身体。近期，城市空气污染较重，她想改为晚上锻炼。那么清晨锻炼好还是晚上锻炼对身体更好呢？

2. 运动的最佳时间

一年之计在于春，一日之计在于晨。人们静卧了一夜，特别是老年人，清晨早起到户外去呼吸新鲜的空气，进行适度的运动，这对舒展筋骨、促进血液循环、改善机体对氧气利用的功能，都会大有益处。

近年来，有专家对老年人晨练问题提出不同看法，并告诫老年人要慎重对待晨练。主要原因是心血管等主要疾病给老年人的健康带来危险，如心肌梗死和心脏猝死等大多发生在上午。因为上午6～9时这段时间，人体血小板凝集率高，容易形成血栓；再者，清晨体内去甲肾上腺素浓度增大，易引起冠状动脉收缩或痉挛。若在这时进行锻炼，特别是运动量过大，使心肌耗氧量增加，易造成冠状动脉痉挛或形成血栓，这就是冠心病发作的“清晨峰”。而下午，特别是黄昏时刻，人的感觉最为灵敏，协调能力最强，体力的发挥和身体的适应能力最强，并且这时血压和心率既低又平稳，因此下午特别是黄昏时分锻炼对身体最为有益。也有专家认为，尽管“黄昏练”比晨练的好处多，如果已养成晨练的习惯，不必强求改为“黄昏练”。只要坚持锻炼，持之以恒，选择适合自己的运动项目，如散步、慢跑、打太极拳等，并注意运动量要适度，这样就会避免晨练的弊端，发挥晨练的作用。

链接：老年体育健身

国务院《“十三五”国家老龄事业发展和养老体系建设规划》第五章第四节加强老年体育健身：结合贯彻落实全民健身计划，依托公园、广场、绿地等公共设施及旧厂房、仓库、老旧商业设施等城市空置场所，建设适合老年人体育健身的场地设施，广泛开展老年人康复健身体育活动。支持乡镇（街道）综合文化站建设体育健身场地，配备适合老年人的设施和器材。支持公共和民办体育设施向老年人免费或优惠开放。加强老年人体育健身方法和项目研究，分层分类引导老年运动项目发展。继续举办全国老年人体育健身大会。鼓励发展老年人体育组织，到2020年，90%的街道和乡镇建立老年人基层。

3. 锻炼场地的选择

锻炼身体应选择空气清新的环境，有花草树木的地方，才是锻炼身体的好地方。因为植物有吸收空气中的二氧化碳、释放氧气、净化空气、释放负离子、调节气温、过滤空气的功能。某些植物还能散发、分泌强烈的挥发性物质，杀灭病菌。

4. 锻炼应注意的事项

(1) 循序渐进　要根据自己的体质及运动习惯、运动强度来决定运动量的大小。动作要由慢到快，由易到难，自简到繁，锻炼时间可以逐渐延长。每次运动要由静到动，由动到静，逐渐过渡。

(2) 持之以恒　运动锻炼，必须长期坚持。“三天打鱼、两天晒网”是不会有好效果的。

(3) 选择适当的项目　应选择各关节、各肌群都能活动的全身性项目，动作要有节奏且慢，不宜做强度过大、速度过快的剧烈活动。

（4）避免饭后运动　因为锻炼时呼吸过速，饭后立即运动，需要消化系统调动部分血液去支援全身，造成消化器官的血液不足，从而减弱了消化功能。而且肌肉活动时，交感神经兴奋会抑制消化器官的活动，也会减弱消化功能，如经常这样做，会引发胃肠病或消化不良等。因此，饭后不要马上运动，过 1～2h 后再运动较好。

二、娱乐活动

老年人参加娱乐活动，能调节心理平衡，活跃思维，激发生活热情，使老年生活充实而多彩；能陶冶性情，有助于心平气和，对舒筋活血、养心健神亦有益处。

1. 读书

读书贵在坚持，每天都读一点，积少成多。春季，每天上午 8～9 时，下午 3～4 时；秋季，上午 8 时半至 9 时半，下午 2～3 时；冬季，上午 9 时半至 10 时半，下午 2～3 时，都是读书的好时间。晚上，老人不宜读书，应休息。

2. 写作

写作，能抒发情感，可增强记忆力，活跃思维，使大脑得到锻炼，推迟老化。但是，老年人写作要注意不能过劳，要有节制，做到劳逸结合。

3. 绘画

绘画要经过艺术构思，在构思过程中，要排除杂念，保持虚淡心境，对身心健康有利。绘画时，要调形、调心、调息，集中注意力，凝思于一点，挥毫作画。作画，是静中有动，动中有静，是心静而行动、延年益寿的文化活动。

4. 集邮

集邮是一种有益的文化娱乐活动，可开阔视野，增长知识，还可增加老年人的生活乐趣。老年人集邮要注意量力而行，一时难以收集到的，不必刻意苦寻。收集时可根据个人兴趣，选择某特定的专题。

5. 垂钓

垂钓是极文雅的一项活动。在青山绿水间，明媚的阳光下，在鸟语花香的环境里，静待鱼来上钩，会感到心情无限舒畅。

三、按摩、推拿

人进入老年后，体内各器官的功能都趋于衰退，通过按摩可使老年人的各器官功能得到改善，并能提高老年人肢体的灵活性，推迟衰老。常用的手法有如下几种。

1. 按法

按法即用手指、手掌、手根和肘关节尖端一起一伏地按压。按压应由轻到重，有节律且有弹性，结束时应慢慢减轻力量，不宜突然放松。其力不仅作用在皮肤上，还可深达肌肉、骨骼及内脏，此法可散瘀止痛、通经活络。

（1）指按法　用拇指的指腹按压穴位或痛点。

（2）掌按法　有单掌按、双掌按、双掌对按。腰背部单掌或双掌重叠按时，手应随患者的呼吸而起伏；头部应用双手掌对按法。

2. 摩法

摩法即用手指或手掌回旋式地在皮肤表面摩动，力量仅达到皮肤及皮下组织，由轻到重。可松解肌肉紧张度，消肿散瘀。

（1）指摩法　用拇指的指腹平伏在身体某部或穴位上摩动，主要用腕力使手回旋摆动，适用于较小的部位。

链接：经络拍打

经络拍打在迅速提高体力方面与跑步、球类等运动相比略逊一筹，但其在防治慢性病和疑难杂症方面颇有效果，祛病防病针对性极强，这也正是其最诱人的魅力之处和根本所在，所以按摩、拍打有着“人生疾病防治终点站”的称号。因此经络拍打应该大力推广和宣传，也有益于全民健身。

（2）掌摩法　用掌面平状地摩动，着力要均匀，频率要慢，用于面积较大的部位。

3. 推法

推法即用手掌、掌根或手指在皮肤上向前、向后或左右推抚。用力小时，作用达皮下组织；用力大时，作用可达肌肉、内脏。此法可舒筋活血、解除疲劳。

（1）掌推法　手掌平伏地推动。从肢体远端推向近端或从近端推向远端，常用于腰背部。

（2）掌根推法　掌根部大小鱼际着力推动。在推动过程中，大小鱼际肌逐渐夹紧，常用于肢体各部。

（3）指推法　拇指尖推法用于穴位或痛点上，拇指平推用于头、面、颈部。

4. 拿法

拿法即用拇指和其余四指相对用力将肌肉拿起，稍停再放开，强度以达到酸痛为宜，常用五指拿法。此法可消除肌肉疲劳、增强肌力。

5. 人体各部按摩法

（1）面部按摩

① 摩太阳穴。用两拇指揉按太阳穴 10～20 次，再由眉梢用力捋至太阳穴 10 次，能防治头痛、头晕。

② 摩眼。用中指对搓至热，闭目，从内眼角向外微用力摩至外眼角为 1 次，可摩 10～20 次。用两食指分别点按丝竹空穴（眉外梢处）、睛明穴（眼内角处）、四明穴（眼下处）各 10～20 次，转眼球 10 次，再向反方向转 10 次，再放眼远方。可预防眼病。

③ 摩鼻。两食指对搓至发热后，由上而下，由下而上，往返摩鼻两翼 10～20 次，能防治鼻炎。

（2）头部按摩

① 按头。用两手指甲尖均匀地轻“啄”和轻按整个头部，以头皮感到有些微痛时为宜。如此反复进行 20～50 次，可起到清脑明目的作用。

② 捋头。两手拇指分别按在两太阳穴，其他四指按在前额，然后将拇指捋到后脑风池穴处，其他四指同时由头顶捋至颈后，至颈两侧，为 1 次，可捋 10 次左右，有助于预防高血压。

（3）上肢按摩

① 敲指。两手五指分开，先对敲两手虎口处 10～20 次，然后两手叉起对敲两手四指根

部 10～20 次，能防止手指麻木。

② 敲腕。两手半握拳，掌根对敲，再对敲腕背，最后敲打合谷穴（第一、第二掌骨之间）各 10～20 次。

③ 拍臂。一手轻握拳从腕拍打至肩，要拍遍整个上肢。

④ 揉肩。两手搓热，右手按在左肩端用力一握一松，揉摩 10～20 次，同法揉对侧 10～20 次。可防治肩周炎。

（4）下肢按摩

① 擦腿。两手分别按在两大腿根外侧，用力向下推至足关节，然后自足关节内侧由下而上擦回内侧，如此反复 30 次。

② 揉膝。两掌由内向外，然后由外向内各揉两膝 20～30 次，以揉至发热为度。

③ 腿伸直。用指尖用力揉按双膝盖周围各处，以感到酸痛和发热为度。

④ 叩腿。两手握拳叩击膝盖周围和足三里穴 20～40 次。

⑤ 伸腿。两腿伸直，两脚背用力向前后、左右翘动，每翘动一次停止片刻，再翘，可做 20～50 次。然后两脚趾用力向前后、左右翘动，要求同上。

（5）腹部按摩　以按抚、揉捏和摩擦为主。从右下腹起向上至肋部转向左，至左上腹再转向左下腹，顺时针方向做按摩，反复多次。然后将双手的食指、中指、无名指、小拇指并拢，置脐上方，向腹内按并向上提。频率要快，做 2～3min 即可。腹部按摩应空腹做，可促进食欲，调整胃肠功能，预防便秘。

（6）膝部按摩　以按抚和叩击为主。双手平贴于同侧上腰部，向下按抚至臀，反复多次。然后双手握拳以桡侧叩击同侧腰部。

实践项目

任务 4-1　指导老年人纠正不良饮食习惯

> 王师傅，男性，72 岁，退休干部。患有胆囊疾病，平素爱吃红烧肉，几乎每星期至少要吃一次，但每次吃完都因为肚子疼而不得不到医院打止痛针，尽管如此，王老仍坚持每星期吃一次红烧肉。
>
> 请对该老人不良饮食习惯进行信息采集并做健康指导。

1. 实训目的

（1）指导老年人认识不良饮食习惯对身体的危害。

（2）对老年人的不良饮食习惯进行健康指导，并提出改善建议。

2. 实训准备

（1）物品准备　记录笔 1 支、1 份记录单。

（2）护士准备　衣帽整洁、修剪指甲、洗手，收集资料，了解老年人的基本状况。

（3）环境准备　谈话环境整洁、安静、安全、舒适，温、湿度适宜，光线充足。

（4）患者准备　老年人情绪平稳，语言表达无障碍，配合健康问询。

3. 实训步骤

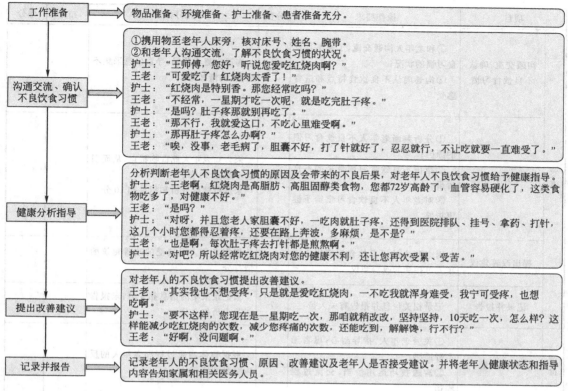

工作准备 → 物品准备、环境准备、护士准备、患者准备充分。

沟通交流、确认不良饮食习惯 →
①携用物至老年人床旁，核对床号、姓名、腕带。
②和老年人沟通交流，了解不良饮食习惯的状况。
护士："王师傅，您好，听说您爱吃红烧肉啊？"
王老："可爱吃了！红烧肉太香了！"
护士："红烧肉是特别香。那您经常吃吗？"
王老："不经常，一星期才吃一次呢，就是吃完肚子疼。"
护士："是吗？肚子疼那就别再吃了。"
王老："那不行，我就爱这口，不吃心里难受啊。"
护士："那再肚子疼怎么办啊？"
王老："唉，没事，老毛病了，胆囊不好，打了针就好了，忍忍就行，不让吃就要一直难受了。"

健康分析指导 →
分析判断老年人不良饮食习惯的原因及会带来的不良后果，对老年人不良饮食习惯给予健康指导。
护士："王老啊，红烧肉是高脂肪、高胆固醇类食物，您都72岁高龄了，血管容易硬化了，这类食物吃多了，对健康不好。"
王老："是吗？"
护士："对呀，并且您老人家胆囊不好，一吃肉就肚子疼，还得到医院排队、挂号、拿药、打针，这几个小时您都得忍着疼，还要在路上奔波，多麻烦，是不是？"
王老："也是啊，每次肚子疼去打针都是煎熬啊。"
护士："对吧？所以经常吃红烧肉对您的健康不利，还让您再次受累、受苦。"

提出改善建议 →
对老年人的不良饮食习惯提出改善建议。
王老："其实我也不想受疼，只是就是爱吃红烧肉，一不吃我就浑身难受，我宁可受疼，也想吃啊。"
护士："要不这样，您现在是一星期吃一次，那咱就稍改改，坚持坚持，10天吃一次，怎么样？这样能减少吃红烧肉的次数，减少您疼痛的次数，还能吃到，解解馋，行不行？"
王老："好啊，没问题啊。"

记录并报告 → 记录老年人的不良饮食习惯、原因、改善建议及老年人是否接受建议。并将老年人健康状态和指导内容告知家属和相关医务人员。

4. 注意事项

（1）尊重老年人，仅为健康指导建议，不可强迫。

（2）跟老年人沟通语言要温和，多用询问语句，尽量多讲改善饮食习惯的好处，让老年人觉得为自己健康着想，以便取得老年人的理解和配合。

5. 评分标准

项目		操作要求	分值	扣分标准	扣分	得分
评估并解释	评估	①评估老年人身体、意识、心理状况； ②评估老年人知识水平、合作程度	4	2(未评估身体身心状态扣分) 2(未评估合作水平扣分)		
	解释	解释此次健康评估和健康指导的目的	2	2(未解释扣分)		
计划	护士准备	衣帽着装整洁、洗手	4	2(衣帽不整扣分) 2(未洗手扣分)		
	用物准备	备物齐全	4	2(准备不齐全扣分)		
	患者准备	了解操作目的，配合沟通交流	2	2(老年人准备不充分扣分)		
	环境准备	①整洁、安静、安全； ②温、湿度适宜	3	环境准备不适宜酌情扣分		
实施	核对	携用物至老年人床旁，核对床号、姓名、腕带	4	核对信息不全面酌情扣分		
	体位准备	协助老年人取舒适体位，做好交流准备	2	老年人舒适准备不当扣分		

续表

项目		操作要求	分值	扣分标准	扣分	得分
实施	沟通交流、确认不良饮食习惯	①和老年人沟通交流，了解不良饮食习惯的状况； ②沟通确认不良饮食特点和进食感受	20	沟通交流不顺畅，导致信息采集不全面，酌情扣分		
	健康分析指导	①分析判断老年人不良饮食习惯的原因； ②指出不良饮食习惯带来的不良后果； ③对老年人不良饮食习惯给予健康指导	20	未告知老年人此食物特点，从而引起不适扣10分； 未进行健康分析和指导扣10分		
	提出改善建议	对老年人的不良饮食习惯提出老年人可接受的改善建议	20	根据老年人可接受的改善建议酌情打分		
	记录并报告	记录相关信息并报告有关人员	7	未记录采集的信息扣4分；未报告相关人员扣3分		
评价	操作质量	①关爱老年人，指导耐心，患者无不舒适感； ②沟通技巧运用恰当，交流过程顺畅	8	根据整体沟通过程和老年人的反应感受酌情打分		
总分			100			

任务 4-2　设计开展老年人保健知识讲座

> 某社区老年人数量较多，但家属和老人自身相关健康保健知识相对缺乏。某医疗保健单位获知该情况后，准备对该社区相关人员开展一次针对老年人日常健康知识普及的讲座。
>
> 请为该讲座活动设计相关内容。

1. 实训目的

（1）明确开展知识讲座所需要的基本环节，能进行基本设计。

（2）普及相关老年人日常保健知识。

2. 实训准备

（1）物品准备　记录笔数支、记录单数页、保健知识资料页数份。

（2）护士准备　衣帽整洁、修剪指甲、洗手，收集资料，了解老年人的基本状况。

（3）环境准备　讲座环境整洁、安静、安全、舒适，温、湿度适宜，光线充足。

（4）人员准备　相关参加讲座人员情绪平稳，沟通无障碍，配合讲座活动。

3. 实训步骤

（1）会议通知

举例：　　　　　　　　　　老年人保健知识讲座通知

广大社区居民：

为了做好公共卫生服务，提高广大居民对老年人的保健意识。我单位决定举办一期健康教育讲座，讲授老年人保健预防相关知识。欢迎各位老年人参加。

时　间：　　年　月　日上午9:00～11:00

地　点：＊＊＊＊单位健教室

主　题：老年人保健预防相关知识

单位：＊＊＊＊

年　月　日

（2）讲座知识准备

举例：　　　　　　　　**附件一　老年人保健知识讲座**

老年人应特别注意预防咽喉肿痛、头晕目眩、慢性支气管炎、风湿病、关节炎、冠心病、风湿性心脏病、肺源性心脏病、消化道疾病等病症的复发、加重或恶化。老年人切不可过早脱掉棉衣，要注意随天气变化增减衣服，以防伤风感冒等病症的侵袭。

第一　老年人保健要注意睡眠充足。

老人常有困惑，早晨不易睡醒，白天则昏昏欲睡。这是因为人体活动量增加，体表末梢血管开始舒张，体表血流量增大，使脑部的供氧量显得不足，从而产生“春困”现象。为此，老年人要积极做好身体的协调适应工作，每天中午最好午睡1h左右，以补春季睡眠之不足。下午则安排适量的体育活动，如散步、打太极拳、做健身操等。

第二　老年人养生要保持良好心情和精神状态。

应特别重视精神调养，既要力戒暴怒、肝火大动，更忌情志忧郁不舒。要做到心胸开阔，心情开朗，乐观愉快，而悲忧或思虑过度等都会伤及身体，老年人可乘着春天的大好春光结伴外出踏青，以保持良好的心情和饱满的精神状态，这样也可保持体力充沛，达到祛病延年的效果。

第三　老年人保健不忘合理调节膳食结构。

饮食品种宜多样，宜清淡，易消化，饭菜温热；食味宜减酸亦甘，以养脾气。不过食油腻煎炸食物，不吃或尽量少吃生冷食品，多食些鸡、鱼、蛋、瘦肉、猪肝、豆制品，以及新鲜蔬菜、野菜、水果、红枣等，以增强体质，提高抗病能力。脾胃虚弱者，少量吃点姜，蜂蜜性味甘平，营养成分相对全面，具有补中益气、健脾益胃、缓中止痛的功效；年老体弱及脾胃不足者可经常适量饮用蜂蜜水；慢性气管炎患者应禁食或少食辛辣、高盐食物，并戒烟和酒。

第四　老人保健要重视加强体育锻炼，增强机体免疫力。

早晨阳光明媚，室外空气新鲜、宜人，是锻炼身体的最好时间。老年人应走出家门，多到户外活动，如到公园、景区。那里花草树木繁多、空气新鲜，拥有温煦的阳光，丰富的负氧离子，在这些地方做运动（如散步、慢跑、打拳、做操等）能够改善机体免疫力，增强新陈代谢、血液循环等，从而达到舒展筋骨、畅通气血、强身健体、增加机体抵抗力的目的。

要做好老年人的预防和保健，首先要提高认识，即老年人是各种慢性病的高发人群；其次注意养成良好饮食习惯，劳逸结合，多参加运动，还要学会舒缓情绪，多与人交流。

附件二　老年人健康保健常识四条总结

第一　合理安排饮食

① 少吃动物脂肪和胆固醇含量高的食物，如猪油、牛油、奶油、蛋黄、动物内脏等。

对胆固醇具有降低作用的，如豆类及其制品、木耳、香菇、海带、紫菜、洋葱、大蒜等，具有抗动脉粥样硬化作用，可以常吃。

② 多吃新鲜蔬菜和水果，它们含有丰富的维生素、钾、钙、纤维素等。

③ 节制饭量，适当吃些粗粮，少吃甜食，控制体量。

④ 限制食盐的摄取量。每人每天摄入食盐不超过 5g，即一个三口之家每月用盐不超过 500g。

第二　参加体力活动

坚持适度的体力劳动和体育锻炼。老年人需要经常活动，才能保持健康，延年益寿。运动既贵在坚持，但也要防止过度，根据自身条件以适度为宜。适当的体力活动因增加热量消耗而减轻体重，因增加高密度脂蛋白而降低胆固醇和血压，从而阻止动脉粥样硬化的形成。

第三　修身不忘养性

一系列调查表明，精神紧张者冠心病发病率明显增高，应尽量减少精神紧张，保持乐观的心情。与人为善，避免急躁情绪，更不要发脾气，爱发牢骚和爱发怒的人容易得心脏病。

第四　消除危险因素

① 高血脂。除注意合理的饮食调节外，还应在医生的指导下，服用疗效肯定和副作用小的降脂药物。

② 高血压。对血压低于 23.9/14.0kPa（180/105mmHg）者，宜先通过改变一些不良的生活方式，达到控制血压的目的，如减少进食量，适当增加活动量，保持理想的体重，限制食盐摄入量，少吃脂肪等。经过上述非药物治疗 3～6 个月后，若血压仍保持在 21.3/12.6kPa（160/95mmHg）以上，或患者已出现心脑、肾功能损害，或存在其他心脑血管病的危险因素，应立即开始药物治疗。

③ 吸烟。吸烟是导致动脉粥样硬化和冠心病的一大罪魁祸首。戒除吸烟的不良嗜好，对于防治冠心病有着积极的作用。

只要能做好以上几点，保护好心脏，定有益于长寿，生活得更加如意。

（3）讲座记录

第　期　健康教育活动记录表

活动日期：　年　月　日 活动时间：　～	活动地点：
活动形式：健康保健知识讲座	
活动主题：老年人健康保健	
组织者：	
接受健康教育人员类别：	接受健康教育人数：　人
健康教育资料发放种类及数量：　份	
活动内容： 老年人保健的相关知识	
活动总结评价：	
存档材料请附后 □书面材料　□图片材料　□印刷材料　□影音材料　□签到表 □其他材料	

填表人（签字）：

填表时间：　年　月　日

(4) 讲座小结

举例：

老年人保健知识讲座小结

年　月　日，我单位在健教室安排以“老年人保健”为主题的传染病知识讲座活动。本次活动紧密围绕主题，针对季节转换的气温特点，和老年人保健状况特点，我院安排了 * * 医师为大家讲解老年人春季保健相关知识，并接受大家的咨询，扩大了宣传的社会效应，取得了很好的效果。

活动持续近 2h，讲课内容丰富，向前来听课的老年朋友分发预防老年保健宣传册 * * 余份，接受咨询 * * 余人次，受到居民的热烈关注和欢迎。

单位：

年　月　日

链接：《中国老年人膳食指南》(2016 年版)
——老年人膳食关键推荐

少量多餐细软，预防营养缺乏，主动足量饮水，积极户外活动，延缓肌肉衰减，维持适宜体重，摄入充足食物，鼓励陪伴进餐。

拓展项目

复习项目

重点串联

老年人的特点	老年人的生理特点
	老年人的心理特点
老年保健的重点人群	高龄老年人、独居老人、丧偶老人
	患病的老年人、新近出院的老年人、有精神障碍的老年人
老年保健的基本原则	全面性原则、区域性原则、费用分担原则、功能分化原则
老年保健的策略	老有所医、老有所养、老有所乐、老有所学、老有所为、老有所教
老年人常用的保健方法	体育运动、娱乐活动、按摩推拿

考点导航

一、单项选择题

1. 老年保健的内涵不包括以下哪项？(　　)

A. 医疗　　B. 护理　　C. 预防　　D. 善后　　E. 康复

2. 高龄老年群体中患慢性疾病的占（　）

A. 20%～30%　　B. 30%～40%　　C. 40%～50%

D. 50%～60%　　E. 60%～70%

3. 以下哪项不是老年人的生理特点？（　）

A. 机体内脂肪增多　　B. 机体内水分减少　　C. 器官功能增强

D. 器官功能下降　　E. 脑动脉硬化

4. 老年保健最早起源于（　）

A. 中国　　B. 美国　　C. 德国　　D. 英国　　E. 日本

5. 一天中最适合老年人运动的时间是（　）

A. 深夜　　B. 黄昏　　C. 中午　　D. 早晨　　E. 随时

6. 在对高血压老年人的饮食指导中，以下哪项不适合？（　）

A. 多吃水果　　B. 多吃鱼类　　C. 多吃盐

D. 多吃豆类　　E. 多吃蔬菜

7. 以下哪项不是自我保健活动的内容？（　）

A. 自我观察　　B. 自我锻炼　　C. 自我治疗

D. 多吃豆类　　E. 自我预防

8. 以下哪项不是联合国老年政策原则？（　）

A. 独立性原则　　B. 参与性原则　　C. 治疗性原则

D. 保健与照顾原则　　E. 尊严性原则

9. 以下哪项不是自我观察的内容？（　）

A. 想　　B. 看　　C. 听　　D. 嗅　　E. 摸

10. 20 世纪 30～40 年代，蓝盾、蓝十字和其他商业保险大幅度发展，成为医疗费用支付的主要渠道，加快医疗保险的实施的是哪个国家？（　）

A. 美国　　B. 中国　　C. 英国　　D. 日本　　E. 德国

二、多项选择题

1. 老年保健的重点人群包括以下哪几项？（　）

A. 高龄老人　　B. 独居老人　　C. 丧偶老人

D. 失业老年人　　E. 患病的老年人

2. 以下哪些是老年保健的基本原则？（　）

A. 全面性原则　　B. 区域化原则　　C. 费用分担原则

D. 独立性原则　　E. 功能分化原则

3. 以下哪些属于老年保健策略？（　）

A. 老有所医　　B. 老有所长　　C. 老有所养

D. 老有所乐　　E. 老有所学

4. 下列哪些可以作为一般老年人的常用运动方式？（　）

A. 钓鱼　　B. 太极拳　　C. 马拉松

D. 压腿　　E. 踢足球

PPT 课件

5. 老年人自我保健应该注意以下哪些事项？（　）

A. 学会自我观察　　B. 饮食要丰富　　C. 运动量越大越好

D. 不舒服立即吃药　　E. 保持心境平和

三、思考题

1. 老年保健全面性原则的内涵是什么？

2. 如何更好地保障老年人的“老有所养”？

3. 请为 60 岁肢体健康老年人设计一天的保健活动。

（霍云革　李学军）

第五章

老年人的心理卫生与精神护理

世界卫生组织（WHO）规定发展中国家60周岁以上的人群称为老年人。个体步入老年期是他们走向人生的完成阶段，也是实现人生价值的最后时期。老龄问题已成为21世纪中国人口的主要问题，而老年人生活质量和健康状况又是核心问题。由于老年人个体的差异，使得他们健康状况呈现出不同的表现形式。如有的老年人老有所学、老有所乐、老有所为，思维动作敏捷，生活乐观向上；而有的老年人则思维迟缓，动作缓慢，表现出明显的焦虑、抑郁、老年痴呆等症状。因此说，在重视老年人身体健康的同时，关注老年人的心理变化，增进老年人的心理健康，具有很重要的现实意义。

预习项目

案例5

求助者，女，62岁，高中文化，退休工人。

主诉：多年来神经衰弱，夜间多梦、失眠，白天疲劳无力，情绪低，心情十分苦闷，坐卧不宁，夜间尿频。

个人史：14岁丧父，生活艰苦，没有安全感，家庭没有温暖，经历坎坷时常不安。21岁时曾自由恋爱结识一男友，后发现不理想，就断了关系，但不会处理断关系以后的事，心里怕男友再来找，经常恐惧，不敢住在第一层楼，怕夜间有人进屋。从那时起，每夜入睡困难。

近期生活：退休后心烦，在家待不住，总想找人聊天。家庭关系和睦，没有重大事件发生。只是一闲下来总想过去的事，想童年时期的艰难、青年时期的艰难、爱情上的失误，越想越难过。

情景提问及任务分组

任务	分组	组长
问题一：请进一步收集患者的相关资料	A组	
问题二：请对患者进行身体健康状况评估	B组	
问题三：请对患者进行心理健康状况评估	C组	
问题四：请对患者进行社会健康状况评估	D组	
讨论： ①列举患者的主要健康问题； ②讨论心理健康评估中的注意事项。		

学习项目

学习目标	掌握： ①老年抑郁症的护理。 ②老年痴呆症的护理。
	熟悉： ①老年人心理健康的标准。 ②老年人的心理特点及影响因素。 ③老年人常见的心理问题。 ④老年人心理健康的维护与促进。
	了解： ①心理健康的概念。 ②老年人的心理健康状况。

第一节　老年人的心理卫生

一、老年人的心理健康状况

1. 心理健康

在不同的历史时期，人们对健康的认识和理解是不同的。传统的健康观认为，躯体无病就是健康，随着现代医学模式的确立，人们对健康的认识也发生了巨大的变化，新的健康观念不仅要有好的身体，而且要有最佳的心理状态。世界卫生组织对什么是健康，明确指出：健康是身体、精神和社会适应上的完好状态。

我国心理学家认为：心理健康是指人对环境及其相互关系具有高效而愉悦的适应。心理健康和生理健康有着密切关系，若心理不健康，就会严重降低生活质量，最终必然影响甚至损害躯体健康，所以要把懂得健康知识、掌握健康手段、学会健康生活、树立健康新观念作为每个老年人达到健康长寿的重要条件。

2. 老年人的心理健康标准

健康老人的标准应包括三个方面：一是身体好，没有疾病；二是心理平衡；三是个人和社会相协调，即身体、精神和社会上充实的状态。

我国著名的老年心理学家许淑莲教授对老年人的心理健康曾概括了以下五条。

(1) 热爱生活和工作。

(2) 心情舒畅，精神愉快。

(3) 情绪稳定，适应能力强。

(4) 性格开朗，通情达理。

(5) 人际关系适应性强。

3. 老年人心理健康状况

根据2012年7月公布的《2011年度中国老龄事业发展公报》所提供的数据，截至2011年年末，我国60岁以上的老年人口数量达到1.899亿人，占全国人口总数的13.7%。老年护理面临着严峻挑战。

调查显示，我国70%的老年人有心理障碍，27%的老年人有抑郁心理，老年人的抑郁症状与健康状况、经济条件、生活状态、社会地位等有关。城市人口中，老年人约有26.5%生活轻度不能自理，6.8%生活中度不能自理，4.5%完全不能自理，其中90.08%需要健康指导，59.79%需要体格检查；农村人口中，59.28%的老年人患有一种或几种慢性疾病，56.82%的老年人常有孤独感、衰老感、抑郁感、无能为力等负性情绪，他们的心理问题相对城市老年人更为严重。

二、老年人的心理特点及影响因素

1. 老年人的心理特点

老年期是人生的特殊时期，处于这一时期的老年人具有丰富的阅历、广博的知识、优良的传统，但也是身体和心理极易出现问题的时期。因此只有充分了解老年人的特点，才能及时发现老年人生理和心理的变化，以此来维持老年人的最佳功能状态，提高其生活质量，使其愉快地度过晚年生活。

(1) 认知功能变化　老年人神经系统尤其是大脑的退化和功能障碍，首先引起感觉和知觉能力逐渐衰退。在视觉方面，随着年龄增长，瞳孔逐渐变小，晶状体透明度降低，囊膜增厚，出现视力减退、“老眼昏花”的状态。在听觉方面，由于听力下降，他们对高频声音辨别不清，对快而结构复杂的语句分辨不清。在味觉、嗅觉方面，由于舌头表面变得光滑，味蕾数目明显减少，嗅觉细胞更新变慢，因此味觉和嗅觉灵敏度显著降低。由于神经系统的衰老，老年人的痛觉比较迟钝，耐寒能力较差。记忆力也越来越差，由于注意分配不足，对于信息的编码精细程度及深度均下降，老年人的记忆易出现干扰或抑制。

(2) 智力变化　流体和晶体智力理论提出要区别对待智力结构的不同成分，因为老年化过程中，智力减退并不是全面的，他们在实际生活中解决各种复杂问题的效果仍处于很高的水平，甚至在不少方面超过中青年人。这是由于现实生活中，解决问题所需要的往往不是单一的智力成分，而是包含社会经验等非智力因素的综合分析及敏锐判断。一系列研究发现，老年人的智力还具有很大的可塑性。研究表明，老年期智力与多方面因素相关，包括生理健康、文化和社会等方面因素。因此，坚持用脑有利于在老年期保持较好的智力水平和社会功能，而且活动锻炼对智力也有明显的促进作用。

链接：流体智力和晶体智力

流体智力（fluid intelligence）是一种以生理为基础的认知能力，如知觉、记忆、运算速度、推理能力等。流体智力是与晶体智力相对应的概念。流体智力随年龄的老化而减退，而晶体智力则不随年龄的老化而减退。晶体智力主要指学会的技能、语言文字能力、判断力、联想力等。

（3）动机与需要　根据马斯洛的需要层次学说，人有生理、安全、爱与归属、尊重及自我实现等多个层次的需要，而老年期各种层次的需要又有其独特的内涵。经济收入是满足生理需求的基础，生理需求的满足程度取决于老年人的经济收入水平。中国老年人的生活来源主要是退休金和家庭其他成员的供养，且收入水平明显低于其他劳动年龄人口。老年人的安全需要主要表现为对生活保障与安宁的要求，他们普遍对养老保障、患病就医、社会治安及合法权益受侵等问题表示极大的关注。另外，老年人希望从家庭和社会获得更多精神上的关怀，并且仍有很强的参与社会活动、融入各种团体的要求，以满足其爱与归属的需要。尽管老年人的社会角色与社会地位有所改变，但他们对于尊重的需要并未减退，要求社会能承认他们的价值、维护他们的尊严、尊重他们的人格，在家庭生活中也要具有一定的自主权，过自信、自主、自立的养老生活。为使自己的价值在生活中得到充分体现，老年期还有一定程度自我实现的需要。

（4）情感特点　在严格区分年龄因素及家庭生活环境因素之后，研究表明老年人的情感活动与中青年人相比，本质特点是相同的，仅在关切自身健康状况方面的情绪活动强于青中年。也就是说，孤独、悲伤、忧郁等负性情绪并不是年老过程必然伴随的情感变化。但不可否认的是，老年期是负性生活事件的多发阶段，随着生理功能的逐渐老化、各种疾病的出现、社会角色与地位的改变、社会交往的减少，以及丧偶、子女离家、好友病故等负性生活事件的冲击，老年人经常会产生消极的情绪体验和反应。

（5）个性变化　在年老过程中，人格仍保持较高的稳定性、连续性，改变相对较小，而且主要表现为开放经验与外向人格特质的降低。相对来说，个性的变化受出生时代的影响及社会文化因素的影响更大一些。例如，许多老人被认为是个性保守、古板、顽固，这虽然与老年人接受新观念、新事物的速度减缓有一定联系，但究其根本原因，是由于时代与社会的飞速发展，引起知识结构与观念的迅速更新造成的。会出现一些人格的显著改变，如有的老年人说话多遍重复，过于小心谨慎，唯恐出现差错；有的变得不修边幅，生活懒散，不注意个人卫生；也有的变得幼稚小气，容易生气、赌气；还有的变得自私、贪婪，好占小便宜。当然，这些改变有一定范围，但若与一般同龄老年人相比过分突出，则要考虑其是否可能已患有老年性精神疾病。

（6）人际关系

① 与子女的关系。由于时代的因素，两代人对社会价值观念、伦理道德观念及生活方式诸方面的看法不一致，彼此之间又缺乏了解和理解，尤其是子女成家后，和老人分开住。许多老年人认为，子女来看望他们来去匆匆，感觉麻烦；而子女不来看望他们，又认为不孝顺。这种矛盾心理的存在，导致抱怨、争吵、指责。

② 与配偶的关系。俗话说得好："年轻夫妻老来伴"，老年夫妇都健在，在生活上可以相依为命、互相照应。若夫妻感情不和，对老年人的危害更大。有些老年夫妻，缺乏感情基础，由于家庭与社会的压力、抚养子女的义务等因素，不得不凑合过日子，待子女成家后，各种矛盾逐渐暴露，导致互相产生厌恶之情。有些夫妻为照顾子女长期分开生活，由于子女工作忙或所谓"代沟"的原因，使老年人没有倾诉对象，会增加心理上的压抑感。另外，丧偶易使老年人对未来丧失信心而陷入空虚孤独、抑郁之中。

③ 与同事的关系。交往是人的社会属性赖以发生和发展的必要条件，是人的精神属性得以健康的支柱。老年人退休后，离开了工作单位，与同事之间的交流突然中断。交往被剥夺，会使老年人社会化水平下降。

2. 影响老年人心理健康的因素

每一位老年人都希望自己过上健康、幸福、祥和的晚年生活，那么如何才能达到这个目标呢？从影响老年人生活质量的各方面综合考虑，对老年人晚年生活产生影响的主要是生理因素和社会因素。

（1）生理因素　身体衰老是最先、最直接引发老年人心理变化的因素。虽然每个人衰老的速度不同，但衰老始终是不可避免地发生着的，而死亡则是衰老的终极结果。生理的衰老和死亡的临近对老年人的心理影响是转折和持久的。

① 感官的老化。身体衰老对老年人心理的影响首先与老年人感觉器官的退化有关。感官的老化使老年人对外界和体内刺激的接收与反应大大减弱，对老年人的心理将产生消极和负面的影响，主要表现在三个方面。一是老年人对生活的兴趣和欲望降低，常感到生活索然无味；二是老年人反应迟钝，感觉不敏锐，由此导致闭目塞听、孤陋寡闻；三是社交活动减少，老人常感到孤独和寂寞。

② 疾病的增加。身体老化对老年人心理的影响还体现在各种老年疾病的缠身。随着老年人的心脑血管、呼吸、神经、运动、消化、内分泌等系统生理功能的全面衰退，老年人对环境的适应能力和对疾病的抵抗力量在下降，疾病易发生。即使没有生病，也会因为器官和功能的衰弱而感觉四肢酸软、身体疲惫或其他不适，这给生活带来了极大的不便，老人们深感苦恼和焦虑。而老年人常患的冠心病、高血压、糖尿病及各种癌症等疾病，则使他们感到恐惧、悲伤、绝望甚至产生轻生的念头。

③ 死亡的威胁。死亡的威胁和挑战也往往是导致老年人出现心理障碍的因素之一。尽管社会的持续发展和医学的不断进步使人类的平均寿命持续延长，然而，死亡仍然是不可避免的，是人生的最终归宿。老年期是我们人生的最后一站，特别是身体的日渐衰退和疾病的不断缠身使老年人与死亡显得特别的接近。面对死亡，有些人从容，有些人安详，但大多数老人会表现出害怕、恐惧和悲观的情绪反应。死亡恐惧症就是一种常见的老年人的心理障碍。

（2）社会因素　离退休是老年人晚年生活的开端，离退休标志着老年人职业生涯的结束，他们的生活范围退居到家庭之中，其实质是一种社会角色的转变，而家庭中的经济状况、人际关系的变迁、老年人的婚姻状况、社会环境等因素使得多数老年人出现离退休综合征，进而对老年人的心理状态产生重要的影响。

① 老年人社会角色的转变。老年期是人生的最后一个重要转折，其中最突出的是离退休导致了老年人长期以来形成的主导活动和社会角色的转变，由此引发老年人的心理波动和变化。离退休引起的老年人社会角色的改变，体现在以下两个方面。

A. 从职业角色转变为闲暇角色。老年人离退休后，离开了原有的工作岗位和社会生活，即从职业角色转入闲暇角色，这种角色转换对老年人的生活和心理是一次很大的冲击。其一，工作是生活的主要收入来源，离退休首先意味着老年人经济收入的减少；其二，职业历程是人们获得满足感、充实感和成就感的重要形式，是实现自我价值的重要途径，而老年人正在丧失这一体验；其三，离退休还打破了老年人在工作时养成的特定的生活方式和生活习惯，常使老人茫然不知所措。例如，一位在退休前受人尊敬的领导，突然变成了一个每天上街买菜、回家做饭、照顾儿孙的老大爷，这在心理上的确很难转过弯儿来。

B. 从主角退化为配角。老年人退休前，有自己的工作、人际关系和稳定的经济收入，子女在很多方面特别是经济方面依赖于父母，这使老年人在社会上有被认可、被尊重的荣誉感和成就感，在家庭中则有一家之主的权威感。退休后，工作带来的成就感消失，老年人的社会价值下降，从社会财富的创造者转变为社会财富的享受者；同时经济收入的骤减，使老年人从过去被子女依赖转向依赖于子女，在家庭中原有的主体角色和权威感也随之丧失，失落感、自卑感也由此产生。

② 老年人的家庭状况。离退休之后，老年人的生活范围退居到家庭之中，家庭成为老

年人的主要活动场所和精神寄托，因此，家庭环境的好坏与否对老年人的心理将产生重要的影响，这里的家庭环境包括家庭结构、家庭经济状况、家庭成员间的人际关系等。

A. 家庭结构的核心化。随着社会经济的发展，人们的生活方式和价值观念，特别是家庭观念和生育观念有了较大的变化，家庭结构也随之发生日益明显的变化，即从联合家庭逐渐过渡为核心家庭。家庭规模逐渐缩小，许多年轻人成家后自立门户，不再与老人居住在一起。家庭日趋小型化是现代家庭的共同特点。家庭的分化对老年人的生活和心理会产生一定的影响，子女与老人的分居不仅使老年人的日常生活难以得到子女时时无微不至的照顾和关心，对于老年人传统的家庭观念也有较大的冲击，更重要的是老年人期望的是热闹的家庭氛围，这种分居难免使老年人不时感到寂寞孤独，备尝思念儿孙之苦。

B. 家庭经济状况。家庭经济收入不仅关系到人们衣食住行等基本生活能否得到满足和保障，还直接或间接地影响人们对生活、对人生的评价和看法，影响着人们的心理状况。对于老年人来说，如果经济环境比较宽松，有足够的退休金养老，这样一来，不仅基本的物质生活得以保障，而且由于能够自立，自己养活自己，对于子女和外界的经济依赖减轻，往往会显得自信心十足、自尊心较强、无用感较弱。相反，如果经济方面比较拮据的话，老年人可能会为生计发愁，容易产生焦虑不安的情绪。特别是一些老人百病缠身又无钱治疗，处境就更为艰难了。这种情形，老年人时常需要子女或亲友的接济，依赖性较强，这会使老人深感自己无用，觉得自己是累赘，形成自卑感。

C. 家庭内部人际关系。这里的人际关系主要指的是老年人与子女晚辈间的关系。尊重和爱是老年人两种重要的心理需要，在老年人与子女晚辈的交往中可以获得。如果家庭中人际关系和谐、气氛融洽，儿孙们能够对老年人表示出充分的尊重，孝顺他们，并给予无微不至的关心和照顾，嘘寒问暖，老年人就能因此获得较大的心理满足。

但是，代沟问题往往会导致家庭内部的人际关系矛盾。代沟是双方之间存在着的在价值观念、思想感情、心理状态、生活习惯等方面的差异。由于老年人的生活经历、成长背景、教育环境等和中青年人有较大差别，代沟的出现不可避免，小到生活中的服饰、饮食、娱乐，大到职业选择、为人处世、工作态度、家庭观念，二者的看法都可能有很大分歧。代沟会引发亲子矛盾，从而对老年人的心理产生不良影响。

③ 老年人的婚姻状况。婚姻对于每个人生理和心理的影响都是非常大的，因为婚姻本身不仅是繁衍后代，满足人的性欲需要，更重要的是可以满足人的心理需要。美满的婚姻、和谐的夫妻关系令人幸福、快乐，产生安全感和归属感，而不幸的婚姻则让人悲伤和痛苦。而外界对婚姻的评价也会影响人的心理状态。

离婚、丧偶和再婚是老年人遇到的主要婚姻问题。

A. 离婚。一般来说，对于要求离婚的一方，离婚后往往感到轻松和如释重负，而被迫离婚的一方则有痛苦和被抛弃的感觉，但是双方老人都将面对孤独和再婚的困扰。

B. 丧偶。这对老年人心理的影响是严重和剧烈的。有研究表明，老年丧偶者在配偶去世后头 6 个月的死亡率比平均死亡率高 40%。丧偶后，老年人的心理变化复杂，悲伤感和孤独感最为典型。许多老人以泪洗面，悲痛欲绝，还会出现不思茶饭、抑郁、疲乏，甚至因过度悲伤而患病；时间一长，就会倍感寂寞孤独，觉得被遗忘和抛弃。

C. 再婚。部分离婚和丧偶的老人会有再婚的念头，而再婚后也会遇到很多问题。例如，如何适应对方的生活习惯、如何面对双方的子女等，这些会给老年人的心理产生困扰。

三、老年人的心理问题与护理

老年是人生发展过程中一个特殊的阶段，具有其独特的心理和生理特点。疾病的痛苦及活动能力的受限，使许多老年人有消极情绪，心理健康水平较低。因此如何提高老年人的心理健康水平，使老年人在身心愉悦的状态下度过晚年生活，已成为当今老年人心理护理的重要内容。

1. 老年人常见的心理问题

（1）孤独心理　这种问题多见于退休不久或对退休缺乏足够思想准备的老人。他们从长期紧张、有序的工作与生活状态突然转入松散、无规律的生活状态，一时很难适应，伴随“空虚感”而导致的问题往往是情绪的低沉或烦躁不安。这种恶劣的心境如果旷日持久，除极易加速衰老外，还可使老人产生抑郁心理甚至产生自杀念头，因而对老年人的身心健康威胁很大。

另外，孩子既是父母的牵挂，也是父母的精神寄托与安慰。一旦孩子成家立业，离开父母时，父母会发现自己寂寞了。面对这一变化，许多父母不能正确对待，产生众多心理不适的问题，其中最为典型的心理问题就是孤独感。特别是子女常因为工作、家庭等原因不能经常回家，对老人关心不够。老人与亲朋、邻居来往较少者，孤独感就更加明显。

（2）怀旧心理　人是有感情的，很容易留恋过去，老人更是如此，最喜欢回忆过去。喜欢和人们谈论过去的事，特别是当谈到自己的亲身经历时，非常激动兴奋。老人对自己讲过的东西很容易忘记，所以常出现一遍一遍反复讲述的情况。

（3）抑郁心理　抑郁心理是老人们常呈现的心理反应。抑郁老年人占老年人口的7%～10%。随着各方面功能衰退，身体状况大不如前，觉得无力去克服困难，对未来缺少希望。特别是退休后心理上的自我衰老，产生失落感，久而久之产生抑郁，或在外界不利因素的刺激下而诱发。其表现一是食欲不振、疲乏无力、失眠头痛、腰背痛、体重减轻；二是情绪低沉、坐立不安、情感淡漠、兴趣减少、待人冷漠、灰心丧气、自寻烦恼、度日如年、自责自卑；三是自杀言行，平时有“活在世上是累赘，活着不如死了”的言论，其自杀行为无明显外露，容易被家人忽视。

（4）焦虑心理　老年人容易心烦意乱、情绪易激怒，怀疑自己的能力或紧张、恐惧，因此导致头晕、头痛、失眠等自主神经功能紊乱等症状。

（5）离退休综合征“长江后浪推前浪”，当老年人到了适当年龄，就要离开工作多年的工作岗位让给年轻人，这是十分正常的。但离退休的老同志容易因适应不了所处环境和生活习性的突然改变，出现情绪消沉和偏离常态的行为，甚至由此引发其他疾病，严重影响健康，这就是所谓的“离退休综合征”。退休后的老年人有了大量的闲暇时间，这段时间将如何更有意义地度过，是每一个老年人在退休前面临的新问题。许多老年人在退休后由于生活习惯的突然改变，往往变得精神忧郁、心情烦闷，甚至引发精神方面的改变和疾病。

（6）老年空巢综合征　所谓“空巢家庭”，是指子女长大成人后从父母家庭中相继分离出来，只剩下老年人独自生活的家庭。在现代化建设过程中，人口的流动和迁移加速。随着社会转型加快，代沟越来越突出，物质生活水平提高后，家庭成员都要求有独立的活动空间和自由，传统的大家庭居住在一起已经不适应人们的需求，小家庭被普遍接受。而中国人一直以“多子多福”为乐，特别是老年人，一旦面对“空巢”，会觉得在感情和心理上失去了支撑和依靠，觉得自己的存在对子女不再有价值，甚至出现自杀的念头和做法。这些不良情绪还会导致失眠、头痛、乏力、食欲不振、消化不良、心律失常等一系列的躯体症状，甚至会导致高血压病、冠心病、消化道溃疡等。

2. 老年人的心理护理

老年人心理护理的特点是：尊重老年人的宗教信仰、生活习惯及个性，注意老年人的心理需求，使老年人的精神、心理、身体三者合一，强调回归自然、贴近自然；而对于护理老年人的护士，则更多地强调耐心和奉献精神。

（1）老年心理疾病的护理　由于退休、社会职能和社会角色的转变，其经济地位和经济条件也会发生相应的转变，家庭关系等各种因素的变化使老年人的心理随之产生较大的变化。由于老年社会地位的改变，失去了很多的“角色”，引起心理上的不平衡，以致产生心理问题进而引发心理疾病。此时要恰到好处地做好心理护理，帮助他们更新观念、正确对待，并创造合适的条件，帮助他们不与社会脱节，做些力所能及的工作，使老年人更好地度过晚年。

（2）老年情绪健康的护理　老年人由于家庭关系的变化，其人际关系也随之发生相应的改变。有些老年人不能很好地适应环境，情绪亦发生变化。这些情绪上的变化，常常表现为激动与愤怒、压抑与悲伤。这就需要进行情绪安抚和心理护理。首先要耐心地与老人交谈，进行思想、语言沟通，让老人把心中的积郁一吐为快，这样心情自然会感到舒畅。其次，要充分了解老年人的心理顾虑，调节好情绪，认真对待每一个细微的变化，做好心理护理，做到理解和尊重、关心和体贴，有的放矢地解除其情绪问题。

四、老年人心理健康的维护与促进

著名保健专家洪昭光说过：“心理平衡对维护身体健康是最重要的，一个人只有心理平衡，生理才能平衡，就能很少得病，即使得病，也能很快恢复。”可见，心理因素是影响老年人健康不可忽视的主要因素。加强老年人的心理健康，根据其心理变化的特点，采取外部关注、内部增强的一系列措施，就显得尤为重要。

1. 维护和增进老年人的心理健康原则

（1）适应原则　人对环境的适应、协调，不仅仅是简单的顺应、妥协，更主要的是积极、能动地对环境进行改造，以适应个体的需要，或改造自身以适应环境的需要，因而积极主动地调节周围环境和自身状态，可有效减少环境中的不良刺激，学会协调人际关系，发挥自己的潜能，以维护和促进心理健康。

（2）系统原则　人是一个开放系统，因而无时无刻不与自然、社会文化、人际之间相互影响、相互作用。所以，只有从自然、社会文化、人际关系等多方面、多角度、多层次考虑及解决问题，才能达到系统内、外环境的协调与平衡。

（3）发展原则　人和环境都在不断变化和发展，在不同年龄阶段、不同时期、不同身心状况下或变化的环境中，心理健康状况不是静止不变的，而是动态发展的，所以，要以发展的观点动态地把握和促进心理健康。

2. 老年人心理健康的维护与促进

（1）定期开展老年人的健康教育，教会老年人从生活中寻找生存的意义和乐趣。

要学会对不良情绪的调节。适当参加社交活动，充实精神生活。良好的生活习惯对老年人的心理健康至关重要，如起居、饮食、戒烟、节酒等，帮助老人正确认识疾病，增强自我保健和自我照顾的能力。

（2）指导老年人正确认识离退休问题，树立老有所为、老有所用、老有所学的新观点，丰富精神生活。

随着年龄的增长，退休是不可避免的过程。只有充分理解了这一规律，才能对离退休的问题泰然处之。对此，劝慰老年人有足够的思想准备，适应这一角色转变，同时指导老年人根据自身的具体条件和兴趣参加一些文化活动，如阅读、绘画、书法、音乐、舞蹈等，不既开阔视野、陶冶情操又减少孤独空虚之感，同时也是一种健脑、强身的好方法。

（3）帮助老年人调整情绪，保持心情舒畅　教会老年人遇到矛盾挫折要学会尽快主动摆脱，同时家人间要敬老爱老，互相关心。鼓励老人结识新朋友，心情沉闷或激动时可有倾诉的对象。遇事尽量做到坦然接受、积极应对，心情自然就会变得更加轻松，身体也会更加健康灵活。

(4) 创造一个轻松愉快、关心爱护老年人的环境　家庭和睦是老年人身心健康的基础。老年人经常会感到孤独寂寞，内心渴望得到家人的关心、爱护和照顾。作为子女应经常和老年人沟通，使老年人得到应有的尊重，尽量满足他们的合理需求。

在当今社会营造尊重、孝敬老年人的伦理大环境，呼吁全社会广泛关注老年人事业，需要做到以下几点。

① 要完善体制，使老年人依法享受保障的权利。

② 要成立相关机构，研究老年人的生理、心理、社会伦理等状况。大力发展老年科学、推广老年教育，在医学院校设置老年病医学专业和老年护理方向等，加大老年病基础医学理论研究，成立老年精神卫生研究中心，为老年人服务，提高其生活、生命质量。

③ 要建立公共设施，尽量满足老年人的各种需求。政府和慈善机构要动员社会力量修建托老所，为照料和护理老年人提供餐饮、起居、护理、保健需求；在医院、门诊、保健站等设立老年人服务窗口，为老人提供常见病预防、保健、急救等服务；成立老年人咨询中心，为老年人提供房产、婚姻、再就业、旅游等咨询服务；建立完善的文体活动中心，为老年人提供健身、娱乐、学习等场所。

④ 要构筑和谐氛围，使老年人得到人文关怀。建立适合老年人生存的社会伦理准则，大力弘扬尊老敬老的传统美德文化，动员全社会人员给予老年人更多的支持和帮助，从思想上树立“代际和谐”观念，使老年人从生理、心理、社会环境等方面获得人文关怀。

(5) 增强自我照顾能力　老年人易以被动的形式生活在依赖、无价值、丧失权利的感受中，自我照顾意识淡化，久而久之将会丧失生活自理能力。因此，要善于运用老年人自身资源，以健康教育为干预手段，采取不同的措施，尽量维持老年人的自我照顾能力，避免过分依赖他人护理。从而增强老年人生活的信心，保持老年人的自尊。

健康是每一个老年人的共同追求和迫切愿望。生老病死是自然规律，但不能否认主观能动作用，只要我们树立正确的健康观念，采取积极乐观的态度和方法去对待，健康老龄化社会一定会实现。

第二节　老年人常见精神障碍的护理

一、老年抑郁症的护理

老年抑郁症泛指存在于老年期（≥60 岁）这一特定人群的抑郁症，是以持久的抑郁心境为主要临床特征的一种精神障碍。

抑郁症状是老年人常见的负性情绪，它会影响老年人的生活质量及健康，可使人的生理功能下降、情绪低落、食欲减退、免疫力下降，产生睡眠障碍，严重者产生轻生念头。长期追踪显示，抑郁性障碍总的自杀死亡率在 15%～25%。

抑郁症在老年人中的发病率很高。国内、外研究显示，60 岁及 60 岁以上老年人重度抑郁的患病率约 7%。老年住院患者中 11%～13%患有重度抑郁，且研究表明女性抑郁症患者明显多于男性。养老院统计数据显示，长期养护机构中 18%～38%的老年人患有轻微抑郁症状或典型抑郁症状，55%非重症抑郁能够持续一年半以上，而伴有该疾病各类躯体疾病的老年人竟然高达 68.7%。

1. 临床特点

典型抑郁发作表现为心境低落、思维迟缓及活动减少等。老年期抑郁发作临床症状常不典型，多数患者有突出的焦虑、烦躁情绪，精神运动性迟缓和躯体不适的主诉也较年轻患者更为明显。认知功能障碍也是老年抑郁常见的症状，约有80%的患者有记忆减退的主诉。

调查中发现，大约有40%～70%的患者有遗传倾向，即将近一半以上的患者可有抑郁症家族史。心理适应能力、重大生活事件及社会支持等社会因素，在老年抑郁症发病过程中的作用突出。此外，性格也会影响老年人抑郁症的发生。

对于老年抑郁症的治疗与预防，由于老年人与年轻人的生理、心理存在差异，所以在治疗过程中，既要把握抑郁症治疗的一般原则，也要针对老年人的特点选择适宜的治疗方法。

2. 护理评估

（1）健康史　多数患者具有数月的躯体症状，如头痛、头昏、乏力，全身部位不确定性的不适感，失眠、便秘等。有些患者患有慢性疾病，如高血压病、冠心病、糖尿病及癌症等，或有躯体功能障碍。

（2）身体评估　老年抑郁症的临床症状群与中青年相比有较大的临床差异，症状更加多样化，趋于不典型。老年抑郁症患者更易以躯体不适的症状就诊，而不是抑郁心境。具体表现如下。

① 疑病性。患者常从一种不太严重的身体疾病开始，继而出现焦虑、不安、抑郁等情绪，由此反复去医院就诊，要求医生给以保证，若要求得不到满足，则抑郁症状更加严重。疑病性抑郁症患者，疑病内容常涉及消化系统症状（如便秘、胃肠不适等）是此类患者最常见也较早出现的症状之一。

② 激越性。激越性抑郁症最常见于老年人，表现为焦虑恐惧，终日担心自己和家庭将遭遇不幸，大祸临头，搓手顿足，坐卧不安，惶惶不可终日，夜晚失眠，或反复追念以往不愉快的事，责备自己做错了事导致家人和其他人的不幸，对不起亲人，对环境中的一切事物均无兴趣，可出现冲动性自杀行为。

③ 隐匿性。抑郁症的核心症状是心境低落，但老年抑郁症患者大多数以躯体症状作为主要表现形式，常见的躯体症状有睡眠障碍、头疼、疲乏无力、胃肠道不适、食欲下降、体重减轻、便秘、颈背部疼痛、心血管症状等，情绪低落不太明显，因此极易造成误诊。隐匿性抑郁症常见于老年人，以上症状往往查不出相应的阳性体征，服用抗抑郁药可缓解、消失。

④ 迟滞性。表现为行为阻滞，通常以随意运动缺乏和缓慢为特点，肢体活动减少，面部表情减少，思维迟缓、内容贫乏、言语阻滞。患者大部分时间处于缄默状态，行为迟缓，重则双目凝视，情感淡漠，对外界动向无动于衷。

⑤ 妄想性。大约有15%的患者抑郁比较严重，可以出现妄想或幻觉，看见或听见不存在的东西；认为自己犯下了不可饶恕的罪恶，听见有声音控诉自己的不良行为或谴责自己，让自己去死。由于缺乏安全感和价值感，患者认为自己已被监视和迫害。这类妄想一般以老年人的心理状态为前提，与他们的生活环境和对生活的态度有关。

⑥ 自杀倾向。自杀是抑郁症最危险的症状。抑郁症患者由于情绪低落、悲观厌世，严重时很容易产生自杀念头，且由于患者思维逻辑基本正常，实施自杀的成功率也较高。自杀行为在老年期抑郁症患者中很常见，而且很坚决，部分患者可以在下定决心自杀之后，表现出镇定自若，不再有痛苦的表情，进行各种安排，如见亲人等，并寻求自杀的方法及时间等。因此，常由于患者所表现出的这种假象，而使亲人疏于防范，很容易使自杀成为无可挽回的事实。由于自杀是在疾病发展到一定严重程度时才发生的，所以及早发现疾病，及早治疗，对抑郁症患者非常重要。

> **链接：抑郁性假性痴呆**
>
> 抑郁性假性痴呆指临床表现与脑部有器质性改变的痴呆相似，但没有脑部器质性病理改变，习惯上称为假性痴呆。

⑦ 抑郁性假性痴呆。抑郁性假性痴呆常见于老年人，为可逆性认知功能障碍，经过抗抑郁治疗可以改善。

⑧ 季节性。有些老年人具有季节性情感障碍的特点。抑郁常于冬季发作，春季或夏季缓解。

(3) 辅助检查　可采用标准化评定量表对抑郁的严重程度进行评估，如老年抑郁量表(GDS)、流调中心用抑郁量表（CES-D)、汉密尔顿抑郁量表（HAMD)、Zung抑郁自评量表（SDS)、Beck抑郁问卷（BDI)，其中GDS较常用。另外，CT、MRI可显示脑室扩大和皮质萎缩。

(4) 心理-社会状况　老年期遭遇到的生活事件，如退休、丧偶、独居、家庭纠纷、经济窘迫、躯体疾病等，对老年抑郁症的产生、发展作用已被许多研究所证实。此外，具有神经质性格的人比较容易发生抑郁症。老年人的抑郁情绪还与消极的认知应对方式（如自责、回避、幻想等）有关，积极的认知应对有利于保持身心健康。

3. 常见护理问题与诊断

(1) 应对无效　与不能满足角色期望、无力解决问题、认为自己丧失工作能力成为“废人”、社会参与改变、对将来丧失信心、使用心理防卫机制不恰当有关。

(2) 无望感　与消极的认知态度有关。

(3) 睡眠形态紊乱　与精神压力有关。

(4) 有自杀的危险　与严重抑郁悲观情绪、自责自罪观念、消极观念和自杀企图、无价值感有关。

4. 护理计划与实施

护理的总体目标：老年抑郁症患者能减轻抑郁症状，减少复发的危险，提高生活质量，促进身心健康状况，减少医疗费用和死亡率。

治疗原则：采取个体化原则，及早治疗，一般为非住院治疗，但对有严重自杀企图，或曾有自杀行为、身体明显虚弱、严重激越者须住院治疗，以药物治疗为主，配合心理治疗、电抽搐治疗。具体护理措施如下。

(1) 日常生活护理

① 保持合理的休息和睡眠。生活要有规律，鼓励患者白天参加各种娱乐活动和适当的体育锻炼；晚上入睡前喝热饮、热水泡脚或洗热水澡，避免看过于兴奋、激动的电视节目或会客、谈病情。为患者创造舒适、安静的入睡环境，确保患者睡眠充足。

② 加强营养。饮食方面，既要注意营养成分的摄取，又要保持食物的清淡。多吃高蛋白、富含维生素的食品，如牛奶、鸡蛋、瘦肉、豆制品、水果、蔬菜，少吃糖、含淀粉的食物。

(2) 用药护理

① 密切观察药物疗效和可能出现的不良反应，及时向医师反映。目前临床上应用的抗抑郁药主要有以下几类。

A. 三环类和四环类抗抑郁药。以多塞平、阿米替林、氯丙嗪、马普替林、米安色林等为常用，这些药物应用时间较久，疗效肯定，但可出现口干、便秘、视线模糊、直立性低血压、嗜睡、心动过速、无力、头晕、心脏传导阻滞、皮疹及诱发癫痫等副作用，对老年患者不作首选药物。

B. 选择性5-羟色胺再摄取抑制剂（SSRI）。主要应用的有氟西汀、帕罗西汀、氟伏沙明、舍曲林、西酞普兰及草酸艾司西酞普兰6种。常见副作用有头痛、影响睡眠、食欲减退、恶心等，症状轻微，多发生在服药初期，之后可消失，不影响治疗的进行。

其中，草酸艾司西酞普兰禁与非选择性、不可逆性单胺氧化酶抑制剂（MAOI）（如异烟肼、呋喃唑酮）合用，以免引起如激越、震颤、肌阵挛和高热等5-羟色胺综合征；如果患者用药要由单胺氧化酶抑制剂改换成草酸艾司西酞普兰，则必须经14天的清洗期。

C. 单胺氧化酶抑制剂（MAOIs）和其他新药物。因前者毒副作用大，后者临床应用时间不长，可供选用，但不作为一线药物。

链接：药物清洗期

指在交叉设计的试验中，第一阶段治疗与第二阶段治疗中间的一段不服用研究药物或服用安慰剂的时期。清洗期是为了清洗前后两个研究阶段间机体内残留的研究药物。

② 坚持服药。因抑郁症治疗用药时间长，有些药物有不良反应，患者往往对治疗信心不足或不愿治疗，可表现为拒药、藏药或随意增减药物。要耐心说服患者严格遵医嘱服药，不可随意增减药物，更不可因药物不良反应而中途停服。另外，由于老年抑郁症容易复发，因此要强调长期服药，对于大多数患者应持续服药2年，而对于有数次复发的患者，服药时间应该更长。

（3）严防自杀　自杀观念与行为是抑郁患者最严重而危险的症状。患者往往事先计划周密，行动隐蔽，甚至伪装病情好转以逃避医务人员与家属的注意，并不惜采取各种手段与途径，以达到自杀的目的。

① 识别自杀动向。首先应与患者建立良好的治疗性人际关系，在与患者的接触中，应能识别自杀动向，如在近期内曾经有过自我伤害或自杀未遂的行为，或焦虑不安、失眠、沉默少语，或抑郁的情绪突然“好转”，在危险处徘徊，拒餐、卧床不起等。应给予心理上的支持，使他们振作起来，避免意外发生。

② 环境布置。患者住处应光线明亮，空气流通、整洁舒适，墙壁以明快色彩为主，并挂上壁画，摆放适量的鲜花，以利于调动患者积极、良好的情绪，焕发对生活的热爱。

③ 专人守护。对于有强烈自杀企图的患者要专人24h看护，不离视线，必要时经解释后予以约束，以防意外。尤其在夜间、凌晨、午间、节假日等人少的情况下，要特别注意防范。

④ 工具及药物管理。自杀多发生于刹那间，凡能成为患者自伤的工具都应管理起来；妥善保管好药物，以免患者一次性大量吞服，造成急性药物中毒。

（4）心理护理

① 阻断负向的思考。抑郁患者常会不自觉地对自己或事情保持负向的看法，护士应该协助患者确认这些负向的想法并加以取代和减少。同时，可以帮助患者回顾自己的优点、长处、成就来增加正向的看法。此外，要协助患者检查其认知、逻辑与结论的正确性，修正不合实际的目标，协助患者完成某些建设性的工作和参与社交活动，减少患者的负向评价，并提供正向增强自尊的机会。

② 鼓励患者抒发自己的想法。严重抑郁患者思维过程缓慢，思维量减少，甚至有虚无罪恶妄想。在接触语言反应很少的患者时，应以耐心、缓慢及非语言的方式表达对患者的关心与支持，通过这些活动逐渐引导患者注意外界，同时利用治疗性的沟通技巧，协助患者表述其看法。

③ 怀旧治疗。怀旧治疗作为一种心理社会治疗手段在国外已经被普遍应用于老年抑郁症、焦虑及老年性痴呆的干预，在我国的部分地区也得到初步运用，其价值已经得到肯定。它是通过引导老年人回顾以往的生活，重新体验过去的生活片断，并给予新的诠释，协助老年人了解自我、减轻失落感、增加自尊及增进社会化的治疗过程。也有研究显示，怀旧功能存在个体差异，某些个体不适应怀旧治疗。

④ 学习新的应对技巧。为患者创造和利用各种个人或团体人际接触的机会，以协助患者改善处理问题、人际互动的方式、增强社交的技巧。并教会患者亲友识别和鼓励患者的适应性行为，忽视不适应行为，从而改变患者的应对方式。

(5) 健康指导

① 不脱离社会，培养兴趣。老年人要面对现实，合理安排生活，多与社会保持密切联系，常动脑，不间断学习；并参加一定限度的、力所能及的劳作；按照自己的志趣培养爱好，如种花、钓鱼、书法、摄影、下棋、集邮等。

② 鼓励子女与老年人同住。子女对于老年人，不仅要在生活上给予照顾，同时要在精神上给以关心，提倡精神赡养。和睦、温暖的家庭和社交圈，有助于预防和度过灰色的抑郁期。避免或减少住所的搬迁，以免老年人不易适应陌生环境而感到孤独。

③ 社会重视。社区和老年护理机构等应创造条件让老年人进行相互交往和参加一些集体活动，针对老年期抑郁症的预防和心理健康促进等开展讲座，有条件的地区可设立网络和电话热线进行心理健康教育和心理指导。

5. 护理评价

通过护理，患者能面对现实，认知上的偏差得以纠正，应对应激的能力得到提高，自信心和自我价值感增强，能重建和维持人际关系和社会生活，自杀念头或行为消除。

二、老年痴呆症的护理

痴呆症是脑的老化、萎缩、大脑皮质高级功能广泛损害而引起的，以痴呆为表现的智能障碍，一般男多于女。

痴呆有两类：一是阿尔茨海默病（又称老年性痴呆症，alzhemiers disease，AD），是指发生在老年期及老年前期的原发性退行性脑病，是一种持续性高级神经功能活动障碍，即在没有意识障碍的状态下，记忆、思维、分析判断、视空间辨认、情绪等方面的障碍。其特征性病理变化为大脑皮质萎缩，并伴有β-淀粉样蛋白沉积、神经原纤维缠结、大量记忆性神经元数目减少，以及中枢神经系统出现老年斑等最终导致大脑皮质受累、退化、变性或萎缩而形成AD。早期表现记忆力和定向障碍，生活能自理；中期出现对时间、地点、定向力受累，计算力下降，生活需人照顾；晚期智能完全丧失，不能判别最简单的吃、穿等日常活动，无自主能力，生活不能自理。二是血管性痴呆（vascular dementia，VD）指由缺血性卒中、出血性卒中，和造成记忆、认知、行为等脑区低灌注的脑血管疾病所致的严重认知功能障碍综合征。缺血性卒中、出血性卒中和脑缺血缺氧等原因均可导致脑血管性痴呆，而高龄、吸烟、痴呆家族史、复发性卒中史和低血压者等易患血管性痴呆，临床多表现为突然发病、分段渐进性的智能衰退。

随着世界人口老龄化的发展，AD已成为严重的社会问题和家庭问题。据国外资料显示，在西方国家AD已是继心脏病、肿瘤、脑卒中之后的第四位致死原因。随着我国老龄化进程的加快，老年痴呆的患病率也随之增高。预计至2030年，我国60岁以上的老年痴呆人口将是2010年的2.8倍。AD是老年人最常见的神经变性疾病，其发病率随年龄增长而增高。其临床特点主要表现为认知功能障碍和精神病性症状，而护理对延缓老年痴呆患者的病情发展及提高其生活质量尤为重要。

AD的发生机制目前尚未完全清楚。有研究发现AD与多种因素有关，如遗传、饮食中铝含量过高、胆固醇过高、高血压、动脉硬化、糖尿病、中风等因素，其发病还往往与受教育程度低、不爱动脑子、性格内向、不良生活方式（如嗜烟酗酒）等有关。

目前，医学上对老年性痴呆并无特效药物，因而做好护理工作十分重要。

1. 临床特点

AD根据病情演变，一般分为三期。

第一期，遗忘期（早期）

① 首发症状为近期记忆减退。

② 语言能力下降，找不出合适的词汇表达思维内容，甚至出现孤立性失语。

③ 空间定向不良，易于迷路。

④ 抽象思维和恰当判断能力受损。

⑤ 情绪不稳，情感可较幼稚或呈童样欣快，情绪易激惹，出现抑郁、偏执、急躁、缺乏耐心、易怒等。

⑥ 人格改变，如主动性减少、活动减少、孤僻、自私、对周围环境兴趣减少、对人缺乏热情、敏感多疑。

该期病程可持续1～3年。

第二期，混乱期（中期）

① 完全不能学习和回忆新信息，远事记忆力受损但未完全丧失。

② 注意力不集中。

③ 定向力进一步丧失，常去向不明或迷路，并出现失语、失用、失认、失写、失计算。

④ 日常生活能力下降，如洗漱、梳头、进食、穿衣及大小便等需别人协助。

⑤ 人格进一步改变，如兴趣更加狭窄，对人冷漠，甚至对亲人漠不关心，言语粗俗，无故打骂家人，缺乏羞耻感和伦理感，行为不顾社会规范，不修边幅，不知整洁，将他人之物据为己有，争吃抢喝类似孩童，随地大小便，甚至出现本能活动亢进，当众裸体，发生违法行为。

⑥ 行为紊乱，如精神恍惚，无目的地翻箱倒柜，爱藏废物，视作珍宝，怕被盗窃，无目的地徘徊、出现攻击行为等，也有动作日渐少、端坐一隅、呆若木鸡者。

本期是本病护理照管中最困难的时期，该期多在起病后的2～10年。

第三期，极度痴呆期（晚期）

① 生活完全不能自理，二便失禁。

② 智能趋于丧失。

③ 无自主运动，缄默不语，成为植物人状态。常因吸入性肺炎、压疮、泌尿系感染等并发症而死亡。

该期多在发病后的8～12年。

2. 护理评估

（1）健康史

① 了解老年人有无脑外伤、心脑血管疾病、糖尿病、既往卒中史、吸烟等。

② 评估老年人有无AD发病的可能因素。

例如，遗传因素。早发家族性AD（familial Alzheimer’s disease，FAD）与第1、第14、第21号染色体存在基因异常有关，65%～75%散发AD及晚发FAD与第19号染色体载脂蛋白ε4（$A_{PO}E\varepsilon4$）基因有关。

③ 神经递质乙酰胆碱减少，影响记忆和认知功能。

④ 免疫系统功能障碍。老年斑中淀粉样蛋白原纤维中发现有免疫球蛋白存在。

⑤ 慢性病毒感染。

⑥ 铝的蓄积。

⑦ 高龄。

⑧ 文化程度低等。

(2) 身体评估

① 饮食形态。食欲是否正常，有无挑食现象等。

② 睡眠形态。每天睡眠的时间。

③ 排泄形态。大小便是否正常。

④ 自理形态。进食、活动、洗漱、如厕、耐力等。

⑤ 神志形态。是否清醒，有无意识混乱。

(3) 辅助检查

① 影像学检查。对于AD患者，CT或MRI显示有脑萎缩，且进行性加重；正电子发射体层摄影（PET）可测得大脑的葡萄糖利用和灌流在某些脑区（在疾病早期阶段的顶叶和颞叶，以及后期阶段的额前区皮层）有所降低。对血管性痴呆患者，CT或MRI检查发现有多发性脑梗死，或多发性腔隙性脑梗死，多位于丘脑及额颞叶，或有皮质下动脉硬化性脑病表现。

② 心理测验。简易智力状态检查量表（mini-mental state examination，MMSE）、长谷川痴呆量表（hastgawa dementia scale，HDS）可用于筛查痴呆；韦氏记忆量表和临床记忆量表可测查记忆；韦氏成人智力量表可进行智力测查。国际痴呆研究小组最新研制的10/66诊断程序是一个不受教育程度影响、敏感度较高的诊断工具。

(4) 心理-社会状况

① 心理方面。老年期痴呆患者大多数时间限制在家里，常感到孤独、寂寞、羞愧、抑郁，甚至有自杀行为。

② 社会方面。痴呆患者患病时间长、自理缺陷、人格障碍，需家人付出大量时间和精力进行照顾，常给家庭带来很大的烦恼，也给社会添加了负担，尤其是付出与效果不呈正比时，有些家属会失去信心，甚至冷落、嫌弃老人。

3. 常见护理问题与诊断

(1) 记忆功能障碍　与记忆进行性减退有关。

(2) 自理缺陷　与认知行为障碍有关。

(3) 睡眠形态紊乱　与白天活动减少有关。

(4) 语言沟通障碍　与思维障碍有关。

(5) 照顾者角色紧张　与老人病情严重、病程的不可预测、照顾者照料知识欠缺、身心疲惫有关。

4. 护理计划与实施

治疗护理的总体目标：老年期痴呆患者能最大限度地保持记忆力和沟通能力，提高日常生活自理能力，减少问题行为，能较好地发挥残存功能，提高生活质量，家庭应对照顾能力提高。

防治原则：重在预防，早期发现，早期诊治，积极治疗已知的血管病变和防止卒中危险因素。具体护理措施如下。

（1）日常生活护理

① 日常生活护理及照料指导

A. 穿着。衣服按穿着的先后顺序叠放；避免太多纽扣，以拉链取代纽扣，以弹性裤腰取代皮带；选择不用系带的鞋子；选用宽松的内裤，女性胸罩选用前扣式；说服患者接受合适的衣着，不要与之争执，慢慢给予鼓励，如告诉患者这条裙子很适合她，然后再告知穿着的步骤。

B. 进食。定时进食，最好是与其他人一起进食；如果患者不停地想吃东西，可以把用过的餐具放入洗涤盆，以提醒患者在不久前才进餐完毕；患者如果偏食，注意是否有足够的营养；允许患者用手拿取食物，进餐前协助清洁双手，亦可使用一些特别设计的碗筷，以减低患者使用的困难；给患者逐一解释进食的步骤，并做示范，必要时予以喂食；食物要简单、软滑，最好切成小块；进食时，将固体和液体食物分开，以免患者不加咀嚼就把食物吞下而可能导致窒息；假牙必须安装正确并每天清洗；每天安排数次喝水时间，并注意水不可过热。

C. 睡眠。睡觉前让患者先上洗手间，可避免半夜醒来；根据患者以前的兴趣爱好，白天尽量安排一些兴趣活动，不要让患者在白天睡得过多；给予患者轻声安慰，有助入睡；如果患者以为是日间，切勿与之争执，可陪伴患者一段时间，再劝说患者入睡。

② 自我照顾能力的训练。对于轻、中度痴呆患者，应尽可能给予自我照顾的机会，并进行生活技能训练，如鼓励患者洗漱、穿脱衣服、用餐、如厕等，以提高老人的自尊。应理解老人的动手困难，鼓励并赞扬其尽量自理的行为。

③ 患者完全不能自理时，应专人护理。注意翻身和营养的补充，防止感染等并发症的发生。

（2）用药护理　老年期痴呆的治疗常常用到一些药物，并以口服为主。胆碱酯酶抑制剂多奈哌齐等在疾病的早期阶段可暂时改善记忆功能；银杏叶浸出物可改善 AD 或 VD 患者的记忆丧失与其他症状，积极治疗脑血管疾病以预防和缓解 VD 症状。照料老年痴呆患者服药应注意以下几点。

① 全程陪伴。痴呆老人常忘记吃药、吃错药，或忘了已经服过药又过量服用，所以老人服药时必须有人在旁陪伴，帮助患者将药全部服下，以免遗忘或错服。痴呆老人常不承认自己有病，或因幻觉、多疑而认为给的是毒药，所以他们常常拒绝服药。需要耐心说服，向患者解释，可以将药研碎拌在饭中吃下。对拒绝服药的患者，一定要看着患者把药吃下，让患者张开嘴，观察是否咽下，防止患者在无人看管时将药吐掉。

② 重症老人服药。吞咽困难的患者不宜吞服药片，最好研碎后溶于水中服用；昏迷的患者由胃管注入药物。

③ 观察不良反应。痴呆老人服药后常不能诉说不适，要细心观察患者有何不良反应，及时报告医师，调整给药方案。

④ 药品管理。对伴有抑郁症、幻觉和自杀倾向的痴呆老人，一定要把药品管理好，放到患者拿不到或找不到的地方。

（3）智能康复训练

① 记忆训练。鼓励老人回忆过去的生活经历，帮助其认识目前生活中的人和事，以恢复记忆并减少错误判断；鼓励老人参加一些力所能及的社交活动，通过动作、语言、声音、图像等信息刺激，提高记忆力。对于记忆障碍严重者，通过编写日常生活活动安排表、制定作息计划、挂放日历等，帮助记忆。对容易忘记的事或经常出错的程序，设立提醒标志，以帮助记忆。

② 智力锻炼。如进行拼图游戏，对一些图片、实物、单词做归纳和分类，进行由易到难的数字概念和计算能力训练等。

③ 理解和表达能力训练。在讲述一件简单事情后，提问让老人回答，或让其解释一些词语的含义。

④ 社会适应能力训练。结合日常生活常识，训练老人自行解决日常生活中的问题。

(4) 安全护理

① 提供较为固定的生活环境。尽可能避免搬家，当患者要到一个新地方时，最好能有他人陪同，直至患者熟悉了新的环境和路途。

② 佩戴标志。患者外出时最好有人陪同或佩戴写有联系人姓名和电话的卡片或手镯，以助迷路时被人送回。

③ 防止意外发生。老年期痴呆患者常可发生跌倒、烫伤、烧伤、误服、自伤或伤人等意外。应将老人的日常生活用品放在其看得见、找得着的地方，减少室内物品位置的变动；地面防滑，以防跌伤骨折。患者洗澡、喝水时注意水温不能太高，热水瓶应放在不易碰撞之处，以防烫伤。不要让患者单独承担家务，以免发生煤气中毒，或因缺乏应急能力而导致烧伤、火灾等意外。有毒、有害物品应放入加锁的柜中，以免误服中毒。尽量减少患者的单独行动，锐器、利器应放在隐蔽处，以防痴呆老人因不愿给家人增加负担或在抑郁、幻觉、妄想的支配下发生自我伤害或伤人。

④ 正确处理患者的激越情绪。当患者不愿配合治疗护理时，不要强迫患者，可稍待片刻，等患者情绪稳定后再进行。当患者出现暴力行为时，不要以暴还暴，应保持镇定，尝试引开患者的注意，找出导致暴力表现的原因，并针对原因采取措施，防止类似事件再发生。如果暴力表现变频，与医师商量，给予药物控制。

(5) 心理护理

① 陪伴关心老人。鼓励家人多陪伴老人，给予老人各方面必要的帮助，多陪老人外出散步，或参加一些学习和力所能及的社会、家庭活动，去除其孤独、寂寞感，感到家庭的温馨和生活的快乐。

② 开导老人。多安慰、支持、鼓励老人，遇到患者情绪悲观时，应耐心询问原因，予以解释，播放一些轻松愉快的音乐以活跃情绪。

③ 维护老人的自尊。注意尊重老人的人格；对话时要和颜悦色，专心倾听，回答询问时语速要缓慢，使用简单、直接、形象的语言；多鼓励、赞赏、肯定患者在自理和适应方面做出的任何努力。切忌使用刺激性语言，避免使用呆傻、愚笨等词语。

④ 不嫌弃老人。要有足够的耐心，态度温和，周到体贴，不厌其烦，积极主动地去关心照顾老人，以实际行动关爱老人。

(6) 照顾者的支持指导　教会照顾者和家属自我放松的方法，合理休息，寻求社会支持，适当利用家政服务机构、社区卫生服务机构及医院和专门机构的资源，组织有痴呆患者的家庭进行相互交流、相互联系与支持。

(7) 健康指导

① 及早发现痴呆。大力开展科普宣传，普及有关老年期痴呆的预防知识和痴呆早期症状，即轻度认知障碍和记忆障碍知识。全社会参与防治痴呆，让公众掌握痴呆早期症状的识别。重视对痴呆前期的及时发现，鼓励凡有记忆减退主诉的老人应及早就医，以利于及时发现介于正常老化和早期痴呆之间的轻度认知障碍（mild cognition impairment，MCI），对老年期痴呆做到真正意义上的早期诊断和干预。

② 早期预防痴呆

A. 老年期痴呆的预防要从中年开始做起。

B. 积极合理用脑、劳逸结合，保护大脑，保证充足睡眠，注意脑力活动多样化。

C. 培养广泛的兴趣爱好和开朗性格。

D. 培养良好的卫生饮食习惯，多吃富含锌、锰、硒、锗类的健脑食物，如贝壳类、鱼类、乳类、豆类、坚果类等；适当补充维生素 E，中医的补肾食疗有助于增强记忆力。

E. 戒烟限酒。

F. 尽量不用铝制炊具。经常将过酸、过咸的食物在铝制炊具中存放过久，就会使铝深入食物而被吸收。

G. 积极防治高血压、脑血管病、糖尿病等慢性病。

H. 按摩或灸任脉的神阙、气海、关元，督脉的命门、大椎、膏肓、肾俞、志室，胃经的足三里穴（双），均有补肾填精助阳、防止衰老和预防痴呆的效果。并且有研究表明，按摩太阳、神庭、百会、四神聪等穴位可有效提升认知功能或延缓认知功能的衰退。

I. 许多药物能引起中枢神经系统不良反应，包括精神错乱和倦怠，尽可能避免使用镇静剂（如苯二氮草类药物）、抗胆碱能药物（如某些三环类抗抑郁剂、抗组胺制剂、抗精神病药物）及甲磺酸苯扎托品。

5. 护理评价

经过预防、治疗和护理干预后，老人的认知能力有所提高或衰退有所延缓，并能最大限度地保持社交能力和日常生活自理能力，生活质量有所提高。

实践项目

任务 5-1 老年抑郁护理

徐女士，59 岁，退休工人，初中文化程度。经历坎坷，总觉得身不由己、厄运缠身。初中毕业时，一场大病剥夺了她上高中的机会。26 岁结婚后，丈夫另觅新欢，离她而去。再婚后，度过几年艰苦的日子。进入老年以后，丈夫突发脑出血，没有留下一句话就撒手人寰。丈夫去世的第二年，独生女儿又在上班的途中，惨遭车祸。从此，徐变得情绪低落，忧郁沮丧，多年的挫折总是萦回不去，觉得自己似乎是家人的克星，感到生活渺茫，悲观厌世。不愿与朋友来往，别人的欢乐反而增添自己的痛苦。常常独坐一隅，暗自伤心落泪。长期的情绪低落，使其思维变得迟钝，记忆力也明显下降，入院诊断为老年抑郁。

请为该老人制定相应的护理措施。

目的	①减轻老人抑郁症状，减少复发的危险，提高生活质量； ②促进身心健康状况，减少医疗费用和死亡率； ③提出个体化的护理措施，维护患者的尊严、提高患者的生活质量； ④患者能以言语表述出对自我、过去成就和对未来展望的正向观点； ⑤未发生自杀、自伤行为
准备	①用物准备　一次性纸杯、温开水、药物、纸巾、治疗巾等； ②护士准备　有效沟通，与被评估者及其相关人员建立良好的信任关系； ③老年准备　心情舒畅，体位舒适，避免过度疲劳； ④环境准备　家庭、社区或医院应安静、温度适宜

续表

<table>
<tr><td>方法</td><td colspan="2">交谈、观察、制定个体化护理措施</td></tr>
<tr><td rowspan="6">实施</td><td>护理类型</td><td>措施</td></tr>
<tr><td>日常生活护理</td><td>休息与运动
加强营养
督促自理</td></tr>
<tr><td>用药护理</td><td>注意药物疗效
注意不良反应
坚持用药</td></tr>
<tr><td>严防自杀</td><td>识别自杀动向
注意环境布置
专人守护
工具及药物管理</td></tr>
<tr><td>心理护理</td><td>阻断负向的思考
鼓励患者抒发自己的想法
学习新的应对技巧</td></tr>
<tr><td>健康指导</td><td>鼓励社交
陪伴、支持、帮助
社会支持</td></tr>
<tr><td>参考标准</td><td colspan="2">参考课本中老年抑郁的护理措施</td></tr>
<tr><td>注意事项</td><td colspan="2">掌握一定的沟通技巧</td></tr>
<tr><td>评价</td><td colspan="2">①准备是否充分，方法运用是否恰当；
②护理措施是否完整、客观、准确，符合度是否高；
③沟通是否良好</td></tr>
<tr><td>问题</td><td colspan="2">①什么叫老年抑郁？
②老年抑郁的临床表现是什么？
③该老人主要的护理问题是什么？</td></tr>
</table>

任务5-2　老年痴呆护理

2017年年初，王老太太，78岁，文盲。近几个月来，王老太太出现做事前讲后忘，烧菜时乱放调味料，不停声称自己儿子死掉了要去医院探望等情况。她常告诫丈夫，要小心周围邻居，他们要害自己和丈夫。甚至有一次，她还打110报警，说“有人要杀我全家”，又说“马路对面有人一直看着我”。王老太太生活日夜颠倒，脾气也日渐暴躁，像变了一个人。

2017年底王老太太在自己小区走丢十余次，并且喜欢收藏各种杂物，不爱说话，不喜社交，不认识自己的老伴，坚持穿不合时宜的衣服，晚上入睡困难。家人将其送综合医院和区精神卫生中心就诊，CT提示老年脑改变，给予富马酸喹硫平（抗精神病药）、艾司唑仑等药物治疗，但老太太经常忘记甚至拒绝吃药，所以用药一段时间后其情况无明显好转。后其丈夫将王老太太送入医院就诊，诊断为老年痴呆。

请为该老人制定相应的护理措施。

目的	①对患者和家属中进行健康教育，积极延缓老年痴呆的进程； ②提出个体化的护理措施，减轻老年痴呆症状及并发症； ③维护患者的尊严、提高患者的生活质量； ④提供安全环境	
准备	①用物准备　小钢球或核桃、识字图片、保健操、太极拳或手指操视频、笔、图画本或写字本、健身球、简易乐器、简易数字计算卡片、报刊或杂志、防丢失卡片、温开水、药物等； ②护士准备　有效沟通，与被评估者及其相关人员建立良好的信任关系； ③老年准备　心情舒畅，体位舒适，避免过度疲劳； ④环境准备　家庭、社区或医院应安静、温度适宜	
方法	交谈、观察、制定康复措施	
实施	康复类型	措施
	日常生活护理	注意饮食与营养 注意日常清洁卫生 注意睡眠 避免应激源，减少应激行为的发生
	智能及运动康复	诱导正向行为 积极开发智力
	安全管理	环境管理 物品管理 外出管理
	用药护理	妥善保管药物 全程陪伴 及时检查
	心理护理	关心、理解 注意沟通技巧
	照顾者的支持与护理	熟悉环境 鼓励社交 陪伴、支持、帮助
	健康指导	鼓励积极用脑 保证睡眠 培养兴趣 养成良好习惯 积极有效地防治各种慢性病
参考标准	参考课本中老年痴呆各期的护理及康复措施	
注意事项	①不能用禁止、命令语言，更不能在患者存在激越行为时将其制动或反锁在屋内，以免增加患者的心理压力使病情加重； ②沟通时要有足够的耐心，说话要缓慢，句子要简短，必要时可以重复2～3遍	
评价	①准备是否充分，方法运用是否恰当； ②康复措施是否完整、客观、准确，符合度是否高； ③沟通是否良好	
问题	①什么叫老年痴呆？ ②阿尔茨海默病的病程分为哪三期？ ③该老人主要的护理问题是什么？	

拓展项目

复习项目

重点串联

<table>
<tr><th colspan="3">老年人的心理卫生与精神护理</th><th>护理诊断与问题及其护理措施</th></tr>
<tr><td>老年人心理健康标准</td><td>三个方面</td><td>①身体好，没有疾病；
②心理平衡；
③个人和社会相协调，即身体、精神和社会充实的状态</td><td></td></tr>
<tr><td rowspan="2">老年人的心理特点及影响因素</td><td>心理特点</td><td>认知功能变化、流体和晶体智力变化、动机与需要、情感特点、个性变化、人际关系</td><td rowspan="2"></td></tr>
<tr><td>影响因素</td><td>①生理因素　感官的老化、疾病增加、死亡威胁；
②社会因素　老年人社会角色的转变、老年人的家庭状况、老年人的婚姻状况</td></tr>
<tr><td>老年人常见的心理问题</td><td colspan="2">孤独心理、怀旧心理、抑郁心理、焦虑心理、离退休综合征、老年空巢综合征</td><td>①定期开展老年人的健康教育，帮助老年人从生活中寻找生存的意义和乐趣；
②指导老年人正确认识离退休问题，树立“老有所为”“老有所用”“老有所学”的新观点，丰富精神生活；
③帮助老年人调整情绪，保持心情舒畅；
④创造一个轻松愉快、关心爱护老年人的环境；
⑤增强自我照顾能力</td></tr>
<tr><td rowspan="3">老年抑郁</td><td>定义</td><td>老年期抑郁症，泛指存在于老年期(≥60 岁)这一特定人群的抑郁症，是以持久的抑郁心境为主要临床特征的一种精神障碍</td><td rowspan="2">①应对无效　与不能满足角色期望、无力解决问题、认为自己丧失工作能力成为“废人”、社会参与改变、对将来丧失信心、使用心理防卫机制不恰当有关；
②无望感　与消极的认知态度有关；
③睡眠形态紊乱　与精神压力有关；
④有自杀的危险　与严重抑郁悲观情绪、自责自罪观念、有消极观念和自杀企图、无价值感有关</td></tr>
<tr><td>临床表现</td><td>情绪低落、焦虑、迟滞和躯体不适等</td></tr>
<tr><td>特点</td><td>①病情持续时间长，表现不典型；
②疑病性；
③隐匿性　抑郁症的核心症状是心境低落，以躯体症状为主；
④自杀倾向　最危险的症状；
⑤激越性；
⑥迟滞性　随意运动缺乏和缓慢；
⑦妄想性；
⑧抑郁症性假性痴呆；
⑨季节性</td><td>护理措施：
①日常生活护理　保持合理的休息和睡眠、加强营养；
②用药护理　观察效果和不良反应，坚持服药；
③严防自杀　识别自杀动向、环境布置、专人守护、工具及药物管理；
④心理护理　阻断负向的思考、鼓励患者抒发自己的想法、怀旧治疗、学习新的应对技巧；
⑤健康指导　不脱离社会，培养兴趣，鼓励子女与老年人同住，社会重视</td></tr>
</table>

续表

老年人的心理卫生与精神护理			护理诊断与问题及其护理措施
老年痴呆	定义	指发生在老年期，由于大脑退行性病变、脑血管病变、感染、外伤、肿瘤、营养代谢障碍等多种原因引起的，以认知功能缺损为主要临床表现的一组综合征	护理诊断/问题： ①记忆功能障碍　与记忆进行性减退有关； ②自理缺陷　与认知行为障碍有关； ③睡眠形态紊乱　与白天活动减少有关； ④语言沟通障碍　与思维障碍有关； ⑤照顾者角色紧张　与老人病情严重、病程的不可预测、照顾者照料知识欠缺、身心疲惫有关
	临床表现	生活自理能力下降、精神行为异常、认知功能异常。 第一期，遗忘期（早期）　首发症状为近期记忆减退、学习困难；命名不能；图形定向障碍，结构障碍；情感淡漠，偶尔易激惹；生活自理，运动正常。CT/MRI正常。持续1～3年。 第二期，混乱期（中期）　近及远事记忆减退，完全不能学习；构图差、空间定向力差；生活自理能力下降；漠不关心，不安；流利性失语；失算。CT/MRI：正常或脑室扩大和脑沟变宽。多在起病后的2～10年。 第三期，嫉妒痴呆期（晚期）　生活完全不能自理，二便失禁；四肢强直或屈曲瘫痪；记忆完全丧失	护理措施： ①日常生活护理　穿着、进食、睡眠、自我照顾能力的训练； ②用药护理　全程陪伴重症老人服药、观察不良反应、药品管理； ③智能康复训练　记忆训练、智力锻炼、理解和表达能力训练、社会适应能力的训练； ④安全护理　提供较为固定的生活环境、佩戴标志、防治意外发生、正确处理激越情绪； ⑤心理护理　陪伴关心老人、开导老人、维护老人的自尊、不嫌弃老人； ⑥照顾者的支持指导　自我放松、锻炼、互相交流、处事灵活、健康生活等； ⑦健康指导　及早发现痴呆、早期预防痴呆

考点导航

一、单项选择题

1. 指导老年人家庭共同维护老年人心理健康的措施中，不正确的是（　　）

A. 指导家人与老人相互理解　　B. 促进家庭成员的相互沟通

C. 认真对待老人的再婚问题　　D. 老人要善于倾听子女的意见和建议

E. 子女与父辈发生矛盾后要尽量回避以减少争执

2. 老年人记忆力下降的表现不正确的是（　　）

A. 记忆的广度降低　B. 远期记忆下降　C. 再认能力减退

D. 回忆能力减退　E. 机械记忆下降

3. 下列加强老年人自身的心理健康维护措施中，不正确的是（　　）

A. 指导老人树立正确的健康观

B. 指导老人做好社会角色转换时的心理调适

C. 教育老人正确看待死亡

D. 指导老人做好日常生活保健

E. 鼓励老人尽量减少脑力劳动

4. “空巢家庭”的含义是（　　）

A. 无子女共处，只剩老年人独自生活的家庭

B. 分居老人组成的家庭

C. 夫妻一方过世，只剩一人独自生活的家庭

D. 无父母，只剩子女单独生活的家庭
E. 以上都不是

5. 下列容易诱发老年人离退休心理障碍的因素中，不正确的是（ ）
A. 个人爱好 B. 居住环境 C. 人际关系
D. 职业性质 E. 以上都不是

6. 下列关于老年期心理-精神障碍的特点中，正确的是（ ）
A. 起病潜隐 B. 病程进展迅速 C. 患者表现出典型的精神症状
D. 对服用的精神药物的耐受性较好 E. 以上都不是

7. 老年人对下列哪种情况记忆力较好（ ）
A. 理解记忆 B. 曾感知过而不在眼前的事物
C. 生疏事物的内容 D. 与过去有关的事物
E. 需要死记硬背的内容

8. 退休综合征属于（ ）
A. 适应性障碍 B. 文化休克 C. 压力源
D. 自理缺陷 E. 病理改变

9. 关于老年人智力特点，下列描述错误的是（ ）
A. 知觉整合能力随增龄而逐渐减退 B. 近事记忆力及注意力逐渐减退
C. 词汇理解能力随增龄而逐渐减退 D. 晶态智力并不随增龄而逐渐减退
E. 液态智力随年龄增长而减退较早

10. 下列哪项不是老年人心理变化的特点（ ）
A. 日常生活能力下降 B. 对事物的整体认识下降
C. 以自我为中心 D. 遗忘 E. 定向力下降

11. 老年人对刚感知过的事物有印象，但持续时间较短，这种记忆称为（ ）
A. 逻辑记忆 B. 机械记忆 C. 近事记忆
D. 初级记忆 E. 次级记忆

12. 下列有关记忆相关因素的描述中，不正确的是（ ）
A. 生理因素 B. 精神状况 C. 社会环境
D. 性格问题 E. 记忆的训练

13. 老年人最常出现的认知改变是（ ）
A. 感觉 B. 知觉 C. 记忆力
D. 思维 E. 人格

14. 人类认知过程的最高形式且更为复杂的心理过程是（ ）
A. 感觉 B. 知觉 C. 记忆力
D. 思维 E. 人格

15. 关于老年人的思维特点，下列描述不正确的是（ ）
A. 思维衰退较早 B. 计算速度减慢 C. 计算能力减退
D. 心算能力减退 E. 联想缓慢

16. 关于老年人的人格改变，下列描述不正确的是（ ）
A. 与增龄无关 B. 总体上是稳定、连续的
C. 常表现为以自我为中心 D. 性格趋向于外向型
E. 情绪易激动

17. 关于老年人焦虑，下列描述不正确的是（ ）
A. 普遍存在 B. 焦虑百害而无一益

C. 可分为急性焦虑和慢性焦虑　　D. 焦虑是对未来事件的恐惧不安

E. 常伴有自主神经功能紊乱

18. 急性焦虑的典型表现是（　　）

A. 血压升高　　B. 紧张不安　　C. 惊恐发作

D. 脉搏加快　　E. 尿频、尿急

19. 当老年人的自尊需要得不到满足，又不能恰如其分、实事求是地分析自己时，容易产生的心理问题是（　　）

A. 自卑　　B. 焦虑　　C. 恐惧

D. 抑郁　　E. 绝望

20. 关于老年人常见心理问题的防治，下列描述不正确的是（　　）

A. 鼓励老年人树立正确的人生观、价值观

B. 养成规律的生活习惯　　C. 多参加社会实践活动

D. 鼓励家属和社会给予支持　　E. 一旦出现症状，服用药物控制最好

21. 关于心理健康，下列描述不正确的是（　　）

A. 是个体心境发展的最佳健康状态　　B. 仅指无心理疾病

C. 能积极调整自己的心理状态　　D. 个体有良好的适应能力

E. 能不断完善自我

22. 某老人，男性，60 岁，曾为某机关干部，现退休在家，感到整日无所事事、别人不再重视他，感觉很不适应。这位老人的主要心理矛盾是（　　）

A. 角色转变与社会适应的矛盾　　B. 老有所为与身心衰老的矛盾

C. 老有所养与经济保障不充分的矛盾　　D. 安度晚年与意外刺激的矛盾

E. 以上都不是

23. 某老人，女性，65 岁，自入院以来，一直沉默寡言、闷闷不乐，有时偷偷流眼泪，情绪极度低落。这位老人的主要心理问题是（　　）

A. 焦虑　　B. 抑郁　　C. 恐惧

D. 孤独　　E. 自卑

二、多项选择题

1. 关于老年人心理变化的影响因素，下列描述正确的是（　　）

A. 丧偶　　B. 退休　　C. 家庭矛盾

D. 用脑过度　　E. 慢性病

2. 老年人的心理改变主要表现为（　　）

A. 感觉变化　　B. 知觉变化　　C. 记忆力的改变

D. 智力改变　　E. 人格特征变化

3. 关于老年人认知功能的评估，主要从哪几个方面进行评估（　　）

A. 情绪、情感　　B. 思维能力　　C. 语言能力

D. 行为改变　　E. 定向力

4. 引起老年人焦虑的主要原因包括（　　）

A. 体弱多病　　B. 疑病神经症　　C. 家庭关系不和

D. 离退休　　E. 某些药物的副作用

5. 关于老年人的记忆力，下列描述正确的是（　　）

A. 对感知过的事物长时间记忆减退　　B. 对感知过的事物再认能力比回忆好

C. 对死记硬背的事物记忆差　　D. 对归纳判断的逻辑记忆差

E. 记忆力存在个体差异

6. 关于老年人的智力，下列描述正确的是（　　）

A. 包括晶体智力和液体智力　　B. 晶体智力与个体的生理结构和功能有关

C. 液体智力与后天的知识、文化和经验有关

D. 对词汇、常识的理解能力随增龄可有提高

E. 对事物的整合能力可随增龄提高

7. 评估老年人的心理健康，常从（　　）等几个方面

A. 情绪和情感　　B. 认知能力　　C. 压力和应对

D. 环境适应　　E. 行为正常

8. 导致老年人孤独的常见原因有（　　）

A. 丧偶　　B. 病魔缠身、行动不便

C. 空巢家庭　　D. 退休　　E. 性格孤僻

9. 我国老年人心理健康标准的界定，主要包括（　　）

A. 认知正常　　B. 情绪健康　　C. 关系和谐

D. 环境适应　　E. 行为正常

10. 维护和促进老年人的心理健康，应遵循的原则是（　　）

A. 适应原则　　B. 整体原则　　C. 系统原则

D. 组织原则　　E. 发展原则

三、简答题

1. 简述老年人的心理特点。

2. 简述老年人主要的心理问题。

3. 怎样预防老年抑郁症患者的自杀行为？

4. 如何保护老年期痴呆患者的安全？

（闫加民　崔玉芬）

PPT课件

第六章

老年人的日常生活护理

老年期不同于人生的其他阶段，此期个体因老化而使健康受损和患各种慢性疾病的比例较高。对老年人我们不仅要重视其生理状况，而且应看重老年人的生活功能是否健康。所以，老年人的日常生活护理应强调帮助老年人在患病和功能障碍的状态下恢复基本的生活功能，使其适应日常生活，或在健康状态下独立、方便地生活。

预习项目

案例 6

张大爷，75 岁，曾为大学教授。早上晨练时因雪天路滑不慎摔倒，导致右腿骨折，需卧床休息，从而导致部分自理能力丧失，日常生活活动需要他人照顾。既往有高血压病，长期服用药物控制血压，除此之外，还有糖尿病及高脂血症。平时睡眠质量欠佳，入睡困难，浅睡易惊醒。因行动不便，近期活动减少。

情景提问及任务分组

任务	分组	组长
问题一：请对张大爷进行自理能力的评估	A 组	
问题二：请对老人进行安全状况的评估	B 组	
问题三：请对老年人进行活动状况的评估	C 组	
问题四：老年人日常生活护理应包括哪些内容？	D 组	
讨论：老年人的日常生活护理应注意什么问题？		

学习项目

学习目标	掌握： ①老年人饮食与活动； ②老年人日常生活护理注意事项。
	熟悉： ①老年人休息与睡眠； ②生活环境的安排。
	了解： ①影响老年人活动的因素； ②老年人日常生活的调整与安排； ③对老年人的个别保护方法。

第一节　日常生活护理的注意事项

一、鼓励老年人充分发挥其自理能力

自理（take care of oneself）是指个体为维持生命和健康而需要自己进行的活动，这些活动是按一定形式连续进行的。自理活动是有目的、有意义的行为，其是否有效将直接影响个体的健康。个体的年龄、健康状况、学习能力会影响其自理能力。老年人由于疾病治疗或卧床不起而部分或完全丧失自理能力时，需要我们提供部分协助或完全性护理。老年人由于疾病及衰老的原因，往往会对护理人员产生强烈的依赖心理，甚至有些老年人只是为了得到他人的关注和爱护而要求护理。因此，在拟订护理计划前要对老年人进行全面评估。

1. 护理评估

（1）在生活功能方面，既要注意其丧失的功能，还应该看到残存的功能。

（2）在心理方面，要通过观察、交谈等途径，了解其是否存在过度的依赖思想和其他心理问题，如抑郁、孤独等。

2. 护理措施

（1）护理人员要明确包揽一切的做法有害无益，应鼓励老年人最大限度地发挥其残存功能，使其基本的日常生活能够自理，而不依赖他人。

知识链接

对于具备活动能力的、患慢性疾病的老年人，要掌握自身疾病特点和防治措施，学会相关的护理操作，如糖尿病患者要学会血糖、尿糖的检测，足部的护理；高血压患者要学会血压的检测、合理饮食、体重的控制等，以增强老年患者对疾病的自护能力。

（2）同时提供一些有针对性的心理护理。

总之，既要满足老年人的生理需要，还要充分调动老年人的主动性，最大限度地发挥其残存功能，尽量让其作为一个独立、自主的个体参与家庭和社会生活，满足其精神需要。

二、注意保护老年人的安全

1. 针对相关心理进行护理

（1）针对心理状态的评估　如不服老，不愿意麻烦别人。

示例 6-1：有的老年人明知不能独自上厕所，但却不愿意别人帮助，结果难以走回自己的房间甚至发生跌倒。

示例 6-2：有的老年人想自己倒水，但提起暖瓶后，就没有力量控制好暖瓶而导致烫伤等。

想一想： 日常生活中如何保证老年人的安全问题？

（2）护理措施

① 要多做健康指导，使老年人了解自身的健康状况和能力。对于可能出现的危险因素，应多加提醒注意。

② 护理人员要熟悉老年人的生活规律和习惯，及时给予指导和帮助，使其生活自如。

③ 给予足够的尊重，以尽量减少其因需要他人照顾而带来的无用感、无助感。

2. 其他防护措施

老化的生理性、病理性改变及其生活环境所造成的不安全因素，可严重威胁老年人的健康，甚至生命。老年人常见的安全问题有跌倒、噎呛、服错药、坠床、交叉感染（cross infection）、用电安全等。护士应意识到其重要性，采取有效措施，保证老年人的安全。

（1）防坠床

① 有坠床危险的老人，入睡期间应有专人守护或定时巡视。

② 睡眠中翻身幅度较大或身材高大的老年人，应在床旁有相应的护档；如果发现老年人靠近床边缘时，要及时护挡，必要时把老年人推向床中央，以防坠床摔伤。

知识链接

偏瘫的老年人取半坐位或坐位者，一定要设置栏杆，并有专人看护。对于躁动者，应向患者或家属说明安全的重要性，并使其同意使用保护带。保护带的松紧应适宜，以免损伤皮肤。老人使用的床垫应软硬度适中，避免床垫过于松软而造成翻身不便和坠床的危险。

③ 有意识障碍的老年人应加床档。

（2）防止交叉感染　老年人免疫功能低下，对疾病的抵抗力弱，应注意并预防感染。

① 不宜过多会客，必要时可谢绝会客。

② 患者之间尽量避免互相走访；尤其是有发热、咳嗽等感染症状的老年人更不应串门。

（3）用电安全

① 向老年人宣传用电安全知识，强调不要在电热器具旁放置易燃物品；及时检修、淘汰陈旧的电器；经常维护供电线路和安装漏电保护装置；在不使用和离开时，应关闭电源和熄灭火源。

② 在购置新型的电炊具和电热器具时，应评估老年人是否能正确掌握使用方法，以消除隐患。

③ 对有记忆力减退的老年人，应尽量选择有明显温度标志、控温、过热或超时断电保护（鸣叫提醒）功能的电器，可避免因遗忘而引发意外。

知识链接

以中华护理学会北京分会下发的调查问卷进行调查。结果显示，87.9%的老年人患有慢性疾病，其中51.5%的老年人患有两种以上慢性病，52.5%的老年人曾在家或户外发生过安全问题，老年人在社区及家庭中存在着许多不安全因素，100%的老年人认为安全问题对他们很重要。

三、尊重老年人的个性和隐私

1. 尊重老年人的个性

个性是指每个人所具有的、个别的生活行为和社会关系，以及与经历有关的自我意识。个体由于有着自己独特的社会经历和生活史，其思维方式和价值观也不尽相同。人们常能从自己的个性中发现价值，尤其是老年人有丰富的社会经验，为社会贡献了毕生精力，为家庭做出了很大贡献，从生活经历而来的自我意识很强烈，如果受到侵害，其尊严将被损伤。

（1）护理评估　老年人的生活经历、社会角色、文化背景等。

（2）护理措施　对老年人个性的关怀，首先是尊重其本性和个性，关怀其人格和尊严。

2. 尊重老年人的隐私

日常生活中，部分生活行为需要在私人空间中开展，如排泄、沐浴、性生活等。为保证老年人的隐私和快乐舒适的生活，有必要为其提供一个独立的空间。但在现实生活中，由于老年人的身体状况、生活方式、价值观、经济情况等存在个体差异，很难对此做出统一的规定。

（1）护理评估　老年人的身体状况、生活方式、价值观、经济情况等。

（2）护理措施

① 理想状况下，老年人最好能有其单独的房间，且要与家人的卧室、厕所相连，以方便联系；窗帘最好为两层，薄的纱层既可透光又可遮挡屋内情况，而厚的一层则可遮住阳光以利于睡眠。但无论是家庭还是老年养护机构，目前很多都不能满足以上条件。

② 因地制宜地采取一些措施以保护老年人的隐私，如在多人房间时应用拉帘或屏风进行遮蔽。

知识链接

侵犯老年人隐私权的常见形式主要有以下几种。

① 公开宣扬、报道、谈论老年人的隐私或秘密散布老年人的隐私。

② 偷看、偷听有关老年人隐私的书信、日记、录音、录像，并加以扩散。

③ 非法窃取老年人的隐私，造成老年人的沉重精神负担或引起严重后果。

④ 未经老年人允许，私自临摹、绘画、摄制、窃取、展览、张贴老年人肖像，泄露老年人隐私。

⑤ 发表批评和揭露他人不良行为的文章中，有泄露老年人隐私的内容并造成不良后果。

第二节　环境的调整及安排

老年人的生活环境方面，要注意尽量去除妨碍生活行为的因素，或调整环境使其能补偿机体缺损的功能，促进生活功能的提高。

一、室内环境

要注意室内的温度、湿度、采光、通风等方面的情况，让老年人感受到安全与舒适。

1. 温度

老年人的体温调节能力较弱，室温应以22～24℃较为适宜。温度过高或过低，都会使老年人感觉不适。室温过高，会使人的神经系统受到抑制，干扰消化及呼吸功能，并使老年人产生口干舌燥、心情烦闷；室温过低，则因冷的刺激使人缺乏动力，肌肉紧张，缩手缩脚，容易导致老年人受凉。

知识链接

由于老年人的体温调节能力减弱，在高温天气，人体代谢旺盛、能量消耗较大时，易导致机体免疫力下降。使用空调或风扇时，注意室内、外温差不要大于8℃。从炎热的户外进入室内时，避免风直接吹向老人。

老年人室内应准备温度计，以便及时了解室内温度变化。通过一些措施如空调、供暖设备、开窗通风等调节室温。

2. 湿度

室内合适的湿度应为50%～60%。湿度过高时，空气潮湿，有利于细菌的繁殖，同时机体水分蒸发慢，汗水排出慢，老年人会感觉憋闷；湿度过低时，室内空气干燥，使人体水分蒸发过快，散失大量的热量，可致呼吸道黏膜干燥、口干、咽痛、口渴等症状，对患有心脏、肾脏、呼吸道疾患的老年人更为不利。

老年人室内应准备湿度计，以便及时了解室内湿度变化。经常通风或使用空气调节器可调节室内湿度变化。也可采用一些简单的方法，如当湿度过低时，夏季可在地面上洒水，冬季可在暖气片上搭湿毛巾或是放盆水等。

知识链接

老年人的居室尽量安排在朝阳面，接受阳光自然照射的沐浴，冬暖夏凉。

3. 采光

老年人的视力下降，因此应注意室内采光适当。自然的光线给人们在视觉上带来舒适的感觉。紫外线具有杀菌作用，散射时能减弱细菌和病毒的毒力，直射时可杀死细菌和病毒。适量的日光照射还可以改善皮肤和组织器官的营养状态，尤其在冬季可以使照射部位血管扩张、血流量增加、温度升高，使老年人感觉温暖、舒适。

重视晚间的照明设施。晚间要有照明设备，老年人的床头应设床头灯或是台灯，以便老年人在夜间使用，开关应放在老年人易触及的地方。

知识链接

窗户的大小、结构和方向会影响光线。金属铝合金窗户有效采光面积可达85%～90%，木框门窗为65%～75%。质量较好的门窗玻璃，可使80%进入的光线通过，仅有20%的光线被反射。室内墙壁的颜色对光线反射也有很大的影响，如浅色的墙面和天花板可反射60%以上的光线；如果墙面是深色，会影响室内的光线。因此，老年人的室内墙面颜色不宜采用深色。

4. 通风

居室要经常通风以保证室内空气新鲜，特别是老年人活动不便而在室内排便或失禁时，易导致房间内有异味。如果老年人居室内通风不良、空气混浊，可增加呼吸道疾病传播的机会；同时混浊的空气中化学成分的变化，可使老年人出现头晕、疲倦、食欲减退等症状。有些老年人嗅觉迟钝而对这些气味多不注意，但对周围的人会造成不良影响。应注意及时、迅速清理排泄物及被污染的衣物，并打开门窗通风；通风时要注意老年人的保暖，避免对流风。有条件时可适当应用空气清新剂或是安装空气调节装置来去除异味。

知识链接

开窗通风，可促使室内的空气流通，调节室内温度、湿度，保持室内空气新鲜，增加氧含量，降低二氧化碳及空气中微生物的密度，减少室内污染，预防呼吸道疾病的发生。冬天开窗通风时间宜选择中午和下午气温偏高的时段，避免冷风直接吹在老年人身上。每次通风30min左右。

5. 噪音

安静的环境有利于老年人的休息。凡是与环境不协调、使人厌烦和不需要的声响都称为噪音，长时间接触会对人体产生有害的影响。当噪音超过60分贝时，就会使人感到嘈杂不安；若噪音超过90分贝且时间较长时，就容易引起头晕、耳鸣、心悸、失眠、食欲不振、恶心等。老年人对噪音非常敏感，即使听到声音不大时，也会使机体不舒服，出现情绪不佳、烦躁不安，最终影响休息和睡眠，甚至导致老年人出现健康问题。

控制噪音对老年人的安全具有重要的意义。工作人员应做到“四轻”，即说话轻、走路轻、开关门轻及操作轻。房间的门及椅脚应钉橡胶垫；带有轴节的物品，应定时滴注润滑油，以免使用时发出噪音。

6. 装饰

老年人房间的装饰应依老年人的喜好安排。居室的色调可根据老年人的爱好和居室的功能选择。红色使人兴奋，蓝色和绿色使人镇静，黄色和黄绿色使人感到舒适，青色和绿色对人的眼睛最有利，黄色和橘色可以刺激人的食欲。但是无论选用哪种颜色，同一房间以不超过两种颜色为宜。

二、室内设备

老年人居室内的陈设不要太多，一般有床、柜、桌、椅即可，且家具的转角处应尽量用弧形，以免碰伤老年人。因老年人行动不便，家庭日常生活用品及炊具之类，最好不在老年人居室内存放。如屋内家具杂乱，容易磕碰、绊倒老年人，而且也会污染室内空气。

1. 床的选择

对卧床老年人进行各项护理活动时，较高的床较为合适；而对于一些能离床活动的老年人来说，床的高度应便于老年人上下床及活动，其高度应使老年人膝关节成直角坐在床沿时两脚足底全部着地，并一般以从床褥上面至地面为 50cm 为宜，这也是老年人的座椅应选择的高度。如有能抬高上身或能调节高度的床则更好。床上方应设有床头灯和呼唤铃，床的两边均应有活动的护栏。

老年人的枕头要舒适，高低要合适。过低容易使血液流向头部，造成头部的充血，并容易引起眼部浮肿；过高会造成颈部、肩部肌肉僵硬酸痛和睡眠时打呼噜。一般情况，枕头以 7～8cm 高为宜或 6～13cm，也可根据个人习惯而定，但是有颈椎病的老年人不能使用高枕。枕头的硬度要适宜。老年人身体支撑骨头的肌肉、韧带失去弹性，功能减弱，合适的枕头可保持身体原有的状况，一般以可下压 1/3～1/2 为宜，这样可支撑身体自然弯曲的颈部和头部，如荞麦皮枕头等。枕头应经常晒洗。

2. 冷暖设备的选择

有条件的情况下，室内应有冷暖设备，但取暖设备的种类应慎重考虑，以防发生事故。要求使用卫生且安全的器具，煤油炉或煤气炉对嗅觉降低的老年人来说有造成煤气中毒的危险，同时易造成空气污染和火灾；电暖炉不易使室内全部温暖，也使老年人不愿活动；由于老年人皮肤感觉下降，使用热水袋易引起烫伤；电热毯的长时间使用易引起脱水，应十分注意。冬天有暖气的房间较舒适，但容易造成室内空气干燥，可应用加湿器或放置水培植物以保持一定的湿度，并注意经常通风换气；夏天则应保持室内通风，使用空调时应注意避免冷风直吹在身上及温度不宜太低。

知识链接

室内地板的装修应选用防滑材料，地面保持清洁干燥。若居室使用地毯，应保持地毯清洁平坦，防止老年人被绊倒。楼梯、通道尽量避免设置门槛和台阶，避免堆放杂物，应有适宜的照明设备。门和走廊的通道上应设扶手，扶手的高度以 40～50cm 为宜，门的理想高度为 80～86cm，方便轮椅进出，门锁、居室内灯具开关的位置和高度适当，应考虑坐轮椅的老人能够方便使用。

三、厨房与卫生间

厨房与卫生间是老年人使用频率较高而又容易发生意外的地方，因此其设计一定要注意安全性，并考虑到不同老年人的需要。

1. 厨房

厨房地面应注意防滑，水池与操作台的高度应适合老年人的身高，煤气开关应尽可能便于操作，用按钮即可点燃者较好。

2. 卫生间

厕所应设在卧室附近，从卧室至厕所之间的地面不要有台阶，并应设扶手以防跌倒。厕所应选用坐式马桶，条件允许的话可以选用椅式坐便器（图 6-1、图 6-2）。便桶的高低要适中，过高对老年人不安全，过低使老年人起身费力，一般以0.4m高为适宜。夜间应有灯以看清便器的位置，对于使用轮椅的老年人还应将厕所改造成适合其个体需要的样式；老年人身体的平衡感下降，因此浴室周围应设有扶手，地面铺以防滑砖。如使用浴盆，应带有扶手或放置浴板，浴盆底部还应放置橡皮垫。对于不能站立的老年人也可用淋浴椅。沐浴时，浴室温度应保持在24～26℃，并设有排风扇以便将蒸汽排出，免得湿度过高而影响老年人的呼吸。洗脸池上方的镜子应向下倾斜，以便于老年人自己洗漱。

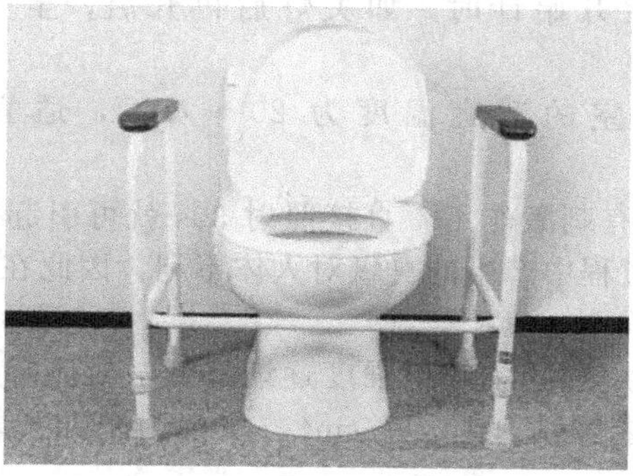

图6-1　带扶手的坐式马桶

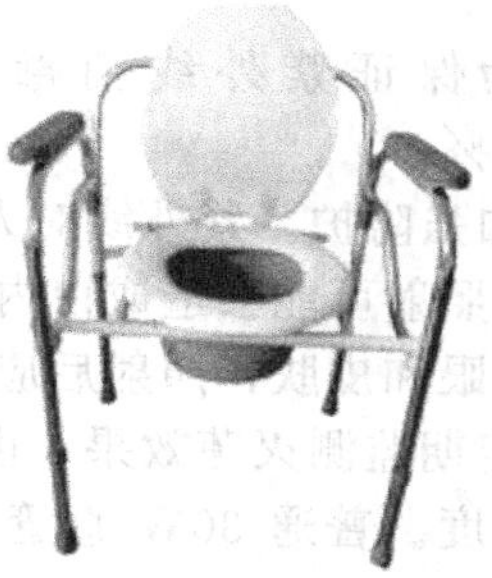

图6-2　椅式坐便器

四、消毒防护

老年人身体功能日益减弱，身体抵抗力下降，容易发生各种感染，最常见的是呼吸道感染，感染发生后容易继发各种并发症，如气管炎、肺炎等，导致老年人病情加重，给家庭和社会带来一定的经济负担。通过加强对老年人的消毒防护，可以有效降低感染事件的发生，提高老年人的生活质量。

1. 紫外线消毒

消毒是指用物理或化学方法消除或杀灭芽孢以外的所有病原微生物，其目的是使消毒的对象达到无害化。老年人年老体弱、抵抗力差，居室是老年人日常生活的地方。减少老年人居室内的细菌非常重要，有益于老年人健康，常用的方法就是紫外线消毒。

(1) 紫外线消毒概述　紫外线消毒指利用紫外线杀灭细菌，是一种普遍使用的消毒方法。紫外线属于电磁波辐射，根据波长可分为A波、B波、C波和真空紫外线。医学上消毒用的是C波紫外线，其波长范围为200～275nm，杀菌作用最强的波段为250～270nm。最普遍的紫外线消毒是室外日照消毒和室内紫外线灯消毒。

(2) 紫外线消毒应用范围　紫外线消毒应用的范围较广，尤其是对空气、物品表面杀菌十分有效。紫外线消毒可用于以下情况。

① 伴有慢性病的老年人的房间（特别是传染病或呼吸道疾病的）。

② 居住在不通风、很少能触及阳光的居室的。

③ 家里人抵抗力弱，很容易感冒或腹泻的。

④ 家里人有皮肤病的（针对螨虫有很好的杀菌作用）。

⑤ 家里的卫生间或厨房不通风，常年接触不到阳光等的。

(3) 紫外线的使用方法

① 紫外线灯的悬挂高度。应垂直悬挂，离地面不超过2m。

② 紫外线灯的杀菌中心波长为253.7nm。在紫外线强度和照射时间足够的情况下，可杀灭所有微生物。但是，紫外线的穿透力极弱，其照射强度与距离的平方呈反比，且仅在照射到的表面上才能发挥杀菌作用。目前我国现在生产的种类，主要功率在15W、20W、

30W、40W。平时用得最多的是30W紫外线灯，要求是每1m³达1.5W，每10m²安装30W紫外灯管一只，照射时间为30～60min。

③ 每支紫外线灯灯管累计时间为1000h，超过1000h的，应及时更换新的。新更换的要注明更换时间，并重新累计使用时间。

④ 紫外线灯使用过程中，应保持紫外线灯表面的清洁，一般每两周用酒精棉球擦拭一次。发现灯管表面有灰层、油污时，应随时擦拭。

⑤ 消毒计时时间。从灯亮5～7min后开始计时，如关灯后再开启，至少应间歇3～4min。

⑥ 为保证紫外线消毒效果最佳，居室的适宜温度为20～40℃，适宜湿度为40%～60%。

⑦ 加强防护。紫外线对人的眼睛和皮肤有刺激作用，直接照射30s就可引起眼炎和皮炎，长期照射可能会造成白内障，并且照射过程中产生的臭氧对人体不利，因此在照射过程中要保护眼和皮肤，照射后应通风。

⑧ 定期监测灭菌效果。由于紫外线在使用过程中辐射强度逐渐降低，故应定时检查灯管照射强度。普通30W直管型新灯辐照要求强度≥90μW/cm²，使用中辐照要求强度≥70μW/cm²。

2. 消毒液的使用

（1）常用消毒液概述　消毒液是一种具有消毒作用的液体，是由水和消毒剂混合配制而成的溶液，具有抑制细菌生长、繁殖的能力，广泛用于皮肤、黏膜、排泄物、周围环境、塑料制品的消毒。

（2）常用消毒液的浓度

① 含氯消毒液。适用于餐具、茶具、家具及环境等的消毒。常用浓度是0.05%，排泄物消毒的常用浓度是0.1%，隔离消毒常用浓度是0.2%。

② 过氧乙酸消毒溶液。适用于耐腐蚀的物品、环境等的消毒灭菌。浓度为0.2%～1%的过氧乙酸消毒溶液用于浸泡物品；0.2%～2%浓度的，常用于环境的喷洒。

（3）消毒液的使用方法

① 家具表面擦拭。选用干净的小毛巾，浸泡在0.05%含氯消毒液中，然后拧干，直接擦拭家具表面。不耐腐蚀的金属表面可采用75%乙醇溶液擦拭，多孔材料表面可采用0.1%含氯消毒液喷洒。

② 用物浸泡。戴好手套将被消毒的物品洗净，特别注意轴节部位清洗干净，擦干后浸没在消毒液内，注意打开物品的轴节或盖套，管腔内要灌满消毒液。浸泡30min。

③ 地面消毒。先将墩布涮洗干净、控干，然后浸入0.05%含氯消毒液中，控干后拖地。耐腐蚀地面可用0.1%过氧乙酸拖地，或0.2%～0.4%过氧乙酸喷洒。

3. 操作要求

消毒液是有刺激性和腐蚀性的，在可以减少或消灭细菌的同时，也会腐蚀一些物品及对人体造成伤害；并且用于消毒地面时，地面会湿滑，容易造成老年人滑倒，所以要安全使用消毒液消毒。为了保证老年人及护理员的安全，消毒时应遵循以下操作要求。

（1）消毒地面时，应安置老年人于床或沙发上，并嘱其勿走动，防滑倒或摔倒。

（2）在配制消毒液之前，备好所需塑料容器、含氯消毒片（液）、手套、口罩、量杯。

（3）由于浓消毒液有刺激性和腐蚀性，所以配制时须戴好口罩、橡胶手套。

（4）消毒液对金属有腐蚀作用，对织物有漂白作用，故不宜用于金属制品、有色衣服、油漆家具的消毒。

(5) 为保证消毒液的消毒效果，消毒液尽量现用现配，保存于密闭容器内，置于阴凉、干燥、通风处。

第三节 沟 通

知识链接

老年人最怕的就是孤独和寂寞。因此，主动关心老人是医护人员和子女义不容辞的责任。多数老年人喜欢缅怀往事，如果能引发他曾经“光辉的一页”，沟通就会很容易。要学会倾听，学会以商量的口吻谈话，学会沟通。

沟通是指两个人或两个群体间，通过语言、姿势、表情或其他信号等方式，相互分享与交换信息、意念、信仰、感情与态度，以使双方能够互相理解。在此过程中，需要交流双方持续不断地调整与适应，使交换的信息更加清晰与真切，以期达到有效的沟通及促进彼此正向关系的发展。沟通的方式主要包括非语言沟通和语言沟通。

一、非语言沟通的技巧

非语言沟通对于因逐渐认知障碍而越来越无法表达和理解谈话内容的老年人来说极其重要。

在深入探讨各种方式的非语言沟通之前必须明确：老年人可能较为依赖非语言交流，但并非意味着其心理认知状态也退回孩童阶段。所以，要避免不适宜的拍抚头部等让老年人感觉不适应和难以接受的动作；要尊重与了解老年人的个别性和文化传统背景，以免触怒老年人；注意观察何种沟通模式是老年人反应良好的特定方式，并予以强化和多加运用。

1. 触摸

触摸可表达触摸者对老年人的关爱，而触摸他人或事物则可帮助老年人了解周围环境，肯定其存在价值。由于老化衰弱而使用的一些物理器具，如安乐椅、轮椅或床栏杆等，虽对老年人的日常生活有协助和保护作用，却使其活动受限，并剥夺了其被触摸的机会。另外，疾病也会限制老年人触摸的能力。然而，触摸并非万能，倘若使用不当，可能会增加躁动或触犯老年人的尊严等。

事实上，因为老年人有时会处于意识不清的状态，而容易把触摸错误地理解，因此在护理过程中要掌握以下注意事项。

(1) 尊重老年人与其社会文化背景　检查涉及老年人的隐私时，应事先得到老年人的允许，且应注意不同社会文化对触摸礼仪的使用相距甚远。

(2) 渐进地开始触摸，并持续地观察老年人的反应　例如，从单手握老年人的手到双手合握；进行社交会谈时，由 90～120cm 渐渐拉近彼此距离；在触摸过程中，观察老年人面部表情和被触摸的部位是松弛（表示接受且舒适）或是紧绷（表示不舒适），身体姿势是退缩的向后靠或是接受的前倾，都可为下一步措施的选择提供依据。

(3) 确定适宜的触摸位置　最易被接受的部位是手，其他适宜触摸的部位有手臂、背部与肩膀。头部则一般不宜触摸。

(4) 确定老年人知道触摸者的存在方可触摸　老年人因为视力、听力的渐进丧失，常容易被惊吓，所以应尽量选择从功能良好的那一边接触老年人，绝不要突然从背后或暗侧给予触摸。

（5）注意保护老年人易脆破的皮肤　可适当涂抹乳液，尤其需避免拉扯或摩擦。

（6）对老年人的触摸予以正确的反应　护理人员应学习适当地接受老年人用抚摸我们的头发、手臂或脸颊来表达谢意，而不要一味地以老年人为触摸对象。

2. 身体姿势

每当言语无法清楚表达时，身体姿势都能适时、有效地辅助表达。

与认知障碍的老年人沟通前，必须先让他知道我们的存在；口头表达时，要面对老年人，利于他读唇，并加上缓和、明显的肢体动作来有效地辅助表达；对于使用轮椅代步的老年人，注意不要俯身或利用轮椅支撑身体来进行沟通，而应适时坐或蹲在旁边，并维持双方眼睛于同一水平线，以利于平等交流与沟通。同样，若老年人无法用口头表达清楚，可鼓励他们以身体语言来表达再给予反馈，以利于双向沟通。

日常生活中能有效强化沟通内容的身体姿势有挥手问好或再见；招手做动作；伸手指出物品所在地、伸手指认自己或他人；模仿和加大动作以指出日常功能活动，如洗手、刷牙、梳头、喝水、吃饭；手臂放在老年人肘下，或让老年人的手轻钩治疗者的手肘，协助其察觉我们要他同行的方位等。

3. 其他

有些老年人喜欢一直说话的原因是，当他们听到自己的声音时会感到安全，虽然沟通的另一方会因此无法满足双向有效沟通的需要，但是护理老年人时的确需要耐心的倾听。

沟通过程中，护理人员应保持脸部表情平和、不紧绷或皱眉，说话声音要略低沉、平缓且带有欢迎的热情。说话时倾身向前以表示对对方的话题有兴趣，但是小心不要让老年人有身体领域被侵犯的不适，可适时夸大面部表情以传达惊喜、欢乐、担心、关怀等情绪。另外，眼神的信息传递是脸部表情的精华所在。所以保持眼对眼的接触是非常重要的，尤其是有认知障碍的老年人，往往因知觉缺损而对所处情境难以了解，因此需提供简要的线索和保持眼对眼的接触，必要时正面触摸老年人以吸引其注意力。

知识链接

信息的传递，55%利用肢体语言（目光、表情、姿态、服饰），38%通过语调（音调、语速、语气等），仅7%借助语言。

想一想：沟通的意义是什么？怎样和老年人进行有效沟通？

二、语言沟通的技巧

语言沟通是指沟通者出于某种需要，运用有声语言或书面语言传递信息、表情达意的社会活动。

1. 老年人的语言表达

口头沟通对外向的老年人而言，是抒发情感和维护社交互动的好途径，而书信沟通则更适合内向的老年人。随着年龄渐增，较少参与社会活动，不论老年人原先的人格特征如何，都可能变得比较退缩与内向，而影响其语言表达能力，甚至可能会有寂寞和沮丧的产生。最好的解决方法是提供足够的社交与自我表达的机会，予以正向鼓励，但不管老年人是选择接受或拒绝参与，都应予以尊重。

2. 电话访问

利用电话可协助克服时空距离，有效追踪老年人现况，甚至还可以进行咨询、心理治疗或给予诊断治疗。除了应避开用餐与睡眠时间外，护理人员最好能与老年人建立习惯性的电话问候与时间表，这样会使老年人觉得有社交活动的喜悦。

当电话访问对象有听力障碍、失语症或定向力混乱时，需要特别耐心并采用有效的方法。

不断提醒自己说话速度放慢和尽可能咬字清楚；要求患失语症的老年人以其特殊的语言重复所听到的内容，譬如复述重要字句或敲打听筒两声以表示接收到信息；患认知渐进障碍的老年人利用电话接收信息更为困难，除了缺少面对面的视觉辅助效应外，也常被其思绪障碍所干扰。所以，在开始沟通时，必须明确介绍自己、访问者与老年人的关系，以及此次电话访问的目的。为减少误解的发生，必要时还需以书信复述信息；另外，听力困难的老年人可鼓励安装桌上型电话扩音设备，可直接放大音量以利于清晰听懂，其效果较助听器为佳。

3. 书面沟通

只要老年人识字，结合书写方式沟通较能克服老年人记忆减退而发挥提醒的功能，也可增加老年人的安全感和对健康教育的依从性。

使用书写方式要注意以下各点。

(1) 使用与背景色对比度较高的、大的字体。

(2) 对关键的词句应加以强调和重点说明。

(3) 用词浅显易懂，尽可能使用非专业术语。

(4) 运用简明的图表，来解释必要的过程。

(5) 合理运用小标签，如在小卡片上列出每日健康流程该做的事，并且贴于常见的地方，以防记错或遗忘。

第四节 皮肤清洁与衣着卫生

知识链接

皮肤是人体最大的器官，有着其特殊生理功能。经过几十年的外界刺激，人体的皮肤逐渐老化，生理功能和抵抗力降低，皮肤疾病逐渐增多，因此做好皮肤护理，保持皮肤清洁，讲究衣着卫生，是日常生活护理必不可少的内容。

一、皮肤清洁

1. 老年人的皮肤特点

老年人的皮肤出现皱纹、松弛和变薄，下眼睑出现所谓的“眼袋”。皮肤干燥、多屑和粗糙，皮脂腺组织萎缩，功能减弱。皮肤触觉、痛觉、温度觉的浅感觉功能也减弱，皮肤表面的反应性减低，对不良刺激的防御能力削弱，免疫系统的损害也往往伴随老化而来，以致皮肤抵抗力全面降低。

2. 一般护理

老年人在日常生活中要注意保持皮肤卫生，特别是皱褶部位，如腋下、肛门、外阴等。

(1) 沐浴次数　沐浴可清除污垢，保持毛孔通畅，利于预防皮肤疾病，建议冬季每周沐浴2次，夏季则可每天温水洗浴。

(2) 水温　合适的水温可促进皮肤的血液循环，改善新陈代谢、延缓老化过程，但同时亦要注意避免烫伤和着凉，建议沐浴的室温调节在24～26℃，水温则以40℃左右为宜。

(3) 时间　沐浴时间以10～15min为宜，时间过长易发生胸闷、晕厥等意外。

(4) 洗浴及护肤用品　洗浴时应注意避免碱性肥皂的刺激，宜选择弱酸性的硼酸皂、羊脂香皂，以保持皮肤pH在5.5左右；沐浴用的毛巾应柔软，洗时轻擦，以防损伤角质层；可预防性地在晚间热水泡脚后用磨石板去除过厚的角化层，再涂护脚霜，避免足部的皲裂。而已有手足皲裂的老年人可在晚间沐浴后或热水泡手足后，涂上护手、护脚霜，再戴上棉质手套、袜子，穿戴一晚或1～2h，可有效改善皲裂状况；需使用药效化妆品时，首先应观察老年人皮肤能否耐受、是否过敏，要以不产生过敏反应为前提，其次再考虑治疗效果。

(5) 头部护理　老年人头发与头部皮肤的清洁卫生也很重要。老年人的头发多干枯、易脱落，做好头发的清洁和保养可减少脱落、焕发活力。应定期洗头，干性头发每周清洗一次，油性头发每周清洗2次。长期卧床或自理能力欠缺的老年人可在床上洗头；有条件者，可根据自身头皮性质选择合适的洗发、护发用品。如用肥皂，皮脂分泌较多者可用温水及中性肥皂；头皮和头发干燥者则清洁次数不宜过多，可用多脂皂清洗，发干后可涂以少许润滑油。

☞ **想一想：** 怎样给卧床患者保持皮肤清洁？

3. 皮肤瘙痒及护理

全身瘙痒是老年人常见的主诉，它可以干扰正常的睡眠并造成焦虑及其他严重的心理问题。瘙痒是由位于表皮、真皮之间结合部或毛囊周围游离神经末梢受到刺激所致，引起老年人搔抓后导致局部皮肤损伤，损伤后又可引起瘙痒，如此恶性循环，最终成为顽疾。

(1) 老年人皮肤瘙痒的常见原因

① 局部皮肤病变。皮肤干燥是最常见的原因，在老年瘙痒中占40%～80%，通常由于温度变化、毛衣刺激或用肥皂洗澡后引起。除此之外，还可见于多数皮疹、重力性皮炎、急性剥脱性皮炎、牛皮癣、脂溢性皮炎及皮肤感染等病症。

② 全身性疾病。慢性肾功能衰竭或减退的患者有80%～90%伴有瘙痒；肝胆疾病引起胆汁淤积时，可在黄疸出现前或伴黄疸同时出现瘙痒；真性红细胞增多症、淋巴瘤、多发性骨髓瘤、巨球蛋白血症和缺铁性贫血等，在瘙痒的同时伴有血液系统的异常表现；甲状腺功能低下、糖尿病、某些恶性肿瘤及药物过敏均可引起全身瘙痒。

③ 心理因素。较少见，有些恐螨症或不喜欢养老院的老年人可能出现。

(2) 针对老年人皮肤瘙痒，可提供的护理措施

① 一般护理。停止过频的洗澡；忌用碱性肥皂；适当使用护肤用品，特别是干燥季节，可于浴后皮肤潮湿时涂擦护肤油，以使皮肤保留水分，防止机械性刺激；避免毛衣类衣物直接接触皮肤。

② 根据瘙痒的病因逐个检查筛排，并做出对因治疗。

③ 对症处理。使用低浓度类固醇霜剂擦皮肤，应用抗组胺类药物及温和的镇静剂可减轻瘙痒，防止皮肤继发性损害。

④ 心理护理。找出可能的心理原因加以疏导，或针对瘙痒而引起的心理异常进行开解。

二、衣着卫生

☞ **想一想：** 如何给老年人选择合适的衣服？

由于老年人皮肤的特点，其衣着与健康的关系越来越受到护理人员的关注。老年人的服装选择，首先必须考虑实用性，即是否有利于人体的健康及穿脱方便。

老年人体温中枢调节功能降低，尤其对寒冷的抵抗力和适应力降低，因此在寒冷时节要特别注意衣着的保暖功效。另外，还要考虑衣着布料及脏衣服上脱落表皮分解产物对皮肤的刺激等方面的因素。

知识链接

有些衣料如毛织品、化纤织品，穿起来轻松、柔软、舒适，一向受到老年人的喜爱。然而，它们对皮肤有一定的刺激性，如果用来制作贴身穿着的内衣，就有可能引起瘙痒、疼痛、红肿或水疱。尤其是化纤织物，其原料是从煤、石油、天然气等高分子化合物或含氮化合物中提取出来的，其中有些成分很可能成为过敏源，一旦接触皮肤，容易引起过敏性皮炎；且这类织物带有静电，容易吸附空气中的灰尘，引起支气管哮喘。

在选料时要慎重考虑，尤其是内衣，应以透气性和吸湿性较高的纯棉织品为好。衣服的容易穿脱，对于老年人来说是非常重要的，即使是自理能力有损的老年人，也要尽量鼓励与指导老年人参与衣服的穿脱过程，以最大限度地保持和发挥其残存功能。如上衣和拉链上应留有指环，便于老年人拉动；衣服纽扣不宜过小，方便系扣；尽量选择前开门式上装，便于老年人穿脱等。

此外，老年人衣服款式的选择还应考虑安全、舒适及时尚。老年人的平衡感降低，应避免穿过长的裙子或裤子以免绊倒；做饭时的衣服应避免袖口过宽，否则易着火；衣服要舒适合身，但不能过紧，更不要压迫胸部；同时也要注意关心老年人衣着的社会性，在尊重其原有生活习惯的基础上，注意衣服的款式要适合其个性及社会活动，衣着色彩要注意选择柔和、不褪色、容易观察是否干净的色调；条件允许时，鼓励老年人服饰打扮可适当考虑流行时尚，如选择有朝气的色调、大方别致的款式及饰物等。

在鞋子的选择方面，首先应注意选择大小合适的鞋。如果鞋子太大，行走时会不跟脚而引起跌倒；如果太小，又可因压迫和摩擦造成皮肤破损，特别是患有糖尿病的老年人，更应注意。其次应注意避免鞋底太薄、太平。老年人脚部肌肉因老化而发生萎缩，如鞋底太薄，可在行走时硌得脚疼；如鞋底太平，则无法对足弓提供足够的支撑，易使脚部产生疲劳感。因此应选择鞋底有一定厚度、后跟高度在2cm左右的鞋，以减轻足弓压力；最后，无论在室内还是室外，老年人均应选择有防滑功能的鞋，以免发生跌倒。

第五节　饮食与排泄

一、营养与饮食

饮食与营养是维持生命的基本需要，是保持、恢复、促进健康的基本手段。同时，在相对单调的老年生活中，饮食的制作和摄入过程对老年人来说还可带来精神上的满足和享受。因此，改善饮食营养，防止衰弱和老年多发病，维护老年人的健康，也是日常生活护理中的一个重要课题。

1. 老年人的营养需求

（1）糖类　糖类，又称碳水化合物供给能量应占总热能的55%～65%。随着年龄增加，体力活动和代谢活动的逐步减低，热能的消耗也相应减少。一般来说，60岁以后热能的提供应较年轻时减少20%，70岁以后减少30%，以免过剩的热能导致超重或肥胖，并诱发一些常见的老年病。

膳食纤维主要包括淀粉以外的多糖，存在于谷类、薯类、豆类、蔬果类等食物中。这些虽然不被人体所吸收，但在帮助通便、吸附由细菌分解胆酸等而生成的致癌物质、促进胆固醇的代谢、防止心血管疾病、降低餐后血糖和防止热量摄入过多等方面，起着重要的作用。老年人的摄入量以每天30g为宜。

老年人摄入的糖类以多糖为好，如谷类、薯类含较丰富的淀粉，在摄入的同时，还可提供维生素、膳食纤维等其他营养素。而过多摄入单糖、双糖（主要是蔗糖，如砂糖、红糖等）能诱发龋齿、心血管疾病等。

（2）蛋白质　老年人的体内代谢过程以分解代谢为主，需要较为丰富的蛋白质来补充组织蛋白的消耗，但由于其体内的胃胰蛋白酶分泌减少，过多的蛋白质可加重老年人消化系统和肾脏的负担。

原则上应该是优质、少量。因此每天的蛋白质摄入不宜过多，蛋白质供给能量应占总热量的15%，还应尽量供给优质蛋白质，占摄取蛋白质总量的50%以上，如豆类、鱼类等可以多吃。

（3）脂肪　一方面老年人胆汁酸的分泌减少，脂酶活性降低，对脂肪的消化功能下降，且老年人体内的脂肪组织随年龄增加而逐渐增加，因此膳食中过多的脂肪不利于心血管系统、消化系统；但另一方面，若进食脂肪过少，又易导致必需脂肪酸缺乏而发生皮肤疾病，并影响到脂溶性维生素的吸收，因此脂肪的适当摄入也十分重要。

总的原则是，由脂肪供给能量应占总热能的20%～30%，并应尽量选用含不饱和脂肪酸较多的植物油，而减少膳食中饱和脂肪酸和胆固醇的摄入，如多吃一些花生油、豆油、菜籽油、玉米油等，而尽量避免摄入猪油、肥肉、酥油等动物性脂肪。

（4）无机盐　老年人容易发生钙代谢的负平衡，特别是绝经后的女性，由于内分泌功能的衰减，骨质疏松的发生几率将进一步增加；老年人体内胃酸较少，且消化功能减退；有些往往喜欢偏咸的食物，容易引起钠摄入过多但钾不足，钾的缺乏则可使肌力下降而导致人体有倦怠感。

应强调适当增加富含钙质的食物摄入，并增加户外活动以帮助钙的吸收；应选择容易吸收的钙质，如奶类及奶制品、豆类及豆制品，以及坚果（如核桃、花生等）。此外，铁参与氧的运输与交换，缺乏可引起贫血，应注意选择含铁丰富的食物，如瘦肉、动物肝脏、黑木耳、紫菜、菠菜、豆类等，而维生素C可促进人体对铁的吸收。

（5）维生素　维生素在维持身体健康、调节生理功能、延缓衰老过程中起着极其重要的作用。富含维生素A、维生素B、维生素D_2、维生素C的饮食，可增强机体的抵抗力，特别是B族维生素能增加老年人的食欲。蔬菜和水果可增加维生素的摄入，且对于老年人有较好的通便功能。

（6）水分　失水10%就会影响机体功能，失水20%即可威胁人的生命。如果水分不足，再加上老年人结肠、直肠的肌肉萎缩，肠道中黏液分泌减少，很容易发生便秘，严重时还可发生电解质失衡、脱水等。但过多饮水也会增加心、肾功能的负担。

老年人每日饮水量（除去饮食中的水）一般以1500ml左右为宜。饮食中可适当增加汤羹类食品，既能补充营养，又可补充相应的水分。

2. 影响老年人营养摄入的因素

（1）生理因素　老年人味觉功能下降，特别是苦味和咸味功能显著丧失，同时多伴有嗅觉功能低下，不能或很难嗅到饮食的香味，所以老年人嗜好味道浓重的菜肴；多数老年人握力下降，同时由于关节病变和脑血管障碍等引起关节挛缩、变形，以及肢体的麻痹、震颤而加重老年人自行进食的困难；牙齿欠缺及咀嚼肌群的肌力低下影响了老年人的咀嚼功能，严重限制了其饮食摄取量。老年人吞咽反射能力下降，食物容易误咽而引起肺炎，甚至发生窒息死亡；对食物的消化吸收功能下降，导致老年人所摄取的食物不能有效地被机体所利用，特别是当摄取大量的蛋白质和脂肪时，容易引起腹泻；老年人易发生便秘，而便秘又可引起腹部饱胀感、食欲不振等，对其饮食摄取造成影响。

除此之外，疾病也是影响食物消化吸收的重要因素。特别是患有消化性溃疡、癌症、动脉硬化、高血压、心脏疾病、肾脏疾病、糖尿病和骨质疏松等的老年人，控制疾病的发展、防止疾病恶化可有效改善其营养状况。

（2）心理因素　饮食摄入异常常见于以下老年人：厌世或孤独者、入住养老院或医院而感到不适应者、精神状态异常者等。排泄功能异常而又不能自理的老年人，有时考虑到照顾者的需求，往往自己控制饮食的摄入量。对于痴呆老年人，如果照顾者不控制其饮食摄入量，将会导致过食。有时痴呆的老年人还可出现吃石子、钉子，甚至自己的粪便等异常饮食的现象。

（3）社会因素　老年人的社会地位、经济实力、生活环境及价值观等对其饮食影响很大。生活困难导致可选择的饮食种类、数量的减少；而营养学知识的欠缺可引起偏食或反复食用同一种食物，导致营养失衡；独居老年人或高龄者，即使没有经济方面的困难，在食物的采购或烹饪上也可能会出现问题；价值观对饮食的影响也同样重要，人们对饮食的观念及要求有着许多不同之处，有“不劳动者不得食”信念的老年人，由于自己丧失了劳动能力，有可能在饮食上极度限制着自己的需求而影响健康。

（4）疾病因素　某些疾病影响老年人的食欲或影响老年人的饮食状态。甲状腺功能亢进、糖尿病等会造成老年人食欲旺；胆囊疾病会造成老年人进油腻食物后出现右上腹疼痛；而病毒性肝炎会造成老年人突然食欲减退，见了油腻食物就恶心、反胃等。

3. 老年人的饮食原则

（1）平衡膳食　老年人易患的消化系统疾病、心血管系统疾病及各种运动系统疾病，往往与营养不良有关。因此，应保持营养的平衡，适当限制热量的摄入，保证足够的优质蛋白、低脂肪、低糖、低盐、高维生素，和适量的含钙、铁食物。

（2）食物应易于消化吸收　老年人由于消化功能减弱，咀嚼能力也因为牙齿松动和脱落而受到一定的影响，因此食物应“细、软、松”，既给牙齿咀嚼的机会，又便于消化。

（3）食物温度适宜　老年人消化道对食物的温度较为敏感，饮食宜温偏热，两餐之间或入睡前可加用热饮料，以解除疲劳、增加温暖。

（4）良好的饮食习惯　根据老年人的生理特点，少吃多餐的饮食习惯较为适合，要避免暴饮暴食或过饥过饱，膳食内容的改变也不宜过快，要照顾到个人爱好。由于老年人肝脏中储存肝糖原的能力较差，而对低血糖的耐受能力不强，容易饥饿，所以在两餐之间可适当增加点心。晚餐不宜过饱，因为夜间的热能消耗较少，如果多吃了富含热能而又较难消化的蛋白质和脂肪会影响睡眠。

4. 老年人的饮食护理

（1）烹饪时的护理

① 咀嚼、消化吸收功能低下者。蔬菜要细切，肉类最好制成肉末，烹制方法可采用

煮或炖，尽量使食物变软而易于消化。但由于易咀嚼的食物对肠道的刺激作用减少，往往很容易引起便秘，因此应多选用富含纤维素的蔬菜类，如青菜、根菜类等烹制后食用。

② 吞咽功能低下者。某些食物很容易产生误咽，对存在吞咽功能障碍的老年人更应该引起注意，如酸奶、汤面等。因此，应选择黏稠度较高的食物，同时要根据老年人的身体状态合理调节饮食种类。

③ 味觉、嗅觉等感觉功能低下者。饮食的色、香、味能够大大刺激食欲，因此味觉、嗅觉等感觉功能低下的老年人喜欢吃味道浓重的饮食，特别是盐和糖。而盐和糖食用太多对健康不利，使用时应格外注意。有时老年人进餐时因感到食物味道太淡而没有胃口，烹调时可用醋、姜、蒜等调料来刺激食欲。

(2) 进餐时的护理

① 一般护理。进餐时，室内空气要新鲜，必要时应通风换气，排除异味；老年人单独进餐会影响食欲，如果和他人一起进餐则会有效增加进食量；鼓励自行进食，对卧床的老年人要根据其病情采取相应的措施，如帮助其坐在床上并使用特制的餐具（如床上餐桌等）进餐；在老年人不能自行进餐或因自己单独进餐而摄取量少并有疲劳感时，照顾者可协助喂饭，并注意尊重其生活习惯，掌握适当的速度与其相互配合。

② 上肢障碍者的护理。老年人患有麻痹、挛缩、变形、肌力低下、震颤等上肢障碍时，自己摄入食物易出现困难，但是有些老年人还是愿意自行进餐。

此时，可以自制或提供各种特殊的餐具。如国外有老年人专用的叉、勺出售，其柄很粗以便于握持，亦可将普通勺把用纱布或布条缠上即可；有些老年人的口张不大，可选用婴儿用的小勺加以改造；使用筷子的精细动作对大脑是一种良性刺激，因此应尽量维持老年人的这种能力，可用弹性绳子将两根筷子连在一起以防脱落。

③ 视力障碍者的护理。对于有视力障碍的老年人，做好单独进餐的护理非常重要。照顾者首先要向老年人说明餐桌上食物的种类和位置，并帮助其用手触摸以便确认；要注意保证安全，热汤、茶水等易引起烫伤的食物要提醒注意，鱼刺等要剔除干净。视力障碍的老年人可能因看不清食物而引起食欲减退，因此，食物的味道和香味更加重要，或让老年人与家属及其他老年人一起进餐，制造良好的进餐气氛以增进食欲。

④ 吞咽能力低下者的护理。由于存在会厌反应能力低下、会厌关闭不全或声门闭锁不全等情况，吞咽能力低下的老年人很容易将食物误咽入气管，尤其是卧床老年人，舌控制食物的能力减弱，更易引起误咽。

因此进餐时老年人的体位非常重要，一般采取坐位或半坐位比较安全，偏瘫的老年人可采取侧卧位，最好是卧于健侧。进食过程中，应有照顾者在旁观察，以防发生事故。同时随着年龄的增加，老年人的唾液分泌也相对减少，口腔黏膜的润滑作用减弱，因此，进餐前应先喝水湿润口腔，对于有脑血管障碍及神经失调的老年人更应如此。

二、排泄

为了维持健康，身体必须对体内的废物做适当的处理，并将之排出体外。排泄是维持健康和生命的必要条件，而排泄行为的自立则是保持人类尊严和社会自立的重要条件。但老年人随着年龄的不断增长，机体调节功能逐渐减弱，自理能力下降，或因疾病导致排泄功能出现异常，发生尿急、尿频甚至大小便失禁等现象，有的老年人还会出现尿潴留、腹泻、便秘等。排泄问题可以说是机体老化过程中无法避免的，常给老年人造成很大的生理、心理上的压力，护理人员应妥善处理，要体谅老年人，尽力给予帮助。有关老年人常见排泄问题的护理请参见第八章。

第六节　休息与活动

链接：生命在于运动

希腊哲人亚里士多德说："生命在于运动。"18世纪法国著名医生蒂索说："运动就起作用来说，几乎可以替代任何药物，但是，世界上一切药物并不能代替运动的作用。"

有这样的实验：当人们将动物关在特制的、狭小的笼子中，圈养30个昼夜后，它机体的大部分器官和系统功能性障碍就会出现，胃和肠的黏膜出现营养性溃疡。因此，人更需要运动。

一、休息与睡眠

1. 休息

休息是指一段时间内相对减少活动，使身体各部分放松，处于良好的心理状态，以恢复精力和体力的过程。休息并不意味着不活动，有时变换一种活动方式也是休息，如长时间做家务后，可站立活动一下或散散步等。

老年人相对需要较多的休息，并应注意以下几点。

（1）注意休息质量，有效的休息应满足三个基本条件：充足的睡眠、心理的放松、生理的舒适。因此，简单的卧床限制活动并不能保证老年人处于休息状态，有时这种限制甚至会使其感到厌烦而妨碍了休息的效果。

（2）卧床时间过久会导致运动系统功能障碍，甚至出现压疮、静脉血栓、坠积性肺炎等并发症，因此应尽可能对老年人的休息方式进行适当调整，尤其是长期卧床者。

（3）改变体位时，要注意提防直立性低血压或跌倒等意外的发生，如早上醒来时不应立即起床，而需在床上休息片刻、伸展肢体，再准备起床。

（4）看书和看电视是一种休息，但不宜时间过长，应适时举目远眺或闭目养神来调节一下视力。看电视不应过近，避免光线的刺激引起眼睛的疲劳。看电视的角度也要合适，不宜过低或过高。

2. 睡眠

（1）老年人的睡眠特点　老年人的睡眠时间一般比青壮年少，这是因为老年人大脑皮质功能减退，新陈代谢减慢，体力活动减少，所以所需睡眠时间也随之减少，一般每天约6h。除此之外，老年人的睡眠模式也随年龄增长而发生改变，出现睡眠时相提前，表现为早睡、早醒；也可出现多相性睡眠模式，即睡眠时间在昼夜之间重新分配，夜间睡眠减少、白天瞌睡增多。

（2）影响睡眠的因素　有许多因素可影响老年人的生活节律而影响其睡眠质量，如躯体疾病、精神疾病、社会家庭因素、睡眠卫生不良、环境因素等。而睡眠质量的下降则可导致烦躁、精神萎靡、食欲缺乏、疲乏无力，甚至疾病的发生，直接影响老年人的生活质量。

日常生活中可采用以下措施来改善老年人的睡眠质量。

① 对老年人进行全面评估，找出其睡眠质量下降的原因，进行对因处理。

② 提供舒适的睡眠环境，调节卧室的光线和温度，保持床褥的干净整洁，并设法维持环境的安静。

③ 帮助老年人养成良好的睡眠习惯。老年人的睡眠存在个体差异，为了保证白天的正常活动和社交，使其生活符合人体生物节律，应提倡早睡早起、午睡的习惯。对于已养成的特殊睡眠习惯，不能强迫立即纠正，需要多解释并进行诱导，使其睡眠时间尽量正常化。限制白天睡眠时间在 1h 左右，同时注意缩短卧床时间，以保证夜间睡眠质量。

④ 晚餐应避免吃得过饱，睡前不饮用咖啡、酒或大量水分，并提醒老人于入睡前如厕，以免夜尿增多而干扰睡眠。

⑤ 情绪对老年人的睡眠影响很大，由于老年人思考问题比较专注，遇到问题会反复考虑而影响睡眠，尤其是内向型的老年人。所以调整老年人的睡眠，首先要调整其情绪，有些问题和事情不宜晚间告诉老年人。

⑥ 向老年人宣传规律锻炼对减少应激和促进睡眠的重要性，指导其坚持参加力所能及的日间活动。

⑦ 镇静剂或安眠药可帮助睡眠，但也有许多副作用，如抑制机体功能、降低血压、影响胃肠道蠕动和意识活动等，因此应尽量避免选用药物帮助入睡。必要时可在医师指导下，根据具体情况选择合适的药物。

3. 睡眠呼吸暂停综合征及其护理

睡眠呼吸暂停综合征（sleep apnea syndrome，SAS）是一种睡眠期疾病，被认为是高血压、冠心病、脑卒中的危险因素，且与夜间猝死关系密切。SAS 的诊断标准：每晚 7h 睡眠过程中，鼻或口腔气流暂停每次超过 10s，暂停发作超过 30 次以上（或每小时睡眠呼吸暂停超过 5 次以上，老年人超过 10 次以上）。

（1）发病原因

SAS 多发于老年男性，其主要原因如下。

① 老年人多有上呼吸道脂肪堆积，睡眠时咽部肌肉松弛，咽部活动减少，使上呼吸道狭窄或接近闭塞，而出现呼吸暂停。

② 老年人中枢神经系统调节功能减低，化学感受器对低氧和高碳酸血症的敏感性降低，中枢神经系统对呼吸肌的支配能力下降，以及呼吸肌无力等易发生呼吸暂停。

（2）护理措施

① 一般护理。老年人尤其是肥胖者易出现 SAS，故应增加活动、控制饮食，以达到减肥的目的；养成侧卧睡眠习惯，以避免气道狭窄加重；睡前必须避免饮酒和服用镇静、安眠药。

② 积极治疗有关疾病，如肥胖症、扁桃体肥大、黏液性水肿、甲状腺肿大等。

③ 根据患者情况，指导选用合适的医疗器械装置，如鼻扩张器适用于鼻前庭塌陷者，可改善通气；舌后保持器可防止舌后坠引起的阻塞。

④ 根据患者的情况，指导选用合适的药物，包括呼吸刺激剂及增加上气道开放的药物。

⑤ 病情严重者可选择手术治疗，包括腭垂腭咽成形术、气管切开造口术、舌骨悬吊术和下颌骨成形术等。

二、活动

活动（activity）可以使机体在生理、心理及社会各方面获得益处，坚持活动是人类健康长寿的关键。老年人的活动能力与其生活空间的扩展程度密切相关，进而可显著影响其生活质量。

1. 活动对老年人的重要性

活动可促进人体的新陈代谢，使组织器官充满活力，而且能改善和增强机体的功能，从而延缓衰老。

（1）神经系统　可通过肌肉活动的刺激，协调大脑皮质兴奋和抑制过程，促进细胞的供氧能力。特别是对脑力工作者，活动可以解除大脑疲劳，促进智能的发挥，并有助于休息和睡眠。

（2）心血管系统　活动可促进血液循环，使血流速度加快、心排血量增加、心肌收缩能力增强，改善心肌缺氧状况，促进冠状动脉侧支循环，增加血管弹性。另外，活动可以促进脂肪代谢，加强肌肉发育。因此活动可有效预防和延缓老年心血管疾病的发生和发展。

（3）呼吸系统　老年人肺活量减少、呼吸功能减退，易患肺部疾病。活动可提高胸廓活动度，改善肺功能，使更多的氧进入机体与组织交换，保证脏器和组织的需氧量。

（4）消化系统　活动可促进胃肠蠕动，增强消化液分泌，有利于消化和吸收，促进机体新陈代谢，改善肝、肾功能。

（5）肌肉骨骼系统　活动可使老年人骨质密度增加，韧性及弹性增加，延缓骨质疏松，加固关节，增加关节灵活性，预防和减少老年性关节炎的发生。运动还可使肌肉纤维变粗、坚韧有力，增加肌肉活动耐力和灵活性。

（6）其他　运动可以增强机体的免疫功能，提高对疾病的抵抗力。对于患糖尿病的老年人来说，活动是维持正常血糖的必要条件。另外，活动还可以调动积极的情绪。总之，活动对机体各个系统的功能都有促进作用，有利于智能和体能的维持和促进，并能预防心身疾病的发生。

2. 影响老年人活动的因素

（1）心血管系统

① 最高心率（maximum heart rate，MHR）下降。运动时的 MHR 可反映机体的最大摄氧量。研究发现，当老年人做最大限度的活动时，其 MHR 要比成年人低。这是因为老年人的心室壁弹性比成年人弱，导致心室的再充盈所需时间延长。

② 心排血量（cardiac output）下降。老年人的动脉弹性变差，使其血压收缩值上升、后负荷增加。外周静脉滞留量增加，外周血管阻力增加，也会引起部分老年人出现舒张压升高。所以，当老年人增加其活动量时，血管扩张能力下降，引起回心血量减少，造成心排血量减少。

（2）肌肉骨骼系统　肌细胞因为老化而减少，加上肌张力下降，使得老年人的骨骼支撑力下降，活动时容易跌倒。老化对骨骼系统的张力、弹性、反应时间及执行功能都有负面的影响，这是造成老年人活动量减少的主要原因之一。

（3）神经系统　老年人神经系统的改变多种多样，但是对其活动的影响程度却因人而异。老化可造成脑组织血流减少、大脑萎缩、运动纤维丧失、神经树突数量减少、神经传导速度变慢，导致对刺激的反应时间延长，这些可从老年人的运动协调、步态中看出。除此之外，老年人因为前庭器官过分敏感，导致对姿势改变的耐受力下降及平衡感缺失，故应提醒其注意活动的安全性。

（4）其他　老年人常患有慢性病，使其对于活动的耐受力下降。如帕金森病对神经系统的侵害可造成步态的迟缓及身体平衡感的丧失；骨质疏松症会造成活动受限，而且容易跌倒造成骨折等损伤。此外，老年人还可能因为所服用药物的作用或副作用、疼痛、孤独、抑郁、自我满意度低等原因而不愿意活动。不仅如此，由于科学技术的发展，现代人活动的机会越来越少。例如，由于时间和空间的限制，无法亲身参与运动而只能选择看电视、上网等以端坐为主的活动；汽车的逐步普及减少了步行的机会；电梯的使用减少了爬楼梯的机会等。因此，适当安排一些体育活动是维持良好身体状况的必要途径。

3. 老年人活动的指导

(1) 老年人的活动种类和强度　科学的锻炼对人体健康最为有益，比较适合老年人的锻炼项目有散步、慢跑、游泳、跳舞、太极拳与气功等。有效的运动要求有足够而又安全的强度，健康老年人的活动强度应根据个人的能力及身体状态来选择。操作较为简便而又能科学反映运动强度的常用指标有靶心率（target heart rata，THR）和自觉劳累分级表（ratings of perceived exertion，RPE）。

运动时的心率可反映机体的摄氧量，而摄氧量又是机体对运动量负荷耐受程度的一个指标，因而可通过观测心率变化来控制运动量。THR是运动中能获得最佳效果并确保安全的心率，又称为目标心率或有效心率。1990年美国运动医学会提出以健身为目的的运动应以中低强度为主，通常取MHR的60%～85%作为THR。一般而言，对于体能良好者、普通者和不佳者，THR范围应分别介于MHR的70%～85%，60%～75%和50%～75%之间。而MHR的确定方法有直接测定（递增负荷试验）和间接推算，但前者方法复杂，且对于中老年人和疾病人群存在一定的危险性，所以在实际应用中，多采用公式（常用公式为MHR＝220－年龄）进行推算。因此一般认为老年人在运动中应达到的THR范围应是本人MHR的60%～80%，即（220－年龄）×60%为下限、（220－年龄）×80%为上限。也有学者认为，应把70岁以上老人的THR范围再增加或减少10%，因为70岁以上的老人多数患有这样或那样的疾病，通常用180（适用于体弱者）或170（适用于身体健壮者）减年龄。

老年人可在THR的范围内运动，根据身体主观感觉对照RPE表，找到适合自己的等级。一般来说，针对自身生理状况，老年人运动时的RPE应控制在12～13级内（此时心率相当于MHR的70%）。老年人在锻炼过程中，掌握THR与RPE之间的关系后，可用RPE来调节运动强度。这样既保证了身体安全，又达到了运动效果，具有一定的科学指导意义。

知识链接

观察活动强度是否适合的方法：①运动后的心率达到最大心率；②运动结束后心率恢复到运动前水平，3min内心率恢复表明运动量小，3～5min内恢复表明适宜，10min以上才能恢复表明活动量太大，应减少活动量。

除此之外，患病老年人运动强度的确定应非常慎重，特别是心血管疾病的患者。有条件者应利用相应的仪器检查、测定机体功能状态，依据心脏康复专家开具的运动处方选择适合自己的运动，并在运动过程中注意备好相应的急救药物和严密监测。如果出现严重的胸闷、气喘、心绞痛，或心率减慢、心律失常等应立即停止运动，及时就医。

(2) 老年人活动的注意事项

① 正确选择。老年人可以根据自己的年龄、体质、场地条件，选择适当的运动项目。锻炼计划的制订应符合老年人的兴趣并考虑其能力，而锻炼目标的制订则必须考虑到他们对自己的期望，这样制订出来的活动计划老年人才会觉得有价值而容易坚持。

② 循序渐进。机体对运动有一个逐步适应的过程，所以应先选择相对易开展的活动项目，再逐渐增加运动的量、时间、频率。且每次给予新的活动内容时，都应该评估老年人对于此项活动的耐受性。

③ 持之以恒。通过锻炼增强体质、防治疾病，要有一个逐步积累的过程。且取得疗效以后，仍需坚持锻炼，才能保持和加强效果。

④ 运动时间。老年人运动的时间以每天1～2次、每次半小时左右、一天运动总时间不

超过 2h 为宜。运动时间可选择在天亮见光后 1～2h。此外，从人体生理学的角度看，傍晚锻炼更有益健康。无论是体力的适应力还是敏感性，均以下午和黄昏时为佳。饭后则不宜立即运动，因为运动可减少对消化系统的血液供应及兴奋交感神经而抑制消化功能，从而影响消化吸收，甚至导致消化系统疾病。

⑤ 运动场地与气候。运动场地尽可能选择空气新鲜、安静清幽的公园、庭院、湖滨等地。注意气候变化，夏季户外运动要防止中暑，冬季则要防止跌倒和感冒。

⑥ 其他年老体弱、患有多种慢性病，或平时有气喘、心慌、胸闷、全身不适者，应请医师检查，并根据医嘱进行运动，以免发生意外。除此之外，患有急性疾病或出现心绞痛、呼吸困难、情绪激动等情况的应暂停锻炼。

（3）患病老年人的活动　老年人常因疾病困扰而导致活动障碍，特别是卧床不起的患者，如果长期不活动很容易导致失用性萎缩等并发症。因此，必须帮助各种患病老年人进行活动，以维持和增强其日常生活的自理能力。

① 瘫痪老年人。这类老年人可借助助行器（mobility aids）等辅助器具进行活动。一般说来，手杖适用于偏瘫或单侧下肢瘫痪患者，前臂杖和腋杖适用于截瘫患者。助行器的支撑面积较大，较腋杖的稳定性高，多在室内使用。选择的原则：两上肢肌力差、不能充分支撑体重时，应选用腋窝支持型助行器；上肢肌力较差、提起步行器有困难者，可选用前方有轮型助行器；上肢肌力正常，平衡能力差的截瘫患者，可选用交互型助行器。

② 为治疗而采取制动状态的老年人。制动状态很容易导致肌力下降、肌肉萎缩等并发症，因此应确定尽可能小范围地制动或保持安静状态。在不影响治疗的同时，尽可能地做肢体的被动运动或按摩等，争取早期解除制动状态。

③ 不愿甚至害怕活动的老年人。部分老年患者因担心病情恶化而不愿活动，对这类老年人要耐心说明活动的重要性及其对疾病进程的影响，并可鼓励其一起参与活动计划的制订，尽量提高其兴趣和信心而愿意活动。

④ 痴呆老年人。为便于照料，人们常期望痴呆老年人在一个固定的范围内活动，因而对其采取了许多限制的方法。但其实这种活动范围的限制，只能减低其生活质量。护士应该认识到，为延缓其病情的发展，必须给予痴呆老年人适当的活动机会，以及增加他们与社会的接触。

想一想：老年人活动应遵循的原则是什么？

第七节　性需求和性生活卫生

马斯洛的基本需要层次论指出，性属于人们的基本需要，其重要性与空气、食物相当，而且人们还可通过性活动而满足其爱与被爱、尊重与被尊重等较高层次的需要。性除了是生活的一部分，也常反映出个体间的关系，影响到人们的身心健康。因此，护士应对性有正确的观念及态度，并了解老年人的性需求及影响因素，以协助其提高生活质量。

知识链接

在中国老年人观念中，“性”是避而不谈的事情。很多人认为人老了性功能减退，没有性生活很正常。而一旦对性表现出兴趣，就很容易被当作“不正常”或“变态”。其实老年人有性的要求和心理很正常，而且大部分老年人性生活可以持续到 70 岁。老年人对于“性”应顺其自然、量力而行。

一、概述

1. 老年人的性需求

性是人类的基本需要，不会因为疾病或年龄的不同而消失，即使患慢性病的老年人仍应该和有能力享有一定的性活动。健康的性生活以许多不同的方式来表达爱及关怀，而不只是性交而已。适度、和谐的性生活对于老年夫妻双方的生理与心理、社会健康都有益处，而且这种益处是日常生活中其他活动所不能取代的。相对于年轻人，老年人的性生活更注重其相互安慰、相互照料等精神方面的属性。

知识链接

据统计，丧偶独居老年人平均寿命要比有偶同居者少7～8年，虽有子女在旁，但两代人毕竟有思想差距，在许多事中子女无法代替伴侣，孤独感仍十分明显。

性生活会使老年夫妻双方更多地交流感情，产生相依为命的感觉，使晚年的生活变得丰富，从而有效地减少孤独、寂寞、空虚等影响寿命的不良情绪。

更为严重的是，由于老年人客观存在的性需求没有得到正视，目前有关老年人性犯罪的报道日渐增多。在我国传统氛围下，许多在性方面有需求的老年男性，无法通过正常的交友或婚姻途径满足生理和心理需求，只能苦苦压抑，日积月累便会逐步形成极度饥渴的性心理。当偶遇性刺激时，他们的伦理意识和法制观念都极易在瞬间崩溃而对社会造成伤害。

2. 老年人性生活现状

“美国退休者”协会的一项调查发现，性生活仍然是美国老年人生活中的重要内容。一半以上的老年人表示他们对自己的性生活感到满意。在75岁以上的老年人中，64%的男性仍然认为老伴的身体“有吸引力”，58%的男性还有伴侣；57%的同龄女性仍对伴侣的身体充满好感，其中21%的人仍有性生活。

国内有关老年人性生活方面的调查极少，但可从老年人婚姻状况进行侧面了解。2011年佳木斯市有关调查结果显示，老年妇女丧偶率高达37%；2003年北京居民生活状况调查的数据显示，乡村老年人只有55%是有偶同居，而城镇的比重是63%，乡村老年人的未婚率、丧偶率甚至离婚率都高于城镇；2005年湖南农村老年人生活状况的调查显示，被调查者中丧偶者占46%，其中女性占63%。由于老年人再婚所遭受的社会舆论压力，及其子女对老年人赡养、财产分配等问题的顾虑，许多丧偶老年人不得不孤独终老。不仅如此，我国农村老人分居现象极为普遍，有的老人虽然有配偶，但分别随不同的子女生活，平时很少有机会在一起，难以过正常的夫妻性生活。

二、影响老年人性生活的因素

1. 老年人的生理变化

最显而易见的是，在外观上头发变白稀疏、皮肤有皱纹或出现斑点、驼背、缺牙等；在女性则有乳房下垂的情形，这些改变常影响老年人的心理，可直接或间接地影响老年人的性生活。正常老化虽然会引起性器官或性反应的改变，但不会导致无法进行性行为或无法感受性刺激。

(1) 男性的改变　从生理学角度来看，老年男性主要表现为睾丸分泌性激素的功能减退，雄性激素生成减少，神经传导速度减慢，需要较长的时间才达到勃起，而勃起的持续时间也会比年轻时短，且阴茎勃起的角度、睾丸上提的状况均有减低。除此之外，老年男性射精前的分泌物及精液减少，且并非每次的性交都有射精，射精后阴茎较快软化，性潮红的情形也较少发生，且缓解期延长。

(2) 女性的改变　女性在老化过程中，由于雌激素分泌减少，大阴唇变平、较难分开，小阴唇颜色也有所改变，阴蒂包皮有萎缩，但阴蒂的感觉仍然存在。在性行为中，阴道内润滑液的产生会较慢、较少且需要较直接的刺激，在性交当中可能会产生疼痛的感觉。高潮期时间变短，高潮时子宫收缩也可能造成疼痛，子宫上提的情形会减低且较慢，性潮红发生率可能较少或消失，乳房的血管充血反应会减少或消失，肌肉强直的情形也会降低。部分有骨质疏松症的女性常会引起背痛、失眠，亦可影响性生活的质量。

2. 老年人常见疾病

患有心肌梗死、慢性阻塞性肺疾病、糖尿病及泌尿生殖系统疾病的患者或其配偶常认为性生活会导致疾病的复发甚至死亡。心肌梗死的患者对性活动更常会出现害怕的心理，担心心脏是否能负荷这样的活动。但有研究表明，在性交时或性交后的心源性死亡实际是很少见的，相反有很多理由支持适当的性活动可使患者得到适度活动的机会，并使身心放松。

女性糖尿病患者可由于阴道感染导致不适或疼痛，而男性患者患勃起功能障碍(erectile dysfunction，ED) 的可能性是普通人的 2～5 倍，但其性欲不受影响；关节炎患者则常苦于肢体活动上的不舒适或不便；前列腺肥大的老年人常害怕逆向射精，轻度的前列腺炎在射精后可能会引起会阴部疼痛；在帕金森病患者中，由于神经症状的存在，以及普遍存在的情绪沮丧，都可能在男性患者中导致 ED 并降低性欲；患有慢性阻塞性肺疾病的老年人，由于气短往往会妨碍正常的性生活。

除上述疾病外，一些药物的副作用也常是影响性功能的重要因素，较明显的药物包括抗精神病药物，它可以抑制勃起或射精的能力；镇静催眠药物，能抑制个体的性欲；一些抗高血压药物、心脏病药或部分 β 交感神经阻断剂等也能抑制勃起、使性欲减退。因此在评估药物治疗效果或了解患者自行停药原因时，也应考虑这方面的可能性。

3. 老年人与性有关的知识和态度

老年人的性问题得到关注是近期的事情，即使在美国、日本等发达国家也是到 1470 年后才有较多的文献探讨。由于缺乏足够的科学验证及探讨，目前在社会上仍流传着许多误解，这些观念无形中让老年人对性生活望而却步。

观念一：性是年轻人的事，老年人仍有性需求或性生活简直就是“老不正经”。

观念二：老年男性射精易伤身，导致身体虚弱；老年女性在停经后性欲就会停止等。

随着老化的进展，老年人的性能力及其对性刺激的反应发生了变化，由于缺乏相关的知识，多数老年人并不了解上述变化是正常现象，因而降低了性生活的兴趣。甚至有些老年人对这些改变感到恐慌，认为自己的性能力已经或将会丧失，因而完全停止性生活，不再与伴侣有身体上的亲密接触。

除此之外，老年人常因外表的改变而对本身的性吸引力及性能力失去信心，还有些由于退休丧失了社会性角色，就认为自己也应从性生活中退出等。老年人的性生活常遇到阻碍，而很大的一部分是来自于这些似是而非的观念，影响了老年人对性问题的认知。因此，消除这些误区是处理老年人性问题的关键，也是护士必须要面对的问题。

4. 家庭、心理等其他因素的影响

(1) 老年夫妻间的沟通　老年夫妻间的沟通对性需求的满足可起到关键性的影响作用。夫妻中如有一方只沉溺于孩子、事业或其他，而忽略了另一方的性需求，对配偶不再显示性兴趣或性关注，就很容易导致对方受到性伤害甚至婚姻破裂。从身体外观来看，女性比男性老得快，绝经后外表变化更加明显，导致部分老年女性对自己的性吸引力缺乏信心，从而对自己的丈夫表现出或“拒之千里”或过于亲近讨好，如果对方不理解甚至以嘲讽的态度相对时，就很容易造成矛盾。老年人往往将性能力视为自身总体能力的象征，如不能理解正常老化对性能力的影响，特别是男性步入老年期后出现性反应减退时，可造成其对于性生活的畏惧，而后者又可立即造成明显的勃起功能障碍，从而严重影响性生活质量。此时更加需要对方的理解与支持，否则很容易造成性生活就此中断甚至婚姻解体。

(2) 照顾者的认知态度　照顾者的认知态度也是老年人性活动的主要影响因素之一，特别是部分或完全丧失自理能力的老年人。目前我国的养老方式仍以家庭养老为主，因此多数居家老年人的照顾者为其子女，而他们一般很少顾及老年人这方面的需求。少部分子女多的家庭甚至将老年人当成负担，老年夫妻由不同的子女进行赡养而长期处于分居状态。更多的家庭由于居住条件有限，老年夫妻往往要和孙辈同居一室，根本不能保证私人空间。寡居或鳏居老年人的性需求是目前老年护理中的一大难题，相当数量的子女会反对父亲或母亲再婚，一方面是觉得不光彩，更重要的原因是不愿多赡养一位老人，或是牵涉到遗产分配的问题。

5. 社会文化及环境因素

社会上有许多现实的环境与文化因素影响老年人的性生活。养老机构中，房间设置往往如学生宿舍般“整洁”，即使是夫妻同住的房间也只放置两个单人床，衣服常没有性别样式的区别，或浴厕没有男女分开使用的安排，这些都不利于性别角色的认同。其他如所谓传统的“面子”“羞耻”等价值观，造成老年同性恋、自慰、再婚等很难被社会接受，都有可能导致老年人正常的性需求无法满足。

三、对老年人性生活的护理评估

虽然在文献中不难找到各种理想的性生活标准，但由于人们受身心、社会文化的影响，性对每个人可能有不同的意义。因此，在评估及处理性问题时需注意个体差异。

1. 护理评估的内容及方法

(1) 收集病史及客观资料　在评估中，需了解老年人的一般资料、性认知、性态度、性别角色及自我概念，以及其婚姻状况、宗教信仰、疾病史及性生活史，还应包含性生活现状，如性欲、性频率、性满意次数、性行为成功次数等。最后还要了解老年人对治疗或咨询的期望，以免其出现过高或错误的期望。

配偶或伴侣的评估对问题处理的成败有不可忽略的重要性，因此也应作为评估的重要组成部分，具体包括配偶或伴侣的一般资料、性认知、性态度、性别角色、自我概念，及其对性生活的期望及配合度等。

(2) 身体检查　可通过相应检查来协助确认老年人的性生活是否存在问题。常见的检查有阴茎胀硬度测验、海绵体内药物注射测试、神经传导检查、阴茎动脉功能检查等。

2. 护士的态度及准备

在处理老年人的性问题前，应用丰富的专业知识和专业态度来协助老年人，才能得其信任与合作。应掌握正确的性知识，了解不同的社会文化及宗教背景，能坦然、客观地面对性问题，并注意真诚地尊重老年人及其家庭。

3. 评估性问题的注意事项

护士必须仔细并具有专业的敏感性，同时应尊重老年人的隐私权。一般而言，老年人多不会主动地表达有性问题方面的困扰，有些会从睡眠情形不佳（如失眠或表现出焦虑不安的现象等）问题谈起；有些则习惯从“别人”的问题谈起；有些则需用较含蓄的言语来沟通，如“在一起”。这时就需要有相应的“倾听”与“沟通”的技巧。

在评估中，若遇到老年人几乎没有性生活或频率异常等问题时，一定不要面露惊讶或做出草率的判断。性活动本身就是千变万化的，更无需用频率的高低来衡量老年人的性生活是否正常。性器官的大小与性的满足无关。

总之，护士需具有正确的专业知识、专业态度和沟通技巧才能发现问题。在确认问题的性质后，还应评估自己是否有能力处理，是否需要转介给其他的专业人员，如性治疗师、婚姻咨询家等。

四、老年人性生活的护理与卫生指导

1. 一般指导

(1) 树立正确的性观念　应对老年人及其配偶、照顾者进行有针对性的健康教育，帮助他们克服传统文化和社会舆论对性的偏见，将性活动当作有利于健康的一种正常生理需要来看待。

(2) 鼓励伴侣间的沟通　必须鼓励和促进老年人与其配偶或伴侣间的沟通，只有彼此之间坦诚相对，相互理解和信任，各项护理措施和卫生指导才能取得良好的效果。

(3) 提倡外观的修饰　需提醒老年人在外观上加以装扮，除了适当的营养休息以保持良好的精神外，在服装发型上注意性别角色的区分，有条件时应鼓励依个人的喜好或习惯做适当修饰，如女性使用香水、戴饰物等，男性使用古龙水、刮胡子等。

(4) 营造合适的环境　除温度、湿度适宜外，基本的环境要求应具有隐私性及自我控制的条件，如门窗的隐私性、床的高度及适用性等。在过程当中也不应被干扰，在时间上应充裕，避免造成压力。

(5) 多方式性满足　性交（性器官的直接接触）不是性满足的唯一方式，对于老年人来说，一些浅层的性接触（如彼此之间的抚摩、接吻、拥抱等接触性性行为）也可以使其获得性满足。也就是说，在老年性生活里，性交并不一定是获得性满足的主要途径，年轻时激烈的性行为，这时可被相对温和的情感表达方式所取代。

(6) 其他　在时间的选择上，以休息后为佳。有研究表明男性激素在清晨时最高，故此时对男性而言是最佳的时间选择；低脂饮食可保持较佳的性活动，因高脂易引起心脏及阴茎的血管阻塞而造成ED；老年女性停经后由于雌激素水平下降而导致阴道黏膜较干，可使用润滑剂来进行改善。事实上，由于停经后没有怀孕的忧虑，更利于享受美好的性生活。

2. 性卫生的指导

性卫生包括性生活频度的调适、性器官的清洁及性生活安全等。其中性生活频度的调适是指多长时间一次性生活比较合适，由于个体差异极大，难以有统一的客观标准，一般以性生活的次日不感到疲劳且精神愉快较好。性器官的清洁卫生在性卫生中十分重要，要求男女双方在性生活前后都要清洗外阴，即使平时也要养成清洗外生殖器的习惯，否则不洁的性生活可以引起生殖系统感染。在享受美好的性生活时，应提醒老年人必要的安全措施仍应注意，如伴侣的选择及避孕套的正确使用等。

3. 对患病老年人的指导

(1) 患心脏病的老年人　可由专业的心肺功能检测决定患者是否能承受性交的活动量（相当于爬楼梯达到心跳174次/min的程度），此外还需从其他方面减轻心脏的负担，譬如避免在劳累的时候或饱餐饮酒之后进行，最好在经过休息后进行，甚至可与医师的用药取得协调，在性活动前15～30min服用硝酸甘油，以达到预防效果。

(2) 呼吸功能不良的老年人　此类患者应学会在性活动中应用呼吸技巧来提高氧的摄入和利用，平日亦可利用适当运动来锻炼呼吸功能。时间上可选择使用雾化吸入治疗，以提高患者的安全感。而早晨睡醒时，需注意口鼻分泌物是否已清除，以免分泌物较多而妨碍呼吸功能。在姿势安排上，可采用侧卧或面对背的姿势以减轻负担，或进行中以侧卧方式休息。

(3) 前列腺肥大患者　应告知逆向射精是无害的，不要因此而心生恐惧。

(4) 糖尿病患者　可以通过药物或润滑剂等的适当使用而使疼痛改善。

(5) 关节炎患者　可由改变姿势或服用止痛药等方法来减轻不适的程度，或在性活动前30min泡热水澡，可使关节肌肉达到放松舒适的状态。

想一想： 老年人性生活指导应包括哪些内容？

4. 配合各种医疗处置时的护理措施

老年男性常见的性问题为ED，特指在50%以上的性交过程中，不能维持足够的勃起而进行满意性交。ED在各年龄段男性中均有发生，但其发生率随年龄增加而不断增高。老年ED多为器质性而非心理性的，但心理因素往往和器质性因素共同作用，在一个器质性因素的基础上加上忧虑常会加重病情。因此，对于ED患者，伴侣的支持、理解与专业人士的指导均非常重要。医学上有多种方法可以协助老年ED患者改善其性功能，可在考虑老年人及其伴侣意愿的基础上进行选择，但任何方法都应配合适当的护理措施，具体如下。

(1) 真空吸引器　真空吸引器有手控及电动之分，其原理及措施是类似的。使用时将吸筒套在阴茎上，吸成真空，强迫血液流入阴茎海绵体，造成充血，再以橡皮套套入阴茎根部，造成持续性效果。应特别注意的是，每次使用不可超过30min，以免造成异常勃起。这种方法需经专业人员的协助与教导才可使用。

(2) 使用前列腺素注射　此方法是由男性老年人或其伴侣将前列腺素注射到海绵体。注射后5～10min开始生效，持续时间30～40min，在时间的掌握上若较佳，较易达到彼此满意的状态。

(3) 人工阴茎置入　将人工阴茎以手术方式置入，术后需在专业人员的指导下练习正确的操作技术，才能正式使用，一般在6周后才可恢复性生活。

(4) 药物使用　常见的口服药物有枸橼酸西地那非（又称伟哥），在受到性刺激的前提下，可帮助ED患者产生勃起。但当该药物与硝酸酯类药物一起使用时，能引起严重的低血压，因此服用硝酸酯类药物的ED患者禁用枸橼酸西地那非。在选择口服药物前，需确认老年人对药物有正确的认识，且在服药上能严格执行医嘱，避免错误地认为药量与勃起硬度或勃起时间呈正比而造成不必要的伤害。

实践项目

任务6-1　特殊口腔护理

> 张大爷，70岁，教师，因中风导致右侧偏瘫，意识清楚，生活不能自理。检查口腔左侧、右颊部有0.4cm×0.3cm大小的溃疡，感觉疼痛，生命体征基本稳定。
>
> 请完成对该老年人的口腔护理。

1. 实训目的

(1) 保持口腔清洁、湿润，预防口腔感染等并发症。

（2）预防或减轻口腔异味，去除牙垢，增进食欲，确保老年人舒适。

（3）观察口腔内黏膜、舌苔、牙龈及特殊气味的改变，提供老年人病情动态变化的信息。

2. 实训准备

（1）物品准备

① 治疗盘内准备。治疗碗 2 个（分别盛漱口液浸湿的无菌棉球和漱口水）、止血钳、镊子、压舌板、治疗巾、纱布数块、吸水管、小水壶、棉签、手电筒，必要时备开口器。

② 治疗盘外准备。口腔外用药（按需准备，常用的有口腔溃疡膏、西瓜霜、维生素 B_2 粉末、锡类散等）、口腔护理常用溶液（表 6-1）、手消毒液。治疗车下层备生活垃圾桶、医用垃圾桶。

表 6-1　口腔护理常用溶液

名称	浓度/%	作用及适用范围
生理盐水		清洁口腔，预防感染
复方硼酸溶液（朵贝尔溶液）		轻度抑菌、除臭
过氧化氢溶液	1～3	防腐、防臭
碳酸氢钠溶液	1～4	碱性溶液，适用于真菌感染
氯己定溶液（洗必泰溶液）	0.02	清洁口腔，光谱抗菌
呋喃西林溶液	0.02	清洁口腔，光谱抗菌
乙酸溶液	0.1	适用于铜绿假单胞菌感染
硼酸溶液	2～3	酸性防腐溶液，有抑制细菌的作用
甲硝唑溶液	0.08	适用于厌氧菌感染

（2）护士准备　衣帽整洁、修剪指甲、洗手、戴口罩。

（3）环境准备　病室整洁、安静、安全、舒适，温湿度适宜，光线充足或有足够的照明。

（4）老年人准备　了解口腔护理的目的、方法、注意事项及配合要点，取舒适体位。

3. 实训步骤

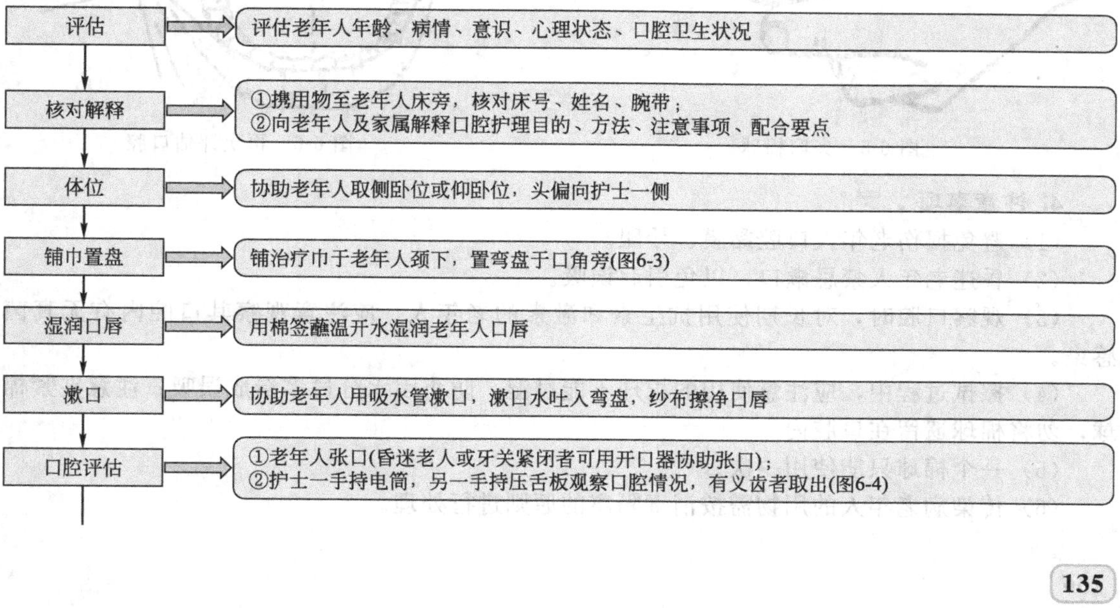
评估
评估老年人年龄、病情、意识、心理状态、口腔卫生状况
核对解释
①携用物至老年人床旁，核对床号、姓名、腕带；
②向老年人及家属解释口腔护理目的、方法、注意事项、配合要点
体位
协助老年人取侧卧位或仰卧位，头偏向护士一侧
铺巾置盘
铺治疗巾于老年人颈下，置弯盘于口角旁(图6-3)
湿润口唇
用棉签蘸温开水湿润老年人口唇
漱口
协助老年人用吸水管漱口，漱口水吐入弯盘，纱布擦净口唇
口腔评估
①老年人张口(昏迷老人或牙关紧闭者可用开口器协助张口)；
②护士一手持电筒，另一手持压舌板观察口腔情况，有义齿者取出(图6-4)

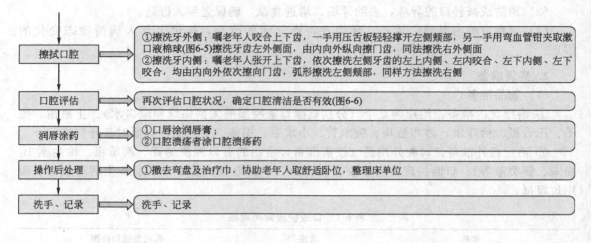

擦拭口腔	①擦洗牙外侧：嘱老年人咬合上下齿，一手用压舌板轻轻撑开左侧颊部，另一手用弯血管钳夹取漱口液棉球(图6-5)擦洗牙齿左外侧面，由内向外纵向擦门齿，同法擦洗右外侧面 ②擦洗牙内侧：嘱老年人张开上下齿，依次擦洗左侧牙齿的左上内侧、左内咬合、左下内侧、左下咬合，均由内向外依次擦向门齿，弧形擦洗左侧颊部，同样方法擦洗右侧
口腔评估	再次评估口腔状况，确定口腔清洁是否有效(图6-6)
润唇涂药	①口唇涂润唇膏； ②口腔溃疡者涂口腔溃疡药
操作后处理	①撤去弯盘及治疗巾，协助老年人取舒适卧位，整理床单位
洗手、记录	洗手、记录

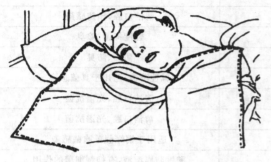

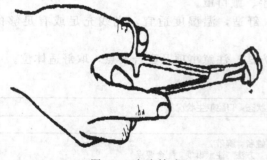

图 6-3　摆体位、铺巾置盘

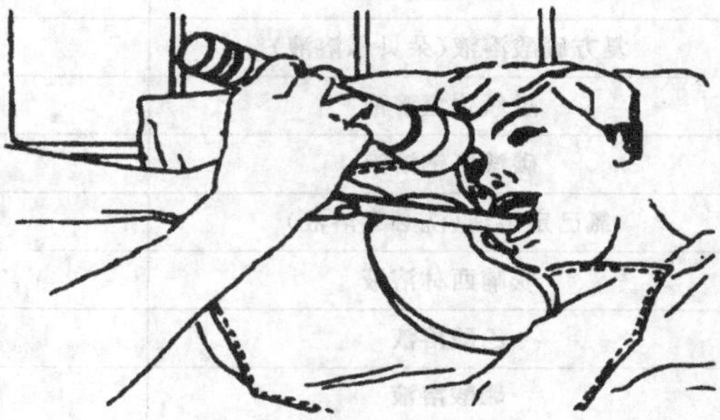

图 6-4　观察口腔状况

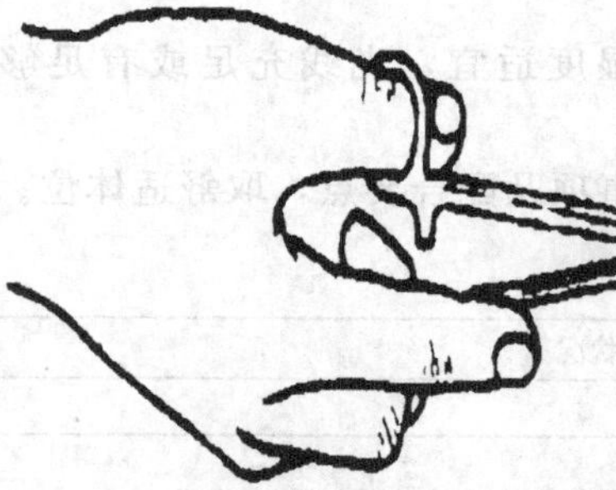

图 6-5　夹取棉球

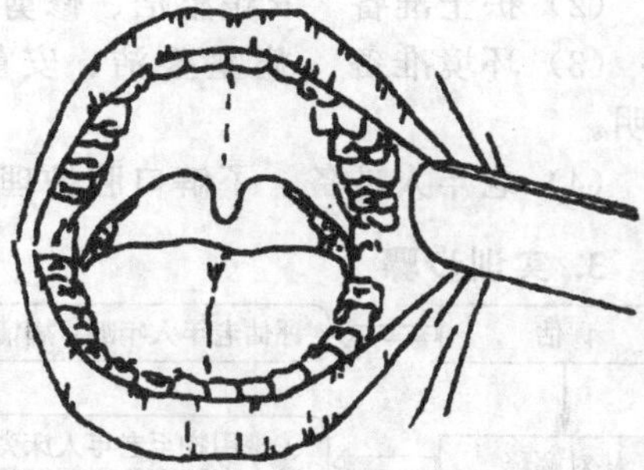

图 6-6　再次评估口腔

4. 注意事项

（1）避免损伤老年人口腔黏膜、牙龈。

（2）昏迷老年人禁忌漱口，以免引起误吸。

（3）观察口腔时，对长期使用抗生素和激素的老年人，应注意观察其口腔内有无真菌感染。

（4）擦拭过程中，应注意使用的棉球不能过湿，防止因水分过多造成误吸；注意夹紧棉球，勿将棉球遗留在口腔内。

（5）一个棉球只能使用一次。

（6）传染病老年人的用物需按消毒隔离的原则进行处理。

5. 评分标准

项目		操作要求	分值	扣分标准	扣分	得分
评估与解释	评估	①评估老年人病情、意识、心理； ②评估老年人口腔情况； ③评估老年人知识水平、合作程度	6	2(未评估扣分) 2(未评估扣分) 2(未评估扣分)		
	解释	解释口腔护理的目的、方法、注意事项及配合要点	2	2(未解释扣分)		
计划	护士准备	着装整洁、洗手、戴口罩	4	2(衣帽不整扣分) 2(未洗手、戴口罩扣分)		
	用物准备	①备物齐全； ②检查装置性能	4	2(准备不齐全扣分) 2(未检查扣分)		
	老年人准备	①了解口腔护理的目的、方法、注意事项及配合要点； ②取舒适体位	2	2(未取舒适体位扣分)		
	环境准备	①整洁、安静、安全； ②温湿度适宜	2			
实施	擦洗前	①协助老年人取适宜体位； ②铺巾置弯盘正确； ③湿润口唇正确； ④协助老年人漱口、擦口角； ⑤检查口腔方法正确	15	3(体位不适宜扣分) 3(不正确扣分) 3(不正确扣分) 3(未协助或不正确扣分) 3(不正确扣分)		
	擦洗中	①棉球干湿度适宜； ②指导老年人配合方法正确； ③夹取棉球方法正确； ④压舌板使用方法正确； ⑤擦洗口腔各面顺序正确； ⑥擦洗方法正确	30	3(不适宜扣分) 2(不正确扣分) 3(不正确扣分) 2(不正确扣分) 10(不正确扣分) 10(不正确扣分)		
	擦洗后	①协助老年人再次漱口并擦洗口角； ②观察口腔是否擦洗干净； ③协助老年人润唇涂药	15	5(未协助或未擦口角扣分) 5(未观察或口腔擦洗不干净扣分) 5(未润唇或涂药扣分)		
	整理	①整理床单位符合要求； ②清理用物，污物处理正确(符合医疗废物处理原则)； ③洗手和记录方法正确	5	1(未整理扣分) 2(未清理扣分) 2(未洗手、记录扣分)		
评价	操作质量	①操作熟练、正确，指导耐心； ②关爱老年人，老年人无不舒适感； ③沟通技巧运用恰当	10	3(酌情扣分) 4(酌情扣分) 3(酌情扣分)		
	操作时间	时间 10min	5	5(每超时 30s 扣 1 分)		
总分			100			

任务 6-2 床上洗头

李大妈，65 岁，脑外伤导致昏迷。护士晨间护理时发现老人头发打结，头上有头皮屑。

请完成对该老年人的床上洗头。

1. 实训目的

(1) 去除头皮屑和污物，清洁头发，减少感染机会。

(2) 按摩头皮，促进头部血液循环及头发生长代谢。

(3) 促进老年人舒适，增进身心健康，建立良好的护患关系。

2. 实训准备

(1) 物品准备

① 治疗盘内准备。橡胶单、浴巾、毛巾、别针、眼罩或纱布、耳塞或棉球（以不脱脂棉球为宜）、量杯、洗发液及梳子。

② 治疗盘外准备。橡胶马蹄形卷或自制马蹄形垫、水壶（内盛43～45℃温水）、脸盆或污水桶、手消毒液，需要时备电吹风。

③ 治疗车下层准备。生活垃圾桶、医用垃圾桶、扣杯式洗头发，另备搪瓷杯和橡胶管。

(2) 护士准备　衣帽整洁、修剪指甲、洗手、戴口罩。

(3) 环境准备　移开床头桌、椅，关闭好门窗，调节好室温。

(4) 老年人准备　了解洗头的目的、方法、注意事项及配合要点，按需给予便器，协助老年人排便。

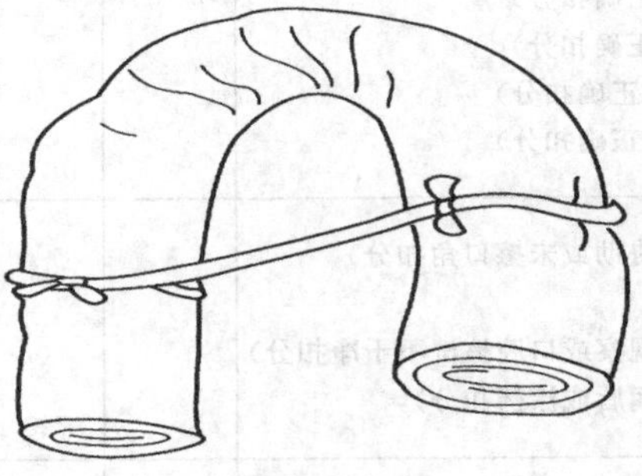

图 6-7　马蹄形卷

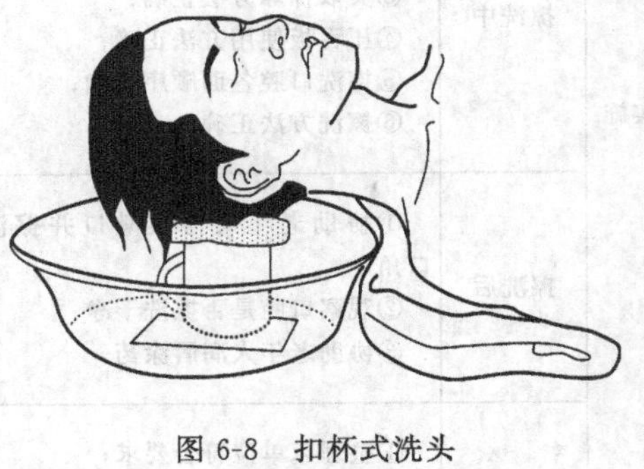

图 6-8　扣杯式洗头

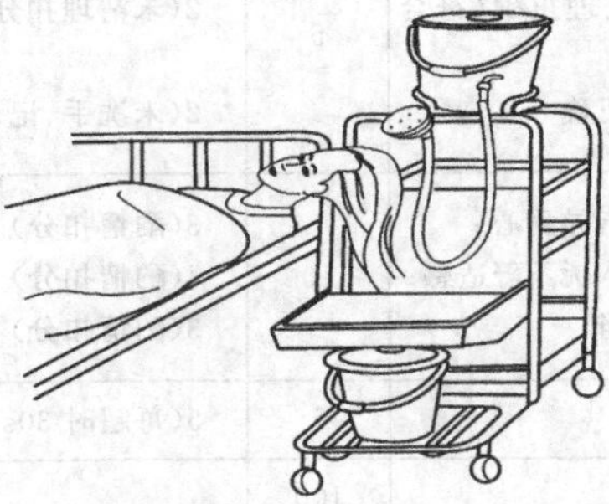

图 6-9　洗头车洗头

3. 实训步骤

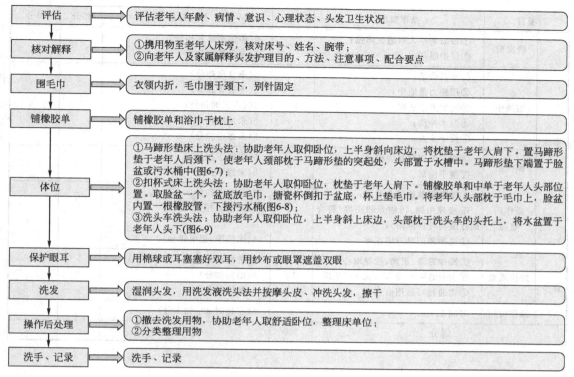

评估	评估老年人年龄、病情、意识、心理状态、头发卫生状况
核对解释	①携用物至老年人床旁，核对床号、姓名、腕带； ②向老年人及家属解释头发护理目的、方法、注意事项、配合要点
围毛巾	衣领内折，毛巾围于颈下，别针固定
铺橡胶单	铺橡胶单和浴巾于枕上
体位	①马蹄形垫床上洗头法：协助老年人取仰卧位，上半身斜向床边，将枕垫于老年人肩下。置马蹄形垫于老年人后颈下，使老年人颈部枕于马蹄形垫的突起处，头部置于水槽中。马蹄形垫下端置于脸盆或污水桶中(图6-7)； ②扣杯式床上洗头法：协助老年人取仰卧位，枕垫于老年人肩下。铺橡胶单和中单于老年人头部位置。取脸盆一个，盆底放毛巾，搪瓷杯倒扣于盆底，杯上垫毛巾。将老年人头部枕于毛巾上，脸盆内置一根橡胶管，下接污水桶(图6-8)； ③洗头车洗头法：协助老年人取仰卧位，上半身斜上床边，头部枕于洗头车的头托上，将水盆置于老年人头下(图6-9)
保护眼耳	用棉球或耳塞塞好双耳，用纱布或眼罩遮盖双眼
洗发	湿润头发，用洗发液洗头法并按摩头皮、冲洗头发，擦干
操作后处理	①撤去洗发用物，协助老年人取舒适卧位，整理床单位； ②分类整理用物
洗手、记录	洗手、记录

4. 注意事项

(1) 为老年人洗头时，应注意人体力学原理，身体尽量靠近床边，保持良好的姿势，避免疲劳。

(2) 洗头过程中，应注意观察老年人的病情变化，如面色、脉搏及呼吸的改变，如有异常，应停止操作。

(3) 病情危重和极度虚弱的老年人不宜洗发。

(4) 洗发时间不宜过长，避免引起老年人头部充血或疲劳不适。

(5) 操作过程中，应注意控制室温和水温，避免打湿衣物和床铺，防止老年人受凉。

(6) 操作过程中，注意保持老年人舒适体位，保护伤口及各种管路，防止流入耳和眼。

5. 评分标准

项目		操作要求	分值	扣分标准	扣分	得分
评估与解释	评估	①评估老年人病情、意识、心理； ②评估老年人头发情况； ③评估老年人知识水平、合作程度	6	2(未评估扣分) 2(未评估扣分) 2(未评估扣分)		
	解释	解释头发护理的目的、方法、注意事项及配合要点	2	2(未解释扣分)		
计划	护士准备	着装整洁、洗手、戴口罩	4	2(衣帽不整扣分) 2(未洗手、戴口罩扣分)		
	用物准备	①备物齐全； ②检查装置性能	4	2(准备不齐全扣分) 2(未检查扣分)		
	老年人准备	①了解头发护理的目的、方法、注意事项及配合要点； ②取舒适体位	2	2(未取舒适体位扣分)		
	环境准备	①整洁、安静、安全； ②温湿度适宜	2			

续表

项目		操作要求	分值	扣分标准	扣分	得分
实施	洗发前	①协助老年人取适宜体位； ②保护眼耳	10	5(体位不适宜扣分) 5(未保护扣分)		
	擦洗中	①水温合适； ②揉搓力量适中； ③洗发方法正确； ④温水冲洗； ⑤擦干头发	35	5(不合适扣分) 5(不适宜扣分) 15(不正确扣分) 5(未冲洗扣分) 5(未擦干扣分)		
	擦洗后	①取下眼罩和耳内棉球； ②擦干面部	10	5(未取下扣分) 5(未擦干扣分)		
	操作后整理	①整理床单位符合要求； ②清理用物，污物处理正确(符合医疗废物处理原则)； ③洗手和记录方法正确	10	2(未整理扣分) 4(未清理扣分) 4(未洗手、记录扣分)		
评价	操作质量	①操作熟练、正确，指导耐心； ②关爱老年人，老年人无不舒适感； ③沟通技巧运用恰当	10	3(酌情扣分) 4(酌情扣分) 3(酌情扣分)		
	操作时间	时间 15min	5	5(每超时 30s 扣 1 分)		
总分			100			

任务6-3　床上擦浴

> 成大爷，75 岁，因脑卒中导致右侧偏瘫，意识清楚，生活不能自理。护士晨间护理时，大爷自述身上瘙痒难耐，有气味。
>
> 请完成对该老年人的床上擦浴。

1. 实训目的

(1) 去除皮肤污垢，保持皮肤清洁，促进老年人舒适，满足老年人需要。

(2) 促进皮肤血液循环，增强皮肤排泄功能，预防皮肤感染及压疮等并发症。

(3) 促进老年人身体放松，增加老年人活动机会。

(4) 为护士提供观察老年人并与其建立良好护患关系的机会。

(5) 观察老年人一般情况，活动肢体，防止肌肉挛缩和关节僵硬等并发症的发生。

2. 实训准备

(1) 用物准备

① 治疗车上层。治疗盘内准备：浴巾 2 条、毛巾 3 条、浴液（或香皂）、剪指刀、梳子、50%乙醇，护肤用品。治疗盘外准备：水桶 2 个（一桶盛 50～52℃热水，另一桶用以盛污水）清洁衣裤和被服、手消毒液、脸盆 2 个。

② 治疗车下层。便盆及便盆巾、生活垃圾筒、医用垃圾桶。

(2) 环境准备　病室整洁、光线适宜，关闭门窗，调节室温（22～26℃），拉上围帘或用屏风遮挡。

（3）护士准备　衣帽整洁、修剪指甲、洗手、戴口罩。

（4）老年人准备　了解床上擦浴的目的、方法、注意事项及配合要点，按需给予便器，协助老年人排便。

3. 实训步骤

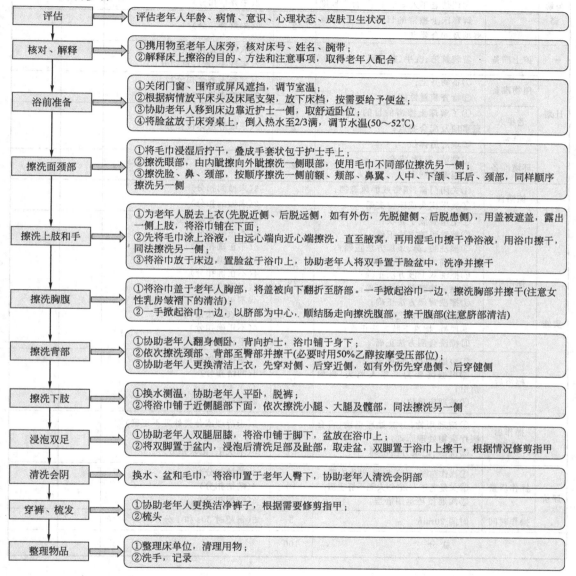

评估	评估老年人年龄、病情、意识、心理状态、皮肤卫生状况
核对、解释	①携用物至老年人床旁，核对床号、姓名、腕带； ②解释床上擦浴的目的、方法和注意事项，取得老年人配合
浴前准备	①关闭门窗、围帘或屏风遮挡，调节室温； ②根据病情放平床头及床尾支架，放下床档，按需要给予便盆； ③协助老年人移到床边靠近护士一侧，取舒适卧位； ④将脸盆放于床旁桌上，倒入热水至2/3满，调节水温(50～52℃)
擦洗面颈部	①将毛巾浸湿后拧干，叠成手套状包于护士手上； ②擦洗眼部，由内眦擦向外眦擦洗一侧眼部，使用毛巾不同部位擦洗另一侧； ③擦洗脸、鼻、颈部，按顺序擦洗一侧前额、颊部、鼻翼、人中、下颌、耳后、颈部，同样顺序擦洗另一侧
擦洗上肢和手	①为老年人脱去上衣(先脱近侧、后脱远侧，如有外伤，先脱健侧、后脱患侧)，用盖被遮盖，露出一侧上肢，将浴巾铺在下面； ②先将毛巾涂上浴液，由远心端向近心端擦洗，直至腋窝，再用湿毛巾擦干净浴液，用浴巾擦干，同法擦洗另一侧； ③将浴巾放于床边，置脸盆于浴巾上，协助老年人将双手置于脸盆中，洗净并擦干
擦洗胸腹	①将浴巾盖于老年人胸部，将盖被向下翻折至脐部。一手掀起浴巾一边，擦洗胸部并擦干(注意女性乳房皱褶下的清洁)； ②一手掀起浴巾一边，以脐部为中心，顺结肠走向擦洗腹部，擦干腹部(注意脐部清洁)
擦洗背部	①协助老年人翻身侧卧，背向护士，浴巾铺于身下； ②依次擦洗颈部、背部至臀部并擦干(必要时用50%乙醇按摩受压部位)； ③协助老年人更换清洁上衣，先穿对侧、后穿近侧，如有外伤先穿患侧、后穿健侧
擦洗下肢	①换水测温，协助老年人平卧，脱裤； ②将浴巾铺于近侧腿部下面，依次擦洗小腿、大腿及髋部，同法擦洗另一侧
浸泡双足	①协助老年人双腿屈膝，将浴巾铺于脚下，盆放在浴巾上； ②将双脚置于盆内，浸泡后清洗足部及趾部，取走盆，双脚置于浴巾上擦干，根据情况修剪指甲
清洗会阴	换水、盆和毛巾，将浴巾置于老年人臀下，协助老年人清洗会阴部
穿裤、梳发	①协助老年人更换洁净裤子，根据需要修剪指甲； ②梳头
整理物品	①整理床单位，清理用物； ②洗手，记录

4. 注意事项

（1）操作中护士动作敏捷轻柔，遵循节力原则，减少体力消耗。

（2）擦浴时注意保暖，调节室温和水温，减少翻动次数和暴露老年人，保护老年人隐私，通常15～30min内完成擦浴。

（3）注意擦净腋窝、指间、乳房下、脐部、腹股沟等皮肤皱褶处。

（4）操作中注意观察病情，如出现寒战、面色苍白、脉速等征象，应立即停止擦浴，给予适当处理。

（5）操作中注意保护伤口和管路，避免伤口受压、管路打折或扭曲。

5. 评分标准

项目		操作要求	分值	扣分标准	扣分	得分
评估与解释	评估	①评估老年人病情、意识、心理； ②评估老年人背部皮肤情况； ③评估老年人知识水平、合作程度	6	2(未评估扣分) 2(未评估扣分) 2(未评估扣分)		
	解释	解释床上擦浴的目的、方法、注意事项及配合要点	2	2(未解释扣分)		
计划	护士准备	着装整洁、洗手、戴口罩	4	2(衣帽不整扣分) 2(未洗手、戴口罩扣分)		
	用物准备	①备物齐全； ②检查装置性能	4	2(准备不齐全扣分) 2(未检查扣分)		
	老年人准备	①了解床上擦浴的目的、方法、注意事项及配合要点； ②取舒适体位	2	2(未取舒适体位扣分)		
	环境准备	①整洁、安静、安全； ②温湿度适宜	2			
实施	擦浴前	①关闭门窗，围帘或屏风遮挡； ②放平床头或床位支架	5	3(未做到扣分) 2(未做到扣分)		
	擦浴中	①毛巾叠成手套状； ②擦洗眼睛方法正确； ③擦洗脸、鼻、颈部方法正确； ④正确为患者脱去上衣； ⑤擦洗双上肢方法正确； ⑥擦洗胸腹部方法正确； ⑦擦洗背部方法正确； ⑧协助患者穿上衣； ⑨脱裤，擦洗下肢方法正确； ⑩擦洗会阴方法正确	40	4(折叠不正确扣分) 4(不正确扣分) 4(不正确扣分) 4(不正确扣分) 4(不正确扣分) 4(不正确扣分) 4(不正确扣分) 4(穿衣方法错误扣分) 4(不正确扣分) 4(不正确扣分)		
	擦浴后	①协助老年人穿裤子； ②根据需要为老年人梳头、修剪指甲； ③整理床单位	10	4(未做到扣分) 4(酌情扣分) 2(未整理扣分)		
	操作后处理	①清理用物，分类处理正确(符合医疗废物处理原则)； ②洗手、记录方法正确	10	5(未清理或分类处理不正确) 5(未洗手、记录扣分)		
评价	操作质量	①操作熟练、正确、轻稳，动作连贯； ②关爱老年人，老年人无不舒适感； ③沟通技巧运用恰当	10	3(酌情扣分) 4(酌情扣分) 3(酌情扣分)		
	操作时间	时间 20min	5	5(每超时 30s 扣 1 分)		
总分			100			

链接：背部按摩

背部按摩通常于老年人沐浴后进行。背部按摩可提供观察老年人皮肤有无破损迹象的机会，促进背部皮肤的血液循环，并为护士提供与老年人沟通的渠道。行背部按摩时，可通过减少噪音和确保老年人舒适的方法，促进老年人的放松。行背部按摩时应先了解老年人的病情，确保有无背部按摩的禁忌证，如背部手术或肋骨骨折的老年人禁止进行背部按摩。

任务 6-4　为卧床老年人更换床单

张大爷，70 岁，教师。因脑中风导致生活不能自理。今天早上查房时，发现其排便时污染床铺。

请为张大爷更换床单。

1. 实训目的

（1）使病床整洁，老年人感到清洁、舒适，预防压疮。

（2）使病室整洁、美观。

2. 实训准备

（1）物品准备

① 护理车上层。清洁大单、中单、被套、枕套各 1 个，床刷，免洗手消毒液，扫床巾，污衣袋，必要时备清洁衣裤。

② 护理车下层。便器。

（2）护士准备　衣帽整洁、修剪指甲、洗手、戴口罩。

（3）环境准备　病室整洁、安静、安全，温湿度适宜，周围无治疗或进餐者。

（4）老年人准备　了解床上更换床单法的目的、方法、注意事项及配合要点，取舒适体位。

3. 实训步骤

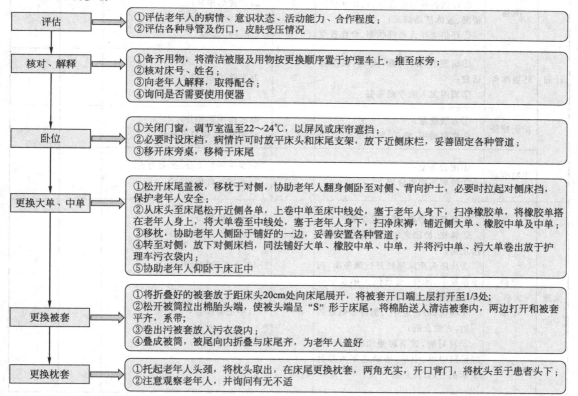

评估	①评估老年人的病情、意识状态、活动能力、合作程度； ②评估各种导管及伤口，皮肤受压情况
核对、解释	①备齐用物，将清洁被服及用物按更换顺序置于护理车上，推至床旁； ②核对床号、姓名； ③向老年人解释，取得配合； ④询问是否需要使用便器
卧位	①关闭门窗，调节室温至22～24℃，以屏风或床帘遮挡； ②必要时设床档，病情许可时放平床头和床尾支架，放下近侧床栏，妥善固定各种管道； ③移开床旁桌，移椅于床尾
更换大单、中单	①松开床尾盖被，移枕于对侧，协助老年人翻身侧卧至对侧、背向护士，必要时拉起对侧床挡，保护老年人安全； ②从床头至床尾松开近侧各单，上卷中单至床中线处，塞于老年人身下，扫净橡胶单，将橡胶单搭在老年人身上，将大单卷至中线处，塞于老年人身下，扫净床褥，铺近侧大单、橡胶中单及中单； ③移枕，协助老年人侧卧于铺好的一边，妥善安置各种管道； ④转至对侧，放下对侧床档，同法铺好大单、橡胶中单、中单，并将污中单、污大单卷出放于护理车污衣袋内； ⑤协助老年人仰卧于床正中
更换被套	①将折叠好的被套放于距床头20cm处向床尾展开，将被套开口端上层打开至1/3处； ②松开被筒拉出棉胎头端，使被头端呈“S”形于床尾，将棉胎送入清洁被套内，两边打开和被套平齐，系带； ③卷出污被套放入污衣袋内； ④叠成被筒，被尾向内折叠与床尾齐，为老年人盖好
更换枕套	①托起老年人头颈，将枕头取出，在床尾更换枕套，两角充实，开口背门，将枕头至于患者头下； ②注意观察老年人，并询问有无不适

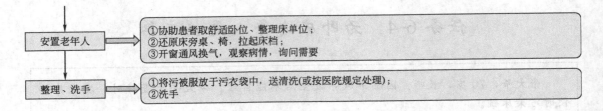

安置老年人 → ①协助患者取舒适卧位、整理床单位；②还原床旁桌、椅，拉起床档；③开窗通风换气，观察病情，询问需要

整理、洗手 → ①将污被服放于污衣袋中，送清洗(或按医院规定处理)；②洗手

4. 注意事项

（1）操作应轻稳，注意节力原则。

（2）保证老年人舒适、安全，减少过多地翻动和暴露老年人，以防疲劳及受凉。必要时使用床档，以防止变换体位时老年人坠床。

（3）注意观察病情及老年人的皮肤有无异常改变，妥善安置导管、保持通畅，发现病情变化，立即停止操作，并采取相应措施。

5. 评分标准

项目		操作要求	分值	扣分标准	扣分	得分
评估与解释	评估	①评估老年人病情、意识、心理； ②评估老年人知识水平、合作程度	6	3(未评估扣分) 3(未评估扣分)		
	解释	解释更换床单的目的、方法、注意事项及配合要点	2	2(未解释扣分)		
计划	老年人准备	①评估老年人的病情、意识状态，更换卧位的能力； ②评估各种导管及伤口、皮肤受压情况、肢体活动情况； ③评估老年人心理状态、合作程度	2	2(未评估扣分)		
	环境准备	①病室整洁、安静、安全，温湿度适宜； ②周围无人治疗或进餐	2	2(未陈述扣分)		
	护士准备	①着装规范； ②修剪指甲、洗手、戴口罩	4	2(衣帽不整扣分) 2(未洗手、戴口罩扣分)		
	用物准备	①用物齐全； ②按顺序摆放合理	4	3(少一件扣1分，扣完为止) 3(放置不合理扣分)		
实施	更换大单、中单	①移开床旁桌、椅位置正确； ②移枕、协助老年人翻身左侧卧方法正确； ③从床头至床尾松开近侧各单，扫净橡胶单、床褥，铺近侧大单及中单方法正确，中线对齐； ④移枕，协助老年人侧卧于铺好的一边，方法正确； ⑤转对侧，放下对侧床档，同法铺好橡胶中单、中单，协助老年人仰卧于床正中，方法正确	25	2(不正确扣分) 5(体位不适宜扣分) 10(不正确扣分) 5(不正确扣分) 5(不正确扣分)		

续表

项目		操作要求	分值	扣分标准	扣分	得分
实施	更换被套、枕套	①协助老年人躺平，平铺干净被套，取出棉胎，无污染； ②打开被套尾，将棉胎放于被套内，打开棉胎，使上端与被套平齐、无虚边； ③被套中线对齐、内外平整无皱； ④卷出污被套放入污袋内方法正确； ⑤叠成被筒，被尾向内折叠与床尾齐，为老年人盖好方法适宜； ⑥换干净枕套，平放于老年人头下； ⑦注意观察老年人，并询问有无不适	25	2(不正确扣分) 4(不正确扣分) 4(不平整扣分) 4(不正确扣分) 3(不整齐扣分) 4(不正确扣分) 4(未询问扣分)		
	安置老年人	①协助老年人取舒适卧位、整理床单位符合要求； ②还原床旁桌、椅、拉起床档，开窗通风换气方法正确； ③观察病情，询问需要	10	4(不符合要求扣分) 4(不正确扣分) 2(未观察、询问扣分)		
	整理	①将污被放于污物袋中、送清洗(或按医院规定处理)； ②洗手	5	3(未清理扣分) 2(未洗手扣分)		
评价	操作质量	①操作熟练、程序正确、动作规范，符合节力原则； ②关爱老年人，老年人无不舒适感； ③沟通技巧运用恰当	10	3(酌情扣分) 4(酌情扣分) 3(酌情扣分)		
	操作时间	时间 10min	5	5(每超时 30s 扣 1 分)		
总分			100			

任务 6-5　简易通便

张大爷，70 岁，教师。近几日因感冒活动减少，食欲下降，并以精细食物为主，自述已有 5 天未排便，现感觉腹胀、腹痛，排不出大便。

请使用简易通便法帮助老年人解除便秘。

1. 实训目的

帮助老年人解除便秘。

2. 实训准备

(1) 物品准备　开塞露和甘油栓。

(2) 护士准备　衣帽整洁、修剪指甲、洗手、戴口罩。

(3) 环境准备　病室整洁、安静、安全、舒适，温湿度适宜、光线充足或有足够的

照明。

（4）老年人准备　了解简易通便法的目的、方法、注意事项及配合要点，取舒适体位。

3. 实训步骤

评估	评估老年人年龄、病情、意识、心理状态
核对解释	①备用物至老年人床旁，核对床号、姓名、腕带； ②向老年人及家属解释简易通便法的目的、方法、注意事项、配合要点
开塞露法	协助老年人取左侧卧位，放松肛门外括约肌，使用时将其开口端减去，先挤出少许液体润滑开口处。护士将开塞露前端轻轻插入肛门后，将液体全部挤入直肠内，嘱老年人保留5～10min后排便(图6-10)
甘油栓法	护士戴手套，一手捏住甘油栓底部，轻轻插入肛门直至直肠，抵住肛门处轻轻按摩，嘱老年人保留5～10min后排便
洗手、记录	洗手、记录

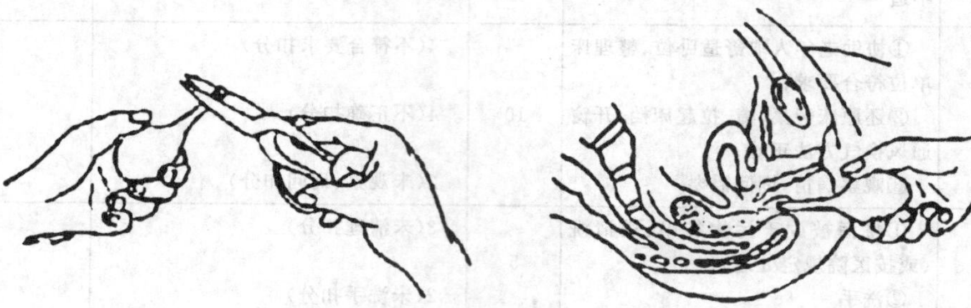

图 6-10　简易通便

4. 注意事项

（1）动作轻柔，防止损伤黏膜。

（2）嘱老年人一定要保留 5～10min 后排便。

5. 评分标准

项目		操作要求	分值	扣分标准	扣分	得分
评估与解释	评估	①评估老年人病情、意识、心理； ②评估老年人知识水平、合作程度	6	3(未评估扣分) 3(未评估扣分)		
	解释	解释简易通便法的目的、方法、注意事项及配合要点	2	2(未解释扣分)		
计划	护士准备	着装整洁、洗手、戴口罩	4	2(衣帽不整扣分) 2(未洗手、戴口罩扣分)		
	用物准备	备物齐全	4	4(准备不齐全扣分)		
	老年人准备	①了解简易通便法的目的、方法、注意事项及配合要点； ②取舒适体位	2	2(未取舒适体位扣分)		
	环境准备	①整洁、安静、安全； ②温湿度适宜	2			

续表

项目		操作要求	分值	扣分标准	扣分	得分
实施	通便前	协助老年人取适宜体位	15	15(体位不适宜扣分)		
	通便中	开塞露法:轻轻将药液全部挤入直肠内	30	15(不正确扣分)		
		甘油栓法:轻轻插入肛门直至直肠内,抵住肛门处轻轻按摩		15(不正确扣分)		
	通便后	嘱老年人保留至少5~10min	15	15(未嘱咐扣分)		
	操作后整理	①整理床单位符合要求; ②清理用物,污物处理正确(符合医疗废物处理原则); ③洗手和记录方法正确	5	1(未整理扣分) 2(未清理扣分) 2(未洗手、记录扣分)		
评价	操作质量	①操作熟练、正确,指导耐心; ②关爱老年人,老年人无不舒适感; ③沟通技巧运用恰当	10	3(酌情扣分) 4(酌情扣分) 3(酌情扣分)		
	操作时间	时间3min	5	5(每超时30s扣1分)		
总分			100			

任务6-6 辅助器应用

张大爷,65岁,因雪天路滑,不慎摔倒,导致左腿骨折。在医院经过积极治疗,现基本可以使用拐杖行走。

请指导老年人正确使用拐杖。

1. 实训目的

维持身体残障或因疾病、高龄而行动不便的老年人进行活动,以保障老年人的安全。

2. 实训准备

(1) 物品准备 拐杖、手杖、助行器。

(2) 护士准备 衣帽整洁、修剪指甲、洗手、戴口罩。

(3) 环境准备 病室整洁、安静、安全、舒适,温湿度适宜,光线充足或有足够的照明。

(4) 老年人准备 了解辅助器使用的目的、方法、注意事项及配合要点。

3. 实训步骤

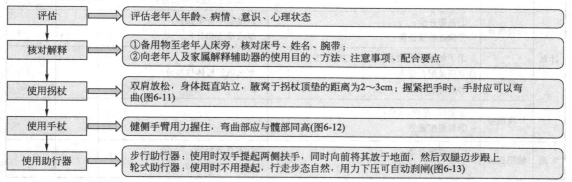

评估 → 评估老年人年龄、病情、意识、心理状态

↓

核对解释 → ①备用物至老年人床旁,核对床号、姓名、腕带;
②向老年人及家属解释辅助器的使用目的、方法、注意事项、配合要点

↓

使用拐杖 → 双肩放松,身体挺直站立,腋窝于拐杖顶垫的距离为2~3cm;握紧把手时,手肘应可以弯曲(图6-11)

↓

使用手杖 → 健侧手臂用力握住,弯曲部应与髋部同高(图6-12)

↓

使用助行器 → 步行助行器:使用时双手提起两侧扶手,同时向前将其放于地面,然后双腿迈步跟上
轮式助行器:使用时不用提起,行走步态自然,用力下压可自动刹闸(图6-13)

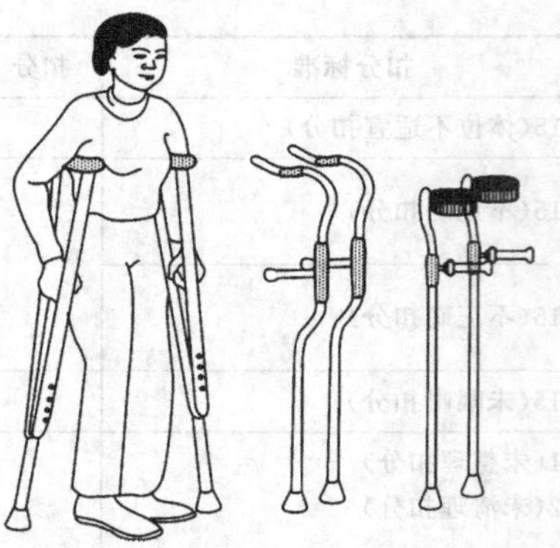

图 6-11　拐杖的使用

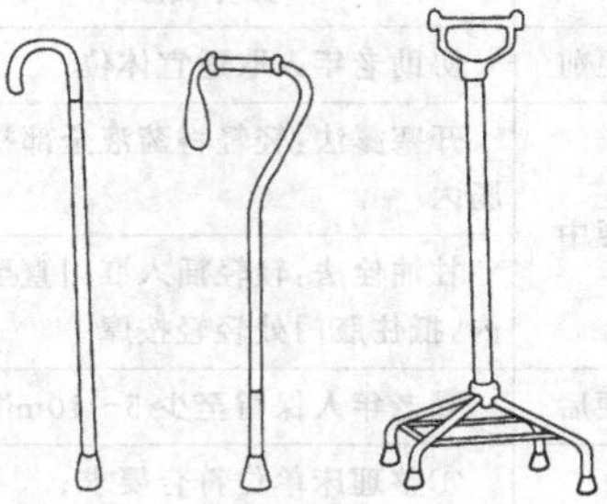

图 6-12　常用手杖

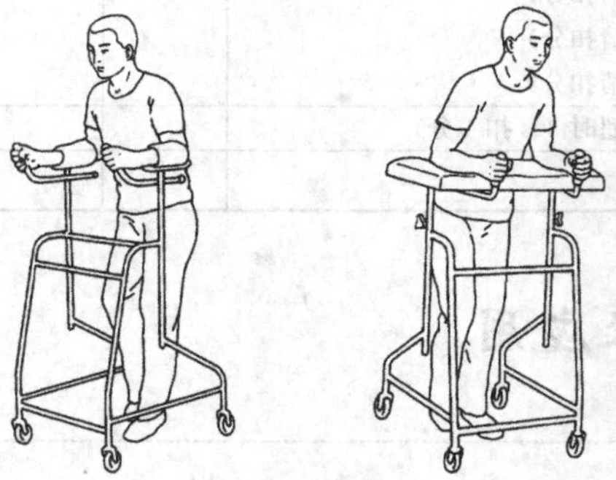

图 6-13　辅助器的使用

4. 注意事项

(1) 使用者应意识清醒，身体状态良好、稳定。

(2) 选择合适的辅助器　不合适的辅助器与错误的使用姿势可导致腋下受压，造成神经损伤、腋下于手掌挫伤及跌倒，还会引起背部肌肉劳损和酸痛。

(3) 使用者的手臂、肩部或背部应无伤痛，活动不受限制，以免影响手臂的支撑力。

(4) 使用辅助器时，老年人的鞋要合脚、防滑，衣服要宽松、合身。

(5) 调整拐杖和手杖后，将全部螺钉拧紧，橡皮底垫紧贴拐杖和手杖的底端，并应经常检查确定橡皮底垫的凹槽能产生足够的吸力和摩擦力。

(6) 选择较大的练习场地，避免拥挤和注意力分散。同时应保持地面干燥，无可移动的障碍物。必要时备一把椅子，供老年人疲劳时休息。

5. 评分标准

项目		操作要求	分值	扣分标准	扣分	得分
评估与解释	评估	①评估老年人病情、意识、心理； ②评估老年人知识水平、合作程度	6	3(未评估扣分) 3(未评估扣分)		
	解释	解释辅助器的使用目的、方法、注意事项及配合要点	2	2(未解释扣分)		
计划	护士准备	着装整洁、洗手、戴口罩	4	2(衣帽不整扣分) 2(未洗手、戴口罩扣分)		
	用物准备	①备物齐全； ②检查装置性能	4	2(准备不齐全扣分) 2(未检查扣分)		
	老年人准备	①了解辅助器使用的目的、方法、注意事项及配合要点； ②取舒适体位	2	2(未取舒适体位扣分)		
	环境准备	①整洁、安静、安全； ②温湿度适宜	2			
实施	使用拐杖	①长度要合适； ②使用方法正确	15	5(不合适扣分) 10(不正确扣分)		

续表

项目		操作要求	分值	扣分标准	扣分	得分
实施	使用手杖	①长度合适； ②指导老年人使用方法正确	30	5(不合适扣分) 25(不正确扣分)		
	使用助行器	指导老年人使用方法正确	20	20(不正确扣分)		
评价	操作质量	①操作熟练、正确，指导耐心； ②关爱老年人，老年人无不舒适感； ③沟通技巧运用恰当	10	3(酌情扣分) 4(酌情扣分) 3(酌情扣分)		
	操作时间	时间 5min	5	5(每超时 30s 扣 1 分)		
总分			100			

拓展项目

复习项目

重点串联

老年人日常生活护理内容		老年人日常生活主要护理措施
安全→环境→沟通→清洁→饮食与排泄→休息与活动→性	→	保障老年人的安全措施，提供适宜的环境，与老年人进行有效的沟通，保持老年人皮肤清洁的措施，提供合理的饮食、休息与活动，指导老年人性生活

考点导航

一、单项选择题

1. 容易导致老年人发生意外的是（　　）

A. 床垫软硬适中，避免过于松软造成翻身不便和坠床的危险

B. 卧床老人进食后要马上叩背和吸痰，防止出现吸入性肺炎

C. 老年人因视野的缺失，在穿行马路时要左右多看几次

D. 在感染性疾病流行期间，尽量少到公共场所活动

E. 外出活动时，最好随身携带姓名卡、亲属姓名及联系电话和地址

2. 对老年人进行皮肤护理时，应注意（　　）

A. 脸部按摩应自上而下，由中间朝外按摩

B. 定期淋浴、洗头、避免碱性肥皂的刺激，保持皮肤的酸碱度适宜

C. 头发和头皮干燥者，应适当增加洗头的次数

D. 为长期卧床老年患者进行全背按摩时，应双手沾适量乳液，从肩部开始沿脊柱两侧边缘向下按摩至骶尾部

E. 按摩时压力要均匀，尤其是注意按摩局部病变皮肤，促进血液循环

3. 饮食与营养对维持老年人的健康非常重要，对其营养特点的描述错误的是（　　）

A. 早餐吃好、中餐吃饱、晚餐吃少

B. 温度应适宜，宜温偏热

C. 适当增加热量的摄入，防止营养不良

D. 食物加工应“细、软、松”

E. 少量多餐、低脂、低糖、低盐、高维生素

4. 老年人皮肤瘙痒的最常见原因是（　　）

A. 皮肤干燥　　B. 皮肤感染　　C. 慢性肾功能衰竭

D. 高血压　　E. 药物过敏

5. 在与老年人进行非语言沟通时，最容易被接受的触摸部位是（　　）

A. 手　　B. 头部　　C. 胳膊

D. 背部　　E. 肩部

6. 有关头发的保养，下列正确的是（　　）

A. 头发应每天清洗

B. 提高水温有助于头发清洁

C. 先用洗发液洗发，清洗后涂护发素

D. 每次清洗完头发后，马上用电吹风把头发全部吹干

E. 应经常使用定型水

7. 老年人便秘主要是受下列哪个因素的影响？（　　）

A. 生理因素　　B. 饮食因素　　C. 活动减少

D. 精神、心理因素　　E. 各种因素的综合

8. 有关老年人的活动，哪项正确？（　　）

A. 每天活动量在 3180kJ 以上，可以起到强身健体的作用

B. 体力劳动可完全代替运动锻炼

C. 计算运动时的心率可用直接测量 1min 的方法

D. 老年人运动应每天 1～2 次，每次 1h 以上

E. 只要采取有规律且适合自己的运动方式，无论从什么年龄开始运动都对身体有益

9. 老年人产生压疮的主要原因是（　　）

A. 局部组织长期受压　　B. 皮肤受潮湿刺激　　C. 年老、体弱、营养不良

D. 病原菌侵入皮肤组织　　E. 感觉运动功能减退

10. 老年人易出现负氮平衡，故蛋白质摄入应该（　　）

A. 优质足量　　B. 优质少量　　C. 以动物蛋白为主

D. 以植物蛋白为主　　E. 多样化

二、多项选择题

1. 老年人常见的安全问题有（　　）

A. 跌倒　　B. 呛咳　　C. 坠床

D. 误服药　　E. 交叉感染

2. 老年人的日常安全要注意（　　）

A. 尽量避免老人外出　　B. 日常生活小事，不让老人自己动手

C. 让老年人了解引起意外伤害的因素　　D. 淋浴时要严格掌握温度，以免烫伤

E. 外出注意避开人多拥挤的高峰时间

3. 适合老年人的运动项目有哪些？（　　）

A. 步行　　B. 游泳　　C. 骑车
D. 太极拳　　E. 慢跑

4. 富含钙质的食物有（　　）

A. 牛奶　　B. 虾皮　　C. 深绿色蔬菜
D. 豆制品　　E. 萝卜

5. 引起老年人便秘的常见原因有（　　）

A. 胃结肠反射性刺激减少　　B. 缺乏体力运动
C. 习惯性服用缓泻剂　　D. 肛门内括约肌松弛
E. 环境改变使情绪抑郁

6. 老年人便秘的预防、护理措施包括（　　）

A. 生活要有规律　　B. 增加含纤维素多的食物
C. 腹部按摩　　D. 用开塞露通便　　E. 用缓泻剂帮助通便

7. 影响老年人性生活的药物有（　　）

A. 抗精神病药物　　B. 镇静催眠药物　　C. 抗高血压药物
D. 心脏病药物　　E. 部分交感神经抑制药物

8. 老年人运动应遵循的原则有（　　）

A. 锻炼过程中应加强心率的监测
B. 运动强度要循序渐进
C. 坚持运动的经常性、系统性
D. 冬季下雪或大风天气也要坚持到户外活动
E. 不做突击性的紧张运动

9. 关于老年人睡眠的护理，以下描述正确的是（　　）

A. 避免睡前过度兴奋　　B. 睡姿以仰卧位为好
C. 睡前热水泡脚　　D. 睡前勿进食
E. 睡前一杯水可预防脑血栓

三、思考题

1. 老年人日常生活护理的主要内容有哪些？
2. 老年人日常生活中应注意哪些问题？
3. 促进老年人休息与睡眠的措施有哪些？
4. 引起老年人皮肤发生瘙痒的危险因素有哪些？
5. 老年人居室环境的要求有哪些？

（刘　敏）

PPT 课件

第七章

老年人的安全用药与护理

随着老年人年龄的增长，各脏器的组织结构和生理功能逐渐发生退行性改变，药物在老年人体内的吸收、分布、代谢和排泄都会受到不同程度的影响，极易出现不良反应。此外，老年人常同时患有多种疾病，治疗时难免会同时应用多种药物，使老年人发生药物不良反应的几率大大升高。因此，老年人的安全用药应当引起医护人员的高度重视，尽量做到既保证药物疗效，又同时减少或避免药物的不良反应。

那么，护士应当如何指导老年人用药，并通过各项措施的实施避免老年人发生药物不良反应呢？

预习项目

案例 7

张某，男，78 岁，确诊高血压 22 年，糖尿病 5 年。遵医嘱定期服用贝那普利、螺内酯降压，血压控制在 120～140/85～95mmHg；服用格列齐特降血糖，空腹血糖波动在 6～8mmol/L。

5 天前外出旅游，由于带药不足，自行在当地改螺内酯为氢氯噻嗪，联合贝那普利降压；1 天前出现烦渴、多尿，并逐渐出现反应减慢，3h 前出现呼之不应递送来就医。患者平时经常失眠，自行服用地西泮等镇静催眠药物，同时还服用维生素 C、西洋参、钙片等非处方保健药物。

情景提问及任务分组

任务	分组	组长
问题一：如何进一步收集张大爷的相关健康资料？	A组	
问题二：张大爷可能出现了什么药物不良反应？	B组	
问题三：护士应当如何对张大爷进行用药健康指导？	C组	
讨论： ①列举张大爷出现药物不良反应的原因。 ②讨论老年人进行药物治疗的注意事项。		

学习项目

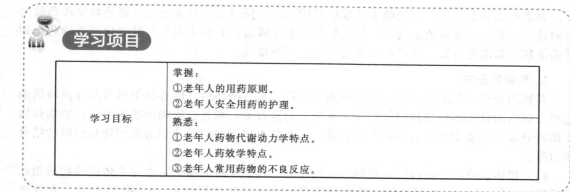

学习目标	掌握： ①老年人的用药原则。 ②老年人安全用药的护理。
	熟悉： ①老年人药物代谢动力学特点。 ②老年人药效学特点。 ③老年人常用药物的不良反应。

第一节　老年人药物代谢和药效学特点

随着老年人口的增加、生活水平的提高和医疗条件的改善，老年人在疾病治疗和日常保健中的用药问题日益受到重视。由于生理功能减退、用药种类复杂和累计用药量大，老年人已成为药物不良反应伤害的主要对象。

一、老年人药物代谢特点

老年药物代谢动力学（pharmacokinetics in the elderly）简称老年药动学，是研究老年人机体对药物处置的科学，即研究药物在老年人体内的吸收、分布、代谢（生物转化）和排泄过程及药物浓度随时间变化规律的科学。

老年药动学改变的特点：药代动力学过程减慢，绝大多数药物的被动转运吸收不变而主动转运吸收减少，药物代谢能力减弱、排泄功能降低、消除半衰期延长，血药浓度增高。

1. 药物的吸收

药物的吸收（absorption）是指药物从给药部位转运至血液的过程。在疾病治疗过程中，大部分的药物都通过口服途径给药，经胃肠道吸收后进入血液循环，到达靶器官而发挥作用。因此，胃肠道环境或功能的改变可能对药物的吸收产生影响。影响老年人胃肠道药物吸收的因素主要有以下几点。

（1）胃酸分泌减少导致胃液 pH 升高　随着年龄的增长，老年人胃黏膜逐渐变薄、萎缩，胃壁分泌细胞数量减少、功能下降，使胃酸分泌减少，导致胃液 pH 升高，继而影响药物的离子化程度。如弱酸性药物乙酰水杨酸（阿司匹林）在正常情况下，于胃内不易解离，吸收良好；当胃酸缺乏时，其离子化程度增大，使药物在胃中吸收减少，影响药效。

（2）胃排空速度减慢　老年人胃部肌肉萎缩，蠕动减慢。由于多数药物在小肠吸收，胃排空速度减慢后，使药物到达小肠的时间延迟，吸收过程缓慢，达到有效血药浓度的时间推迟，使药物有效浓度降低，作用强度下降，特别对在小肠远端吸收的药物或肠溶片有较大的影响。

（3）肠肌张力增加和活动减少　老年人肠道蠕动减慢，肠内容物在肠道内移动时间延长，药物与肠道表面接触时间延长，使药物吸收增加，尤其是部分主要在小肠上部吸收的药物。同时，胃排空延迟、胆汁和消化酶分泌减少等因素都可影响药物的吸收。

（4）胃肠道和肝血流减少　胃肠道和肝血流量随年龄增长而减少。65 岁以上的老年人，其胃肠道和肝脏的血流量较年轻人减少了 40%～45%。胃肠道血流量减少会使药物吸收减少，如老年人对奎尼丁、氢氯噻嗪的吸收可能减少；同时血流减少还会导致药物发挥药效的时间延迟。另外，肝血流量的减少使药物首过效应减弱，有些主要经肝脏氧化消除的药物如普萘洛尔，其消除减慢，使得血药浓度升高、药效增强。

2. 药物的分布

药物的分布（distribution）是指药物吸收进入人体循环后，向各组织器官及体液转运的过程。药物的分布不仅与药物的贮存、蓄积及清除有关，而且也影响药物的效应。影响药物在体内分布的因素主要有机体的组成成分、药物与血浆蛋白的结合能力及药物与组织的结合能力等。

（1）机体组成成分的改变对药物分布的影响　随着年龄的增长，老年人体内的脂肪组织逐渐增加，65岁与20岁时比较，脂肪组织占总体重的比例男性由18％增至36％，女性由33％增至48％；同时由于细胞功能减退，细胞内液减少，老年人体内的水分占总体重的比例由年轻时的61％降为53％，这种变化分别对亲脂性和亲水性药物在体内的分布容积、半衰期均产生影响。

亲脂性高的药物，如地西泮、苯巴比妥、利多卡因等，在脂肪组织中暂时的蓄积增加，其分布容积随年龄增长而增大，导致血药浓度的峰值减小，排泄减慢，在体内停留的时间明显延长，最终导致半衰期延长，作用更持久。因此，老年人在应用此类药物时，应当适当地延长给药的时间间隔。亲水性高的药物，如地高辛、吗啡、哌替啶、对乙酰氨基酚等，在体内的分布容积随年龄增长而逐渐减小，从而使血药浓度的峰值增高，老年人发生不良反应的几率增加。因此老年人在应用此类药物时，应当适当地减少每次的用量。

（2）老年人体内血浆清蛋白含量随年龄增长而逐渐减少　从40岁到70岁，清蛋白含量自40g/L左右减至32g/L左右，患有营养不良、慢性消耗性疾病和慢性肝肾疾病时，血浆清蛋白含量下降更为明显。依据药物的理化性质不同程度地与清蛋白结合，结合后的药物，一方面因分子变大而不能穿透细胞膜，不易转运，降低药物的效能；另一方面则使药效延缓、降低代谢和排泄几率。所以药物与清蛋白的结合程度会影响药物的分布、对靶组织的作用强度，以及药物代谢、排泄及消除过程。老年人由于清蛋白的含量减少，药物与清蛋白的结合也随之减少，从而使游离、非结合的药物量相对增多，即血药浓度增大，易引起不良反应。与清蛋白结合率较高的药物有华法林、呋塞米、地西泮、阿司匹林、萘普生、普萘洛尔、苯妥英钠等，这些药物在用于老年人时，应注意减少剂量。

（3）药物与血浆蛋白的结合能力改变　同时应用两种蛋白结合率都很高的药物时，两种药物之间会发生竞争抑制现象，即蛋白结合率强的一种药物会将另一种药物竞争置换出来。老年人由于脏器功能衰退，往往患有多种疾病，需同时服用2种及以上的药物，而不同药物对血浆蛋白结合具有竞争性置换作用，从而易出现改变其他游离型药物的作用强度和作用持续时间的情况。如保泰松和水杨酸可取代甲苯磺丁脲与蛋白质的结合，使甲苯磺丁脲在常用剂量下即可因游离型药物浓度增高而导致低血糖。所以，老年人在应用蛋白结合型药物或同时应用多种蛋白结合型药物时，需考虑清蛋白含量的变化和药物相互之间的竞争性影响来调整剂量。

链接：首关效应

首关效应是指口服药物在胃肠道吸收后，首先进入肝门静脉系统，而某些药物在通过肠黏膜及肝脏时，部分可被代谢灭活而使进入人体循环的药量减少、药效降低的现象。

3. 药物的代谢

药物的代谢（metabolism）是指药物在体内发生化学变化，又称生物转化。肝脏是药物代谢的主要器官。老年人肝血流量和细胞量比成年人低 40％～65％，肝脏重量可减少约 20％，肝脏代谢速度只有年轻人的 65％。肝血流量和功能细胞数量的减少、肝脏微粒体酶系统的活性降低，对主要经肝脏代谢灭活或经肝脏生物活化而显效药物（包括首关效应）产生影响。肝脏代谢、解毒功能降低，使药物的代谢减慢、作用时间延长、不良反应增加，同时对肝脏的损伤增加。现已证实，老年人使用利多卡因、普萘洛尔、保泰松和异戊巴比妥后，血药浓度增高，半衰期延长，易造成肝脏药物蓄积。因此，老年人应用主要经肝脏代谢的药物时，应减少剂量，一般为青年人用量的 1/3～1/2。

值得注意的是，老年人肝脏代谢药物的能力改变不能靠一般的肝功能检查来预测，这是因为肝功能正常不一定说明肝脏代谢药物的能力正常。一般认为，血药浓度可反映药物作用强度，血浆半衰期可作为预测药物作用和用药剂量的指征。但是还应注意，血浆半衰期并不能完全反映出药物代谢、消除过程和药物作用时间。如米诺地尔作为长效降压药，其血浆半衰期为 4.2h，但降压效果可持续 3～4 天，这是药物与血管平滑肌结合，使其作用持续时间远远超过根据血浆半衰期所预测的时间。

4. 药物的排泄

药物的排泄（excretion）是指药物在老年人体内经吸收、分布、代谢后，最后以药物原型或其代谢产物的形式，通过排泄器官或分泌器官排出体外的过程。肾脏是大多数药物排泄的重要器官。老年人肾功能减退，包括肾小球的滤过率降低、肾血流量减少、肾小管的主动分泌功能和重吸收功能降低，这些因素均可使主要由肾脏以原型排出体外的药物蓄积，表现为药物排泄时间延长、清除率降低。老年人常见代谢或排泄减少的药物见表 7-1。

表 7-1　老年人常见代谢或排泄减少的药物

药物类别	在肝内代谢①减少	经肾脏排泄减少
抗生素		阿米卡星、庆大霉素、妥布霉素、环丙沙星、呋喃妥因、链霉素
镇痛药和抗炎药	右丙氧芬、布洛芬、哌替啶、吗啡、萘普生	
镇静催眠药	阿普唑仑②、三唑仑②、氯氮䓬、地西泮、苯二氮䓬类、巴比妥类	
抗精神失常药	丙米嗪、地昔帕明②、去甲替林、曲唑酮	利培酮③
心血管药	氨氯地平、硝苯地平、地尔硫䓬、维拉帕米、奎尼宁、普萘洛尔	卡托普利、依那普利、赖诺普利、喹那普利、地高辛、普鲁卡因胺
利尿剂		呋塞米、氢氯噻嗪、氨苯蝶啶、阿米洛利
其他	左旋多巴	金刚烷胺、氯磺丙脲、西咪替丁、雷米替丁、甲氨蝶呤

① 根据大多数研究的结果。

② 只在男性老年人中。

③ 9-羟利司培酮是其活性代谢产物。

总之，老年人由于肾功能减退，血浆半衰期延长，用药剂量应减少，给药间隔应适当延长，特别是以原型排泄、治疗指数窄的药物，如地高辛、氨基糖苷类抗生素，尤其需要注意。老年人如有失水、低血压、心力衰竭或其他病变时，可进一步损害肾功能，故用药更应

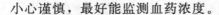

小心谨慎，最好能监测血药浓度。

二、老年人药效学特点

药物效应动力学（pharmacodynamics）简称药效学，是研究药物对机体的作用及作用机制的科学。老年药效学（pharmacodynamics in the eldly）改变是指机体效应器官对药物的反应随年龄增长而发生的改变。

老年药效学改变的特点：对大多数药物的敏感性增高、作用增强，对少数药物的敏感性降低、药物耐受性下降，药物不良反应发生率增加，用药依从性降低。老化对药物效应的影响见表 7-2。

表 7-2 老化对药物效应的影响

药物类别	药物	作用	老化的影响
镇痛药	阿司匹林	急性胃十二指肠黏膜损伤	↔
	吗啡	急性止痛作用	↑
	喷他佐辛	止痛作用	↑
镇静催眠药	地西泮	镇静作用	↑↑
	替马西泮	镇静作用	↑
	三唑仑	短效镇静作用	↔
	苯海拉明	精神动力功能	↔
利尿剂	布美他尼	尿流和钠排泄	↓
	多巴胺	肌酐廓清	↓
	呋塞米	高峰利尿效应的延缓与减弱	↓
抗精神失常药	氟哌啶醇	镇静作用	↓
心血管药	腺苷	心率效应	↔
		血管扩张	↔
	血管紧张素Ⅱ	血压增加	↑
	地尔硫䓬	急性抗高血压作用	↑
	非洛地平	抗高血压作用	↑
	维拉帕米	急性抗高血压作用	↑
	依那普利	急性抗高血压作用	↑
	哌唑嗪	急性抗高血压作用	↔
	多巴胺	增加肌酐廓清	↓
	异丙肾上腺素	变速作用	↓
		喷射分数	↓
		血管扩张	↓
	硝酸甘油	血管扩张	↔
	去甲肾上腺素	急性血管收缩	↔
	去氧肾上腺素	急性高血压作用	↔
		急性血管收缩	↔
	普萘洛尔	变速作用	↔
	噻吗洛尔	变速作用	↔

续表

药物类别	药物	作用	老化的影响
支气管扩张剂	沙丁胺醇	支气管扩张	↑
	异丙托溴铵	支气管扩张	↓
抗凝血药	肝素	激活部分凝血活酶时间	←→
	华法林	凝血酶原时间	↑
口服降糖药	格列本脲	慢性降糖作用	←→
	甲苯磺丁脲	急性降糖作用	↓
其他	阿托品	胃排空减少	←→
	左旋多巴	由于不良反应，剂量限制	↑
	甲氧氯普胺	镇静作用	←→

注：←→表示无变化；↑表示增加；↓表示减少。

随着年龄增长，老年人各系统的脏器功能均出现以功能减退为特征的变化，其中基础代谢率、心脏血管、神经传导、机体组织成分构成比、肾小球滤过率、胃肠和肝脏等方面的功能变化和减退，对药效的发挥和机体的耐受性产生重要影响。因此老年药效学改变的另一特点是对药物的耐受性降低，易出现药物的不良反应，尤其是女性。具体表现如下。

(1) 中枢神经系统抑制药药效增强　老年人脑各部位神经元的数量逐年减少、脑实质萎缩，导致神经传导速度减慢和脑组织重量减轻。80 岁时脑重量可减少约 10%，神经传导速度较 50 岁者减慢 10%～15%。由于脑细胞及神经功能有足够储备，因此在一般情况下，老年人仍能保持正常的脑及神经功能。但由于脑血流量、脑内各种生物活性物质的合成和酶活性的减少，老年人对中枢神经抑制药的敏感性趋于增高，易致药效增强、不良反应增多，用药不当甚至可引起老年人中枢神经系统功能的抑制，导致严重后果。

(2) 多药合用耐受性明显下降　老年人单一用药或少数药物合用的耐受性较多药合用为好，如利尿药、镇静药、安定药各一种并分别服用，耐受性较好，能各自发挥预期疗效。但若同时合用，则患者不能耐受，易出现直立性低血压，增加老年人跌倒的风险。

(3) 对易引起缺氧的药物耐受性差　因为老年人呼吸系统、循环系统功能随年龄增长逐渐降低，此时应用会引起呼吸抑制作用的药物药效会增强，会加重老年人的缺氧症状，应尽量避免使用这类药物。如吗啡对呼吸有抑制作用，禁用于患有慢性阻塞性肺气肿、支气管哮喘、肺源性心脏病等患者，慎用于老年患者。

(4) 对排泄慢或易引起电解质失调的药物耐受性下降　老年人由于肾脏调节功能和酸碱代谢能力较差，输液时应随时注意调整。对于排泄慢或易引起电解质失调的药物的耐受性下降，故应降低使用剂量、延长使用间隔时间，还应随时注意检查药物的肌酐清除率。

(5) 对肝脏有损害的药物耐受性下降　老年人肝功能明显下降，对会损害肝功能的药物耐受性下降，容易造成肝功能损伤，如利血平及异烟肼等。

(6) 对胰岛素和低血糖耐受力下降　由于老年人大脑耐受低血糖的能力较差，易发生低血糖昏迷。因此，要教会老年糖尿病患者和家属识别低血糖的症状，随身携带糖果、饼干和糖尿病卡，便于发生意外时能得到及时的救治。

第二节　老年人常用药物的不良反应和原因

药物不良反应（adverse drug reaction，ADR）是指在正常用法、用量的情况下，由于药物或药物之间的相互作用而发生意外、与防治目的无关的、不利或有害的反应。ADR的表现包括药物副作用、过敏反应、毒性作用、后遗效应、继发反应、停药反应等。老年人常同时患多种疾病，并先后或同时应用多种药物。由于目前多数疾病并没有老年人药物治疗的特殊规范，在常规用药的情况下，老年期药动学和药效学的变化使老年人ADR的发生远比年轻人多见，表现更为复杂，其中有些是不易察觉或无预兆症状，甚至可加重原发病或导致死亡的。所以，老年人用药治疗过程中，即使是常规用药，也应该特别加强对ADR的观察，以便能做出及时处理，减轻ADR引起的伤害。

一、老年人常见的药物不良反应

1. 精神症状

中枢神经系统尤其是大脑最易受药物作用的影响。老年人中枢神经系统对某些药物的敏感性增高，可引起精神错乱、抑郁和痴呆等。如吩噻嗪类、洋地黄、降压药和吲哚美辛等，可引起老年抑郁症；中枢抗胆碱药苯海索，可致精神错乱；老年痴呆患者使用中枢抗胆碱药、左旋多巴或金刚烷胺，可加重痴呆症状；长期使用咖啡因、氨茶碱等，可致精神不安、焦虑或失眠；长期服用巴比妥类镇静催眠药，可致惊厥，产生身体及精神依赖，停药会出现戒断症状。

2. 直立性低血压

直立性低血压又称体位性低血压，老年人血管运动中枢的调节功能没有年轻人灵敏，压力感受器发生功能障碍，即使没有药物的影响，也会因为体位的突然改变而产生头晕。使用降压药、三环类抗抑郁药、利尿剂、血管扩张药时，尤易发生直立性低血压。因此，在使用这些药时应特别注意。

3. 耳毒性

老年人由于内耳毛细胞数目减少，听力有所下降，易受药物的影响，而产生前庭症状和听力下降。前庭损害的主要症状有眩晕、头痛、恶心和共济失调；耳蜗损害的症状有耳鸣、耳聋。由于毛细胞损害后难以再生，故可造成永久性耳聋。年老体弱者应用氨基糖苷类抗生素和多黏菌素可致第八对脑神经损害。所以老年人使用氨基糖苷类抗生素时应减量，最好避免使用此类抗生素和其他影响内耳功能的药物，如必须使用时应减量。

4. 尿潴留

三环抗抑郁药和抗帕金森病药有副交感神经阻滞作用，老年人使用这类药物可引起尿潴留，而伴有前列腺增生及膀胱颈纤维病变的老年人尤易发生，所以在使用三环抗抑郁药时，开始应从小剂量分次服用，然后逐渐加量。患有前列腺增生的老年人，使用呋塞米、依他尼酸等强效利尿剂也可引起尿潴留，在使用时应加以注意。

5. 药物中毒

老年人各个重要器官的生理功能均有所减退，60岁以上老年人的肾脏排泄毒物的功能比25岁时下降20%，70～80岁时下降40%～50%。60岁以上老年人的肝血流量比年轻时下降40%，解毒功能也相应降低。老年人出现心功能减退，心排血量减少，窦房结内起搏细胞数量减少，心脏传导系统出现障碍。因此，老年人用药容易出现肝毒性、肾毒性和心脏毒性反应。

二、老年人常用药物的不良反应

1. 中枢神经系统药物

（1）镇痛药　老年人应用阿片类镇痛剂时，由于中枢神经系统功能减退和分布容积减少，药物的镇痛作用和持续时间，可随年龄增长而延长。同时中枢抑制及降压作用增强，因此用药时必须注意呼吸抑制及直立性低血压的发生，老年人对阿片类镇痛剂引起便秘的消化道作用较敏感，故常需要合用泻药。

(2) 镇静催眠药 苯二氮䓬类药物地西泮、艾司唑仑等是广泛应用的药物，老年人对这类药物的敏感性增加，而且由于这类药物的蛋白结合率高，分布容积较大，其活性代谢产物的半衰期显著延长，如地西泮的活性代谢产物去甲地西泮的半衰期对老年人为128h，而中青年人为48～60h。因此，老年人应用的剂量必须减半或更少，否则有引起中枢抑制的可能，已有中枢兴奋性减低的患者更应慎用。即使减少剂量，思睡、困倦等不良反应在老年人仍常见。

(3) 抗抑郁药 三环类抗抑郁药是主要的药物，老年人常用的丙咪嗪、去甲丙咪嗪及阿米替林等药物，其血药浓度比年轻人高，分布容积较大，消除半衰期也长两倍。由于其治疗作用和毒性反应均与血药浓度密切相关，所以老年人易出现不良反应。主要包括M胆碱受体阻断作用所致的阿托品样副作用，如口干、便秘、肌肉震颤，以及直立性低血压、严重的心律失常、心力衰竭等毒性反应。

(4) 抗帕金森病药 左旋多巴及其复方制剂是治疗帕金森病的重要药物。在胃内pH增高和肠蠕动减慢可增加药物的吸收，药物的分布容积较小，老年人对左旋多巴作用的耐受力减低，并由于外周多巴脱羧酶随年龄增长而减少，故通过血脑屏障进入脑组织后，脱羧为多巴胺而起效的药量相对增多，所以需要减少药量。不良反应有消化道症状、直立性低血压、心律失常、不自主异常运动、精神障碍、症状波动（开关现象）等。

2. 解热镇痛药及抗炎药

非甾体解热镇痛药及抗炎药是老年人慢性疼痛的最常用药物。这类药物的血浆蛋白结合率高、分布容积小，因此，在老年人清蛋白降低和肾功能减退的情况下，会导致游离药浓度升高，特别是在加大用药剂量时，容易出现不良反应。常见的不良反应有胃肠道反应，如恶心、呕吐、食欲下降、腹痛等，过敏反应也常见。严重时可引起胃肠道出血。水杨酸类还可引起眩晕、耳鸣、听力下降等症状。

3. 心血管系统药物

(1) 强心苷类 作用是增强心肌收缩力、减慢心脏传导的作用。强心苷类药的血浆蛋白结合率低，在体内消除主要以药物原型经肾小球滤过。以地高辛为例，老年人用药后由于分布容积减小，肝肾对药物的消除减慢，给予相等剂量，老年人的血药浓度比中青年人高两倍。加上老年人均趋于心动过缓和血钾偏低，对强心苷的敏感性增高，所以发生心律失常、消化道症状等不良反应的几率较高。

(2) 血管紧张素转换酶（ACE）抑制剂和血管紧张素Ⅱ（AT_1）受体拮抗药 ACE抑制剂的作用是降低血管紧张素Ⅱ的水平，而AT_1受体拮抗药是在受体水平阻断肾素-血管紧张素系统，两类药均能使血管张力降低、血管扩张，常用于治疗高血压，对老年人降压作用较敏感。ACE抑制剂（如卡托普利、培哚普利等），血浆蛋白结合率较低，分布容积小，药物主要以原型从肾脏排出，常见的不良反应有皮疹和瘙痒、干性咳嗽、味觉障碍、高血钾等。AT_1受体拮抗药（如缬沙坦）血浆蛋白结合率较高，不良反应较少。

(3) β受体阻滞剂 作用是抑制肾上腺素能β受体的兴奋性，使心肌收缩力降低和传导速度减慢，常用于治疗高血压、冠心病及心律失常。以普萘洛尔、美托洛尔为例，药物的脂溶性较高、分布容积较大，老年人对药物的代谢与排泄能力均降低。常见的不良反应有乏力、嗜睡、直立性低血压和心动过缓，老年人还可出现神志模糊。此类药物可引起支气管收缩，故有支气管哮喘病史、慢性阻塞性肺疾病的患者慎用。此类药物还能延缓胰岛素使用后血糖水平变化，易掩盖胰岛素引起的低血糖反应，因此糖尿病的患者在使用时，应当提前告知提醒其注意。

(4) 钙离子拮抗剂　作用是扩张血管，有降压和改善心肌供血的作用，常用于高血压、冠心病的治疗。以氨氯地平为例，药物的血浆蛋白结合率高，分布容积大，主要通过肝脏代谢。常见不良反应有直立性低血压、心动过缓、踝部水肿、乏力、眩晕等。肝功能损害的患者应减少剂量。由于其代谢产物不具药理作用，所以肾功能下降对剂量的影响较小。

(5) 利尿药　作用是通过干扰肾小管对钠、钾的重吸收而产生利尿作用，主要有排钾排尿剂（如氢氯噻嗪）和保钾利尿剂（如螺内酯）两类。主要用于治疗心力衰竭、高血压。这类药物的血浆蛋白结合率及分布容积均在中等水平。主要的不良反应是电解质紊乱，如长期使用可引起低血钠、低血钾或高血钾。老年人由于肾浓缩功能减退和口渴感觉较迟钝，还容易出现过度失水现象。

4. 呼吸系统药物

(1) 茶碱　具有直接松弛支气管平滑肌的作用，主要用于支气管哮喘的治疗。以常用药氨茶碱为例，药物的血浆蛋白结合率不高，分布容积较小，加上药物在体内的生物转变率个体差异大，老年人较易发生药物不良反应。常见的不良反应有恶心、呕吐、头痛、烦躁、易激动，静脉注射浓度过高、速度过快可出现心律失常、肌肉颤动、血压骤降等。与β受体激动剂合用有协同作用，但大剂量合用可导致不良反应增加。

(2) β受体激动剂　具有扩张支气管的作用，用于治疗各种原因引起的支气管阻塞性疾病。以常用药沙丁胺醇为例，药物的血浆蛋白结合率较高及分布容积较大。主要不良反应有头痛、头晕、心悸、手震颤等。老年人和长期用药者对药物的敏感性降低，加大用药剂量会导致不良反应增加。

5. 抗感染药物

(1) 抗菌药　抗菌药种类繁多，临床依据其作用机制、抗菌谱和亲组织性的不同而选择用药，药物不良反应依据其药动学而迥异。各类抗生素的主要不良反应如下。

① 青霉素类。最常见的是过敏反应，少见的有粒细胞、血小板减少和肝肾损害。

② 大环内酯类。最常见的是恶心、呕吐等消化道反应，其他有过敏反应、肝损害等。

③ 头孢类。较常见的有过敏反应、消化道反应，少见的有转氨酶升高。

④ 氨基糖苷类。耳、肾损害是常见而严重的不良反应，其他有消化道反应、过敏反应。

⑤ 喹诺酮类。常见的有消化道反应，其他有过敏反应、眩晕、肝肾损害等。老年人由于肝肾功能的减退，影响对药物的消除作用，使血药浓度升高，代谢过程发生改变，可能导致药物不良反应增加或加重。使用利尿药治疗高血压在老年人中较常见，是加重抗菌药肾损害不良反应的重要因素之一。

(2) 抗病毒药　由于病毒感染导致的疾病有增多的趋势，抗病毒药在临床的应用在增加。抗病毒药大致可分为化学合成药和生物药两类。化学合成药的常见不良反应有消化道症状、药疹、肌痛，有些药物可导致骨髓抑制和肝肾损害；生物药（如干扰素）可引起过敏反应、消化道症状及肝肾功能异常，脱发也较常见。

6. 抗恶性肿瘤药

抗恶性肿瘤药主要通过影响核酸生物合成、直接破坏DNA并阻止其复制、干扰转录过程阻止RNA合成、影响蛋白质合成、影响激素平衡等途径发挥作用。用药后，患者大多会出现不同程度的不良反应，主要有以下几点。

① 骨髓抑制。常见引起白细胞、血小板减少。

② 胃肠反应。大部分化疗药物对消化道黏膜有损害作用，常出现食欲减退、恶心呕吐等胃肠道反应。

③ 心肌、肝、肾损害及膀胱毒性。
④ 毛囊损害。常引起毛发脱落等症状。
⑤ 免疫抑制。大部分化疗药会引起机体抵抗力的下降。
⑥ 神经毒性及耳毒性等。

7. 降血糖药

降血糖药包括胰岛素和口服降糖药两大类。口服降糖药又可分为磺酰脲类、双胍类和α-葡萄糖苷酶抑制剂三类，其主要的不良反应是低血糖和过敏反应。服用α-葡萄糖苷酶抑制剂常出现消化道症状。老年人由于肝肾功能减退，调节功能和适应能力下降，对低血糖的反应特别敏感，易发生用药后低血糖反应，特别是夜间低血糖已成为老年糖尿病患者不可忽视的死亡原因。

8. 中药及中成药

由于传统观念的影响，老年人对中药及中成药存在接受程度高而对其不良反应认知程度低的特点。近年来，随着临床药学研究的进展，发现中药及中成药导致的不良反应并不少见，其中老年人是高发人群。常见的不良反应有过敏反应、肾损害、肝损害和心脏损害。中药不良反应的发生既有药物自身因素，也与用药不当有关。此外，老年人由于肾功能减退，服用含钾、钠高的中药，可能会导致或加重电解质紊乱，而使病情恶化。同时服用某些中药和合成药物，可能导致相同作用叠加而出现不良反应，如同时服用银杏叶制剂与阿司匹林，可能引起出血现象。

三、老年人服用危险性会增高的药物

老年人由于各器官组织结构与生理功能出现退行性改变，服用某些药物的中毒危险性会相应增加。老年人服用危险性会增高的常见药物见表7-3。

表7-3 老年人服用危险性增高的常见药物

药物类别	药物	高危险因素
镇痛药	吲哚美辛	目前所有非甾体抗炎药(NSAID)中，吲哚美辛引起的中枢神经系统不良反应最为严重，如头痛、眩晕等
	保泰松	保泰松可引起抑制骨髓导致粒细胞减少，甚至出现再生障碍性贫血
	喷他佐辛	喷他佐辛是阿片受体的激动剂，可引起许多中枢神经系统不良反应(如神志模糊、幻觉等)且比其他阿片类药物常见
镇静催眠药	苯二氮䓬类	老年人对苯二氮䓬类药敏感性增强，小剂量才是有效的、安全的
		氯氮䓬、地西泮、氟西泮和硝西泮在老年人中的半衰期长，造成镇静作用延长，增加老年人跌倒和骨折的危险
	巴比妥类	在老年人中，巴比妥类比其他大多数镇静催眠药引起的不良反应更多，且极易成瘾，除非为了控制惊厥，否则慎用
抗精神失常药	阿米替林、多塞平、丙米嗪	由于抗胆碱能作用和镇静作用强，在老年抑郁患者中甚少使用
	甲丙氨酯	老年人长期使用可成瘾，需逐渐减量停药
心血管药物	地高辛	在老年人中，地高辛经肾脏排泄减少，易引起药物蓄积
	双嘧达莫	在老年人中，使用常易引起直立性低血压
	丙吡胺	在所有抗心律失常药物中，具有最强的负性收缩力作用，在老年人中使用可导致心力衰竭
	甲基多巴	可引起心动过缓，在老年人中可促发抑郁症
	利血平	可引起老年人抑郁症、镇静作用和直立性低血压

续表

药物类别	药物	高危险因素
胃肠解痉药	颠茄生物碱 莨菪碱	胃肠解痉药具有高度抗胆碱能作用，老年人易引起中毒，其有效剂量老年人不一定能够耐受
抗组胺药	溴苯那敏、氯苯那敏、曲吡那敏、苯海拉明、赛庚啶、溴马嗪、羟嗪、异丙嗪	许多抗组胺药具有很强的抗胆碱能作用，所以老年人要选用较安全的替代药
降血糖药	氯磺丙脲	在老年人中半衰期延长，能引起持久、严重的低血糖

四、老年人药物不良反应发生率高的原因

老年人由于药物代谢动力学的改变，各系统、器官功能及代偿能力逐渐衰退，机体耐受性降低，患病率上升，对药物的敏感性发生变化，故药物不良反应发生率增高。据统计表明，50～60 岁患者的药物不良反应发生率为 14.14%，61～70 岁为 15.17%，71～80 岁为 18.13%，80 岁以上为 24.10%。老年人药物不良反应发生率高的具体原因介绍如下。

1. 同时接受多种药物治疗

老年人常患多种疾病，接受多种药物治疗，易产生药物之间的相互作用。现已确认，老年人药物不良反应的发生率与用药品种呈正相关。据统计，同时用药 5 种以下者，药物不良反应发生率为 6%～8%；同时用 6～10 种时升至 40%；同时用 15～20 种以上时，发生率升至 70%～80%。

2. 药动学和药效学改变

老年药物代谢和排泄能力减弱、肾功能减退，使具有强药理活性的代谢产物蓄积，易引起药物不良反应。老年人所用药物在血液和组织内的浓度发生改变，导致药物作用增强或减弱。在药效欠佳时，临床医师常增加用药剂量，使老年人药物不良反应的发生率增高。此外，老年人机体内环境稳定性减退，中枢神经系统对某些药物特别敏感，镇静药易引起中枢过度抑制；同时老年人免疫功能下降，使药物变态反应发生率增加。

3. 滥用非处方药

有些老年人常因缺乏医药知识，擅自服用或滥用滋补药、保健药、抗衰老药和维生素，用药的次数和剂量不当，易产生药物不良反应。

第三节　老年人的用药原则

合理用药（rational administration of drug）是指根据疾病种类、患者状况和药理学理论选择最佳的药物及其制剂，制订或调整给药方案，以期有效、安全、经济地防治和治愈疾病的措施。

一般认为，合理用药包括三个基本要素：安全、有效和经济。老年人由于各器官贮备功能及身体内环境稳定性的衰退，对药物的耐受程度及安全幅度均明显下降。据有关资料统计，在 41～50 岁的患者中，ADR 的发生率是 12%；80 岁以上的患者上升到 25%。蹇在金教授推荐的老年人用药五大原则可作为临床合理用药的指南。

一、受益原则

受益原则首先要求老年人用药要有明确的指征。其次，要求用药的受益/风险比值>1。

只有治疗好处大于风险的情况下才可用药；虽有适应证，但用药的受益/风险比值<1者，不用药。应同时选择疗效确切而毒副作用小的药物。

例如，无危险因素的非瓣膜性心房纤颤的成年人，若用抗凝治疗并发出血危险的每年发生率约为1.3%，而未采用抗凝治疗每年发生脑卒中的仅0.6%，因此，对这类患者不需抗凝治疗。又如，对于老年人的心律失常，如果既无器质性心脏病，又无血流动力学障碍，长期用抗心律失常药可使死亡率增加，因此应尽量不用或少用抗心律失常药。

选择药物时要考虑到既往疾病及各器官的功能状况，对有些可以不用药物治疗的病症则不要急于用药，如失眠、多梦可通过避免晚间过度兴奋的因素（包括吸烟、喝浓茶等）来改善。

二、“5种药物”原则

老年人平均患有6种疾病，常常多药合用，平均用药约为9.1种，多者可达36种。药物的过多使用不仅增加老年人的经济负担，降低服药依从性，而且还增加了药物发生相互作用的风险。40%非卧床老年人处于药物相互作用的危险之中，其中27%的老年人处于严重危险。联合用药品种越多，药物不良反应发生的可能性就越高。因此用药品种要少，最好在5种以下，治疗时可根据病情的轻重缓急选择用药种类。

链接：药物相互作用

药物相互作用（drug interation）是指两种或两种以上的药物同时应用时所发生的药效变化，即产生协同、拮抗作用。药物相互作用可以增强疗效或降低药物不良反应，反之可导致疗效降低或毒性增加，还可能发生一些异常反应，干扰治疗，加重病情。作用增加称为药效的协同；作用减弱称为药效的拮抗，亦称“配伍禁忌”。

执行5种药物原则是要注意以下几点。

（1）了解药物的局限性　许多老年性疾病无相应有效的治疗药物，若用药过多，ADR的危害反而大于疾病本身。

（2）抓主要矛盾，选主要药物治疗　凡疗效不明显、耐受性差、未按医嘱服用的药物应考虑终止，病情不稳定时可适当放宽，病情稳定后要遵守“5种药物”原则。

（3）选用具有兼顾治疗作用的药物　如高血压合并心绞痛者，可选用β受体阻滞剂及钙拮抗剂；高血压合并前列腺肥大者，可使用α受体阻滞剂。

（4）重视非药物治疗　老年人并非所有自觉症状、慢性病都需要药物治疗。如轻度消化不良、睡眠欠佳等，只需要注意饮食卫生、避免情绪波动均可避免用药。治疗过程中，若病情好转、治愈或达到疗程时应及时减量或停药。

三、小剂量原则

《中华人民共和国药典》中规定，老年人的最大用药量是成人用量的3/4；一般开始用成人量的1/4～1/3，然后根据临床反应逐步调整剂量，直至出现满意疗效而无ADR为止。老年人容易出现ADR，因此用药剂量要准确适宜，用药一定要遵循从小剂量开始逐渐达到适宜于个体的最佳剂量。有学者指出，从50岁开始，每增加1岁，剂量应比成人药量减少1%，60～80岁应为成人量的3/4，80岁以上仅为成人量的2/3即可。只有把药量掌握在最低有效量，才是减少老年人发生 ADR 的最佳用药剂量。

老年人用药剂量的确定，要遵循剂量个体化原则，主要根据老年人的年龄、健康状况、体重、肝肾功能、临床情况、治疗反应等进行综合考虑。

四、择时原则

择时原则即选择最佳时间服药。老年人用药，为了达到最佳的治疗效果，可以根据时间生物学和时间药理学的原理，选择最适合的用药时间进行治疗，以提高疗效和减少毒副作用。因为许多疾病的发作、加重与缓解都具有昼夜节律的变化，如夜间容易发生变异性心绞痛、脑血栓和哮喘；类风湿关节炎常在清晨出现关节僵硬等。药代动力学也有昼夜节律的变化。因此，进行择时治疗时，主要根据疾病的发作、药代动力学和药效学的昼夜节律变化来确定最佳用药时间。老年人常用药物的最佳用药时间见表 7-4。

表 7-4　老年人常用药物的最佳用药时间

药物名称	用药时间
降压药	治疗非构型高血压病应在早、晚分别服用长效降压药 治疗构型高血压病应在早晨服用长效降压药
抗心绞痛药	治疗变异型心绞痛主张睡前用长效钙拮抗剂 治疗劳力型心绞痛应早晨用长效硝酸盐、β受体阻滞剂及钙拮抗剂
降糖药	格列本脲(优降糖)、格列喹酮在饭前半小时用药 二甲双胍应在饭后服用 阿卡波糖(拜糖平)与食物同服

五、暂停用药原则

老年人在用药期间，应密切观察其病情变化，一旦出现新的症状或病情恶化，应考虑为药物的不良反应或病情进展。前者应及时通知医生并遵医嘱停药，后者则应在医师指导下逐渐增加药物剂量。对于服药的老年人若出现新的症状，停药受益往往都多于加药受益。因此，暂停用药是现代老年医学中最简单、有效的干预措施之一。

第四节　老年人安全用药的护理

随着年龄的增长，老年人记忆力减退，学习新事物的能力下降，对药物的治疗目的、服药时间、服药方法常不能正确理解，影响用药安全和药物治疗的效果。另外，老年人由于营养状况、衰老进程、基础疾病等方面的个体差异，药物代谢过程的个体差异较年轻人更为显著。因此，老年人用药护理十分重要，指导老年人正确用药是护理人员的一项重要任务。

一、全面评估老年人用药情况

1. 了解药物不良反应的表现及药动学改变

在使用药物前，应指导老年患者认真阅读药物说明书，了解 ADR 的表现，以及老年人用药需特别注意的问题。了解药物的药动学特点，对预测 ADR 发生的几率有帮助。药物的药动学参数众多，其中药物的半衰期、血浆蛋白结合率、分布容积、在肝脏的代谢方式（生物转化或灭活）、肾脏的排泄率及其形式（是否原型排泄）与老年人 ADR 发生的关系较为密切。老年人应用半衰期长的药物容易引起蓄积，ADR 的发生率增高。药物的血浆蛋白结合率从 10%～99%不等。一般而言，由于老年人血浆清蛋白减少，在使用蛋白结合率高的药物时，因为游离型血药浓度升高易出现 ADR。药物的分布容积是反映药物在体内分布的参数，分布容积在 0.14～0.29L/kg（10～20L）表示药物主要在细胞外液（血浆、组织间液）分布；0.3～0.6L/kg（21～42L）表示药物主要在细胞外液和细胞内液分布；分布容积很大时（显著大于 0.6L/kg），表示药物主要在周围组织或器官分布，容易出现积蓄。老年人肝功能减退，当药物需通过肝脏生物转化成活性物质后才发挥药效时，药效可能降低或延迟；而主要在肝脏代谢灭活和首关效应明显的药物，则可因血药浓度增高，ADR 发生率增高。通过原型在肾脏排泄的药物，由于老年人肾脏分泌排泄功能减退，容易导致药物半衰期延长和蓄积，是老年人 ADR 发生增多最常见的原因之一。

2. 了解老年人相关病史

在给药前应了解老年人的患病史，特别是有无心、肝、肾等容易对药动学造成显著影响的脏器疾病史及其功能情况，如慢性心力衰竭可能引起血流减缓，慢性肝病导致肝功能减退和血浆蛋白减少，慢性肾病导致排泄功能障碍和血浆蛋白减少等，均会严重影响药物的分布和代谢过程，使 ADR 发生率增加。

3. 了解老年人目前的用药史

详细评估老年人以往及近期的用药情况，以往是否使用过相同的药物，用药后有无 ADR 及其表现，建立完整的用药记录，包括既往和现在的用药记录、药物的过敏史、引起副作用的药物，以及老年人对药物的了解情况，可避免重复和叠加用药，减少 ADR。

4. 服药能力和作息时间

该处包括视力、听力、阅读能力、理解能力、记忆力、吞咽能力、获取药物的能力、发现不良反应的能力和作息时间。

5. 心理-社会状况

了解老年人的文化程度、饮食习惯、家庭经济状况，对当前治疗方案和护理计划的了解、认识程度和满意度，家庭的支持情况，对药物有无依赖、期望、恐惧等心理。

二、密切观察和预防药物不良反应

老年人药物不良反应发生率高，护理人员要密切观察和预防药物的不良反应，提高老年人的用药安全。

1. 密切观察药物副作用

医护人员要向用药者详细介绍药物的治疗作用和 ADR 的表现，用药后应注意观察药物的治疗效果和是否发生 ADR。由于老年人反应较迟钝，脏器的储备能力差，而且个体差异大，ADR 的表现可能较为隐匿和更为复杂，加上老年人常存在沟通障碍，特别是脑卒中后遗症、老年性痴呆的患者，因此必须细心观察。如患者用药后出现说明书列举的 ADR 的表现、不能用原有疾病解释的临床表现或病情突然加重，均应考虑 ADR 发生的可能。对于个体差异大、肝肾功能对药物代谢影响大、有效药物浓度范围狭窄的药物，如茶碱、地高辛、利多卡因、阿米替林、庆大霉素、水杨酸等，通过血药浓度监测，可有效预防和减少 ADR 的发生。要注意观察老年人用药后可能出现的不良反应，并进行及时处理。如对使用降压药的老年患者，要注意提醒其直立、起床时动作要缓慢，避免直立性低血压。

2. 注意观察药物矛盾反应

老年人在用药后容易出现药物矛盾反应，即用药后出现与用药治疗效果相反的特殊不良反应。如用硝苯地平治疗心绞痛反而加重心绞痛，甚至诱发心律失常，所以用药后要细心观察，一旦出现不良反应，应及时停药、就诊，根据医嘱改服其他药物，并保留剩药。

3. 用药从小剂量开始

用药一般从成年人剂量的 1/4 开始，逐渐增大至 1/3→1/2→2/3→3/4，同时要注意个体差异，治疗过程中要求连续性观察，一旦发现不良反应，应及时协助医生处理。

4. 选用便于老年人服用的药物剂型

对吞咽困难的老年人不宜选用片剂、胶囊制剂，宜选用液体剂型（如冲剂、口服液等），必要时也可选用注射给药。胃肠功能不稳定的老年人不宜选用缓释剂，因为胃肠功能的改变会影响缓释药物的吸收。

5. 控制影响药效和药动学的因素

用药者是否能按时、按剂量用药，以及其生活嗜好和饮食习惯是否会对药物疗效和药动学产生影响，有的可产生相互作用，导致药效下降或 ADR 发生率增高。给药时间和剂量是依据有效血药浓度、药物消除半衰期和药物吸收率等因素确定的，按时、按剂量用药是保证用药疗效、减少 ADR 最基本的措施。

在用药期间，用药者的某些生活嗜好对药动学有明显的影响。如吸烟可以显著降低茶碱、普萘洛尔的血药浓度，影响利多卡因在体内的分布；饮酒可加速巴比妥类的代谢，在服用阿司匹林时胃肠道出血增多；许多药物与浓茶、牛奶、豆浆等同时服用，会影响药物的吸收；长期低蛋白饮食导致的血浆蛋白降低会导致蛋白结合率高的药物游离血药浓度增多；高钠饮食会降低利尿剂的治疗效果等。因此，针对个体的实际情况，对影响药效和药动学的因素进行干预，是用药护理过程所必需的。

6. 选择适合的给药途径和服药间隔

根据老年人的服药能力、生活习惯，给药方式应尽可能简单，当口服药物与注射药物疗效类似时，则采用口服给药。许多食物与药物同时服用会导致彼此的相互作用而干扰药物的吸收。如含钠基或碳酸钙的制酸剂不可与牛奶或其他富含维生素 D 的食物一起服用，以免刺激胃液过度分泌或造成血钙或血磷过高。此外还应注意的是，有的药物给药间隔过长达不到治疗效果，而频繁给药又容易引起药物中毒，因此，在安排服药时间和服药间隔时，既要考虑到老年人的作息时间又要保证有效的血药浓度。

7. 其他预防药物不良反应的措施

由于老年人用药依从性较差，当药物未能取得预期的疗效时，更要仔细询问患者是否严格按医嘱服药。对于长期服用某一种药物的老年人，要特别注意监测血药浓度。对老年人所用的药物要进行认真的记录并注意保存。

三、提高老年人的服药依从性

老年慢性病患者治疗效果不满意，除与病因、发病机制不明，缺乏有效的治疗药物之外，还有一个不容忽视的问题，就是患者服药的依从性差。有研究显示，75 岁的老年人用药依从性指数［compliance index，CI；CI＝(已服药量/处方所开药量)×100%］只有 60% 左右，在某些需要长期用药的慢性病，如支气管哮喘、高血压、糖尿病等，老年人用药依从性低已成为影响治疗效果最重要的因素。

链接：用药依从性的评价

Morisky 推荐采用 4 个问题评价患者用药依从性，已广泛应用于慢性病患者用药依从性的评价研究。

4 个问题具体如下。

①“您是否有忘记服药的经历?”

②“您是否有时不注意服药?”

③“当您自觉症状改善时，是否曾停药?”

④“当您用药自觉症状更坏时，是否曾停药?”

评价标准：4 个问题的回答均为“否”，即为依从性佳；4 个问题只要有 1 个或 1 个以上的回答为“是”，即为依从性差。

1. 影响老年人用药依从性的主要因素

① 记忆力下降。

② 活动不便而缺乏照料。

③ 担心药物的不良反应和存在偏见。

④ 用药种类、剂量、次数过于复杂。

⑤ 对用药时间、剂量、疗程及注意事项等阅读或理解错误。

⑥ 不能正确掌握用药方法。

⑦ 药物的剂型不合适或口感差。

⑧ 受以往用药经验、广告宣传、经济条件等因素影响。

可见，影响老年人用药依从性的因素众多，应有针对性地采取相应措施，以提高用药依从性。

2. 提高老年人用药依从性的基本措施

（1）加强药物护理

① 对住院的老年人，护理人员应严格执行给药操作规程，按时将早晨空腹服、食前服、食时服、食后服、睡前服的药物分别送到患者床前，并照顾其服下。

② 对出院带药的老年人，护理人员要通过口头和书面的形式，向老年人解释药物名称、用量、作用、副作用和用药时间。用字体较大的标签注明用药的剂量和时间，便于老年人记忆。此外，社区护士应定期到老年人家中清点其剩余药片的数目，这也有助于提高老年人的服药依从性。

③ 对孤寡独居、活动不便的老年人，则需加强社区护理干预。应协助其取得家属、邻居和社区服务机构的帮助，定时提醒和协助患者用药。可将老年人每天需要服用的药物放置在专用的塑料盒内，每个盒子有四个小格，每个小格标明服药的时间，并将药品放置在醒目的位置，促使老年人养成按时服药的习惯。

④ 对于精神异常或不配合治疗的老年人，护理人员需协助或督促患者服药，并确定其是否将药物服下。患者若在家中，应要求家属配合做好协助督促工作，可通过电话追踪，确定患者的服药情况。

⑤ 对吞咽障碍或神志不清的老年人，一般可通过鼻饲管给药。对神志清楚但有吞咽困

难的老年人，可将药物加工制作成糊状物后再给予。

⑥ 对于外用药物，护理人员应详细说明，并在盒子上外贴红色标签，注明外用药不可口服，并告知患者和家属。

(2) 开展健康教育　护理人员可通过借助宣传媒介，采取专题讲座、小组讨论、发宣传材料、个别指导等综合性教育方法，通过门诊教育、住院教育和社区教育三个环节的紧密相扣，实施全程健康教育计划。通过反复强化，老年人能够循序渐进地学习疾病相关知识，同时通过医护人员详细解释药物治疗作用、可能出现的不良反应、结果及应对方法，尽量消除老年患者的疑虑，提高其自我管理能力，改善其服药依从性。在针对老年患者的用药技能指导时，要详细解释用药方法、剂量和注意事项，训练其掌握正确用药方法。并通过反示教，观察患者是否能正确复述和操作。

(3) 建立合作性护患关系　护理人员要鼓励老年人参与治疗方案与护理计划的制订，请老年人谈对病情的看法和感受，让老年人知道每种药物在整个治疗方案中的轻重关系，倾听老年人的治疗意愿，及时了解患者对药物剂型、口感的反应，更换影响接受程度的药物；长期用药时，留意老年人是否非常关注费用，注意选择患者经济条件允许的药物。与老年人建立合作性护患关系，使老年人对治疗充满信心，形成良好的治疗意向，可促进患者的服药依从性。

(4) 行为的治疗措施

① 行为监测。要求老年人记服药日记、病情自我观察记录等。

② 刺激与控制。将老年人的服药行为与日常生活习惯联系起来，如设置闹钟提醒服药时间等。

③ 强化行为。当老年人服药依从性好时应及时给予肯定，依从性差时应当立即给予劝说和指导。

(5) 帮助老年人保管药品，定期整理药柜，保留常用药和正在服用的药物，清除过期变质的药品。

四、加强药物治疗的健康指导

1. 加强老年人用药的解释工作

护理人员要以老年人能够接受的方式，向其解释药物的种类、名称、用药方式、药物剂量、药物作用、不良反应和期限等，必要时，以书面的方式，在药袋上用醒目的颜色标明用药的注意事项。此外，要反复强调正确服药的方法和意义。

2. 鼓励老年人首选非药物治疗措施

指导老年人如果能以其他方式缓解症状的，暂时不要用药，如失眠、便秘和疼痛等，应先采用非药物治疗的措施解决问题，将药物中毒的危险性降至最低。

3. 指导老年人不随意购买及服用药物

一般健康老年人不需要服用滋补药、保健药、抗衰老药和维生素等。只要注意调节好日常饮食，注意营养，科学安排生活，保持平衡的心态，就可达到健康长寿的目的。体弱多病的老年人，要在医生的指导下，辨证施治，适当服用滋补药物。

4. 加强家属的安全用药知识教育

对老年人进行健康指导的同时，还要重视对其家属进行有关安全用药知识的教育，使他们学会正确协助和督促老年人用药，防止发生用药不当造成的意外。

实践项目

任务 7-1　滴眼药

1. 实训目的

（1）用于预防、治疗眼部疾病。

（2）用于散瞳、缩瞳及表面麻醉等。

2. 实训准备

（1）物品准备

① 治疗盘内放置滴眼液、消毒棉签、弯盘。

② 治疗盘外放治疗卡。

③ 治疗车下层备生活垃圾桶、医用垃圾桶。

（2）护士准备　衣帽整洁、修剪指甲、洗手、戴口罩。

（3）环境准备　病室整洁、安静、安全、舒适，温湿度适宜，光线充足或有足够的照明。

（4）患者准备　了解滴眼药的目的、方法、注意事项及配合要点，取舒适体位。

3. 实训步骤

评估	评估患者年龄、病情、意识、心理状态、眼部状况
核对解释	①携用物至患者床旁，核对床号、姓名、眼别、药物的名称、浓度，水制剂应观察有无变色和沉淀； ②向患者及家属解释滴眼药的目的、方法、注意事项、配合要点
体位	协助患者取坐位或仰卧位，头稍向后仰并向患侧倾斜
清洁眼部	用无菌棉签擦去患者患眼分泌物
滴药	协用左手示指或棉签拉开患者下睑，右手持滴管或眼药水瓶将药液点入下穹窿的结膜囊内(图7-1)，用手指将上睑轻轻提起，使药液在结膜囊内弥散
操作后处理	用棉签擦去流出的药液，嘱患者闭眼5～10min。协助患者取舒适卧位，整理床单位
洗手、记录	洗手、记录

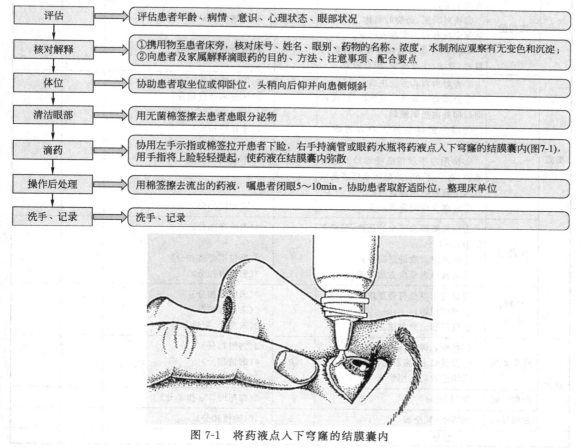

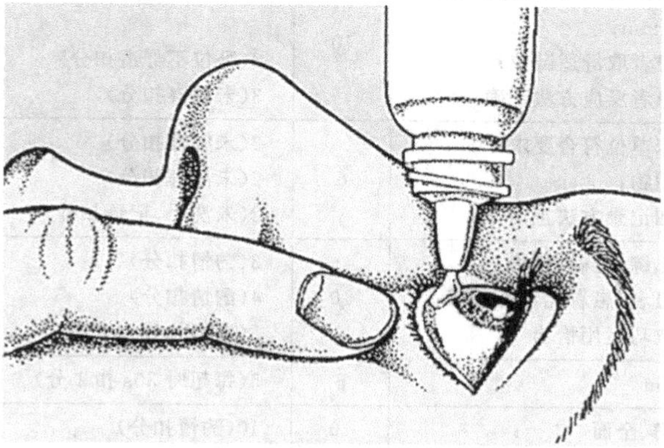

图 7-1　将药液点入下穹窿的结膜囊内

4. 注意事项

(1) 滴药时，滴管口或瓶口距离眼部2～3cm，勿触及睑缘、睫毛和手指，以免污染。

(2) 滴药时勿压迫眼球，尤其是有角膜溃疡和角膜有伤口的患者。

(3) 滴入阿托品类药物时，应压迫泪囊部2～3min，以免鼻腔黏膜吸收引起中毒。

(4) 特别注意核对散瞳剂与缩瞳剂及腐蚀性药物，切忌滴错，以免造成严重后果。

(5) 同时滴数种药液时，先滴刺激性弱的药物，再滴刺激性强的药物。眼药水与眼药膏同时使用时，应先滴眼药水后涂眼药膏，每次每种药物需间隔5～10min。

5. 评分标准

项目		操作要求	分值	扣分标准	扣分	得分
评估	患者准备	①评估患者病情、心理、自理能力； ②评估眼部状况； ③评估患者知识水平、合作程度	6	2(未评估扣分) 2(未评估扣分) 2(未评估扣分)		
	环境准备	①整洁、安静； ②安全，温湿度适宜	4	2(未陈述扣分) 2(未陈述扣分)		
计划	护士准备	①着装规范； ②洗手，戴口罩	4	2(衣帽不整扣分) 2(未洗手、戴口罩扣分)		
	用物准备	①备物齐全； ②放置合理； ③检查药液质量	10	5(少一件扣1分，扣完为止) 2(放置不合理扣分) 3(未检查扣分)		
实施	滴药前	①核对医嘱执行单、床头卡、腕带方法正确； ②核对眼别、药物的名称、浓度，水制剂应观察有无变色和沉淀； ③向患者及家属解释滴眼药法的目的、方法、注意事项、配合要点	15	5(未核对扣分) 5(未核对扣分) 5(未解释扣分)		
	滴药中	①查对内容和方法正确； ②协助患者取坐位或仰卧位，头稍向后仰并向患侧倾斜； ③用无菌棉签擦去患者患眼分泌物； ④协用左手示指或棉签拉开患者下睑，右手持滴管或眼药水瓶将药液点入下穹窿的结膜囊内； ⑤观察及询问患者反应	20	2(不正确扣分) 5(体位不适宜扣分) 5(不正确扣分) 5(不正确扣分) 3(未询问扣分)		
	滴药后	①用棉签擦去流出的药液，嘱患者闭眼5～10min； ②协助患者取舒适卧位； ③观察患者反应方法正确	10	4(未擦净扣分) 3(卧位不舒适扣分) 3(未观察扣分)		
	整理、记录	①整理床单位符合要求； ②清理用物； ③洗手和记录方法正确	6	2(未整理扣分) 2(未清理扣分) 2(未洗手、记录扣分)		
评价	操作质量	①操作熟练、正确，轻稳； ②关爱患者，患者无不舒适感； ③沟通技巧运用恰当	10	3(酌情扣分) 4(酌情扣分) 3(酌情扣分)		
	操作时间	时间5min	5	5(每超时30s扣1分)		
	知识提问	回答正确、全面	10	10(酌情扣分)		
总分			100			

任务 7-2　滴鼻药

1. 实训目的

（1）保持鼻腔引流通畅，达到治疗的目的。

（2）保持鼻腔湿润，防止干燥结痂。

（3）保持鼻腔内纱条润滑，以利抽取。

2. 实训准备

（1）物品准备

① 治疗盘内放置滴鼻药、清洁棉球或纸巾少许、弯盘。

② 治疗盘外放治疗卡。

③ 治疗车下层备生活垃圾桶、医用垃圾桶。

（2）护士准备　衣帽整洁、修剪指甲、洗手、戴口罩。

（3）环境准备　病室整洁、安静、安全、舒适，温湿度适宜，光线充足或有足够的照明。

（4）患者准备　了解滴鼻法的目的、方法、注意事项及配合要点，取舒适体位。

3. 实训步骤

评估	评估患者年龄、病情、意识、心理状态、鼻部清洁状况
核对解释	①携用物至患者床旁，核对床号、姓名、药物名称、浓度，水制剂应观察有无变色和沉淀； ②向患者及家属解释滴鼻药的目的、方法、注意事项、配合要点； ③嘱患者轻轻擤出鼻涕（鼻腔内有填充物不擤）
体位	患者取仰卧位，肩下垫枕头或头悬于床缘，头尽量后仰，使头部与身体成直角，头低肩高（见图7-2）
滴药	每侧鼻腔滴3～4滴药水，轻轻按压鼻翼，使药液均匀分布在鼻黏膜上
操作后处理	洗手、记录

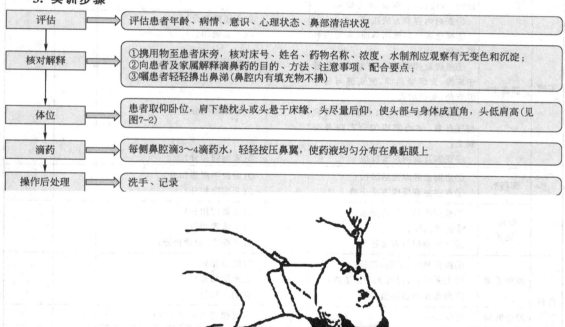

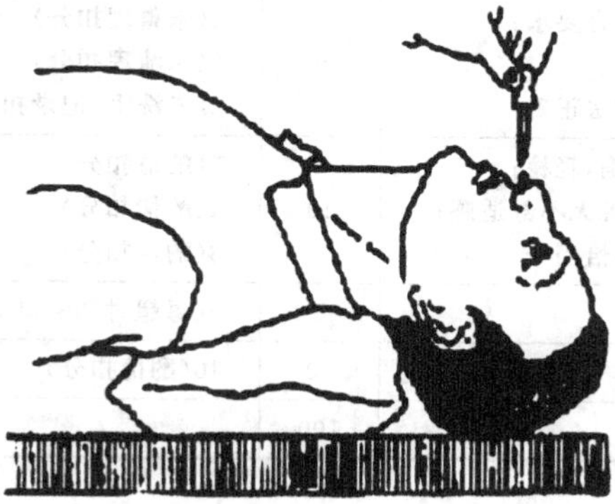

图 7-2　滴鼻药正确体位

4. 注意事项

（1）滴药时，滴管口或瓶口勿触及鼻孔，以免污染药液。

（2）体位要正确，滴药时勿吞咽，以免药液进入咽部引起不适。

（3）对于鼻侧切开的患者，为防止鼻腔或术腔干燥，滴鼻后，嘱患者向患侧卧，使药液进入术腔。

5. 评分标准

项目		操作要求	分值	扣分标准	扣分	得分
评估	患者准备	①评估患者病情、心理、自理能力； ②评估鼻部清洁状况； ③评估患者知识水平、合作程度	6	2(未评估扣分) 2(未评估扣分) 2(未评估扣分)		
	环境准备	①整洁、安静； ②安全,温湿度适宜	4	2(未陈述扣分) 2(未陈述扣分)		
计划	护士准备	①着装规范； ②洗手、戴口罩	4	2(衣帽不整扣分) 2(未洗手、戴口罩扣分)		
	用物准备	①备物齐全； ②放置合理； ③检查药液质量	10	5(少一件扣1分,扣完为止) 2(放置不合理扣分) 3(未检查扣分)		
实施	滴药前	①核对医嘱执行单、床头卡、腕带方法正确； ②核对药物的名称、浓度,水制剂应观察有无变色和沉淀； ③向患者及家属解释滴眼药法的目的、方法、注意事项、配合要点	15	5(未核对扣分) 5(未核对扣分) 5(未解释扣分)		
	滴药中	①查对内容和方法正确； ②嘱患者轻轻擤出鼻涕(鼻腔内有填充物不擤)； ③患者取仰卧位,肩下垫头或头悬于床缘,头尽量后仰,使头部与身体成直角,头低肩高； ④每侧鼻腔滴3～4滴药水,轻轻按压鼻翼,使药液均匀分布在鼻黏膜上； ⑤观察及询问患者反应	20	2(不正确扣分) 5(不正确扣分) 5(体位不适宜扣分) 5(不正确扣分) 3(未询问扣分)		
	滴药后	①协助患者取舒适卧位； ②观察患者反应方法正确	10	5(卧位不舒适扣分) 5(未擦净扣分)		
	整理、记录	①整理床单位符合要求； ②清理用物； ③洗手和记录方法正确	6	2(未整理扣分) 2(未清理扣分) 2(未洗手、记录扣分)		
评价	操作质量	①操作熟练、正确,轻稳； ②关爱患者,患者无不舒适感； ③沟通技巧运用恰当	10	3(酌情扣分) 4(酌情扣分) 3(酌情扣分)		
	操作时间	时间5min	5	5(每超时30s扣1分)		
	知识提问	回答正确、全面	10	10(酌情扣分)		
总分			100			

任务7-3 超声雾化吸入

1. 实训目的

(1) 湿化气道，改善通气功能。

（2）预防、控制呼吸道感染。

（3）解除呼吸道痉挛。

2. 实训准备

（1）物品准备　弯盘、冷蒸馏水、治疗巾、电源插座。

（2）器械准备　超声雾化吸入器（图 7-3）。

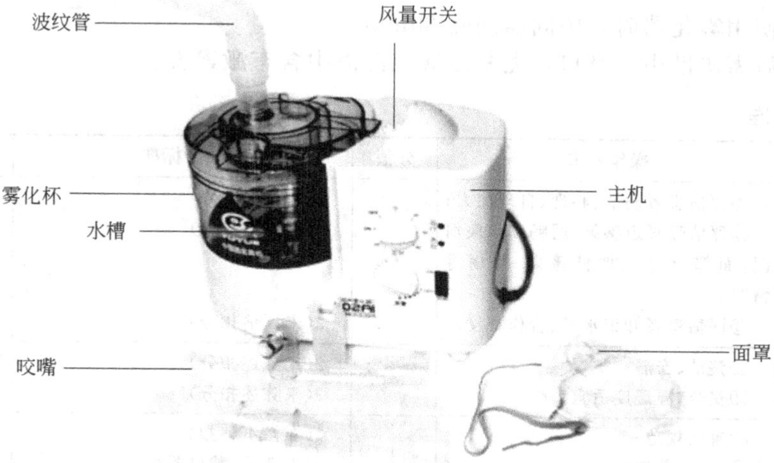

图 7-3　超声雾化吸入器

（3）药物准备　祛痰药（如 α-糜蛋白酶、乙酰半胱氨酸、盐酸氨溴素）、平喘药（如氨茶碱、沙丁胺醇、地塞米松）、抗生素（如庆大霉素、卡那霉素）。

（4）环境准备　病室整洁、安静、安全，温湿度适宜。

（5）护士准备　衣帽整洁，洗手、戴口罩。

3. 实训步骤

评估	评估患者年龄、病情、意识、心理状态、口腔卫生状况
连接、检查	①检查并连接雾化器； ②水槽内加冷蒸馏水至能够浸没雾化罐底部的透声膜； ③将药液用生理盐水稀释至30～50ml，倒入雾化罐； ④检查装置性能，备齐用物，携至床边
安置卧位	①协助患者取舒适卧位，必要时协助患者清理呼吸道或漱口； ②铺治疗巾于患者颌下
核对、解释	①核对医嘱执行单、床头卡上的床号和姓名、患者的腕带； ②解释超声雾化吸入的目的、方法和注意事项，取得患者配合
开机	①接通电源，打开电源开关； ②调整定时开关(一般15～20min)，打开雾化开关，调节雾量至患者需要和可耐受量
雾化吸入	①将口含嘴放入患者口中； ②指导患者做深呼吸； ③观察和询问患者反应
关机	①治疗毕，取下口含嘴； ②关雾化开关，再关电源开关

4. 注意事项

(1) 严格查对，遵守消毒隔离原则。

(2) 使用前检查雾化器各部件是否完好。

(3) 水槽和雾化罐内切忌加温水或热水，水槽内无水时，不可开机，以免损坏机器。如发现水温超过50℃或水量不足，应关机，更换或加入足够的冷蒸馏水。

(4) 水槽底部的晶体换能器和雾化罐底部的透声膜薄而脆，易破损，操作时注意不要损坏。

(5) 连续使用雾化器时，中间需间隔30min。

(6) 雾化后需协助患者漱口，尤其是雾化药液中含有激素者。

5. 评分标准

项目		操作要求	分值	扣分标准	扣分	得分
评估	患者准备	①评估患者病情、心理、自理能力； ②评估呼吸道感染、通畅和咳痰情况，面部及口腔黏膜感染、溃疡等情况； ③评估患者知识水平、合作程度	6	2(未评估扣分) 2(未评估扣分) 2(未评估扣分)		
	环境准备	①整洁、安静； ②安全，温湿度适宜	4	2(未陈述扣分) 2(未陈述扣分)		
计划	护士准备	①着装规范； ②洗手、戴口罩	4	2(衣帽不整扣分) 2(未洗手、戴口罩扣分)		
	用物准备	①备物齐全； ②放置合理； ③检查装置性能	10	5(少一件扣1分，扣完为止) 2(放置不合理扣分) 3(未检查扣分)		
实施	雾化前	①核对医嘱执行单、床头卡、腕带方法正确； ②雾化器管道连接正确； ③水槽内加入液体的种类、量、温度适宜； ④药液配制准确	15	4(未核对扣分) 4(连接不正确扣分) 4(加入液体不适宜扣分) 3(配制不准确扣分)		
	雾化中	①查对内容和方法正确； ②患者体位舒适； ③协助患者清理呼吸道和漱口方法正确； ④打开开关顺序正确； ⑤雾量调节适宜； ⑥吸入时间适宜； ⑦指导雾化吸入方法正确； ⑧观察及询问患者反应方法正确	20	2(不正确扣分) 2(体位不适宜扣分) 3(不正确扣分) 2(不正确扣分) 2(不适宜扣分) 2(不适宜扣分) 2(未指导扣分) 5(未询问扣分)		
	雾化后	①取下口含嘴； ②关开关顺序正确； ③协助患者擦净面部方法正确； ④协助患者取舒适卧位； ⑤观察患者反应方法正确	10	2(取下不及时扣分) 2(关闭不正确扣分) 2(未擦净扣分) 2(卧位不舒适扣分) 2(未观察扣分)		
	整理、记录	①整理床单位符合要求； ②清理用物，污物处理正确(符合医疗废物处理原则)； ③洗手和记录方法正确	6	2(未整理扣分) 2(未清理扣分) 2(未洗手、记录扣分)		

续表

项目		操作要求	分值	扣分标准	扣分	得分
评价	操作质量	①操作熟练、正确、轻稳； ②关爱患者、患者无不舒适感； ③沟通技巧运用恰当	10	3（酌情扣分） 4（酌情扣分） 3（酌情扣分）		
	操作时间	时间 20min	5	5（每超时 30s 扣 1 分）		
	知识提问	回答正确、全面	10	10（酌情扣分）		
总分			100			

任务 7-4　皮下注射（胰岛素笔使用）

1. 实训目的

（1）控制代谢紊乱，降低血糖。

（2）阻止、延缓糖尿病并发症的发生及发展。

2. 实训准备

（1）物品准备

① 治疗车上层。治疗盘、弯盘、皮肤消毒液、棉签、记录单、笔、表。

② 治疗车下层。医疗废物桶、生活垃圾桶、锐器盒。

（2）器械准备　胰岛素笔。

（3）环境准备　病室整洁、安静、安全，温湿度适宜，光线适中。

（4）护士准备　衣帽整洁，洗手、戴口罩。

3. 实训步骤

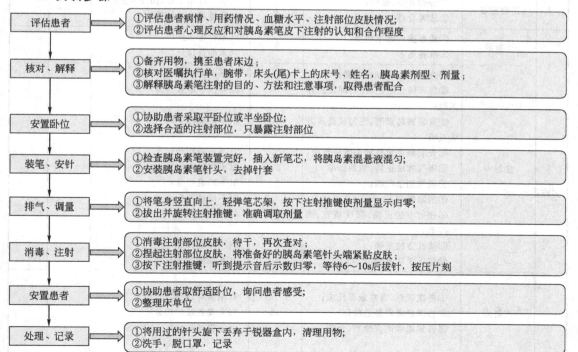

评估患者	①评估患者病情、用药情况、血糖水平、注射部位皮肤情况； ②评估患者心理反应和对胰岛素笔皮下注射的认知和合作程度
核对、解释	①备齐用物，携至患者床边； ②核对医嘱执行单，腕带，床头(尾)卡上的床号、姓名，胰岛素剂型、剂量； ③解释胰岛素笔注射的目的、方法和注意事项，取得患者配合
安置卧位	①协助患者采取平卧位或半坐卧位； ②选择合适的注射部位，只暴露注射部位
装笔、安针	①检查胰岛素笔装置完好，插入新笔芯，将胰岛素混悬液混匀； ②安装胰岛素笔针头，去掉针套
排气、调量	①将笔身竖直向上，轻弹笔芯架，按下注射推键使剂量显示归零； ②拔出并旋转注射推键，准确调取剂量
消毒、注射	①消毒注射部位皮肤，待干，再次查对； ②捏起注射部位皮肤，将准备好的胰岛素笔针头端紧贴皮肤； ③按下注射推键，听到提示音后示数归零，等待6～10s后拔针，按压片刻
安置患者	①协助患者取舒适卧位，询问患者感受； ②整理床单位
处理、记录	①将用过的针头旋下丢弃于锐器盒内，清理用物； ②洗手，脱口罩，记录

4. 注意事项

(1) 严格执行查对制度，仔细核对患者及胰岛素笔的剂型、剂量；严格遵守无菌技术操作与消毒隔离原则，胰岛素笔注射时，务必做到一人一套物品。

(2) 用75%乙醇溶液消毒皮肤，待干后注射，但不能用乙醇擦拭注射针头。

(3) 准确掌握进针的角度及深浅度，防止刺入肌层；选择合适的注射部位，短效胰岛素注射部位首选腹部，中效胰岛素注射部位首选大腿和臀部。对于长期皮下注射者，须有计划地定期更换注射部位。

(4) 告诉患者注射短效胰岛素15～30min后或注射速效胰岛素5min后须进食，避免发生低血糖。

(5) 注射后立即卸下针头，否则当温度发生变化时，会造成药液外溢，同时笔芯内会有空气进入；如果是混悬液产品，可能会因针头滴液导致剩余药液的浓度改变。

5. 评分标准

项目		操作要求	分值	扣分标准	扣分	得分
评估	患者准备	①核对患者，向患者解释操作目的、注意事项； ②评估患者病情、用药情况、血糖水平、注射部位皮肤情况； ③评估患者心理、知识水平、合作程度	9	4(未核对、解释扣分) 4(未评估扣分) 1(未评估扣分)		
	环境准备	①整洁、安静、安全； ②温湿度适宜，光线适中	4	2(未陈述扣分) 2(未陈述扣分)		
计划	护士准备	①着装规范； ②洗手、戴口罩	4	2(衣帽不整扣分) 2(未洗手、戴口罩扣分)		
	用物准备	①备物齐全、准确； ②放置合理	7	5(少一件扣1分，扣完为止) 2(放置不合理扣分)		
实施	注射前	①检查胰岛素笔功能； ②准备笔芯	6	3(未检查扣分) 3(未准备扣分)		
	注射中	①查对内容和方法正确； ②患者体位舒适，注射部位选择正确； ③安装胰岛素笔、混匀胰岛素方法正确； ④安装胰岛素笔针头方法正确； ⑤排气方法正确，达到标准； ⑥调取剂量准确； ⑦消毒规范； ⑧注射方法正确、深度适宜、剂量准确； ⑨拔针方法正确； ⑩按压手法准确	25	2(不正确扣分) 2(体位不适宜扣分) 3(不正确扣分) 2(不正确扣分) 2(不正确扣分) 2(不准确扣分) 2(不规范扣分) 6(不正确扣分) 2(不正确扣分) 2(不准确扣分)		
	注射后	①再次核对，观察患者反应； ②协助患者取舒适卧位； ③告知患者语言恰当、合理	10	4(未核对、观察扣分) 3(未安置卧位扣分) 3(未告知扣分)		

续表

项目		操作要求	分值	扣分标准	扣分	得分
实施	整理、记录	①整理床单位符合要求； ②清理用物，污物处理正确（符合医疗废物处理原则）； ③洗手、记录方法正确	10	3（未整理扣分） 3（未清理扣分） 4（未洗手、未记录扣分）		
评价	操作质量	①操作熟练、正确，指导耐心； ②关爱患者，患者无不舒适感； ③沟通技巧运用恰当	10	3（酌情扣分） 4（酌情扣分） 3（酌情扣分）		
	操作时间	时间 10min	5	5（每超时 30s 扣 1 分）		
	知识提问	回答正确、全面	10	10（酌情扣分）		
总分			100			

拓展项目

复习项目

重点串联

老年人药物代谢和药效学特点		老年人常用药物的不良反应和原因		老年人的用药原则		老年人安全用药的护理
老年人药物代谢特点→老年人药效学特点	→	老年人常见不良反应→老年人常用药物的不良反应→老年人服用危险性会增高的药物	→	受益原则→“5 种药物”原则→小剂量原则→择时原则→暂停用药原则	→	全面评估老年人用药情况→密切观察和预防药物不良反应→提高老年人的服药依从性→加强药物治疗的健康指导

考点导航

一、单项选择题

1. 老年人在应用镇静催眠药地西泮时，剂量必须减半或更少，是因为（　　）

A. 中枢神经系统功能增强

B. 药物活性代谢产物的半衰期延长

C. 药物体内分布容积小

D. 肾脏对药物的排除减慢

E. 蛋白质含量减少

2. 有关老年人的最佳用药时间，错误的是（　　）

A. 二甲双胍应在饭后用药

B. 格列本脲、格列喹酮应在饭前半小时用药

C. 治疗变异型心绞痛主张饭后用长效钙拮抗剂

D. 治疗构型高血压应在早晨服用长效降压药

E. 阿卡波糖与食物同服

3. 有关加强老年人药疗的健康指导，错误的是（　　）

A. 应加强老年人用药的解释工作

B. 鼓励老年人首选药物治疗措施

C. 指导老年人不随意购买及服用药物

D. 加强老年人家属的安全用药知识

E. 强调正确用药的方法和意义

4. 老年人在用药期间，一旦出现新的症状，最简单、有效的干预措施是（　　）

A. 增加药物剂量

B. 减少药物剂量

C. 暂停用药

D. 密切观察新症状

E. 调整用药时间

5.《中华人民共和国药典》规定老年人用药量是成人量的（　　）

A. 3/4　　B. 1/4　　C. 2/4　　D. 1/3　　E. 2/3

6. 老年人应用经肝脏代谢的药物时，其剂量一般为青年人应用剂量的（　　）

A. 1/4～1/3　　B. 1/3～1/2　　C. 1/3～2/3　　D. 1/4～3/4　　E. 1/5～3/5

7. 一位70岁的老人服用地高辛，其药动学变化陈述不正确的是（　　）

A. 药物吸收速率减慢

B. 药物在体内分布容积增大

C. 肝脏对药物的分解代谢减慢

D. 肾脏对药物的清除率下降

E. 血药溶度的峰值增加

8. 用药依从性指数的计算公式为（　　）

A.（已服药量/剩余药量）×100%

B.（已服药量/处方所开药量）×100%

C.（剩余药量/已服药量）×100%

D.（剩余药量/处方所开药量）×100%

E.（已服药量/包装药量）×100%

9. 在肝内代谢减少的药物是（　　）

A. 阿米卡星　　B. 环丙沙星　　C. 地高辛　　D. 左旋多巴　　E. 呋塞米

10. 老化导致药效增强的药物有（　　）

A. 阿司匹林　　B. 地西泮　　C. 多巴胺　　D. 肝素　　E. 阿托品

二、多项选择题

1. 影响老年人胃肠道药物吸收的因素有（　　）

A. 胃酸分泌减少导致胃液 pH 升高　　B. 胃排空速度减慢

C. 胃肠蠕动减慢　　D. 胃肠道血流量减少

E. 肝血流量减少

2. 关于老年期药物代谢动力学的特点，陈述正确的有（　　）

A. 脑血流量减少等因素使中枢神经抑制药的敏感性趋于降低

B. 经非静脉途径给药时，药物的吸收和扩散能力下降

C. 胃排空速度减慢导致药物吸收延缓

D. 肾血流减少导致药物排泄减慢

E. 脂肪组织增加导致亲脂性药物分布容积增大

3. 老年人不合理用药的主要表现有（　　）

A. 跟随广告宣传用药　　B. 根据经验决定用药　　C. 重复用药

D. 追求新药、进口药、价格高的药

E. 迷信或过度依赖药物的作用

4. 影响老年人用药依从性的主要因素包括（　　）

A. 记忆力下降　　B. 活动不便而缺乏照料　　C. 缺乏专业人员指导

D. 药物剂型不合适或口感差

E. 担心药物的不良反应和存在偏见

5. 适合吞咽困难老年人服用的药物剂型有哪些？（　　）

A. 片剂　　B. 冲剂　　C. 口服液　　D. 胶囊　　E. 注射药物

三、思考题

1. 老年人药物不良反应发生率高的原因有哪些？

2. 社区护士应如何对老年人开展用药护理？

3. 怎样评价老年人的服药依从性高低？如何提高？

（夏淑娟）

PPT课件

第八章

老年人常见健康问题的护理

在生命的过程中，人体各系统的器官组织经历着发育、生长、衰老、死亡的必然进程。随着年龄的增长，人体各器官和组织细胞逐渐发生形态、功能和代谢等一系列变化，出现退行性改变或功能衰退状态，即生理性衰老。进入老年后，各器官生理功能衰退速度加快，使老年人容易发生疾病。了解老年人各系统的变化特点和老化特征，对维护和促进老年人的身体健康具有重要意义。

预习项目

案例 8

李老太太，65 岁，某大学退休教授，丧偶，儿女均在国外工作，现独居于家中。既往高血压病史 20 年，长期服用可乐定等抗压药。近半年来记忆力明显下降、目光呆滞、反应迟钝，曾有两次回家时找不到家门。两个月前，开大门时在家门口跌倒过一次，被邻居及时发现，检查后无明显外伤。今天早上突然再次跌倒，不能爬起，被邻居送入医院。体检：体温 36.7℃，脉搏 80 次/min，呼吸 19 次/min，血压 145/80mmHg，神志清楚，精神差，大小便正常；头颅未见明显外伤，双眼视力差，眼底检查见血管明显充血水肿；右下肢不能站立，呈屈髋、屈膝右旋位，右下肢比左下肢短 3cm，髋部明显触痛；余无明显异常。

情景提问及任务分组

任务	分组	组长
问题一：请根据李老太太的情况，说出引起其跌倒的危险因素有哪些？	A 组	
问题二：李老太太住院期间，护士应该如何对其进行心理指导？	B 组	
问题三：如何正确护理李老太太？	C 组	
问题四：请分析应从哪些方面指导李老太太预防再跌倒？	D 组	
讨论：老年人的常见健康问题有哪些？		

学习项目

学习目标	掌握： ①老年人常见健康问题的评估。 ②老年人常见健康问题的护理措施。
	熟悉： ①老年人各系统的老化改变。 ②老年人健康问题的指导。
	了解： ①老年人常见问题的心理护理。 ②老年人常见健康问题的预防。

第一节　各系统的老化变化

一、呼吸系统

1. 鼻

鼻是人体呼吸道的门户和嗅觉器官，对吸入的气体有加温、加湿、清洁和过滤的作用。老年人鼻黏膜变薄，嗅觉功能减退；腺体萎缩，分泌功能减退；鼻道变宽，鼻黏膜的加温、加湿和防御功能下降，容易患鼻窦炎及呼吸道感染；呼吸道比较干燥，血管脆性增加及收缩力差，容易发生血管破裂而出血。

2. 咽、喉

人体的咽黏膜上皮与固有膜内有丰富的淋巴组织，是呼吸道的重要防御屏障。老年人的咽黏膜和淋巴组织萎缩，特别是腭扁桃体明显萎缩，所以老年人容易患下呼吸道感染。吞咽动作是舌、腭、咽、喉、食管等许多肌肉和神经参加协调的反射性动作。老年人咽喉黏膜、肌肉退行性变或神经通路障碍时，出现吞咽功能失调。在进食流质食物时易发生呛咳，有些高龄老年人甚至将食团误入咽部和气管，造成窒息。

老年人喉黏膜变薄，上皮角化，甲状软骨钙化，防御反射变得迟钝，所以老年人患吸入性肺炎比年轻人多。喉老化的另一个表现是喉部肌肉和弹性组织萎缩、声带弹性下降，故老年人发音的洪亮度减弱。

3. 气管和支气管

老年人气管和支气管黏膜上皮和黏液腺退行性变，纤毛运动减弱，防御和清除能力下降，容易患老年性支气管炎。细支气管黏膜萎缩、黏液分泌增加，可导致管腔狭窄，增加气道内在阻力；同时细支气管壁弹性减退及其周围肺组织弹性牵引力减弱，在呼吸时阻力增高，使肺残气量增加，也可影响分泌物的排出，而易致感染。

4. 肺

老年人肺萎缩、硬度加大、弹性下降，肺泡数量和肺泡壁弹力纤维逐渐减少，肺泡弹性下降导致肺不能有效扩张，终末细支气管和肺泡塌陷使肺通气不足。由于弹性纤维和胶原纤维减少，肺弹性回缩能力减弱，再加上气道阻力增加，使得肺顺应性增加，呼气末肺残气量增多，肺活量与最大呼气量减少。肺动脉壁随年龄增加可相继出现肥厚、纤维化、透明化等，肺静脉内膜硬化使肺血流量减少和肺动脉压力增高。

进入老年后期，肺活量逐渐降低，而残气量和功能残气量随着年龄增长而上升，使老年人的换气效率明显降低。肺毛细血管黏膜表面积减少，肺灌注流量减少，通气血流比例增加，肺泡与血液气体交换的能力降低。

5. 胸廓及呼吸肌

由于老年人普遍存在骨质疏松、椎体下陷、脊柱后凸、胸骨前突，引起胸腔前后径增大，出现桶状胸。肋软骨钙化使胸廓活动幅度受到限制，即自身胸廓弹性阻力变大或其顺应性变小，从而导致呼吸费力。胸壁肌肉弹性降低，肋间肌和踊肌出现迟缓症，进一步影响胸廓运动，从而使肺通气和呼吸容量下降。呼吸肌收缩时的下降幅度每减少 1cm，可使肺容积减少 250ml。所以，即使健康的老年人在体力活动后也易引起胸闷、气短。这一改变也可造成咳嗽、排痰动作减弱，致使痰液不易咳出，造成呼吸道阻塞。老年人的免疫防御功能降低。呼吸道黏膜 SIgA、非特异性核蛋白减少，纤毛受损，局部防御屏障减弱，抗病能力减弱，加上肺功能差，气管内分泌物不易排出。故老年人容易发生肺部感染，感染又可进一步导致肺功能的损害，严重时可引起呼吸衰竭。

二、循环系统

1. 心脏

随着年龄的增长，包绕在心脏外面的间质纤维、结缔组织增多，束缚了心脏的收缩与舒张。心脏瓣膜由于硬化和纤维化而增厚，柔韧性降低，影响了瓣膜的正常开放与关闭，从而产生狭窄及关闭不全，影响血流动力学变化，造成心功能不全；心肌纤维逐渐发生脂褐质沉积，使心肌呈褐色萎缩，心肌间结缔组织可轻微增加，心包膜下脂肪沉着增多，室壁肌肉老化程度不一或呈结节性收缩，导致心脏顺应性差，且随着主动脉和周围血管老化，其顺应性也下降，进而影响心功能；心脏传导系统发生退行性变，窦房结内的起搏细胞数目减少到 78%～80%。老年人休息时心率减慢，60 岁时平均心率为 66 次/min，70 岁时平均为 62 次/min，80 岁时平均为 59 次/min。希氏束、束支连接部及左束支可见束支纤维丧失，是老年人容易发生传导障碍的原因。

2. 心功能

(1) 心肌收缩力减弱，心率减慢　老年人由于肌质网状组织不足，受体数目减少，使收缩时钙离子的释放及舒张时钙离子的吸收均减慢，造成心肌收缩和舒张效力降低，心肌等长收缩和舒张期延长。

静脉回心血量依赖于周围静脉收缩和胸腔内负压。老年人因静脉壁弹性纤维和平滑肌成分改变，伴随血管周围肌群收缩力减弱，静脉腔变大和血流缓慢，使回心血量减少，从而影响心排出量。心室壁顺应性下降，使老年人心室舒张终末期压力明显高于年轻人，引起心排出量减少。另外肥胖、吸烟和运动减少，也可使心排血量减少。

(2) 左心室射血期随着增龄而缩短，而射血前期则随之延长，间接地反映了老年人的心脏泵血功能低下。

(3) 心脏的神经调节能力进行性下降，加上心肌细胞内脂褐质沉积，细胞外脂肪浸润及传导组织细胞的丢失减少，导致老年人心功能降低和不稳定性增加，容易出现心律失常。同时，老年人在负荷情况下，心脏利用增加心率、增强心肌收缩力和增加心肌纤维长度与心室容量，来增加心排血量，故在运动时耗氧增加。老年人心功能的代偿能力较差，一旦某些生化环境改变（如缺氧、酸中毒、低血钾、高碳酸血症等），均可增加心肌兴奋性而诱发心力衰竭。

(4) 心功能的改变 通过对心电图的观察，可以发现70岁以上的老年人心电图常出现心电轴逐渐左偏、房室传导时间延长、缺血性S-T段下移、T波倒置、右束支传导阻滞和过早波动等。

3. 血管

老年人的动脉、静脉和毛细血管均发生老化。如胶原、弹性蛋白及钙沉积使血管变硬、韧性降低、管腔缩小，周围血管阻力增加使动脉血压波动过大，全身血流缓慢。老年人血管壁弹性纤维减少，胶原纤维增多，动脉血管内膜逐渐发生粥样硬化，血管壁中层常钙化，使血管增厚、变硬，弹性减弱，外周阻力增加，导致血压上升。此种血压上升常常是收缩压升高，同时由于外周血管的阻力增大，也可使舒张压增高。另外，老年人血管硬化，自主神经对血压调节功能减弱，容易发生直立性低血压。由于动脉硬化，血管壁弹性降低和血管腔变窄，血管阻力增加，动脉搏动速度增快。因此，老年人容易患动脉硬化、冠心病、脑卒中等疾病。

三、消化系统

1. 唾液腺

老年人唾液腺萎缩，唾液分泌减少，每日分泌量仅为青年人的1/3，特别是在病理或使用某些药物时，唾液分泌更加减少，影响了口腔的自洁作用和对淀粉的消化作用。唾液分泌减少，使口腔黏膜萎缩易于角化，常导致口干和说话不畅及影响食物的吞咽。

2. 口腔

老年人牙齿咬合面的釉质和牙本质逐渐磨损，牙龈萎缩，使牙根暴露；牙釉质变薄、发黄，使釉质下牙本质神经末梢外露，对冷、热、酸、甜、咸、苦、辣等刺激过敏，易产生酸痛；牙髓的暴露易引起疼痛，并易发生感染。牙槽骨萎缩，牙齿部分或全部脱落，一方面牙列变松，食物残渣易残留，使龋齿、牙龈炎的发病率上升；另一方面牙齿松动、脱落，使咀嚼能力大为下降，从而影响营养的吸收，容易发生营养不良。老年人味觉功能减退，对酸甜苦咸的敏感性下降，特别对咸味感觉显著迟钝，同时食欲下降，影响老年人对营养素的摄取。

3. 食管

老年人食管黏膜逐渐萎缩，黏膜固有层的弹力纤维增加，而发生不同程度的咽下困难。食管非蠕动性收缩增强。伴食管下端括约肌松弛、活动减慢，而食管蠕动性收缩减少，使食管非排空延迟，食管扩张，输送食物的功能减弱，可引起老年人进食减少，营养吸收困难。同时，因食管下段括约肌压力的下降，胃十二指肠内容物自发性反流，而使老年人反流性食管炎、食管癌的发病率增高。由于食管平滑肌的萎缩，使食管裂孔增宽，从而使老年人食管裂孔痛的发生率也增高。

4. 胃

老年人胃黏膜变薄，平滑肌萎缩，弹性降低，胃腔扩大，易出现胃下垂。因血管硬化，胃黏膜供血不足，血流减少，使黏膜内的腺细胞减少或退化；老年人胃腺体萎缩，胃酸分泌减少，60岁下降到正常水平的40%～50%，对细菌杀灭作用减弱；胃蛋白酶原分泌减少，使胃消化作用减退，影响蛋白质、维生素、铁等营养物质的吸收，可导致老年人出现营养不良、缺铁性贫血。老年人胃蠕动减慢，胃排空时间延长，代谢产物、毒素不能及时排出，老年人容易发生慢性胃炎、胃溃疡、胃癌、消化不良、便秘等。

5. 肝、胆

老年人肝脏实质细胞减少、变性，肝脏萎缩，使肝脏重量逐渐减少。随着肝细胞数的减少，可出现白蛋白降低、球蛋白增高、α-谷氨酸转肽酶、碱性磷酸酶、乳酸脱氢酶等轻度增高；肝糖原减少，轻度脂肪变，吞噬功能下降；肝脏内结缔组织增生，容易造成肝纤维化和硬化。由于肝功能减退，药物在肝脏内代谢、排出速度减慢，易引起药物性不良反应，甚至产生毒性作用。故老年人长期服用某些药物应考虑到药物代谢动力学的改变，用药剂量一般应减少。老年人胆囊不易排空，胆汁黏稠，胆固醇增多，易使胆汁淤积而发生胆结石。

6. 胰腺

老年人胰腺位置降低，可达第2腰椎水平；胰腺重量逐渐减轻，30岁时约60～100g，50岁后逐渐减轻，80岁时减至40g。胰腺的外分泌腺功能下降，但胰淀粉酶、胰蛋白酶与年轻人相同，而脂肪酶减少，影响了老年人对脂肪的消化吸收，易产生脂肪泻。胰腺分泌胰岛素的生物活性下降，导致葡萄糖耐量下降，容易患老年性糖尿病。

7. 肠

老年人小肠黏膜和肌层萎缩、肠上皮细胞数减少，肠黏膜皱襞粗大而杂乱，绒毛活动减弱，腺体萎缩，小肠液分泌减少，肠壁血管硬化，血液供给减少，使肠蠕动减弱，排空时间延迟，小肠吸收功能减退，易造成老年人吸收不良，甚至导致小肠功能紊乱，出现急性肠麻痹。结肠黏膜萎缩，肠腺形态异常，结肠壁的肌肉或结缔组织变薄，加之老年人活动减少，使肠内容物通过时间延长，水分重吸收增加，粪便坚硬，向前推进粪便的动力不足，直肠对扩张的敏感性降低，故老年人易发生便秘。老年人结肠壁肌肉或结缔组织变薄，加上结肠内压上升，易形成结肠憩室；由于骨盆底部肌肉及提肛肌无力，使直肠缺乏支托，在腹内压增高的情况下，促使直肠向下、向外脱出，而发生直肠脱垂。

四、泌尿系统

1. 肾脏

老年人肾实质在逐渐萎缩，肾脏的重量从成年期的250～270g减少到80岁时的180～200g。肾脏重量减少主要是因肾皮质的减少，而肾髓质的影响相对较少。肾小球的数量不断减少，到70～90岁时只有原来的1/2或1/3，并且可出现生理性肾小球硬化。年龄越大，肾小球硬化的比率就越高。肾脏血管也发生明显的变化，表现为肾动脉粥样硬化、肾脏血流量减少；间质纤维化可致肾锥体萎缩，纤维化引起肾小管梗阻后，肾小球可发生闭塞。

人体肾脏功能大约从34岁开始下降，65岁以后下降速度加快。老年人机体对氨基和尿酸的清除率、肾小球滤过率、肾脏的浓缩与稀释功能均下降。老年人对钠代谢的调节能力受损，容易导致水钠潴留和急性肾衰竭。老年人前列腺素分泌减少导致血管收缩，血流量减少；血浆肾素活性降低使水钠失衡；血和尿中，醛固酮减少，影响血流量；红细胞生成素减少，红细胞成熟与生成障碍可引起贫血。

此外，肾脏是药物及其代谢产物排泄的重要途径。尽管大多数药物可在体内被代谢，但肾脏排泄下降常导致代谢产物蓄积。老年人易发生药物蓄积中毒，从而影响了给药的安全性。

2. 输尿管

老年人输尿管平滑肌层变薄，支配肌肉活动的神经细胞减少，输尿管收缩降低，将尿送入膀胱的速度减慢，并且容易反流，引起肾盂肾炎。

3. 膀胱

膀胱肌肉萎缩，肌层变薄，纤维组织增生，使膀胱括约肌收缩无力，膀胱缩小，容量减少。50岁以后，膀胱容量比20岁时减少约40%。由于肌肉收缩无力，使膀胱既不能充满也不能排空，故老年人容易出现尿外溢、残余尿增多、尿频、夜尿量增多等；又因膀胱肌肉纤维组织增生，造成流出道梗阻，在膀胱造影时可有小梁和憩室形成。老年人饮水减少，尿液中的代谢产物易在膀胱内积聚形成结石；结石在膀胱内被尿液冲击而滚动，长期刺激膀胱内壁，容易诱发膀胱癌。老年女性可因盆底肌肉松弛，膀胱出口处呈漏斗样膨出，常引起尿失禁。

4. 尿道

尿道肌肉萎缩、纤维化变硬、括约肌松弛，尿液流出速度减慢或排尿无力。由于尿道口充血肥大，尿道黏膜出现皱褶或狭窄，导致排尿困难。女性尿道腺体的腺上皮分泌黏液减少，尿道抗菌能力减弱，使老年女性泌尿系统感染的发生几率增大。有些老年男性由于前列腺增生，压迫尿道引起尿路梗阻，更容易发生排尿不畅，甚至造成排尿困难。

五、内分泌系统

1. 下丘脑

随着年龄的增长，下丘脑的重量减轻，血液供给减少，细胞形态发生改变。生理学方面的改变是单胺类含量和代谢的紊乱，引起中枢调控失常，由此也导致老年人各方面功能的衰退，故有人称下丘脑为“老化钟”。

2. 垂体

老年人垂体重量减轻，有些高龄老年人可减轻20%，结缔组织增多。腺垂体分泌的生长激素随年龄增长而降低，老年人的生长激素下降到较低水平。老年人生长激素减少，可发生肌肉萎缩、脂肪增多、蛋白质合成减少和骨质疏松等。神经垂体分泌的抗利尿激素在老年期也减少，以致肾小管的重吸收减少，出现多尿现象。同时，抗利尿激素减少又可引起细胞内与细胞外水分的重新分配，老年人的泌尿昼夜规律发生改变，夜间尿量与尿电解质增多。

3. 前列腺

前列腺于40岁后开始衰老。40～60岁期间主要发生在腺外区，60岁后这种变化累及整个前列腺。这些变化与睾丸萎缩、性激素分泌紊乱有关。60岁后出现前列腺良性增生，由于增生的腺体压迫尿道，导致尿道阻塞而引起排尿困难。前列腺素有防止凝血和扩张血管的作用，老年时期血中前列腺素含量减少，是发生动脉硬化的原因之一。

4. 性腺

老年男性睾丸供血减少，精子生成障碍，有活力的精子减少。健康男性从50～59岁开始出现血清总睾酮和游离睾酮水平下降，到85岁时比成年人下降约35%，使老年人出现性功能减退。老年人是否出现更年期，以及更年期开始的时间和临床表现的轻重个体差异很大。另外，游离睾酮对骨密度的维持起重要作用，老年男性由于缺乏雄激素，对骨密度、肌肉、脂肪组织、造血功能会造成不利影响。

老年女性卵巢发生纤维化，子宫和阴道萎缩，分泌物减少，乳酸菌减少易发生老年性阴道炎。40岁后，由于卵巢滤泡丧失，雌激素和孕激素分泌减少，可出现性功能和生殖功能减退，月经停止。由于雌激素减少，还可使老年女性出现更年期综合征的表现。如心血管方面有颜面潮红、头晕、出汗、畏寒、心悸；神经精神症状有焦虑、抑郁、疲乏、易激动、失眠、记忆力减退；泌尿生殖方面有尿急、尿频、尿痛、尿失禁、乳房萎缩、子宫内膜萎缩变薄等；代谢方面可有动脉粥样硬化、肥胖、关节肌肉疼痛、骨质疏松等。

5. 甲状腺

老年人甲状腺发生纤维化和萎缩，导致体积缩小、重量减轻，有淋巴细胞浸润和结节化。甲状腺激素的生成率减少，以 T_3 最为明显。由于血中甲状腺素减少、蛋白质合成减少，使老年人基础代谢率下降。甲状腺的老化，给老年人带来了全身性变化，如基础代谢率下降、体温调节功能受损、皮肤干燥、怕冷、便秘、精神障碍、思维和反射减慢等。

6. 肾上腺

随着年龄的增长，肾上腺皮质变薄，出现多灶性增生，甚至有多发性小腺瘤形成。血清醛固酮水平下降，在应激状态下儿茶酚胺的分泌迟缓。由于老年人下丘脑-垂体-肾上腺系统功能减退，激素的清除能力明显下降，使老年人对外界环境的适应能力和对应激的反应能力均明显下降。表现为对过冷、过热、缺氧、创伤等耐受力减退，运动和体力劳动能力下降；从体力劳动中恢复所需的时间延长，使机体功能进一步降低，甚至引起疾病和死亡。

7. 胰岛

老年人胰岛萎缩，胰岛内有淀粉样沉积。老年人胰高血糖素分泌异常增加，使糖尿病特别是非胰岛素依赖型糖尿病的发病率增高。由于胰岛功能减退，使胰岛素分泌减少，血中胰岛素水平降低，细胞膜上胰岛素受体减少，使机体对胰岛素的敏感性下降，导致老年人葡萄糖耐量随年龄增高而降低，也是老年人糖尿病的发病率增高的原因之一。

六、运动系统

1. 骨骼

老年人骨骼中的有机物质如骨胶原、骨黏蛋白质含量减少或逐渐消失，骨质发生进行性萎缩。不论是骨质老化还是骨质疏松，骨的大小和外形均不发生改变，但骨骼中的矿物质在不断减少，内部构造方面出现明显的变化，如骨基质变薄、骨小梁减少并变细，以致骨质密度减少而导致骨质疏松，可出现脊柱弯曲、变短，身高降低。随着总骨量的减少，骨骼力学性能明显减退，甚至不能承受正常的生理负荷，骨骼容易发生变形和骨折。同时，又因骨细胞与其他组织细胞同时老化，使骨的新陈代谢变得缓慢，造成老年人骨的修复与再生能力逐渐减退。骨折愈合需要的时间较长，不愈合的比例增加。

2. 关节

老年人普遍存在关节的退行性改变，尤以承受体重较大的膝关节、腰和脊柱最明显。

(1) 关节软骨　关节软骨面变薄，软骨粗糙、破裂，完整性受损，表面软骨成为小碎片，脱落于关节腔内，形成游离体，即“关节鼠”，可使老年人在行走时关节疼痛。由于关节软骨的变性，使连接与支持骨和关节的韧带、腱膜、关节囊因纤维化及钙化而僵硬，表现出关节活动受限；有时可因关节软骨全部退化，使老年人活动时关节两端的骨面直接接触而引起疼痛；另外在退化的关节软骨边缘出现骨质增生形成骨刺，导致关节活动障碍更加明显。

(2) 滑膜　老年人滑膜萎缩变薄，纤维增多，基质减少，滑膜的代谢功能减弱。滑膜下层的弹力纤维和胶原纤维均随退变而增多，引起滑膜表面和毛细血管的距离扩大，造成循环障碍，滑膜细胞的溶酶体活性下降，也可促使关节软骨变性，导致软骨的损害。

(3) 滑液　滑液由血浆透析物和滑膜细胞所分泌的透明质酸构成。退变时滑液因减少而黏稠，悬浮有许多软骨碎片及断裂的绒毛。滑液中透明质酸减少，细胞数明显增多，并发滑膜炎症时，滑液中有大量炎症细胞。

(4) 关节软骨的营养和代谢障碍　关节软骨的营养供给可因关节受压而减少，营养的减少使软骨进一步老化。

(5) 椎间盘　连接于两椎体之间的椎间盘，是由髓核及其周围的纤维环组成。颈部和腰部的椎间盘因长期负重，承受各种冲击和挤压力，使纤维环中的纤维变粗，弹性下降、变硬，使椎间盘逐渐演变成一个软骨实体，加之椎间盘周围韧带松弛，在椎体活动时出现错动不稳等。上述因素刺激和压迫脊髓、神经、神经根及动脉，使一些老年人出现颈椎病、腰椎病的症状和体征。

总之，由于关节软骨、关节囊、椎间盘及韧带的老化和退行性变，使关节活动范围随年龄增长而缩小，尤其是肩关节的后伸、外旋，肘关节的伸展，前臂的旋后，脊柱的整体运动，髋关节的旋转及膝关节伸展等活动明显受限。

3. 肌肉

随着年龄的增长，肌纤维萎缩、弹性下降，肌肉总量减少。30 岁时男性肌肉占体重的 43%，60 岁以上仅占 25%，这些变化使老年人容易疲劳，出现腰酸腿痛。由于肌肉强度、持久力、敏捷度持续下降，加上脊髓和大脑功能的衰退，使老年人活动更加减少，最终导致动作迟缓、笨拙，行走缓慢不稳等。由于老年人活动量减少，或卧床不起，或限制在轮椅上活动，可进一步导致肌肉无力、老化。

七、神经系统

1. 脑与神经元的改变

老年人脑的体积逐渐缩小。45 岁以后，由于神经细胞变性和胶质增生，脑重量逐渐减轻，到 60～70 岁时脑重量为 1200～1300g，老年痴呆患者的脑重量减轻更加明显。脑萎缩主要见于大脑皮质，以额颞叶最明显。由于脑萎缩，可引起蛛网膜下腔增大、脑室扩大、脑沟增宽、脑回变窄。智力良好的老年人极少发生严重的皮质萎缩。此外，轴突和树突也伴随神经元的变性而减少，使运动和感觉神经纤维传导速度减慢。老年人可出现步态不稳、蹒跚步态，或出现“拖足”状态，摆动幅度减小，转身时不稳，容易发生跌倒。

老年人脑血管的改变是动脉粥样硬化和血脑屏障退化。脑动脉粥样硬化常导致脑供血不足、脑梗死或脑血管破裂出血，导致脑组织软化、坏死。血脑屏障功能减弱，容易发生神经系统的感染性疾病。在老年人的脑中还可见神经纤维缠结、类淀粉物沉积、马氏小体、脂褐质沉积等改变。

神经纤维缠结最早发现于 Alzheimer 患者的脑中，是指神经纤维发生融合、增粗、扭曲、断裂或形成特征性的缠结；类淀粉物多沉积于脑膜血管的血管壁上，60 岁后随年龄增长而加重，是脑老化的重要标志；马氏小体是一种核内包涵体，多位于脑干含色素核团（如黑质、蓝斑的细胞核）内，也可随年龄增长而增加，目前该小体也是老龄脑的标志之一；脂褐质又称老年色素，来自溶酶体和线粒体，多积聚在神经细胞质内，当脂褐质增加到一定程度时会导致细胞萎缩和死亡。

此外，随着年龄的增长，脑内的蛋白质、核酸、脂类物质、神经递质等逐渐减少，其中神经递质的改变与老年性疾病有关。

2. 知觉功能的改变

随着脑血管的退行性变、脑血流量的减少及耗氧量的降低，老年人常出现记忆力减退、思维判断能力降低、反应迟钝等，但通常不会严重影响日常生活。正常老化时，对掌握牢固的知识或保留的观念一般不受影响，而痴呆患者的记忆力下降常是不可逆的且进行性加重。如果在常规检查时出现词汇和理解力缺陷，应对老年人进行完整的智能测定。

3. 反射功能的改变

老年人的反射易受抑制。常由于肥胖或腹壁松弛，使腹壁反射迟钝或消失，深反射（如踝反射、膝反射、肱二头肌反射）减弱或消失。老年人神经系统的生理性老化，很容易转化为病理性改变而出现一系列的神经精神疾病，常见的疾病有老年性痴呆、震颤麻痹、脑血管疾病等。

八、感觉器官

1. 皮肤

皮肤被认为是内脏的一面“镜子”。老年人皮肤及附属结构，在形态或功能上已经发生老化，是人们最容易发现的老化现象。因此，常常将皮肤发生皱纹与老年性白发及脱发，作为人类老化的直观标志。

（1）皮肤脂肪减少，弹力纤维变性、缩短，使皮肤松弛、弹性差，出现皮肤皱纹，随着年龄的增长，皱纹逐渐增多而深。面部皱纹出现最早，尤其是额部皱纹；眼角外侧和颞部的皱纹呈放射状，称“鱼尾纹”，常被看作是年过40岁的标志；其次是上下眼睑和口唇周围的皱纹，50岁以后，口唇以下的皱纹及鼻唇沟也在逐渐加深，颈部皱纹有时比面部皱纹变化得更加显著。

（2）腺体减少，皮脂腺减少、萎缩，皮脂分泌减少，同时皮脂的成分也在改变，尤其在高年龄组显示胆固醇和鲨烯的增加，使皮肤表面干燥、粗糙、无光泽并伴有糠秕状脱屑。但也有部分老年人皮脂腺增生，皮肤显得光亮而油腻。汗腺减少，使汗液分泌减少，皮肤变得干燥，也降低了皮肤的排泄功能和体温调节功能。

（3）皮肤表皮层变薄，细胞层数变少，再生缓慢，一旦发生皮肤损伤，伤口不易愈合。皮肤变薄，皮肤抵抗力下降，易受机械、物理、化学等刺激而损伤，长期卧床的老年人易出现压疮等。

（4）皮肤色素沉着增加，尤其在生殖器和肛门区；皮肤上可出现许多的色素沉着性斑片即老年性色素斑，多出现在颜面、四肢等暴露部位。

（5）皮肤中感受外界环境的细胞数减少，对冷、热、痛觉、触觉等反应迟钝。老年人皮肤温度比成年人低0.5～1.0℃，高温负荷温度上升率也较差；皮肤触觉敏感性降低，阈值提高；对痛觉的敏感性也降低。

（6）皮肤的毛细血管较稀疏，因此面部皮肤变得苍白。血管脆性增加，容易发生出血现象，如老年性紫癜。

2. 眼和视觉

一般人在40～50岁时发生“老花眼”，这种减退是老年人自身能感觉到的最为明显的“老人现象”。

由于眼部肌肉弹性减弱，眼眶周围脂肪减少，老年人可出现眼睑皮肤松弛，上眼睑下垂；下眼睑可发生脂肪袋状膨出即眼袋。由于血液循环障碍、内分泌及交感神经系统失调等原因，老年人可出现眼球下陷。泪腺分泌泪液减少，覆盖角膜表面的液体减少，使角膜失去光泽。

眼内结构的具体改变如下。

（1）角膜的直径轻度变小或呈扁平化，使角膜的屈光力减退引起远视及散光。角膜表面的微绒毛显著减少，导致角膜干燥及角膜透明度减低。60岁以后在角膜边缘基质层出现灰白色环状类脂质沉积，称“老年人环”。

（2）晶状体调节功能和聚焦功能减退，视近物能力下降，出现“老视”。晶体中非水溶性蛋白质逐渐增多而出现晶体混浊，使晶体的透光度减弱，增加了老年白内障的发病率。晶体悬韧带张力降低，使晶体前移，有可能使前房角关闭，影响房水回流，导致眼压升高。病理性眼压升高可引起视神经损害和视力障碍，发生青光眼。

（3）玻璃体的老化主要表现为液化和玻璃体后脱离。随着年龄的增长，玻璃体液化区不断扩大。玻璃体后脱离可引起视网膜脱离，同时玻璃体因衰老而失水，色泽改变，包涵体增多，可引起“飞蚊症”。

（4）视网膜的老化主要是视网膜周边带变薄，出现老年性黄斑变性。另外，视网膜血管变窄、硬化，甚至闭塞，色素上皮层细胞及其细胞内的黑色素减少，脂褐质增多，使视力显著下降。由于视网膜色素上皮层变薄和玻璃体的牵引，增加了老年人视网膜脱离的危险。

（5）由于老年期瞳孔括约肌的张力相对增强，使瞳孔处于缩小状态，进入眼内的光线逐渐减少，使视野明显缩小。因此，老年人对强光特别敏感，到室外时往往感觉耀眼，由明到暗时感觉视物困难，并可能诉说视物不明亮。

（6）由于老年人血管硬化变性，影响对眼的血液供给，导致睫状肌萎缩，也可导致视网膜变薄，黄斑变性，视力减退。随着晶体老化和睫状肌调节功能减退，可出现老视。若老年人原有近视，则老视出现较晚。

3. 听觉

老年人的听力变化也很显著。人类的听力在20岁左右时最为灵敏，其后随着年龄的增加而逐渐减退。

（1）首先出现的是耳廓软骨和软骨膜的弹性纤维减少，弹性减退，容易受到外伤因素的损害。耳廓表面皱襞松弛，凹窝变浅，收集声波和辨别声音方向的能力降低。

（2）由于外耳道的神经末梢日趋萎缩而导致感音迟钝，中耳和内耳的骨质逐渐变硬和增生，鼓膜和卵圆窗上的膜变厚、变硬，失去弹性。听神经功能逐渐减退，声波从内耳传至脑部的功能障碍，使老年人听力逐渐丧失，导致老年性耳聋。

（3）由于内耳血管的管壁增厚、管腔缩小，导致内耳缺血，使内耳的功能发生改变，促使老年性耳聋的发生和发展。首先从高音频听力减弱开始，随着听力敏感度的普遍下降，常常需要说话者大声说话，但此时老年人又会感到刺耳不适，同时伴有耳鸣。耳鸣呈高频性，开始为间断性，以后逐渐发展成持续性。

（4）听觉高级中枢对音信号的分析减慢，反应迟钝，定位功能减退，造成在噪音环境中听力障碍明显。

4. 味觉

随着年龄的增长，味蕾逐渐萎缩，数量逐渐减少，味觉功能逐渐减退。口腔黏膜细胞和唾液腺发生萎缩，唾液分泌减少，口腔较干燥，也会造成味觉功能的减退。老年人活动减少，机体代谢缓慢，可造成食欲缺乏，食而无味，影响机体对营养物质的摄取，还可增加老年性便秘的可能性。有时为了提高老年人对食物的敏感性，往往在烹饪时增加盐或糖的数量，而过量摄入盐、糖，对老年人尤其是患有糖尿病或心血管疾病的老年人是十分不利的。

5. 嗅觉

嗅神经数量减少、萎缩、变性。50岁以后，嗅觉的敏感性逐渐减退，嗅觉开始迟钝，同时，对气味的分辨能力下降，男性尤为明显。嗅觉功能的减退，也可造成食欲缺乏，从而影响机体对营养物质的摄取。

第二节　老年人常见健康问题与护理

随着全球老龄化的进程，老年人的健康问题越来越受到世界的关注。据相关统计显示，有1/3的老年人出现2种以上的日常生活能力下降，30%的居家老年人和50%的住院老年人有尿失禁，80%的老年人有营养不良，60%的居家老年人租住养老院。近年来，有学者引入“老年综合征”描述老年人由于年老体衰、智能、感官及运动功能障碍等引发一系列健康问题症候群。积极实施老年人的健康管理与护理，可有效预防老年人健康问题的发生，提高老年人的生活质量，降低医疗成本。

本节就老年人常见健康问题及其护理进行介绍。

一、跌倒

链接：跌倒

跌倒是指一种突然发生的意外倒地现象。跌倒可发生于任何年龄，但老年人更多见，女性明显高于男性［(1.5～2)∶1］，是因为老年女性活动少、肌力差、平衡受损、认识能力受损等因素比老年男性严重所致。由于跌倒可导致心理创伤、骨折及软组织损伤等严重后果，影响老年人的心身健康，增加家庭和社会的负担，现已成为老年临床医学中一项很受重视的课题。

跌倒是一种不能自我控制的意外事件，指个体突发、不自主的体位改变，而脚底以外的部位停留在地上、地板上或更低的地方。据调查，65岁以上的老年人有1/3每年跌倒一次，并且跌倒的发生率有随年龄增长而增加的趋势。

意外事故是老年人死亡的最常见原因，而跌倒被认为是最常见的意外事故。老年人跌倒易造成下肢骨折，其不仅要遭受手术治疗带来的创伤、骨折本身的痛苦，更重要的是，很多老年人被迫长期卧床，发生压疮、肺炎、肌萎缩、下肢静脉血栓等并发症，甚至因此而死亡。跌倒对老年人的身体造成严重伤害的同时，也给心理上带来负面影响，并导致医疗费用大大增加，给家庭和社会带来很大的负担，所以应引起我们足够的重视。

1. 护理评估

（1）健康史　老年人跌倒是由内因与外因共同作用的结果。因此，首先应了解老年人的相关情况。

① 内因。人体行走时保持稳定状态与前庭感知空间位置、深度觉、本体觉、视力、肌力、关节的灵活性等因素有关。当上述器官、脏器发生退行性改变，加上心脑血管疾病、精神疾病、骨关节炎等就破坏了原有的稳定状态，跌倒的危险性大大增加。

A. 生理因素。随年龄增长，老年人的前庭感觉功能、本体觉、深度觉均在减退，同时视力、反应、中枢神经系统和周围神经系统的控制能力下降，下肢肌力减弱、夜尿（每晚多于2次），使跌倒的危险性明显上升。

B. 病理因素。精神状况缺失（包括定向不良或痴呆）、丧失意识（昏厥或癫痫发作）、老年抑郁高数值、帕金森病、心脑血管疾病（椎基底动脉供血不足、冠心病）、骨关节疾病［下肢关节病变和（或）足畸形、拇趾囊肿胀］。

C. 药物因素。止痛剂，特别是阿片类药物会降低警觉或对中枢抑制；抗高血压药、抗心律失常药、利尿剂会减少大脑的血供；氨基糖苷类抗生素、大剂量袢利尿剂直接引起前庭中毒；吩噻嗪导致椎体外系反应增多。

② 外因

A. 被约束。

B. 地面因素。过滑、不平、潮湿、过道上的障碍物。

C. 家具及设施因素。坐椅过高或过低、缺扶手，椅背过低，厨房吊柜架过高，燃器具过高，床过高或床垫过于松软，坐便器过低、无扶手，台阶间距过高、边界不清晰，楼梯无扶手，室内光线过暗或过明。

D. 居住环境的改变，尤其是搬迁使老年人进入陌生环境。

③ 用药史。近一周来服用过的药物，尤其是降压药、治疗精神病药物或镇静药。

④ 本次跌倒情况。跌倒的时间、场合，老年人是如何对待的；跌倒前是否有前驱症状，如头晕头胀、心悸或呼吸短促；老年人是否受到伤害，当时是否能够站立等。

⑤ 既往史。了解老年人过去是否有跌倒的历史和最近一次跌倒的情况；有无惧怕跌倒的心理；有无与跌倒有关的疾病及诊治情况，是否使用了可引起跌倒危险的药物。

(2) 身体状况　老年人跌倒后可并发多种损伤，如软组织损伤、骨折。要重点检查着地部位、受伤部位，并对老年人做全面而详细的体格检查。

① 头部检查。对头部先行着地的老年人要检查有无外伤痕迹，鼻腔和外耳道有无分泌物流出。

② 胸腹部检查。着重观察胸廓两侧呼吸是否对称，听诊呼吸音有无减弱或消失，触诊胸部有无触痛。观察腹部有无膨隆，触诊有无肌紧张、压痛、反跳痛。腹腔诊断性穿刺。

③ 四肢检查。老年人在跌倒后若存在局部疼痛和压痛，且局部肿胀、瘀斑、肢体功能障碍、畸形的应怀疑骨折发生；老年人跌倒后若存在髋部疼痛，不能站立和行走，应考虑股骨颈骨折。

(3) 辅助检查　根据需要做影像学及实验室检查，明确跌倒造成的损伤和引起跌倒的现存或潜在疾病。如跌倒后疑似并发骨折，应做 X 射线检查；头部先行着地应做头颅断层扫描 (CT) 或磁共振 (MRI)；血压的测定应包括平卧位和直立血压，以排除直立性低血压；做视力检查包括视力和视敏度；怀疑低血糖要做血糖检测。

(4) 心理社会状况　有跌倒史的老年人往往是怕再次跌倒，其活动范围缩小，活动量减少，人际交往减少，对老年人的身心产生负面影响。

2. 常见护理诊断与问题

(1) 外伤的危险　与跌倒有关。

(2) 恐惧　与害怕再跌倒有关。

(3) 疼痛　与跌倒后的组织损伤有关。

(4) 如厕自理缺陷　与跌倒后损伤有关。

(5) 健康维护能力低下　与相关知识缺乏有关。

3. 护理措施

有跌倒史的老年人再跌倒的发生率高，受伤的危险性大。因此，积极治疗原发病，预防再跌倒和跌倒后的正确处理同样重要。

治疗和护理的总体目标：积极治疗原发病；老年人和（或）照顾者能列举跌倒的危险因素，主动进行自我防护和去除不安全因素；老年人对跌倒的恐惧感减轻或消除；发生跌倒时，老年人能采取恰当的方式降低可能的伤害，照顾者能采取合适的处理和护理。

其具体护理措施如下。

(1) 跌倒的预防措施　针对性的预防措施能在较大程度上降低老年人跌倒的发生。老年人跌倒的预防，应在评估危险因素的基础上进行。若跌倒由内因引起，采取措施以减少与内因有关的损害，并提供有效的锻炼和训练方法；若跌倒是由外因引起，应提出可行的改善外部环境的方案。

① 针对内因的预防措施

A. 组织灌注不足所致的跌倒。对高血压、心律失常、血糖不稳定、直立性低血压所致的眩晕，要帮助老年人分析可能面临的危险因素和发病的前驱症状，掌握发病规律，积极防治可能诱发跌倒的疾病，如有效控制血压，防止低血糖的发生。老年人一旦出现不适症状应马上就近坐下或搀扶其上床休息；在由卧位转为坐位、由坐位转为立位时，速度要缓慢。改变体位后先休息1～2min。

B. 平衡功能差所致的跌倒。助步器能提供良好的侧向稳定性，因此，借助合适的助步器能部分降低跌倒的危险，对平衡功能差的老年人还应加强看护。住院老年人为预防跌倒，除上述措施外，还应了解跌倒史和是否存在跌倒的危险因素，在其床尾和护理病历上做醒目的标记，建立跌倒预防记录单。

C. 药物因素引起的跌倒。对因服用增加跌倒危险药物的老年人，应减少用药剂量和品种，睡前床旁放置便器；意识障碍的老年人，床前要设床档；帕金森患者遵医嘱按时服用多巴胺类药物；患骨关节炎的老年人，可采取止痛和物理治疗。后两种患者同时借助合适的助步器。有视力损害者要及时纠正。

D. 感知功能障碍（视觉、听觉减退）所致的跌倒。居室照明应充足，看电视、阅读时间不可过长，避免用眼过度疲劳，外出活动最好在白天进行。指导老年人正确使用助听器。每半年至一年接受一次视力、听力检查。听力检查时，注意老年人有无耳垢堆积。

E. 肌肉力量减退所致跌倒。持之以恒地参加健身运动，能增强老年人的肌肉力量、柔韧性、协调性、平衡能力、步态稳定性、灵活性，减少跌倒的发生。适宜于老年人的运动形式有步行、慢跑、游泳、太极拳、园艺和静力运动。

这里只介绍主要增强抬腿力量的髂腰肌训练：抬腿高、跨步大、行走的稳定性就好。髂腰肌与人体抬腿走路关系密切，增强髂腰肌力量的训练可通过骑自行车来完成。骑自行车在蹬踏板的腿用力的同时，另一条腿需提膝，这时髂腰肌得到充分的运动。该项运动在户内外均可进行。

② 针对外因的预防措施。去除居住环境中的危险因素。

(2) 跌倒后的处理

① 自我处置与救助。有不少老年人独自在家时会发生跌倒。跌倒后躺在地上起不来，时间超过1h，称为“长躺”。长躺对于老年人很危险，因能够导致虚弱、疾病，还可能导致死亡。对跌倒的恐惧、肌肉损伤、全身酸痛、脱水和体温过低等，都可能导致老年人跌倒后的“长躺”。要教会老年人，在无人帮助的情况下，安全起身。

如果是背部先着地，应弯曲双腿，挪动臀部到铺有毯子或垫子的椅子或床铺旁，然后使自己较舒适地平躺，盖好毯子，保持体温，并按铃向他人寻求帮助；如找不到他人帮助，在休息片刻、体力有所恢复后，尽力使自己向椅子方向翻转身体变成俯卧位，双手支撑地面，抬臀、弯膝，然后尽力使自己面向椅子跪立，双手扶住椅面，以椅子为支撑尽力站起来，之后再休息片刻，然后打电话寻求帮助。发现老年人跌倒后，要询问并仔细检查全身情况，确定有无损伤及损伤的严重程度，检测生命体征，观察神志，提供相应的护理。

② 心理指导。如老年人存在恐惧再跌倒的心理，要帮助其分析恐惧的缘由，是身体虚弱还是以往自身或朋友有跌倒史，并共同制订有针对性的措施，克服恐惧心理。

③ 健康指导。如多次出现跌倒，应想到由其他疾病引起的可能，并及时去医院查明原因并治疗。如非疾病所致，应认真分析原因，总结经验教训，并采取相应的防范措施。如果有需要，老年人不要因害羞或怕麻烦而拒绝使用拐杖或助行器，只有这样才能预防跌倒等意外发生。指导老年人少饮酒，不乱用药物；指导照顾者要给予老年人足够的时间进行日常活动。

4. 护理评价

老年人和照顾者应能说出跌倒的危险因素，积极参与防护，不发生跌倒或再跌倒，或发生跌倒后老年人能得到及时、正确的帮助与护理。

二、压疮

压疮（pressure sores）是机体局部组织长期受压，血液循环障碍，持续缺血、缺氧、营养不良，致使皮肤和皮下组织失去正常功能而引起的软组织破损和坏死。旧称为褥疮（bedsores），目前倾向称为压力性溃疡或压迫性溃疡（pressure ulcers）。

压疮是临床最常见的问题之一，可发生于各年龄段人群，且年龄越大、发生率越高。调查显示，71%的压疮见于70岁以上的老年人。

老年人压疮的特点：比较隐蔽，老年人由于感觉减退、反应迟钝、痴呆等原因，常不能早期发现压疮；易继发感染，老年人由于机体免疫力下降，压疮局部及其周围组织易继发感染，严重者可并发全身感染而危及生命；全身反应不明显，老年人因感觉迟钝、身体虚弱及机体免疫力低下，即使继发全身感染，中毒表现也常不典型、不明显，易贻误治疗时机；愈合困难，老年人由于营养不良、皮肤老化、组织修复能力差、合并慢性病等原因，一旦发生压疮，很难愈合。

1. 护理评估

(1) 危险因素　引起老年人压疮的原因复杂多样，可概括为以下两大类。

① 外源性因素

A. 力学因素。包括压力、摩擦力和剪切力。其中，持续性垂直压力是引起压疮的首要因素。

B. 潮湿。汗液、尿液、粪便物、伤口渗液及引流液等的浸渍、刺激，导致皮肤表皮保护能力下降、破损、发生压疮。

② 内源性因素

A. 老年性改变。老年人随年龄的增加，皮肤变得松弛干燥、缺乏弹性、出现皱褶，皮下脂肪萎缩变薄，血流缓慢，对压迫的耐受力下降，而易发生压疮。

B. 营养不良。老年人常因吸收摄入不足、低蛋白血症、慢性病、恶性肿瘤等原因，出现消瘦、全身营养障碍，造成皮下脂肪减少、肌萎缩、对压迫的缓冲力降低而发生压疮。

C. 感觉、运动功能减退。老年人常因年龄大，合并瘫痪、老年痴呆症、意识障碍及关节炎等，出现感觉、运动功能减退，对压迫的感受性和躲避能力降低，而易发生压疮。

D. 其他。大小便失禁、骨折固定、使用镇静剂、心理精神障碍等各种原因引起的长期卧床，均可诱发压疮。

(2) 健康史　包括了解老年人的既往史及现病史；平素的饮食营养状况、活动情况和精神状态；姿势、体位及其更换的频率和方法；居室的温度、湿度；衣物、床被的面料和质地，皮肤、床铺的清洁、平整和干燥程度；护理用具的完好程度；家属及照顾者的支持照顾情况等。询问有无皮肤受损及其特点，如出现的时间与部位、病灶数目、创面大小、外观性状、有无分泌物及分泌物的色、质、量和气味，有无发热、寒战、疼痛、皮下出血点、四肢厥冷、意识障碍等伴随症状。

(3) 身体状况　压疮一般仅有局部症状和体征，严重者也可因继发感染而出现发热、寒战、食欲不振、意识障碍、皮肤黏膜瘀点等全身反应。

(4) 辅助检查　根据压疮的表现和可疑的诱发因素选择相应的检查。如可疑压疮合并感染，可行创面分泌物和血液细菌学培养。

(5) 心理-社会状况

① 心理状况。压疮会给老年人造成巨大的心理创伤。老年人发生压疮后，可因其难以愈合，出现心理、情感和行为的改变，如焦虑、抱怨、悲观、绝望、淡漠、对人缺乏信任、

不愿与人交往、强化患者角色的被动性等。也可因创面的恶臭和对家人的拖累，产生自卑、自责心理。

② 社会状况。压疮造成的身心创伤，会强化老年人的卧床行为，导致其日常生活能力和社会交往能力下降，进而需要家庭花费大量的人力、物力和财力来照顾，从而加重了个人、家庭和社会的负担。

2. 常见护理问题与诊断

(1) 皮肤完整性受损　与局部组织长期受压、营养不良、愈合困难等有关。

(2) 潜在并发症感染　与局部组织破损坏死、老年人机体抵抗力下降、营养不良等因素有关。

3. 护理措施

绝大多数压疮是可以预防的。预防的关键在于消除外源性因素，减少局部压力和湿度，改善全身营养状况。老年人一旦发生压疮，应立即治疗，原则上以局部治疗为主，辅以全身治疗，主要包括解除压迫、局部物理治疗、药物治疗、手术治疗及全身营养支持。

预防和护理的总体目标：老年人及其家属掌握预防压疮的知识和技能，未发生压疮；已发生压疮的老年患者，能积极配合治疗和护理，压疮得到控制，创面愈合，未并发感染。

其具体的护理措施如下。

(1) 去除危险因素　如采取措施解除局部压迫，积极治疗原发病。

(2) 改善全身营养　营养是促进压疮良好愈合的重要条件。应加强老年人的营养，增加优质蛋白质和热量的摄入，纠正负氮平衡，补充富含维生素和微量元素的食物，遵医嘱使用药物，促进疮口的愈合。对于水肿者，应限制水、钠摄入。

(3) 压疮局部分期护理。

(4) 积极防治并发症　压疮若处理不当或不及时可并发全身感染，引起败血症。护理人员应协助医生及时、正确地处理创面，全面提高老年人的机体抵抗力，加强外源性感染的预防，严密观察压疮局部，动态监测生命体征，警惕有无感染的发生。一旦发生感染，遵医嘱给予敏感抗生素。

4. 预防措施

(1) 避免局部组织长期受压。

(2) 避免局部理化因素刺激。

(3) 促进局部血液循环。

(4) 改善机体营养状况，供给合理的营养和水分。

(5) 鼓励、协助患者增加活动量。

(6) 充实患者及家属有关的健康知识。

三、疼痛

疼痛是由感觉刺激而产生的一种生理、心理反应，以及情感上的不愉快经历，是老年人中最为常见的症状之一。老年人疼痛主要来自于骨关节系统的四肢关节、背部、颈部疼痛，还有头痛及其他慢性病引起的疼痛。

老年人的疼痛表现：持续性疼痛的发生率高于普通人群，骨骼肌疼痛的发生率增高，疼痛程度加重，功能障碍与生活行为受限等症状明显增加。老年人疼痛经常伴有抑郁、焦虑、疲劳、睡眠障碍、行走困难和康复缓慢的特点。对慢性疼痛的忍耐，可能导致慢性疼痛病症诊治的延误。持续的疼痛，可导致生活质量的下降，包括抑郁及残疾。疼痛常使老年人服用过多的药物，社会交往能力减退。

1. 护理评估

（1）健康史

① 详细询问疼痛部位、性质、开始时间、持续时间和强度，加强或缓解疼痛的因素。询问目前正在使用哪些药物治疗，疼痛对食欲、睡眠和日常生活的影响。

② 明确疼痛类型。明确疼痛类型有助于指导老年人采用恰当的止痛方法。

根据起病的急缓和持续的时间可分为急性和慢性。急性疼痛的特征是急性起病，持续时间多在1个月内，有明确的原因，如骨折、手术。急性疼痛常伴有自主神经系统症状，如心跳加快、出汗，甚至血压轻度升高。慢性疼痛的特点是起病较慢，一般超过3个月，多与慢性疾病有关，如糖尿病性周围神经病变、骨质疏松症，一般无自主神经症状，但伴有心理障碍（如抑郁）的发生较多。

根据发病机制可分为三种：躯体疼痛（somatic pain）、内脏性疼痛（visceral pain）和神经性疼痛（neuropathic pain）。躯体疼痛如骨关节退行性变、手术后疼痛或转移性骨肿瘤的疼痛，均来自皮肤或骨筋膜或深部组织。躯体疼痛通常容易定位，表现为钝痛或剧痛。内脏性疼痛源自脏器的浸润、压迫或牵拉，位置较深，难以定位，表现为压榨样疼痛，可牵涉到皮肤痛。内脏性疼痛以腹腔脏器的炎症性疾病较为多见。神经性疼痛其疼痛性质为放射样烧灼痛，常伴有局部感觉异常。疱疹后神经痛、糖尿病性周围神经病、椎管狭窄、三叉神经痛、脑卒中后疼痛均属此类。

③ 目前存在疾病及与疼痛症状间的关系。老年人常见的与疼痛发生关系密切的疾病有骨关节病，如骨关节炎、外伤后关节病、类风湿性关节炎、痛风；周围神经性系统性疼痛，如糖尿病性周围神经病所致疼痛、瘤殇后神经痛、三叉神经痛；中枢神经系统性疼痛，如脊髓或根性疼痛（椎管狭窄、多发性硬化）；慢性复发性头痛，如紧张性头痛、偏头痛、混合性头痛；肿瘤转移引起的疼痛。

④ 影响正确评估的因素

A. 病人方面。老年人的痛觉敏感度下降；担心止痛剂产生的副作用，如镇静、便秘；担心药物的成瘾性；担心疼痛的加剧意味着病情的变化；不愿意告知真实的疼痛情形，担心被医务人员看成是“坏患者”；对严重疼痛所产生的不利影响认识不足；因认知功能改变而不能准确表达自身疼痛。

B. 医务人员方面。缺乏疼痛诊疗的基本知识；对疼痛控制重要性缺乏认识；担心镇痛药产生呼吸抑制的副作用；认为老年人的疼痛敏感性下降，因此疼痛的严重程度不如年轻人；不能准确判断老年人对疼痛的个体化反应。

（2）身体情况

① 运动系统检查。许多疼痛性疾病与脊柱、关节、肌肉、肌腱及韧带受到损伤或病变有关。对触痛敏感区域、肿胀和炎症的触诊、相应关节的旋转和直腿抬高试验使疼痛再现，以帮助明确原因。

② 神经系统检查。寻找运动、感觉、自主神经功能障碍和神经损伤的体征。

（3）辅助检查　老年人的短期记忆能力下降，各种疼痛量表可量化评价老年人的疼痛情况，使护理人员对疼痛状况有较为准确的了解。

① 视觉模拟疼痛量表（visual analogue scale，VAS）。VAS是使用一条长约10cm的游动标尺，一面标有10个刻度，两端分别为0分端和10分端，0分表示无痛，10分代表难以忍受的最剧烈的疼痛（图8-1）。使用时将有刻度的一面背向患者，让病人在直尺上标出能代表自己疼痛程度的相应位置，评估者根据患者标出的位置为其评出分数。临床评定以0～2分为优，3～5分为良，6～8分为尚可，大于8分为差。

VAS亦可用于评估疼痛的缓解情况。在线的一端标上“疼痛无缓解”，而另一端标上

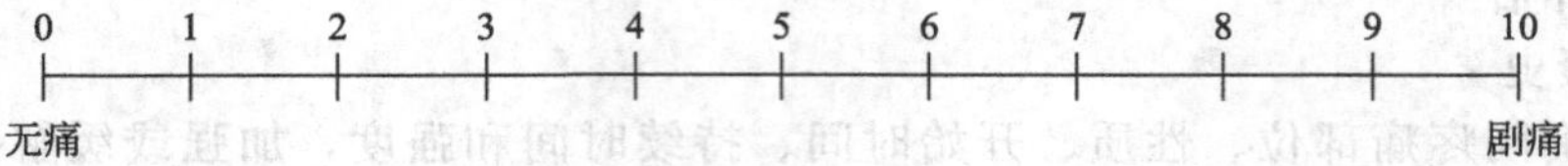

图 8-1 视觉模拟疼痛量表

"疼痛完全缓解"，疼痛的缓解也就是初次疼痛评分减去治疗后的疼痛评分，此方法称为"疼痛缓解的视觉模拟评分法"。

② 口述描绘评分（verbal rating scales，VRS）。这是另一种评价疼痛强度和变化的方法，该方法是采用形容词来描述疼痛的强度。0 代表没有疼痛，1 代表轻度疼痛，2 代表引起烦恼的疼痛，3 代表重度的疼痛，4 代表可怕的疼痛，5 代表极度疼痛。VRS 也可用于疼痛缓解的评级法。在 Dundee 提出的方法中，采用的词汇有"优""良""中等""差""可疑""没有"。在 Huskisson 提出的方法中采用的词汇为"无""轻微""中等""完全缓解"。

③ Wong- Banker 面部表情量表（face rating scale，FRS）。该方法用 6 种面部表情从"微笑"至"悲伤"再至"哭泣"来表达疼痛程度（图 8-2）。此法适合任何年龄，没有特定的文化背景或性别要求，易于掌握。急性疼痛者、老年人、小儿、表达能力丧失者特别适用。

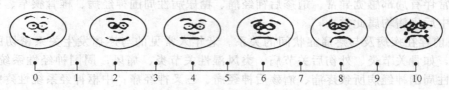

图 8-2 Wong-Banker 面部表情量表

0—非常愉快，无疼痛；2—有一点疼痛；4—轻微疼痛；6—疼痛较明显；
8—疼痛较严重；10—剧烈疼痛，但不一定哭泣

④ 疼痛日记评分法（pain diary scale，PDS）。PDS 也是临床上常用的测定疼痛的方法。由患者、家属或护士记录每天各时间段（每 0.5h、1h、2h 或 4h）与疼痛有关的活动，其活动方式为坐位、行走、卧位。在疼痛日记表内注明某时间段内某种活动方式，使用的药物名称和剂量。疼痛强度用 0～10 的数字量级来表示，睡眠过程按无疼痛记分（0 分）。此方法具有比较真实可靠；便于比较疗法，方法简单；便于发现患者的行为与疼痛，以及疼痛与药物用量之间的关系等特点。

一般情况下，对一位患者的疼痛判定应始终使用同一个量表。此外，疼痛是一个变化的过程。在评估患者某一阶段的疼痛情况时，应记录患者在这一时段的平均疼痛程度（average pain intensity，API）、最重的疼痛程度（worst pain intensity，WPI）和最轻的疼痛程度（least pain intensity，LPI）。

⑤ 情绪评分（emotional scale，ES）。不论是急性还是慢性疼痛，都会伴有程度不同的情绪变化。使用 ES 尺进行评定，0 分端为"最佳情绪"，10 分端为"最差情绪"。临床以 0～2 分为优，患者情绪良好、面容安静、应答自如；3～5 分为良，患者情绪一般、安静、面容淡漠，按指令回答；5～8 分为尚可，患者情绪焦虑或抑郁，轻度痛苦面容，勉强应答；大于 8 分为痛苦面容，患者呻吟不止，强迫体位，无法应答。

（4）心理-社会状况　抑郁、焦虑、社会适应能力下降的老年人常伴有疼痛。慢性疾病、丧失亲人给老年人带来非特异性的痛苦感觉，尤其在部分老年女性中较为常见。

2. 常见护理问题与诊断

（1）急性、慢性疼痛　与组织损伤和反射性肌肉痉挛有关；继发于骨骼肌疾病，如骨

折、骨关节炎、痉挛；与血管疾病有关，如血管痉挛或阻塞、静脉炎；与糖尿病有关，如周围神经病变；与病毒感染有关，如带状疱疹。

(2) 抑郁和焦虑　与长期慢性疼痛而对疼痛治疗信心降低有关。

(3) 睡眠形态紊乱　继发于疼痛。

3. 护理措施

老年人以慢性疼痛较为常见，药物与非药物治疗相结合将收获满意的疼痛治疗效果。治疗应了解老年人的需要和生活方式，使用药个体化。

疼痛治疗和护理的总体目标：老年人能说出并被证实急慢性疼痛的存在；练习用所选择的、非介入性止痛方法处理疼痛；具体说出疼痛的改善和特定的日常活动增加的情况。

其具体护理措施如下。

(1) 用药护理

① 药物止痛。疼痛治疗药物包括非甾体类抗炎药（nonsteroidal antiinflammatory drugs，NSAID)，麻醉性镇痛药，抗抑郁、抗焦虑与镇静催眠药等。老年人的疼痛以慢性多见，治疗最好使用长效缓释剂。

A. 非甾体类抗炎药（NSAID)。NSAID是适用于短期治疗炎性关节疾病（痛风）和急性风湿性疾病（风湿性关节炎）的主要药物，也是肿瘤的早期和辅助止痛药物。该类药物有“天花板效应”(即在达到最高极限时，剂量增大并不提高止痛效果)。其中，对乙酰氨基酚(泰诺林)是用于缓解轻至中度肌肉骨骼疼痛的首选。消炎止痛药物不能作为常规使用，因非甾体的消炎止痛药物（如布洛芬和阿司匹林）对老年病又会产生明显的副作用，如胃肠道出血，其他还有肾脏损害、钠潴留、血小板功能障碍所致的出血倾向等。

B. 阿片类药物。阿片类镇痛药物适用于急性疼痛和恶性肿瘤引起的疼痛。老年人中使用阿片类药物其半衰期长于年轻人，止痛效果好，但老年人常因间歇性给药，而造成疼痛复发。阿片类药物主要的副作用为恶心、呕吐、便秘、镇静和呼吸抑制。其中呕吐和便秘并不随用药时间的延长而减轻，前者可根据老年人的具体情况选用镇吐剂，后者可选用麻仁丸等中药，以软化和促进排便。

C. 抗抑郁药物。抗抑郁药除了抗抑郁效应外还有镇痛作用，可用于治疗各种慢性疼痛综合征。此类药包括三环类抗抑郁药，如阿米替林和单胺氧化酶抑制药。三环、四环类抗抑郁药不能用于严重心脏病、青光眼和前列腺肥大患者。

D. 外用药。辣椒素是一种新的止痛物质，使用安全。它可以抑制传导神经纤维中疼痛物质的外溢，因而止痛。辣椒素广泛用于关节炎、带状疱疹、糖尿病引起的周围神经病变。辣椒素可以缓解骨骼肌疼痛和神经痛导致的炎症反应和皮肤过敏。刚开始用药时，疼痛会增加，随后几天疼痛和皮肤过敏逐步消退。该药的常用类型有霜剂、洗液和胶布。用药后要彻底洗清。芬太尼透皮贴剂适用于不能口服的患者和已经适应于大剂量阿片类药物的患者。每贴2.5mg，3天更换一剂。

E. 其他药物。曲马朵主要用于中等程度的各种急性疼痛和手术后疼痛，由于其对呼吸抑制作用弱，适用于老年人的镇痛。

② 非药物止痛。非药物止痛可减少止痛药物的用量，改善患者的健康状况。作为药物治疗的辅助措施，非常有价值。但是非药物止痛不能完全取代药物治疗。冷热疗法、按摩、放松疗法、音乐疗法均为有助于减轻疼痛的方法。

(2) 运动锻炼　运动锻炼对于缓解慢性疼痛非常有效。运动锻炼在改善全身状况的同时，可调节情绪，振奋精神，缓解抑郁症状。运动锻炼可以增强骨承受负荷及肌肉牵张的能力，减缓骨质疏松的进程，帮助恢复身体的协调和平衡。

（3）心理护理　护理人员重视、关心患者的疼痛，认真倾听患者的主诉，按时给予止痛药物，或指导家属、患者正确使用口服止痛药物，为患者施行有效的非药物止痛疗法，均有助于减轻患者的疼痛、焦虑和抑郁。

（4）健康指导　长期使用阿片类药物可因肠蠕动受抑制而出现便秘，可选用麻仁丸等中药，软化和促进排便。心血管药、降血糖药、利尿药及中枢神经系统药都是老年人应用最多的药物。止痛药物与这些药物合用时，应注意药物的相互作用可能带来的影响。教会患者和家属使用常用的疼痛评价方法和工具与患者在家中接受治疗时同样重要，以便患者在任何地方都能得到全面的镇痛治疗。

4. 护理评价

（1）患者能恰当使用各种有效的止痛方法。

（2）患者的生活未受到明显的影响，表现为睡眠良好，饮食、活动均正常进行。

四、便秘与腹胀

便秘（constipation）是指排便困难、排便次数减少（每周少于 3 次）且粪便干硬，便后无舒畅感。便秘是老年人的常见症状，约占老年人群的 1/3。老年人随着年龄增长，对一些内脏的感觉有减退的趋势，难以观察到每天结肠发出数次的蠕动信号，错过了排便的时机；而各部分的肌群，包括横膈、腹壁、盆底横纹肌和结肠平滑肌的收缩力均减弱，更增加了排便的难度。此外，心理、社会方面的因素均会影响正常排便。便秘可导致腹部不适、食欲降低及恶心。全身症状有头晕、头痛、乏力、焦虑、坐卧不安等。老年人便秘的主要并发症是粪便嵌塞（fecal impaction），这会导致肠梗阻、结肠溃疡、溢出性大便失禁或矛盾性腹泻。

1. 护理评估

（1）健康史　询问便秘开始的时间、大便的频率及性状、排便习惯、用药情况、有无伴随症状，日常饮食的量及种类、饮水量、活动和运动情况。询问是否患有可能导致或加重便秘的疾病，肠道疾病（如直肠肿瘤、憩室炎、肠缺血等）、神经性疾病（如脊髓病变、帕金森病、脑血管意外、痴呆症等）、内分泌疾病（如甲状腺功能减退等）；是否正在服用易导致便秘的药物，止痛剂（如非类固醇抗炎药、阿片类），麻醉药、抗酸药、抗胆碱能药、抗抑郁药、抗组胺药、抗精神病药、解痉药、抗惊厥药、抗高血压药（钙通道阻滞剂、可乐定）、抗帕金森病药、钙剂、利尿剂、铁剂、单胺氧化酶抑制剂、吩噻嗪等。精神抑郁可使条件反射障碍或高级中枢对副交感神经抑制加强，使分布在肠壁的交感神经作用加强，抑制排便。老年人在排便需他人协助时，可能会压抑便意，形成便秘。

（2）身体状况　主要表现为腹胀、腹痛、食欲减退。左下腹可扪及粪块或痉挛肠型。直肠指检以排除直肠、肛门的疾患。

（3）辅助检查　结直肠镜或钡剂灌肠，以排除结肠病变、直肠病变及肛门狭窄。

2. 常见护理问题与诊断

便秘：与肠蠕动减少有关，继发于饮食中纤维素过少、水分不足、不能活动或缺乏锻炼、排便感觉降低、排便相关肌力减弱、精神抑郁、缺乏排便时的独处环境等；与药物的副作用有关。

3. 护理措施

老年人便秘的治疗，应针对引起便秘的因素来调整饮食结构，增加适度的活动锻炼。对顽固性便秘，要采用药物治疗和灌肠以解除症状。

治疗和护理的总体目标：老年人能描述引起便秘的因素，保证每日饮食中含纤维素食品的量和水分的摄入，坚持每天活动锻炼，定时排便。

其具体的护理措施如下。

（1）调整饮食结构　饮食调整是治疗便秘的基础。保证每天的饮水量在2000～2500ml，也包括食物中所含有的水分，食用富含纤维素的食品。

（2）调整行为　改变静止的生活方式，每天有30～60min活动和锻炼，在促进肠蠕动的同时，也改善了情绪。在固定时间（早晨或饭后）排便，重建良好的排便习惯。卧床或坐轮椅的老年人可通过转动身体、挥动手臂等方式进行锻炼。

（3）满足老年人私人空间需求　房间内居住两人以上者，可在床单位间设置屏风或窗帘，便于老年人的排泄等需要。照顾老年人排泄时，只协助其无力完成的部分，不要一直在旁陪伴，以免老年人紧张而影响排便，更不要催促令老年人精神紧张，因不愿麻烦照顾者而憋便，导致便秘或失禁。

（4）腹部自我按摩　在清晨和晚间解尿后取卧位用双手示指、中指和无名指相叠，沿结肠走向，自右下腹向上到右上腹，横行至左上腹，再向下至左下腹，沿耻骨上回到右下腹做腹部按摩，促进肠蠕动。轻重、速度以自觉舒适为宜，开始每次10圈，以后可逐步增加，在按摩同时可做肛门收缩动作。

（5）开塞露通便、灌肠通便和人工取便法。

（6）药物治疗　由原发病引起的便秘应积极治疗原发病。对于饮食与行为调整无效的慢性便秘，应该用药物治疗。温和的渗透性泻药，有乳果糖、山梨醇，通过阻止肠腔水分吸收，使肠内容物体积增大，促进肠蠕动；容积性泻药，如甲基纤维素，适用于饮食过于精细者，在通便的同时还起到控制血糖血脂、减低结直肠癌和乳腺癌发生的作用；润滑性泻药液状石蜡又称大便软化剂，主要起润滑作用，适宜于心肌梗死或脏周手术后的患者；巨结肠症和结肠扩张者，应改用泻药和灌肠。

（7）限制富含纤维素食品　对于功能损伤或不活动的老年人，应限制富含纤维素的食物，每周灌肠1～2次。

（8）健康指导

① 选用有助润肠通便的食物。晨起可服一杯淡盐水，上午和傍晚各饮一杯温热的蜂蜜水，以助通便。少饮浓茶或含咖啡因的饮料。

② 重建良好的排便习惯。让老年人懂得保持排便通畅的重要性，制定时间表，安排有足够的时间排便，避免他人干扰，防止意识性的抑制便意，有便意时不要忽视。

③ 保证有良好的排便环境。便器应清洁而温暖。体质虚弱的老年人可使用便器椅，或在老年人面前放置椅背。提供排便坐姿的依托，减轻排便不适感，保证安全。指导老年人在坐位时把脚踩在小凳子上，身体前倾；心情放松，先深呼吸，后闭住声门，向肛门部位用力解便。

④ 通便药物使用指导。部分渗透性泻药服用后在细菌作用下发酵产生气体，会引起腹胀等不适感，服用一段时间后会逐步适应；容积性泻药在服药的同时需饮水250ml；润滑性泻药不宜长期服用，以免影响脂溶性维生素的吸收。

温和的口服泻药多在服后6～10h发挥作用，晨起后排便，故宜在睡前1h服用。通便药物对人体有一定的副作用，不宜长期服用。个体间对药物的敏感程度不同，不要因短时间内未排便而追加剂量，引起腹泻，危害健康。

⑤ 避免药物副作用性便秘。在治疗原发病中，因药物的副作用导致便秘时，应及时就诊，请医生调整药物。

4. 护理评价

通过治疗、护理干预后，老年人能建立或初步建立良好的排便习惯，饮食品种量、及饮水量恰当，便秘的伴随症状减轻或消失。

五、尿失禁

尿失禁（urinary incontinence）是指尿液不受主观控制而自尿道口溢出或流出的现象。尿失禁可发生在各个年龄组的患者，但它是老年人中最为常见的疾病，女性的发病率高于男性。许多老年人认为尿失禁是人体正常老化的结果，尤其是一些女性羞于就医，故而就诊率远低于发病率，其发病率各处的报道差异也较大。虽然衰老影响着下尿路的功能，但在男性老年人中，尿失禁更多是由各种疾病引起的。尿失禁对大多数老年人的生命无直接影响，但可造成身体异味、皮肤糜烂、反复尿路感染，是导致老年人孤僻、抑郁的原因之一。

1. 护理评估

（1）健康史　询问是否患有老年性痴呆、脑卒中、脊髓疾患、糖尿病、泌尿系统疾病；询问诱发尿失禁的原因（如咳嗽、打喷嚏等），与尿失禁发生的时间关系，失禁时流出的尿量及失禁时有无尿意；询问尿道手术史及外伤史，与尿失禁的关系。对女性老年人还要追问既往分娩史、有无阴道手术史等。在问诊和体格检查中，应特别注意维护老年人的尊严和保持私密性。

环境评估：卫生间是否靠近卧室、照明条件、使用何种排尿器具、是否方便老年人的使用、就厕的私密程度。

（2）临床分型与身体状况

① 急迫性尿失禁。在膀胱充盈量较少的情况下即出现尿意，且不能很好地控制。与逼尿肌收缩未被控制有关。

② 压力性尿失禁。多见于中老年女性。由于盆底肌肉松弛，膀胱颈后尿道下移，尿道固有括约肌功能减低所致。尿液的流出量较少。

③ 充溢性尿失禁。膀胱不能完全排空，存有大量残余尿，导致尿液不自主溢出。见于前列腺增生、粪便嵌顿、尿道狭窄引起的下尿路梗阻和脊髓损伤。

④ 暂时性尿失禁。老年人中较为常见。常由谵妄、泌尿系统感染、萎缩性尿道炎或阴道炎、使用某些药物、行动不便、高血糖导致尿量增多、便秘等原因所致。

⑤ 混合性尿失禁。老年人的尿失禁往往数种类型同时存在时，称为混合性尿失禁。

⑥ 直肠指诊。了解肛门括约肌张力、球海绵体肌反射、前列腺的大小和质地、有无粪便嵌顿。

⑦ 女性外生殖器检查。了解有无阴道前后壁膨出、子宫下垂、萎缩性阴道炎等。

⑧ 尿道压力测试。确定压力性尿失禁的诊断方法。在老年人膀胱内充满尿液、于站立位时咳嗽或举起重物，以观察在膀胱加压时是否出现漏尿情况。

⑨ 尿垫试验。会阴部放置一块已称重的卫生垫后锻炼，锻炼后再次称重卫生垫，以了解漏尿程度。

（3）辅助检查　包括尿常规、尿培养，了解有无泌尿系统感染；肝肾功能检查，提示有多尿现象时应行血糖、血钙和清蛋白等相关检查。

2. 常见护理问题与诊断

（1）压力性尿失禁　与雌激素不足导致的骨盆肌和支持结构退行性改变、前列腺切除术累，以及尿道远侧括约肌、肥胖等因素有关。

（2）急迫性尿失禁　与膀胱容量下降有关，继发于感染，中枢或周围神经病变，创伤，帕金森病，酒精、咖啡因、饮料摄入过多，老年退行性变，腹部手术，留置导尿管等。

(3) 反射性尿失禁　与脊髓损伤、肿瘤或感染引起对反射弧水平以上冲动的传输障碍有关。

(4) 有皮肤完整性受损的危险　与自理能力下降有关。

(5) 社交障碍　与异味引起的窘迫、尿频、不适有关。

3. 护理措施

引起尿失禁的原因有多种，对每位患者而言，发生尿失禁常是数种因素共同作用的结果，故治疗应个体化，针对不同情况，采取综合措施。

治疗与护理的总目标：老年人治疗的信心增强，表现为主动配合，积极治疗；坚持行为训练及药物治疗；正确使用外引流和护垫；做到饮食控制、活动锻炼；定期参与社交活动。

具体治疗和护理措施如下。

(1) 心理支持　老年人多因长期尿失禁而自卑，对治疗信心不足。护理人员应给予充分理解，尊重老年人，注意保护其隐私。告诉老年人应对治疗持有信心，主动配合则效果满意，同时与家属进行沟通，取得家属的支持和帮助。

(2) 行为治疗　包括盆底肌训练、膀胱行为治疗、提示排尿法及间歇性导尿。

① 盆底肌训练。对轻度压力性尿失禁且认知功能良好的年轻老年人有效，坚持 6 个月以上的效果较好。对中重度且高龄压力性尿失禁、急迫性尿失禁者均有一定的疗效。这项治疗需提供书面指导并给予鼓励和随访。

② 膀胱行为治疗。适用于急迫性尿失禁，且认知功能良好的老年人。可根据记录来调整其排尿的间隔时间，如憋尿超过 3min 会出现尿失禁，则每 2h 排尿一次。期间出现的尿急可通过收缩肛门、两腿交叉的方法来控制，然后逐步延长间隔时间。留置导尿管者，行膀胱再训练前先夹闭导尿管，有尿感时开放导管 10～15min，以后逐步延长。

③ 提示排尿法。认知障碍的老年人，可根据其排尿记录，制订排尿计划，定时提醒，帮助养成规律性的排尿习惯，同时改善老年人的如厕条件。

④ 间歇性导尿。适用于残余尿量过多或无法自行解出的女患者。生活尚能自理的女患者行可自行清洁导尿，间隔时间最长 4h 一次，以免引起泌尿道感染。使用普通导尿管，用后洗净、煮沸、消毒待用。

(3) 物理治疗　电刺激疗法通过感应电流，使盆底肌肉收缩，以作为被动辅助锻炼。可通过放置直肠电极或阴道电极栓。给予 9V 电压及 20～200 次/s 脉冲进行刺激。此法操作简便，有一定的疗效。

(4) 药物治疗　对女性压力性尿失禁者，多采用雌激素与 α 受体拮抗剂（如丙咪嗪）两者联用，后者对急迫性尿失禁者也有效，但不能用于直立型低血压者。

(5) 保持皮肤清洁卫生　尿液长期浸湿皮肤可使皮肤角质层变软而失去正常防御功能。而尿液中氨对皮肤的刺激，易引起皮疹，甚至发生压疮。故要保持皮肤清洁、干燥，及时清洗，勤换衣裤、尿垫、床单，皮肤可涂适量油膏保护。

(6) 外引流　对部分不能控制的尿失禁患者，可采取外引流法防止漏尿。男患者可用带胶管的阴茎套接尿，女患者可用吸乳器连接胶管接尿。

(7) 失禁护垫　如纸尿裤的使用，是最普遍安全的方式，能有效地处理失禁问题。在针对某些特定形态的失禁者，可使用纸尿裤及常规如厕时间表，来重建老年人的排尿控制。纸尿裤在可以自己排尿但无法控制的情况下使用。该法具有良好的预防措施，既不造成尿道及膀胱的损害，也不影响膀胱的生理活动。

(8) 积极去除诱发因素　过于肥胖的老年人要通过饮食控制、增加活动来减肥。慢性呼吸道感染者应积极控制感染，按时、按量服用抗生素，切勿在尿路感染改善或消失后自行停药。

（9）手术治疗　各种非手术治疗失败者，应及早采用手术治疗。

（10）健康指导

① 骨盆底肌练习。首先体会锻炼的正确部位。仰卧于床上，将一个手指轻轻插入阴道，此时尽量将身体放松，然后再主动收缩肌肉以夹紧手指。在收缩肌肉时吸气，能够感到盆底肌对手指的包裹力量；当放松盆底肌时呼气，并反复重复几次。

完整的骨盆底肌练习包括以下两阶段。

第一阶段：站立，双手交叉置于肩上，足尖呈 90°，足跟内侧与腋窝同宽，用力夹紧。保持 5s，然后放松。重复此动作 20 次以上。简易的骨盆底肌运动，可在有空时进行，以收缩 5s、放松 5s 的规律，在步行、乘车、办公时都可进行。

第二阶段：每天进行有效的自我训练。平躺、双膝弯曲；收缩臀部的肌群向上提肛；紧闭尿道、阴道及肛门，此感觉如尿急，但无法如厕需做闭尿的动作；保持骨盆底肌群收缩 5s，然后缓慢放松，5～10s 后，重复收缩。

运动的全程，照常呼吸、保持身体其他部位放松。可触摸腹部，如果腹部有紧缩的现象，则运动的是错误的肌群。

② 调整饮水的时间、品种、量。向老年人说明尿液对排尿反射刺激的必要性，保持摄入液体每日在 2000～2500ml，包括两餐、水果和饮料。避免饮用高硬度水，可饮用磁化水。睡前限制饮水，以减少夜间尿量，避免摄入有利尿作用的咖啡、浓茶、酒类等。

③ 提供良好的如厕环境。指导家属为老年人提供良好的就厕环境。老年人的卧室尽量安排在靠近厕所的位置。夜间应有适宜的照明灯。

4. 护理评价

通过治疗与护理后：老年人能主动参与治疗活动；主诉尿失禁的次数减少；局部皮肤清洁、干燥；愿意并参与社交活动。

链接：尿失禁的新理念及手术治疗方法

现代学者对尿失禁的机制从腹压传递障碍、膀胱顺应性改变、逼尿肌功能受损、尿道括约肌结构及功能异常、神经系统障碍等几个层面做了大量研究，提出了如膀胱过度活动、膀胱尿道的黏弹性、盆底功能障碍、尿道中段悬吊等新理念，开发了一系列新的手术治疗方法。例如，经阴道前壁韧带筋膜吊带术、经阴道无张力尿道中段悬吊术、经闭孔阴道尿道中段吊带术、经阴道尿道-耻骨悬吊术、内镜下注射胶原物、射频治疗尿失禁、急迫性尿失禁的微创式骶神经调控术、人工尿道括约肌术、尿道球部或阴茎海绵体间置术等。

六、营养缺乏——消瘦

衰老导致的生理变化及社会、经济因素影响，使老年人容易发生各类营养缺乏性疾病，其中较为突出的是蛋白质-能量营养缺乏症——消瘦（emaciation）。消瘦使老年人的免疫力低下，并加速衰老进程，对老年人健康的影响甚于肥胖。

1. 护理评估

（1）健康史　询问患者近期的进食情况，食欲、情绪、咀嚼功能，味觉、嗅觉有无改变；目前是否患有代谢亢进性疾病、消耗性疾病或吸收不良性疾病；是否正在服用使食欲减退及引起恶心的药物以致患者体重下降。观察患者的精神状态是否良好。

(2) 身体状况　主要表现为疲倦、烦躁、体重减轻、抵抗力降低、伤口难以愈合。严重者可有较明显的低蛋白血症、营养性水肿，同时可有原发疾病的症状和体征。

(3) 辅助检查　身体测量可选择体重指数。生化指标用血清蛋白质含量测定。体重指数(BMI) 在 17～18.4 为轻度消瘦，在 16～16.9 为中度消瘦，BMI<16 为重度消瘦。血清蛋白质含量测定：清蛋白 (g/L) 2.9～3.5 为轻度营养不良，2.1～2.8 为中度营养不良，<2.1 为重度营养不良。

(4) 心理-社会状况　社会性和环境性孤寂，人际交往减少，会带来寂寞和失落感，影响食欲；贫困、老年丧偶、缺乏精神抚慰，使生活兴趣减少而影响食欲；自理能力减退、酗酒、营养知识缺乏亦是重要的影响因素。

2. 常见护理问题与诊断

(1) 营养失调　低于机体需要量。与味觉、嗅觉减退，服药所致的食欲减退、恶心，增加能量代谢，无能力获得食物有关（机体受限、财力问题）。

(2) 活动无耐力　与营养不良有关。

(3) 健康维护能力低下　与营养知识缺乏和活动能力减弱有关。

3. 护理措施

营养不良的老年人治疗与护理的总体目标：老年人能够描述诱因，主动寻求医务人员、社区机构的援助，控制原发病，增进与社会的交往，增加食物的摄入量，提高机体的抵抗力。

其具体的护理措施如下。

(1) 饮食护理　补充足够的蛋白质和热量，烹调时注意食物的色、香、味。定期（隔周 1 次）称体重，并根据医嘱定期测定血清蛋白浓度，及清蛋白、球蛋白的比值。

(2) 控制原发病　对因原发病严重所致的营养不良，应积极治疗原发病，以阻断恶性循环，增强患者的免疫力。对因服药引起的食欲下降，要在医生的指导下调整药物的剂量与品种。

(3) 提供援助　对无力自行采购和烹制食物的老年人提供相应的帮助。如送菜上门或集体用餐，提供“少食多餐”的饮食。餐前室内先通风，空气要新鲜；进餐时室内环境保持清洁。尽可能地让老年人与家人一起用餐或集体进餐。重视老年人的心理健康，创造和谐、交流的气氛，有针对性地做好心理疏导，鼓励老年人参加有益的社交活动。

(4) 健康指导

① 食品的选择与烹制。选购的食物必须新鲜、清洁。食品不宜在冰箱内长期存放。如口感食物味淡，可在用餐时沾醋或酱油，或每餐有一个味重菜。羹汤类食品能增加与味蕾的接触，亦有利于提高食欲。

② 根据食谱制作食物。菜肴制作时注意颜色的搭配。食物的色、香、味齐全有利于刺激食欲。经常更换不同的食品类型和不同的烹调方法，也有助于增进食欲。

③ 适度运动与活动。根据自身的体力和年龄，适度锻炼。两餐间可在室内或户外进行活动，改善情绪，增进食欲。

4. 护理评价

通过治疗与护理，老年人的食欲良好；原发病得到积极控制；患者掌握饮食营养知识，能够描述营养不良的诱因。

七、听力障碍

老年性耳聋（presbycusis）是指随着年龄的增长，双耳听力进行性下降，高频音的听觉困难和语言分辨能力差的感应性耳聋。部分老年人在耳聋刚开始时可伴有耳鸣，常为高频声，其出现频率随年龄增长而渐增，于60～70岁达顶峰。目前认为，老年性耳聋是因为年龄增长，听觉器官与其他身体器官共同发生的缓慢进行的老化过程。年龄没有确定界限，老化的症状和体征个体差异性大。老年性耳聋影响了老年人与他人的沟通，对文化程度低下的老年人更是妨碍了外界信息的接收。

1. 护理评估

（1）健康评估　老年性耳聋是由多种因素共同作用而引起。遗传因素、长期的高脂肪饮食、接触噪音、吸烟、使用了易损伤听力的药物、精神压力、代谢异常均与老年性耳聋密切相关。而老年性疾病（如高血压、冠心病、动脉硬化、高脂血症、糖尿病）是加速老年性耳聋的重要因素。在病史采集中应着重了解以下情况。

① 疾病影响。询问是否患有与血管病变关系密切的疾病。从解剖上看，耳的供血是终末血管，如果血管痉挛、堵塞，就没有其他的血管能够立即供应能量和氧。高血压、冠心病、动脉硬化、高脂血症、糖尿病均对人体的血供造成影响。

② 饮食与血脂代谢状况。长期高脂饮食和体内脂肪的代谢异常可促进老年性耳聋。除因脂质沉积使外毛细胞和血管纹变性、血小板聚集及红细胞淤滞、微循环障碍外，还可能与过氧化脂对听觉感受器中生物膜和毛细胞的直接损害有关。

③ 用药情况。耳毒性药物链霉素、卡那霉素、多黏菌素、庆大霉素、新霉素、万古霉素，以及奎宁、氯喹、阿司匹林等药物，对听神经均有毒性作用。而老年人的肝脏解毒和肾脏排泄功能下降，更容易受到药物的影响。

④ 不良嗜好及习惯。长期吸烟可引起或加重心脑血管疾病，使内耳供血不足，影响听力；过去养成挖耳的习惯可能损伤鼓膜。

⑤ 接触噪音的历史。过去的工作和生活环境中是否长期受到噪声刺激，有无用耳塞听音乐或广播的习惯。长期接触噪音可使听觉器官经常处于兴奋状态，产生疲劳。同时，噪声刺激还可使脑血管处于痉挛状态，导致听觉器官供血不足而致聋。另外，长期的噪声刺激会使人情绪烦躁、血压升高及神经衰弱，也影响了听力。此外，还要询问老年人有无中耳炎病史，有无耳鸣情况。

（2）身体状况

① 中耳及外耳道检查。首先做耳道检查，以排除因耵聍阻塞耳道而引起的听力下降。检查鼓膜是否完好。

② 听力检查。询问老年人两侧耳朵听觉是否一致，如有差异则先对听力较好的耳朵进行测试。测试者先用耳塞塞住老年人听力较差侧耳朵，站在离老年人约50cm处对另一侧耳朵小声发出两音节的数字，让老年人复述。测试者的声音强度可由柔软的耳语增强到柔软、中等、大声的发音，但测试者的脸不能面对老年人的眼睛。

（3）辅助检查　听力学测试纯音听力检查，通过测得的听力图了解患者的听力损伤情况。按照我国的标准，听力在26～40dB为二级重听；听力在41～55dB为一级重听；听力在56～70dB为二级耳聋；听力在71～90dB为一级耳聋。如果双侧听力均在56～70dB，交流就会发生明显的障碍。本项测试应在专门的医疗机构由专业人员进行，测得的数值可为佩戴助听器提供参考。

（4）心理-社会状况　随着听力的逐步下降，老年人与外界的沟通和联系产生障碍，由于耳聋而造成的生理性隔离，容易产生焦虑、孤独、抑郁、社交障碍等一系列心理问题。

2. 常见护理问题与诊断

（1）听觉障碍/听力下降 与血供减少、听神经退行性改变有关。

（2）社会隔离 与听力下降有关。

（3）自我保护能力受损 与听力下降有关。

3. 护理措施

老年性耳聋是一种老化性疾病，应用扩张血管、改善微循环、营养神经的药物可在一定程度上减缓耳聋的进展速度。积极治疗影响血液供应的老年性疾病，保持良好的情绪都对老年人十分重要。

治疗和护理的总体目标：老年人和（或）家属能说出影响听力的相关因素及危害性，避免相关因素对听力的进一步影响；老年人和家属配合，积极治疗相关的慢性疾病；老年人表示愿意佩戴合适助听器；老年人能用语言表达自己积极的自我概念。

其具体护理措施如下。

（1）建立健康的生活方式 注意清淡饮食以减少脂肪的摄入，尤其要注意减少动物性脂肪的摄入。多吃新鲜蔬果，以保证维生素C的摄入。一些中药和食物，如葛根、黄精、核桃仁、山药、芝麻、黑豆等，对于延缓耳聋的发生也有一定作用。坚持体育锻炼，能够促进全身血液循环，使内耳的血液供应得到改善。锻炼项目可以根据自己的身体状况和条件来选择，如散步、慢跑、打太极拳、做“八段锦”。避免过度劳累和紧张情绪，戒烟。

（2）创造有助于交流的环境和方式 给电话听筒加增音装置，门铃应与一室内灯相连接，使老年人能应门，帮助其把需要解释和说明的事记录下来，使因听力下降引起的交流障碍影响减至最小。指导与老年人最亲密者多与老年人交谈，让老年人的情绪得到宣泄。交谈应在安静的环境中进行，交谈前先正面进入老年人的视线，轻拍老年人以引起注意。对老年人说话要清楚且慢，不高声喊叫，使用短句表达意思。

（3）定期做听力检查与对应治疗 目前尚无有效的手段治愈老年性耳聋。只能通过各种方法减缓老年性耳聋的进展，如应用扩张血管、改善微循环、调节营养神经的药物。老年人一旦发觉耳鸣或听力下降，就要到专门的耳鼻喉科门诊进行听力检查，尽早发现和治疗。因为听力范围很广，而高频的听力下降，老年人自己不一定能感觉到。当老年人耳聋经听力测试，语频听力损失双侧均在35～80dB时，可佩戴适当型号的助听器，使老年人能正常地参与社会生活。一般而言，听力损失在60dB左右，佩戴助听器效果最好。

（4）选择佩戴助听器的指导 经专业人员测试后，根据老年人的要求和经济情况，选戴助听器。

盒式助听器操作方便，开关和音量调节灵活，电池耐用，使用经济，但外露明显，会给佩戴者带来压力，且识别率较低，适合于高龄、居家使用，且经济承受能力较低的老年人；眼镜式助听器外观易被接受，没有低频干扰问题，但价格贵、易损坏，鼻梁、耳廓受压明显，不宜长期使用；耳背式助听器没有上述两款的缺点，又具备上述助听器的优良性能，价格适中，但也有影响外耳道固有共振频率的缺点；耳内式助听器更加隐蔽，并保留了人耳的一些固有功能，尤其是最新型的动态语言编码助听器，对以高频下降型耳聋为主的老年人用残存听力最大限度听清和理解语言信息，带来了较为理想的听觉效果，但费用较为昂贵。

若经济承受能力有限，则单侧佩戴。如果是轻、中度听力损失（PTA≤70dB），最好在较差耳选配助听器；若是中重度听力损失（PTA≤90dB），则选择稍好的一侧进行佩戴。

（5）健康指导

① 积极治疗相关慢性病。指导老年人早期、积极治疗慢性疾病，如高血压、冠心病、动脉硬化、高脂血症、糖尿病，以减缓对血管的损伤。

② 避免服用具有耳毒性的药物。在必须使用时，要严格按照医嘱，尽量使用耳毒性低的药物。在必须使用时，用药剂量不可大，时间不可长，并加强观察药物的副反应。

③ 避免噪声刺激。日常生活和外出时，应注意加强个人防护，尽量注意避开噪声大的环境或场所，避免长期的噪声刺激。

4. 护理评价

老年人的生活方式得到改善，相关的慢性疾病积极治疗，症状得到控制；老年人对所佩戴的助听器能正确使用；老年人能用语言表达积极的自我概念。

八、视觉障碍

随着机体的老化，人的视觉功能开始有所减退，而糖尿病、心血管疾病等都会影响到眼的血液供应，加重或促使视觉功能的进一步下降。视觉是人体最重要的感觉功能，老年期发生的视觉障碍，使老年人的应对调节感到困难，影响了日常生活维持、外界信息获取、相互交流的进行，生活圈子变得十分窄小。老年人由于孤独、生理性隔离和疾病的影响，可能产生抑郁、自信心降低、自理能力下降和自我保护能力受损等问题。

1. 护理评估

（1）健康史　询问老年人近半年内自觉视力有无改变或视力减弱，头痛或眼睛疲倦，发作的程度、部位、时间及特点；了解老年人有无全身性疾病，如糖尿病、高血压病史；经常使用眼镜的老年人，最近一次眼睛检查及验光后重新配镜的时间；家族中有无青光眼、黄斑变性病史。

（2）视功能的变化与视觉状况　与老化有关的视功能变化主要有老视、视敏度和对比视敏感度开始下降，表现在视物的精细感下降、暗适应能力下降和视野缩小。常见眼科疾病（如白内障、青光眼、糖尿病性视网膜病变、老年性黄斑变性等）使老年人的视力明显减退甚至失明。

（3）辅助检查　眼底镜检查：检查前先扩瞳，可用2.5%去氧肾上腺素（新福林）眼液，左、右眼各1滴，共滴2次，间隔10min，使瞳孔散大至直径6mm以上。持直接检眼镜，用彻照法观察眼的屈光介质有无混浊，通过眼底镜观察视网膜和脉络膜红光发射，见黑色轮廓像晶体混浊，提示白内障；将检查镜拉到受检眼前2cm处检查眼底，视乳头凹陷与颜色变浅表示视神经萎缩；然后观察视网膜后部，直至见到视神经盘，注意观察视神经盘边缘与周围是否平坦，若边缘出现倾斜或凹陷，应怀疑青光眼；对照观察两侧视神经盘凹陷的大小是否对称，不对称常提示眼压升高，视神经盘有损害；观察黄斑区及临近后部视网膜，眼底镜下表现为边缘模糊的小黄白点，高度怀疑干性老年性黄斑变性；眼底镜检查显示静脉曲张，视网膜广泛出血水肿、视神经盘边缘模糊与水肿，提示视网膜中央静脉阻塞；视神经盘水肿和一两处出血，提示缺血性视神经病变。

（4）心理-社会状况　常见的眼科疾患引起视力减退，影响老年人看电视、读报等，继而影响饮食起居，以及外出、社交等，严重妨碍了日常生活，老年人自信心容易降低，产生消极悲观情绪。

2. 常见护理问题与诊断

（1）视觉改变下降　与白内障、青光眼、糖尿病性视网膜病变、老年性黄斑变性有关。

（2）有受伤的危险　与视觉下降有关。

（3）自理缺陷　与视力减退有关。

（4）社交隔离　与视力减退有关。

3. 护理措施

积极治疗Ⅱ型糖尿病、血管性疾病，保持良好的情绪、健康的饮食和良好生活方式对降低老年人的眼科疾患十分重要。

治疗和护理的总体目标：老年人能够描述视觉改变的表现，并采取有效的措施，减少视力减退对日常生活的影响；老年人积极治疗眼科常见疾病和相关的慢性疾病；老年人能采用有助于保持眼健康的方式生活。

其具体护理措施如下。

（1）视觉减退的护理

① 定期接受眼科检查。对于无糖尿病、心血管疾病病史和家族史，且近期无自觉视力减退，年龄大于65岁的老年人，应每年接受1次眼科检查，包括屈光介质、视敏度、视野和眼底；患糖尿病、心血管疾病的老年人应每半年检查1次；近期自觉视力减退或眼球胀痛伴头痛的老年人，应马上做相关视力检查。明确视力下降对阅读、日常生活、社会活动的影响，帮助老年人制订生活计划。

② 室内光线。提高照明度能弥补老年人视力下降所造成的困难。老年人的居室阳光要充足，晚间用夜视灯以调节室内光线，但应避免用单个强光灯泡和刺眼的阳光直接照射老年人的眼睛。当室外强光照射进户时，可用纱质窗帘遮挡。

③ 阅读与书面材料。避免用眼过度疲劳，尤其是精细的用眼活动，最好安排在上午进行，看书报、电视的时间不宜过长。老年人对光亮对比度要求较高，故为老年人提供的阅读材料要印刷清晰、字体较大，最好用淡黄色的纸张，避免反光。

④ 物品放置。帮助老年人熟悉日常用品放置的位置，使用的物品应简单、特征性强。为老年人创造一个物品放置固定、有序的生活环境。

⑤ 外出活动。外出活动应安排在白天进行。在光线强烈的户外活动时，宜佩戴抗紫外线的太阳镜。从暗处转到亮处时要停留片刻，待适应后再行走，反之亦然。

（2）积极治疗眼科常见疾病和相关慢性疾病　开角型青光眼要按照医生医嘱使用滴眼剂降低眼压，并终身使用。干性黄斑变性无针对性治疗方法。糖尿病视网膜病变的早期用激光手术疗效较为满意。渗出型黄斑变性部位在周边的，早期用激光除去新生血管膜。白内障、闭角型青光眼均用手术治疗，手术后近期内避免做弯腰搬重物类体力活动，保持排便通畅，术后佩戴硬质的眼罩，晚上睡觉时要戴在眼上。控制血糖和血压可防止或减缓部分白内障、糖尿病视网膜病变的发生。

（3）饮食护理

① 维生素。维生素对老年人的视力保健起着非常重要的作用。每日食用7种以上新鲜的蔬菜、水果达400～500g，经常食用酵母、豌豆、麦芽、花生、牛奶、鱼类食品，烹调油选用玉米胚油，将能满足老年人多种维生素的需要。

② 水分。每日的饮水量包括食物中所含的水达到2500ml，相当于8杯水，在满足人体需求的同时也帮助稀释血液，有助于眼的血液供应。对于患青光眼的老年人，每次饮水量为200ml，间隔时间为1～2h，以防眼压升高。

③ 健康饮食与生活方式。低脂饮食、戒烟、控制饮酒量、减少含咖啡因食物的摄入，保持一定的运动量、充足的睡眠均有助于眼的保健。

（4）健康指导

① 配镜指导。配镜前先要验光，确定有无近视、远视和散光，然后按年龄和老视的程度增减屈光度。同时还应考虑平时所习惯的工作距离，适当增减镜片的度数。如进行近距离精细工作，应适当增加老花镜度数，反之，老花镜度数则应适当降低。老年人的眼调节力衰退是随年龄的增长而逐渐发展的，因此，要根据定期眼科检查的情况，更换

适合的眼镜。

② 滴眼剂的正确使用和保存。用滴眼剂前清洁双手，用示指和拇指分开眼睑，眼睛向上看，将滴眼剂滴在下穹窿内，闭眼，再用示指和拇指提起上眼睑，使滴眼剂均匀地分布在整个结膜腔内。滴药时注意滴管不可触及角膜。每种滴眼剂使用前均要了解其性能、维持时间、适应证和禁忌证，检查有无混浊、沉淀、超过有效期。滴药后需按住内眼角数分钟，防止滴眼剂进入泪小管，吸收后影响循环和呼吸。平时要多备一瓶滴眼剂，以防遗失时使用。使用周期较长的滴眼剂应放入冰箱冷藏室保存，切不可放入贴身口袋。

4. 护理评价

老年人定期接受眼科检查，积极治疗眼科疾病并能采取有效的措施，减少视力减退对日常生活的影响，保持规律、健康的生活方式。

九、口腔干燥

口腔干燥（xerostomia）在老年人中很常见，健康老年人中约有40%诉说口腔干燥。正常的唾液量能湿润口腔、维持口腔黏膜的完整性、保持味觉、预防龋齿、帮助表达流畅。在食物团的形成、吞咽和移动过程中，唾液也发挥了重要作用。导致老年人口腔干燥的原因有唾液腺自身的退行性变化、疾病及用药对唾液腺分泌产生的影响。

1. 护理评估

（1）健康史

① 口腔干燥情况。询问老年人的口腔干燥情况，有无吞咽困难、牙过敏、龋齿、口臭；是否患有糖尿病、神经衰弱；日常刷牙和义齿的护理方法；家族中有无干燥综合征患者。

② 治疗情况。询问是否正在服用使唾液分泌减少的药物，如降血压药、抗胆碱能药、抗抑郁药、抗组胺药、利尿剂及具有温补作用的中药等；是否因头颈部肿瘤而曾接受外照射治疗。

（2）身体状况　许多老年人诉说口干。真正唾液腺功能低下者有典型的干性食物吞咽困难，吞咽时需要喝水，进食和说话时口腔和唇部干燥，近期内突然龋齿增多、口腔内有真菌感染。口腔检查以了解唾液腺的状况，对主要唾液腺开口触诊以判断其开放程度；腺口有脓液，提示急、慢性涎腺炎，应取标本做细菌培养药敏试验。

（3）辅助检查　逆行涎管造影以明确有无炎症或阻塞性病变；主要唾液腺的CT和MRI可帮助检出炎性疾病、阻塞和肿瘤。如怀疑干燥综合征，要做小唾液腺活检和泪腺功能检查。

（4）心理-社会状况　口腔干燥老年人常伴有口臭，常使老年人羞于走进他人，难以进行沟通，容易产生孤独感和自卑心理。

2. 常见护理问题与诊断

（1）有感染的危险　与唾液分泌减少所致的口腔自洁能力下降、口腔黏膜溃疡有关。

（2）营养失调　低于机体需求量与唾液分泌减少所致的龋齿、牙列缺失、吞咽困难有关。

（3）社会交往障碍　与口腔干燥常伴有口臭而产生孤独感和自卑感等有关。

3. 护理措施

口腔干燥的老年人，其总体治疗与护理目标是，老年人能够通过定期的牙科检查、治疗和自我保健，保持口腔的清洁湿润，以及牙列、黏膜的健康完整；积极治疗原发病，食欲和正常的进食未受到影响。

其具体的护理措施如下。

（1）采用有益于唾液分泌的措施　对服用药物所致的唾液减少，如某些镇静药、降血压药、阿托品类药、利尿药，以及具有温补作用的中药等引起的口腔并发症，应减少药物剂量或更换其他药物。如唾液腺尚保留部分分泌功能，可咀嚼无糖型口香糖、含青橄榄或无糖的糖果以刺激唾液分泌。患干燥综合征的老年人，应多食用滋阴、清热、生津的食物，饮食以“少食多餐”为宜，忌食辛辣、干燥、温热食品，严禁吸烟。

（2）保持口腔清洁　早晚正确刷牙、餐后漱口，晚上临睡前的刷牙尤为重要，养成餐后使用牙线的习惯；有口腔溃疡者，可经常用金银花、白菊花或乌梅甘草汤等代茶泡服或漱洗口腔。

（3）重视对牙齿、牙龈的保健　养成每日叩齿、按摩牙龈的习惯，以促进局部血液循环，增强牙周组织的功能和抵抗力，保持牙齿的稳固。每年做 1～2 次牙科检查，及时治疗口腔疾病，修复缺损牙列；做 1～2 次洁齿治疗，促进牙龈的健康。少食甜食，睡前不吃糖果、糕点。义齿与基牙间易引起菌斑附着，故餐后及夜间在清洁口腔的同时，要取出义齿并刷洗。

（4）健康指导

① 多食用滋阴、清热、生津食物。滋阴、清热、生津食物：丝瓜、芹菜、红梗菜、黄花菜、淡菜、甲鱼。水果可选择甘寒生津的西瓜、甜橙、梨等。

② 忌食辛辣、干燥、温热食品。如酒、茶、咖啡、油炸食物、羊肉、狗肉、鹿肉，以及姜、葱、蒜、辣椒、胡椒、花椒、茴香等。

③ 正确刷牙

A. 牙齿的外侧面和内侧面。从牙龈往牙冠方向旋转刷，牙刷毛束的尖端朝向牙龈，即上牙朝上、下牙朝下。牙刷毛与牙面呈 45°。

B. 刷牙的咬合面。将牙刷毛放在咬合面上，前后来回刷。

C. 顺牙缝刷洗。

刷牙不要遗漏舌面，温水刷牙，每次刷牙时间应达到 3min；轮换选用数种品牌牙膏，避免使细菌产生耐药性。

④ 牙刷的选择和保管。选用磨头软毛牙刷，每 1～3 个月换新牙刷。刷牙毕即清洗牙刷，刷头向上，置于通风处晾干，以减少细菌的滋生。

⑤ 叩齿和按摩牙龈。每日晨起或入睡时，上下牙齿轻轻对叩数十下，能促进牙体和牙周组织血液循环。用坚实的手法压口唇角、中心顶部及底部以按摩牙龈，每日 2～3 次，每次 2～3min。

4. 护理评价

通过治疗与护理，老年人能够保持口腔清洁、湿润，牙列、黏膜健康完整，饮食正常，营养状态良好。

实践项目

任务 8-1　预防压疮的护理

1. 实训目的

（1）使皮肤清洁，保持皮肤完整。

（2）促进血液循环，防止受压部位出现压疮。

（3）原有皮肤损害改善或痊愈。

2. 实训准备

（1）物品准备　毛巾、大浴巾、50%乙醇、润滑剂、水盆（内盛50～52℃热水）、扫床刷及床刷套，污物桶。

（2）护士准备　着装整齐，洗手，戴口罩。

（3）环境准备　病室整洁、安静、安全，光线、温湿度适宜。

3. 实训步骤

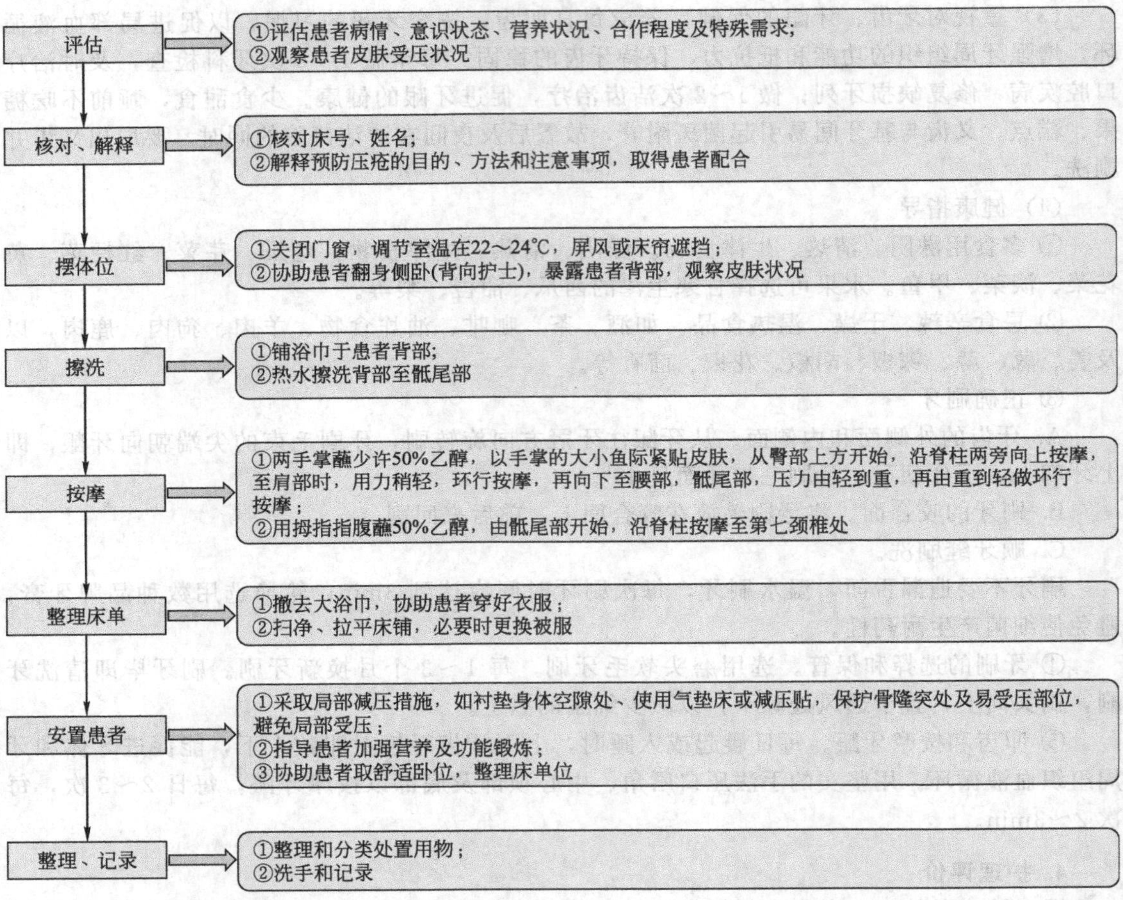

4. 注意事项

（1）协助患者翻身时，应避免拖、拉、推的动作，以防擦破皮肤。

（2）按摩背部时，应压力均匀，由轻到重，再由重到轻，每次3～5min。

（3）保持患者皮肤清洁、干燥，有大小便失禁、呕吐及出汗者，应及时用温热水擦洗干净，及时更换衣裤、被褥，做到“五勤”。

（4）避免在受压部位进行局部按摩，如局部出现压疮的早期症状，也不可在该处按摩。

（5）翻身、按摩时要注意保暖，勿使患者受凉。

（6）操作过程中，要有爱伤观念，动作轻柔熟练，注意保护患者隐私。

5. 评分标准

项目		操作要求	分值	扣分标准	扣分	得分
评估与解释	评估	①评估患者年龄、病情、意识状态、心理反应、合作程度； ②了解患者，检查判断局部皮肤受压程度； ③评估患者营养状况，活动能力，自理程度； ④评估患者皮肤情况，有无发热、水肿、使用镇静剂和矫形器具等	8	缺一项扣2分		
	解释	解释预防压疮的重要性及方法，沟通语言适当	2	未解释扣2分		
计划	护士准备	着装整洁、洗手、戴口罩	5	2(衣帽不整扣分) 3(未洗手、戴口罩扣分)		
	用物准备	治疗盘、海绵垫数块、软枕2～3个、治疗碗1个、50%乙醇、水壶(内盛40～45℃温水)、浴巾一条、翻身记录卡，另备屏风	8	用物缺一项扣1分		
	患者准备	卧位舒适，能够理解配合	2			
	环境准备	安静、整洁、有安全感，环境安排合理	2			
实施	按摩前	①将用物携至床旁，问好查对，解释，请患者合作； ②关闭门窗，调节室温在22～26℃，屏风遮挡，按需移床椅，使用床档者放下床档； ③松开盖被，协助患者俯卧或侧卧，身体靠近床缘，使卧位舒适，注意保暖	15	未解释、查对各扣2分		
	全背按摩	①将浴巾的一部分铺于患者身下，暴露全背，观察易受压部位，将剩余部分的浴巾遮盖在患者背部； ②盆内倒40～45℃温水，用小毛巾依次擦净患者颈部、肩部、背部及臀部，擦洗两遍，用浴巾盖背部； ③将50%乙醇倒入治疗碗内，双手蘸湿，从患者臀部上方开始，沿脊柱两侧向上按摩，至肩部时手力稍轻，以环状动作转向下至腰部，进行全背按摩； ④反复3～5次，力度以能刺激肌肉组织为宜，随时观察患者； ⑤用拇指指腹蘸50%乙醇，由骶尾部沿脊柱向上按摩至第七颈椎处，反复2～3次	25	床铺潮湿扣1分 按摩手法不正确扣3分		

续表

项目		操作要求	分值	扣分标准	扣分	得分
实施	局部按摩	①骶尾部按摩：一手蘸50%乙醇，以手掌大小鱼际贴近皮肤，做压力均匀的向心方向按摩，用力方法轻→重→轻，3～5min/次； ②受压局部周围按摩：局部压疮的早期，可用拇指指腹以环状动作，由近压疮处向外按摩	15	动作不轻柔扣1分 手法不正确扣2分		
	按摩后	①撤去浴巾，协助患者穿上衣服，取舒适卧位，衬垫于受压及身体空隙部位； ②查对，整理床单位及用物，感谢患者合作	8	未整理床单位扣3分		
评价	操作质量	①动作轻稳，准确节力； ②卧床患者床单位整洁、干燥、无褶皱，衣服平整； ③患者舒适，身体位置稳定省力； ④爱伤观念强	6	爱伤观念不强扣2分		
	操作时间	操作时间15min	4	每超时1min扣1分		
总分			100			

任务8-2 大量不保留灌肠

1. 实训目的

(1) 解除便秘、肠胀气。

(2) 清洁肠道，为肠道手术、检查做准备。

(3) 稀释并清除肠道内的有害物质，减轻中毒。

(4) 灌入低温液体，为高热患者降温。

2. 实训准备

(1) 物品准备

① 治疗车上层。一次性无菌灌肠器一套（一次性灌肠筒、肛管、纸巾数张、一次性手套、润滑油）、一次性中单、弯盘、水温计、量杯、医嘱单、手消毒剂。

② 治疗车下层。便盆及便盆巾。

(2) 溶液准备　常用灌肠溶液为0.1%～0.2%的肥皂液、0.9%氯化钠溶液。成人每次用量为500～1000ml，小儿200～500ml。溶液温度一般为39～41℃，降温时用28～32℃，中暑用4℃的0.9%氯化钠溶液。

(3) 环境准备　酌情关闭门窗、屏风遮挡患者，光线充足，温湿度适宜。

(4) 护士准备　衣帽整洁，洗手、戴口罩。

3. 实训步骤

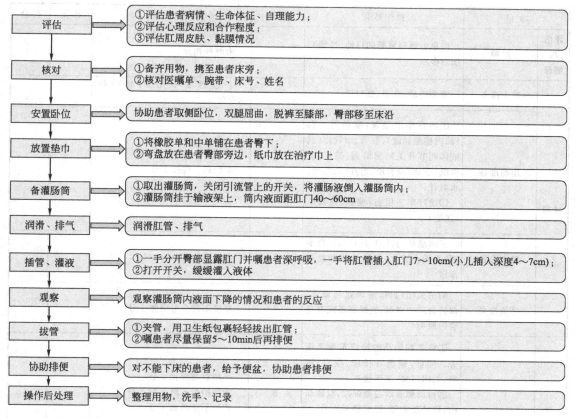

评估	①评估患者病情、生命体征、自理能力； ②评估心理反应和合作程度； ③评估肛周皮肤、黏膜情况
核对	①备齐用物，携至患者床旁； ②核对医嘱单、腕带、床号、姓名
安置卧位	协助患者取侧卧位，双腿屈曲，脱裤至膝部，臀部移至床沿
放置垫巾	①将橡胶单和中单铺在患者臀下； ②弯盘放在患者臀部旁边，纸巾放在治疗巾上
备灌肠筒	①取出灌肠筒，关闭引流管上的开关，将灌肠液倒入灌肠筒内； ②灌肠筒挂于输液架上，筒内液面距肛门40～60cm
润滑、排气	润滑肛管、排气
插管、灌液	①一手分开臀部显露肛门并嘱患者深呼吸，一手将肛管插入肛门7～10cm(小儿插入深度4～7cm)； ②打开开关，缓缓灌入液体
观察	观察灌肠筒内液面下降的情况和患者的反应
拔管	①夹管，用卫生纸包裹轻轻拔出肛管； ②嘱患者尽量保留5～10min后再排便
协助排便	对不能下床的患者，给予便盆，协助患者排便
操作后处理	整理用物，洗手、记录

4. 注意事项

(1) 急腹症、严重心血管疾病等患者禁忌灌肠。

(2) 伤寒患者灌肠时，量不得超过 500ml，压力要低（液面与肛门距离不得超过 30cm）。

(3) 肝性脑病患者灌肠，禁用肥皂水，以减少氨的产生和吸收；充血性心力衰竭、水钠潴留患者禁用 0.9%氯化钠溶液灌肠。

(4) 准确掌握灌肠溶液的温度、浓度、流速、压力和溶液的量。

(5) 灌肠时，应随时观察患者的反应，如有腹胀或便意，应嘱患者做深呼吸，以减轻不适；如果出现面色苍白、出冷汗、血压下降，应立即停止灌肠，通知医师及时处理。

(6) 嘱咐患者灌肠结束后，尽量保留 5～10min。

5. 评分标准

项目		操作要求	分值	扣分标准	扣分	得分
评估与解释	评估	①评估患者的病情、临床诊断、灌肠的目的； ②评估患者的意识状态、生命体征、心理状况和排便情况； ③评估患者肛周皮肤、黏膜情况； ④评估患者对灌肠的理解程度、配合能力	8	一项不符合要求扣 2 分 口述不正确每项扣 1 分		

续表

项目		操作要求	分值	扣分标准	扣分	得分
评估与解释	解释	向患者解释灌肠的目的、过程和注意事项	5	未解释扣分		
计划	护士准备	着装整洁、洗手、戴口罩	2	护士准备不充分，每项扣0.5分		
	用物准备	①治疗车上层备：灌肠筒一套(筒内盛灌肠液)、肛管、血管钳(或液体调节开关)、润滑剂、棉签、卫生纸、手套、橡胶单、治疗巾、弯盘、水温计； ②治疗车下层备：便器、便器巾(尿壶)	8	用物缺一件扣1分		
	患者准备	了解灌肠的目的、过程和注意事项，并配合操作，灌肠前协助患者排尿	2	未解释扣2分		
	环境准备	酌情关闭门窗，屏风遮挡患者，保持合适的室温，光线充足或有足够的照明	2	环境不符合每项扣1分		
实施	灌肠前	①将备好物品的治疗车推至床旁。问好，嘱患者排尿，核对，解释，关闭门窗，屏风遮挡； ②协助患者取左侧卧位，双膝屈曲，褪裤至膝部，臀部移至床沿； ③将橡胶单和治疗巾垫于臀下，放置弯盘于臀旁； ④暴露臀部； ⑤将灌肠筒挂于输液架上，筒内液面高于肛门40～60cm，戴手套，连接肛管，润滑肛管前端，排尽管内气体，夹管	4 6 6 3 6	未核对解释扣2分 未保护患者隐私扣2分 体位不正确扣6分 未铺橡胶单和中单扣6分 暴露过多扣3分 液面高度过高、过低扣2分 未润滑扣2分 未排气扣2分		
	灌肠	①左手垫卫生纸分开肛门，暴露肛门口，嘱患者深呼吸，右手将肛管轻轻插入直肠7～10cm，固定肛管； ②开放管夹，使液体缓缓流入； ③密切观察筒内液面下降的速度和患者的情况； ④待灌肠液即将流尽时夹管，用卫生纸包裹肛管轻轻拔出，放入弯盘内，擦净肛门	10 5 5 8	插入深度不对扣5分 动作不轻柔扣5分 未控制流速扣5分 未观察扣5分		
	灌肠后	①协助患者取舒适的卧位，嘱其尽量保留5～10min后再排便； ②整理用物，协助患者穿衣裤，整理单位，开窗通风； ③洗手、记录	6 2 2	未嘱咐患者扣4分 未帮患者采取舒适卧位扣2分 未整理扣2分 未洗手、记录扣2分		

续表

项目		操作要求	分值	扣分标准	扣分	得分
评价	操作质量	①操作方法正确、熟练； ②患者排出大便，自述感觉舒畅； ③爱伤观念强	6	步骤不熟练扣 1 分 爱伤观念不强扣 2 分		
	操作时间	操作时间 8min	4	每超时 1min 扣 2 分		
总分			100			

任务 8-3　女患者导尿

1. 实训目的

(1) 用于抢救危重、休克患者时，正确记录尿量、尿比重，以观察病情变化。

(2) 帮助盆腔手术患者术前排空膀胱，始终保持膀胱空虚，防止术中误伤。

(3) 某些泌尿系统疾病手术后留置导尿管，便于引流和冲洗，并减轻手术切口的张力，促进伤口的愈合。

(4) 尿失禁、昏迷、会阴部有伤口的患者，引流尿液，保持会阴部的干燥和清洁。

(5) 尿失禁患者行膀胱功能锻炼。

2. 实训准备

(1) 物品准备

① 治疗车上层。一次性导尿包［初次消毒用物包括小方盘（内盛数个消毒液棉球）、镊子、纱布、手套，再次消毒用物包括弯盘、气囊导尿管（内盛 4 个消毒液棉球袋）、镊子 2 把、自带无菌液体的 10ml 注射器、润滑油、标本瓶、纱布、集尿袋、洞巾、手套、外包治疗巾、方盘］、一次性中单、医嘱单、手消毒剂。

② 治疗车下层。便盆及便盆巾。

(2) 环境准备　酌情关闭门窗、屏风遮挡患者，光线充足，温湿度适宜。

(3) 护士准备　衣帽整洁，洗手、戴口罩。

3. 实训步骤

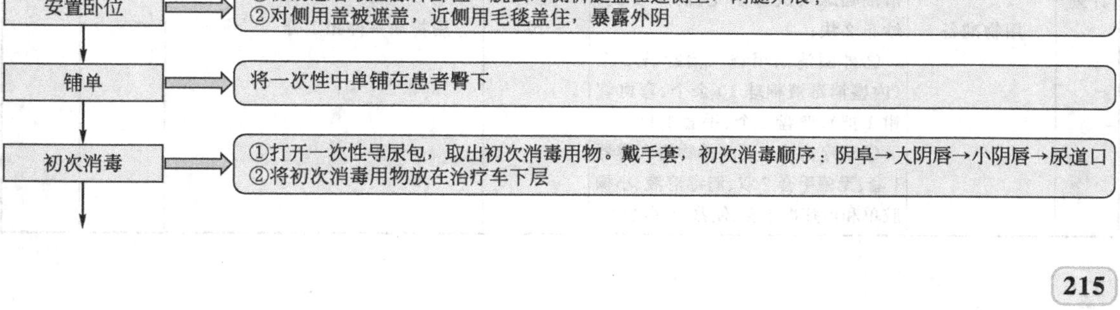
评估
①评估患者病情、生命体征、自理能力；
②评估心理反应和合作程度；
③评估会阴部皮肤、黏膜情况
核对
①备齐用物，携至患者床旁；
②核对医嘱单、腕带、床号、姓名
安置卧位
①协助患者取屈膝仰卧位，脱去对侧裤腿盖在近侧上，两腿外展；
②对侧用盖被遮盖，近侧用毛毯盖住，暴露外阴
铺单
将一次性中单铺在患者臀下
初次消毒
①打开一次性导尿包，取出初次消毒用物。戴手套，初次消毒顺序：阴阜→大阴唇→小阴唇→尿道口
②将初次消毒用物放在治疗车下层

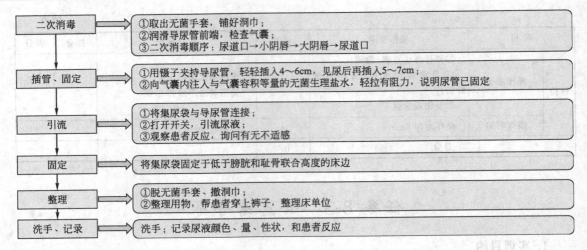

- **二次消毒** → ①取出无菌手套，铺好洞巾；②润滑导尿管前端，检查气囊；③二次消毒顺序：尿道口→小阴唇→大阴唇→尿道口
- **插管、固定** → ①用镊子夹持导尿管，轻轻插入4～6cm，见尿后再插入5～7cm；②向气囊内注入与气囊容积等量的无菌生理盐水，轻拉有阻力，说明尿管已固定
- **引流** → ①将集尿袋与导尿管连接；②打开开关，引流尿液；③观察患者反应，询问有无不适感
- **固定** → 将集尿袋固定于低于膀胱和耻骨联合高度的床边
- **整理** → ①脱无菌手套、撤洞巾；②整理用物，帮患者穿上裤子，整理床单位
- **洗手、记录** → 洗手；记录尿液颜色、量、性状，和患者反应

4. 注意事项

(1) 严格执行查对制度和无菌技术操作原则。

(2) 气囊导尿管固定时，要避开尿道内口。

(3) 防止逆行感染。每日定时更换、排空集尿袋；每日用消毒液棉球擦拭会阴部；每周更换导尿管一次，引流袋位置不得高于耻骨联合的位置；多饮水。

(4) 间歇式夹闭，促进膀胱的充盈和排空，促进膀胱功能恢复。

5. 评分标准

项目		操作要求	分值	扣分标准	扣分	得分
评估与解释	评估	①评估患者的病情、临床诊断、导尿的目的； ②评估患者的意识状态、生命体征； ③评估患者的卧位、膀胱充盈度及会阴部皮肤黏膜情况； ④评估患者的合作程度、心理状况、生活自理能力	8	一项不符合要求扣1分 没有口述扣1分 口述不正确每项扣2分		
	解释	向患者解释导尿的目的、意义、过程和注意事项，并了解如何配合操作	2	2(未解释扣分)		
计划	护士准备	着装整洁、洗手、戴口罩	3	1(衣帽不整扣分) 2(未洗手、戴口罩扣分)		
	用物准备	①无菌导尿包　内有弯盘1个、治疗碗1个、尿管8号和10号各1根、小药杯1个内盛4个棉球、血管钳2把(直的、弯的各1把)、润滑油棉球瓶1个(内盛2～3个润滑油棉球)、试管1支、洞巾1块、纱布2块； ②外阴清洁用物　治疗碗1个(内盛消毒液棉球10余个、弯血管钳1把)、弯盘1个、手套1只； ③治疗盘外　无菌持物钳和容器1套、无菌手套2双、消毒溶液、小橡胶单和治疗巾1套、便盆及便盆巾	10	用物缺一件扣1分		

续表

项目		操作要求	分值	扣分标准	扣分	得分
计划	患者准备	了解导尿的目的、意义、过程和注意事项并了解如何配合操作，导尿前清洗外阴，协助采取适宜体位	2	未解释扣2分		
	环境准备	关闭门窗，屏风遮挡，保持合适的室温，光线充足或有足够的照明	2	环境不符合每项扣1分		
实施	导尿前	①备齐用物，携至患者床旁，问好，核对、解释； ②移床尾凳至操作同侧床尾，将便器放床尾凳上，打开便器巾； ③松开床尾盖被，帮助患者脱去对侧裤腿，盖在近侧腿部，并盖上浴巾，对侧腿用盖被遮盖； ④协助患者取屈膝仰卧位，两腿略外展，暴露外阴，将小橡胶单和治疗巾垫于患者臀下，弯盘置于近外阴处，治疗碗放于患者两腿之间	15	未核对扣4分 处理不当扣3分 近侧与对侧颠倒扣2分 暴露患者扣2分 体位不正确扣2分 弯盘与治疗盘位置放反扣2分		
	导尿	①女性患者清洁、导尿 清洁　操作者左手戴手套，右手持血管钳夹取消毒棉球按自上而下、由外向内的顺序依次擦洗阴阜→大阴唇；用左手分开大阴唇擦小阴唇→尿道口，最后擦肛门；一个棉球只用一次，污棉球置弯盘内，清洁完毕，脱下手套，将治疗碗、弯盘放于治疗车下层； ②在患者两腿之间打开导尿包包布，按无菌技术操作打开治疗巾，用无菌持物钳显露小药杯；倒消毒液于小药杯内，浸湿棉球； ③戴无菌手套，铺洞巾； ④按操作顺序整理好用物，选择一根合适的导尿管，并润滑其前段； ⑤再次清洁　左手分开并固定小阴唇，右手持血管钳夹取消毒棉球，自上至下、由内向外，分别消毒尿道口、小阴唇、再尿道口；一个棉球只用一次，污棉球置弯盘内，清洁完毕，将弯盘移至床尾； ⑥插导尿管　将无菌弯盘置于近会阴处，右手用另一把血管钳夹持导尿管前端，嘱患者缓慢呼吸，轻轻插入尿道4～6cm，见尿流出，再向里插1～2cm；松开固定小阴唇的手，下移固定导尿管，将尿液引入弯盘内； ⑦夹管、导尿　当治疗碗内盛2/3满尿液，用血管钳夹住导尿管的前端，将尿液倒入便器内，再打开导尿管继续放尿； ⑧取标本　若需做尿培养，用无菌试管接取中段尿5ml，盖好瓶盖，放置合适处	38	初次消毒顺序错误扣5分 跨越无菌区域一次扣2分 消毒液倒在外面扣3分 污染手套扣2分 未润滑导尿管前段扣3分 再次消毒顺序错误扣2分 棉球反复使用扣2分 插管方法不正确扣2分 插入阴道扣4分 动作不轻柔扣2分 尿标本污染扣5分		

续表

项目		操作要求	分值	扣分标准	扣分	得分
实施	导尿后	①导尿完毕，轻轻拔出导尿管，撤下洞巾，擦净外阴，脱下手套置弯盘内，撤出患者臀下的小橡胶单和治疗巾，放治疗车下层；协助患者穿好裤子；整理床单位； ②清理用物，测量尿量，尿标本贴标签后送检； ③洗手、记录	10	操作后处理不当每项扣 2 分		
评价	操作质量	①动作熟练、轻柔，步骤正确； ②无菌观念强； ③爱伤观念强	6	步骤不熟练扣 1 分 无菌观念不强扣 2 分 爱伤观念不强扣 2 分		
	操作时间	操作时间 15min	4	每超时 1min 扣 2 分		
总分			100			

任务 8-4　外伤包扎、止血

1. 实训目的

（1）保护伤口，防止伤口再次污染。

（2）固定敷料、药品和骨折位置。

（3）加压止血、减轻疼痛。

2. 实训准备

（1）物品准备　无菌容器［内盛无菌敷料（棉垫、纱布）］、活力碘消毒液、棉签、纱布绷带、胶布、伤情记录卡等。

（2）环境准备　安全。

（3）护士准备　衣帽整洁，洗手、戴口罩。

3. 实训步骤

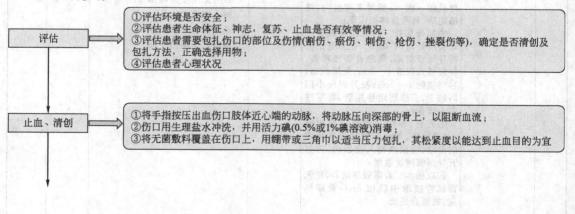

评估 →

①评估环境是否安全；
②评估患者生命体征、神志，复苏、止血是否有效等情况；
③评估患者需要包扎伤口的部位及伤情(割伤、瘀伤、刺伤、枪伤、挫裂伤等)，确定是否清创及包扎方法，正确选择用物；
④评估患者心理状况

止血、清创 →

①将手指按压出血伤口肢体近心端的动脉，将动脉压向深部的骨上，以阻断血流；
②伤口用生理盐水冲洗，并用活力碘(0.5%或1%碘溶液)消毒；
③将无菌敷料覆盖在伤口上，用绷带或三角巾以适当压力包扎，其松紧度以能达到止血目的为宜

包扎 ⇒
①环形包扎法：将绷带做环形的重叠缠绕，下一周将上一周绷带完全遮盖，最后用胶布将带尾固定或将带尾中间剪开分成两头，打结固定。用于绷带包扎开始与结束时，以及包扎颈、腕、胸、腹等粗细相等的部位的小伤口；
②螺旋形包扎法：绷带先环形缠绕数圈，然后稍微倾斜螺旋向上缠绕，每周遮盖上一周的1/3～1/2。用于直径近似均等部位的包扎，如上臂、手指、躯干、大腿等；
③螺旋反折包扎法：每周均把绷带向下反折，遮盖其上周的1/3～1/2，反折处应在相同部位，使之成一直线。用于直径不等部位的包扎，如前臂、小腿等；
④“8”字形包扎法：在伤处上下，将绷带由下而上，再由上而下，重复做“8”字形旋转缠绕，每周遮盖上周的1/3～1/2。用于肩、肘、腕、髋、膝等关节部位的包扎；
⑤回返包扎法：为一系列左右或前后回返包扎，将被包扎部位全部遮盖后，再做环形包扎两圈。用于头顶、指端和肢体残端的包扎

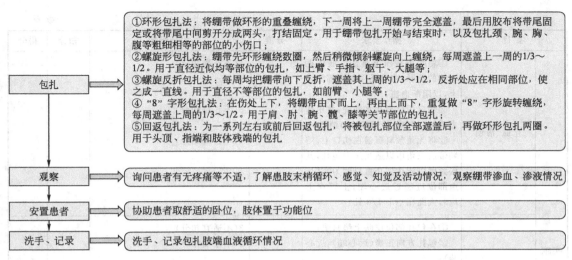

↓

观察 ⇒ 询问患者有无疼痛等不适，了解患肢末梢循环、感觉、知觉及活动情况，观察绷带渗血、渗液情况

↓

安置患者 ⇒ 协助患者取舒适的卧位，肢体置于功能位

↓

洗手、记录 ⇒ 洗手、记录包扎肢端血液循环情况

4. 注意事项

(1) 若有伤口和出血，应先止血、简单清创并盖上消毒敷料，然后再行包扎。包扎部位要准确。若患者有休克，先按抗休克处理。

(2) 绷带包扎时，松紧要适宜，每圈的压力要均匀。

(3) 伤口内的异物不可取出，以防引起出血。对于外露的骨折或内脏器官，不可随意回纳，以防感染。

(4) 包扎时应从远心端至近心端，以帮助静脉血液回流。包扎要牢固，松紧适宜，过紧会影响局部血液循环，过松易致敷料脱落或移动。包扎四肢时，要使指（趾）端外露，以便观察血液循环。

(5) 绷带固定时的结应放在肢体外侧面，严禁在伤口上、骨隆突处或易受压的部位打结。

(6) 包扎时患者取舒适体位，伤肢保持功能位。皮肤皱褶处与骨隆突处要用棉垫或纱布做衬垫。需要抬高肢体时，应给予适当的扶托物。

5. 评分标准

项目		操作要求	分值	扣分标准	扣分	得分
评估与解释	评估	①评估患者生命体征、意识状态； ②评估受伤部位、功能状态、出血量	6	3(未评估扣分) 3(未评估扣分)		
评估与解释	解释	解释、指导患者如何配合	2	2(未解释扣分)		
计划	护士准备	着装整洁、洗手、戴口罩	4	2(衣帽不整扣分) 2(未洗手、戴口罩扣分)		
计划	用物准备	①备物齐全； ②检查装置性能	4	2(准备不齐全扣分) 2(未检查扣分)		
计划	患者准备	①了解包扎和止血的目的、方法、注意事项及配合要点； ②取舒适体位	2	2(未取舒适体位扣分)		
计划	环境准备	①整洁、安静、安全； ②温湿度适宜	2			

续表

项目		操作要求	分值	扣分标准	扣分	得分
实施	止血、清创	①将手指按压出血伤口肢体近心端的动脉，将动脉压向深部的骨上，以阻断血流； ②伤口用生理盐水冲洗，并用活力碘(0.5%或1%碘溶液)消毒； ③将无菌敷料覆盖在伤口上，用绷带或三角巾以适当压力包扎，其松紧度以能达到止血目的为宜(止血部位应靠近近心端，上臂在上1/3，大腿在中下1/3处)	15	5(不正确扣分) 5(不正确扣分) 5(不正确扣分)		
	包扎	①在包扎部位皮肤上垫衬垫； ②包扎方向正确(远心端到近心端)； ③抬高患肢，肢体处于功能位； ④绷带包扎，外观符合要求。蛇形包扎法间距规则，各周无遮盖；螺旋形包扎法、螺旋反折包扎法各周间距平行，反折部位不在相同部位成一条直线；回返包扎法绷带缠绕平整	45	3(不适宜扣分) 2(不正确扣分) 3(不正确扣分) 2(不正确扣分) 10(不正确扣分) 10(不正确扣分)		
	整理	①整理床单位符合要求； ②清理用物，污物处理正确(符合医疗废物处理原则)； ③洗手和记录方法正确	5	1(未整理扣分) 2(未清理扣分) 2(未洗手、记录扣分)		
评价	操作质量	①伤口无污染； ②固定松紧度合适； ③绷带固定的结没有打在伤口、骨隆突处或易于受压的部位； ④包扎固定时将指(趾)端露出	10	3(酌情扣分) 2(酌情扣分) 3(酌情扣分) 2(酌情扣分)		
	操作时间	时间10min	5	5(每超时30s扣1分)		
		总分	100			

任务8-5 噎食急救

1. 实训目的

清除梗塞于咽部的食物，缓解呼吸困难，保持呼吸道通畅。

2. 实训准备

(1) 物品准备　必要时备桌、椅、病床等。

(2) 器械准备　必要时备氧气、抢救车、吸引器、大针头、喉镜、异物钳等。

(3) 药物准备　必要时备抢救药物。

(4) 环境准备　病室整洁、安静、安全、舒适。

(5) 护士准备　衣帽整洁，洗手、戴口罩。

3. 实训步骤

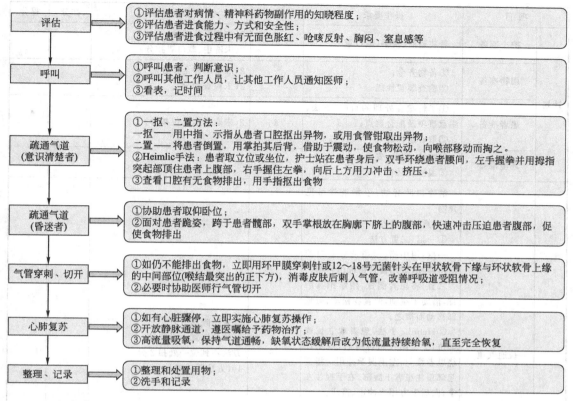

评估 →
①评估患者对病情、精神科药物副作用的知晓程度；
②评估患者进食能力、方式和安全性；
③评估患者进食过程中有无面色胀红、呛咳反射、胸闷、窒息感等

↓

呼叫 →
①呼叫患者，判断意识；
②呼叫其他工作人员，让其他工作人员通知医师；
③看表，记时间

↓

疏通气道（意识清楚者） →
①一抠、二置方法：
一抠——用中指、示指从患者口腔抠出异物，或用食管钳取出异物；
二置——将患者倒置，用掌拍其后背，借助于震动，使食物松动，向喉部移动而掏之。
②Heimlic手法：患者取立位或坐位，护士站在患者身后，双手环绕患者腰间，左手握拳并用拇指突起部顶住患者上腹部，右手握住左拳，向后上方用力冲击、挤压。
③查看口腔有无食物排出，用手指抠出食物

↓

疏通气道（昏迷者） →
①协助患者取仰卧位；
②面对患者跪姿，跨于患者髋部，双手掌根放在胸廓下脐上的腹部，快速冲击压迫患者腹部，促使食物排出

↓

气管穿刺、切开 →
①如仍不能排出食物，立即用环甲膜穿刺针或12～18号无菌针头在甲状软骨下缘与环状软骨上缘的中间部位(喉结最突出的正下方)，消毒皮肤后刺入气管，改善呼吸道受阻情况；
②必要时协助医师行气管切开

↓

心肺复苏 →
①如有心脏骤停，立即实施心肺复苏操作；
②开放静脉通道，遵医嘱给予药物治疗；
③高流量吸氧，保持气道通畅，缺氧状态缓解后改为低流量持续给氧，直至完全恢复

↓

整理、记录 →
①整理和处置用物；
②洗手和记录

4. 注意事项

(1) 遇到噎食患者，一定要分秒必争，就地抢救。

(2) 吞咽困难患者要在护士看护下进流质或半流质食物，防止发生意外。

(3) 行腹部冲击挤压时，注意力度适宜、压迫部位准确，防止压住胸骨剑突导致胸骨骨折。

(4) 对突然发生噎食的患者，护士需用手指将食物从口中抠出。当手指伸入患者口腔时，应注意不要被患者反射性的咬合动作咬伤手指，可在伸手指之前，用随手可及的物品（如筷子、勺子等）垫在患者上下牙齿之间。

5. 评分标准

项目		操作要求	分值	扣分标准	扣分	得分
评估与呼叫	评估	①评估患者对病情、精神科药物副作用的知晓程度； ②评估患者进食能力、方式和安全性； ③评估患者进食过程中有无面色涨红、呛咳反射、胸闷、窒息感等	6	2(未评估扣分) 2(未评估扣分) 2(未评估扣分)		
	呼叫	①呼叫患者，判断意识； ②呼叫其他工作人员，让其他工作人员通知医师； ③看表，记时间	2	2(未解释扣分)		

续表

项目		操作要求	分值	扣分标准	扣分	得分
计划	护士准备	着装整洁、洗手、戴口罩	4	2(衣帽不整扣分) 2(未洗手、戴口罩扣分)		
	用物准备	①备物齐全; ②检查装置性能	4	2(准备不齐全扣分) 2(未检查扣分)		
	患者准备	①了解噎食处理的目的、方法、注意事项及配合要点; ②取合适体位	2	2(未取舒适体位扣分)		
	环境准备	①整洁、安静、安全; ②温湿度适宜	2			
实施	疏通气道	清除口腔异物:手指清除可见异物 (1)意识清楚者 ①一抠、二置方法 一抠:用中指、示指从患者口腔抠出异物,或用食管钳取出异物; 二置:将患者倒置,用掌拍其后背,借助于震动,使食物松动,向喉部移动而掏之。 ②Heimlic手法:患者取立位或坐位,护士站在患者身后,双手环绕患者腰间,左手握拳并用拇指突起部顶住患者上腹部,右手握住左拳,向后上方用力冲击、挤压。 ③查看口腔有无食物排出,用手指抠出食物。 (2)昏迷者 ①协助患者取仰卧位; ②面对患者跪姿,跨于患者髋部,双手掌根放在胸廓下脐上的腹部,快速冲击压迫患者腹部,促使食物排出	45	5(未清除扣分) 5(体位安置不当扣分) 方法不到位一处扣3分 10(方法不正确扣分)		
	疏通后	①查看口腔有无异物排出,如有则用手指抠出异物; ②观察呼吸、面色等有无改善; ③如梗阻无解除可重复,直到梗阻解除; ④保持气道通畅	15	5(未查看扣分) 5(未清除扣分) 5(未观察扣分)		
	整理	①整理床单位符合要求; ②清理用物,污物处理正确(符合医疗废物处理原则); ③洗手和记录方法正确	5	1(未整理扣分) 2(未清理扣分) 2(未洗手、记录扣分)		
评价	操作质量	①操作熟练、正确,指导耐心; ②关爱患者,患者无不舒适感; ③沟通技巧运用恰当	10	3(酌情扣分) 4(酌情扣分) 3(酌情扣分)		
	操作时间	时间10min	5	5(每超时30s扣1分)		
总分			100			

任务 8-6　心肺复苏

1. 实训目的

（1）向心、脑及全身重要器官供血、供氧。

（2）使患者恢复自主呼吸和循环，挽救患者生命。

（3）减少死亡和各类并发症的发生。

2. 实训准备

（1）物品准备　纱布 2 块、弯盘 1 个、必要时备复苏板 1 块、脚凳 1 个、手电筒。

（2）环境准备　安静、宽敞、利于现场抢救。

（3）护士准备　衣帽整齐。

3. 实训步骤

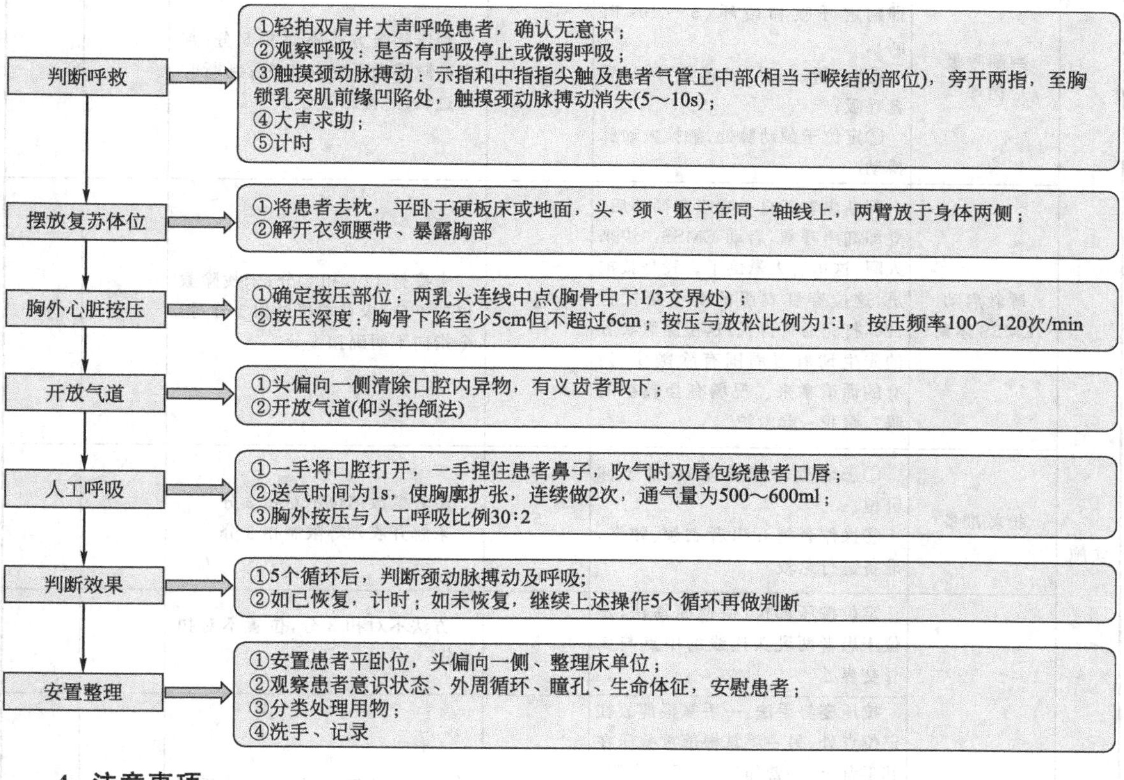
判断呼救
①轻拍双肩并大声呼唤患者，确认无意识；
②观察呼吸：是否有呼吸停止或微弱呼吸；
③触摸颈动脉搏动：示指和中指指尖触及患者气管正中部(相当于喉结的部位)，旁开两指，至胸锁乳突肌前缘凹陷处，触摸颈动脉搏动消失(5～10s)；
④大声求助；
⑤计时
摆放复苏体位
①将患者去枕，平卧于硬板床或地面，头、颈、躯干在同一轴线上，两臂放于身体两侧；
②解开衣领腰带、暴露胸部
胸外心脏按压
①确定按压部位：两乳头连线中点(胸骨中下1/3交界处)；
②按压深度：胸骨下陷至少5cm但不超过6cm；按压与放松比例为1:1，按压频率100～120次/min
开放气道
①头偏向一侧清除口腔内异物，有义齿者取下；
②开放气道(仰头抬颌法)
人工呼吸
①一手将口腔打开，一手捏住患者鼻子，吹气时双唇包绕患者口唇；
②送气时间为1s，使胸廓扩张，连续做2次，通气量为500～600ml；
③胸外按压与人工呼吸比例30:2
判断效果
①5个循环后，判断颈动脉搏动及呼吸;
②如已恢复，计时；如未恢复，继续上述操作5个循环再做判断
安置整理
①安置患者平卧位，头偏向一侧、整理床单位；
②观察患者意识状态、外周循环、瞳孔、生命体征，安慰患者；
③分类处理用物；
④洗手、记录

4. 注意事项

（1）就地抢救　患者平卧，立即抢救，避免因搬动而延误时机。

（2）迅速判断　判断意识、心搏是否存在。应在 10s 内完成，不可因反复判断而延误抢救时机。

（3）按压要点　胸外按压时，用力要均匀，按压者的肩、肘、腕在一条直线上，确保按压的频率和深度，按压间隙应充分放松，避免倚靠在患者胸壁上，每次按压后让胸廓充分回弹，尽可能持续不间断地按压。

（4）保证气道通畅　人工呼吸前应清除患者口腔、鼻腔内的泥、痰、呕吐物等，如有义齿应取出，以免义齿脱落坠入气管。

（5）通气量合适　人工呼吸时，通气量不宜过大，以免引起胃部胀气，成人每次通气量

为 500～600ml。

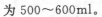

（6）禁忌证　严重心胸外伤者，禁忌胸外心脏按压。

5. 评分标准

项 目		操作要求	分值	扣分标准	扣分	得分
评估	仪表准备	仪表端正、着装整洁，用物准备齐全、合适	5	不符合规范，酌情扣分		
	评估环境判断意识	①“发现有人晕倒，评估环境，排除危险因素，环境安全，我已做好个人防护，进入现场” ②判断患者有无意识。轻拍肩膀，在患者双耳侧大声询问：“先生，您怎么了？先生，快醒醒”	10	未评估环境扣 5 分 剧烈晃动患者双肩扣 5 分；在一侧耳边呼喊扣 3 分		
实施	判断呼吸循环	判断患者无意识后，专业护士立即判定呼吸和循环（5～10s 时间）。 ①“一听、二看、三感觉”判定患者呼吸； ②定位于颈动脉处，触摸大动脉搏动	10	判定呼吸方法不对扣 5 分；判定动脉搏动不对扣 5 分；判断时间过长、过慢扣 3 分		
	呼救启动 EMSS 体系	判断患者无自主呼吸和循环后，立即高声呼救，启动 EMSS：“快来人啊，这里有人晕倒了。我是救护员，这位穿红衣服的女士帮忙打 120，打完后告诉我；这位穿黑衣服的先生请看看周围有除颤仪吗？有的话请拿来。现场有会救护的吗？帮我一起救护”	5	未拨打 120，扣 2 分；未找除颤仪扣 1 分；未寻求帮助扣 1 分；指令指向不明确扣 2 分		
	抢救准备	①患者处于硬质地面，处于仰卧位； ②操作者解开患者衣领、腰带，准备进行急救	5	患者摆放体位不对扣 2 分 未解开衣领等限制扣 3 分		
	胸外心脏按压（C）	定位按压部位：快速简易法，定位于患者两乳头连线的中点与胸骨交界处	5	方法不对扣 3 分，位置不对扣 2 分		
		按压姿势手法：一手掌根部放在定位点处，另一手掌根部重叠压在其手背上，手臂伸直（一手的掌跟、肘部、肩在一直线上），掌根用力，手指抬起离胸，以髋关节为轴，利用上半身重力和肩臂部肌肉力量垂直向下实施规则按压，每个循环按压 30 次	8	两手掌放置不对扣 2 分，手臂未伸直扣 3 分，按压线未垂直于患者胸壁扣 3 分		
		按压频率不少于 100 次/min（每个循环 15～17s）	5	频率不当、不均匀各扣 2 分		
		按压深度：至少 5cm；适当放松，使血液充分回流	5	深度不当扣 2 分，放松时掌根离开胸壁扣 2 分		
		每个循环按压通气比：30∶2。抢救 5 个循环判断 1 次患者状态	5	每循环按压与呼吸次数不当各扣 2 分		

续表

项　目		操作要求	分值	扣分标准	扣分	得分
实施	开放气道（A）	清除口腔异物：检查口腔有无异物，取出活动性假牙及异物	3	未检查异物扣 3 分 清理错误扣 2 分		
		开放气道：仰头抬颌法（一手的小鱼际置于患者前额，用力向后压使其头部后仰，另一手示指、中指置于患者的下颌骨下方，将颌部向前上抬起）	5	方法错误扣 3 分 手指压迫软组织和气管扣 3 分		
	人工呼吸（B）	操作者做好个人防护，平静吸气后张口，完全包住患者口，进行口对口人工呼吸	5	未平静吸气扣 3 分 未包住口唇扣 2 分		
		人工吹气时用放在患者前额一手拇指和食指捏闭患者鼻孔，然后吹气（每次吹气 1s 以上，给予患者适当的潮气量，注意观察患者胸廓改变）；吹气毕，松开捏住鼻翼的手指，观察患者的胸腹部呼吸状态。口对口吹气 2 次，2 次之间有间歇	9	未捏鼻孔或捏闭不严扣 2 分；吹气过快扣 2 分；吹气前后胸廓未起伏扣 3 分；未观察患者胸廓改变扣 2 分		
	评估复苏效果	抢救 5 个循环后评估患者状态：触摸颈动脉搏动、观察自主呼吸，判断心肺复苏是否有效	5	未观察有无呼吸，触摸动脉搏动扣 5 分		
评价	等待救援	①判断患者经复苏恢复自主呼吸和循环后，帮助患者整理好衣物，将其置于恢复体位，密切观察，等待救援； ②告知患者不用担心，操作者将一直陪伴，直到急救车到达	5	未为患者整理衣物扣 2 分 未置于恢复体位者扣 2 分 未告知患者扣 2 分		
	整体表现	对患者态度、爱伤观念评价，操作熟练程度（5min 以内完成操作）	5	无爱伤观念、操作不熟练扣 3 分		
总分			100			

任务 8-7　吸痰

1. 实训目的

(1) 清除患者呼吸道分泌物，保持患者呼吸道通畅。

(2) 预防患者发生窒息、吸入性肺炎、肺不张等并发症。

2. 实训准备

(1) 物品准备　无菌治疗盘内置治疗碗 2 只（内盛无菌生理盐水，1 只吸痰用、1 只冲洗用）；无菌治疗盘外置一次性吸痰管数根（12～14 号）、玻璃接管、无菌手套、纱布、弯盘、记录单、笔；必要时备压舌板、张口器、舌钳、雾化液（蒸馏水、生理盐水或 0.45% 低渗盐水，加入酶制剂、平喘药、抗生素等）。

(2) 器械准备　电动吸引器或中心负压吸引装置，必要时备超声雾化吸入器。

（3）环境准备　病室整洁、安静、安全，温湿度适宜。

（4）护士准备　衣帽整洁，洗手、戴口罩。

3. 实训步骤

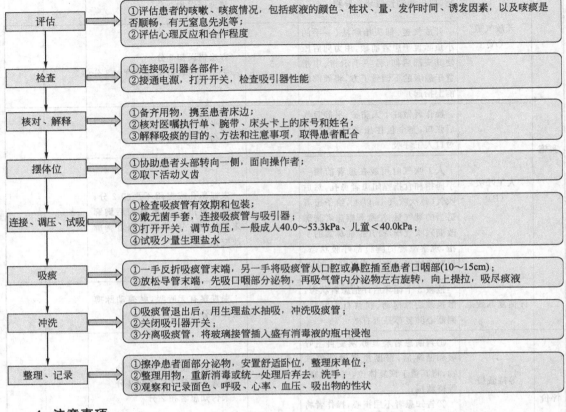

评估 → ①评估患者的咳嗽、咳痰情况，包括痰液的颜色、性状、量，发作时间、诱发因素，以及咳痰是否顺畅，有无窒息先兆等；②评估心理反应和合作程度

↓

检查 → ①连接吸引器各部件；②接通电源，打开开关，检查吸引器性能

↓

核对、解释 → ①备齐用物，携至患者床边；②核对医嘱执行单、腕带、床头卡上的床号和姓名；③解释吸痰的目的、方法和注意事项，取得患者配合

↓

摆体位 → ①协助患者头部转向一侧，面向操作者；②取下活动义齿

↓

连接、调压、试吸 → ①检查吸痰管有效期和包装；②戴无菌手套，连接吸痰管与吸引器；③打开开关，调节负压，一般成人40.0～53.3kPa、儿童＜40.0kPa；④试吸少量生理盐水

↓

吸痰 → ①一手反折吸痰管末端，另一手将吸痰管从口腔或鼻腔插至患者口咽部(10～15cm)；②放松导管末端，先吸口咽部分泌物，再吸气管内分泌物左右旋转，向上提拉，吸尽痰液

↓

冲洗 → ①吸痰管退出后，用生理盐水抽吸，冲洗吸痰管；②关闭吸引器开关；③分离吸痰管，将玻璃接管插入盛有消毒液的瓶中浸泡

↓

整理、记录 → ①擦净患者面部分泌物，安置舒适卧位，整理床单位；②整理用物，重新消毒或统一处理后弃去，洗手；③观察和记录面色、呼吸、心率、血压、吸出物的性状

4. 注意事项

（1）吸痰前检查电动吸引器性能及连接是否正确，贮液瓶内液体不得超过2/3。

（2）吸痰管粗细适宜，负压适宜，吸痰动作轻柔，插管时不可有负压，以免损伤呼吸道黏膜。

（3）吸痰时应严格执行无菌技术，吸痰管每次更换，吸痰用物每4h更换1次。

（4）每次吸痰时间＜15s，吸痰前后给予患者高浓度氧气吸入，以免在吸痰过程中发生低氧血症。

（5）进行促进排痰操作时，注意观察患者的反应，如呼吸、面色、咳痰量、生命体征、肺部呼吸音及湿啰音变化等，出现异常应立即停止。

5. 评分标准

项目		操作要求	分值	扣分标准	扣分	得分
评估与解释	评估	①评估患者的年龄、病情、意识、治疗情况 ②评估患者有无将呼吸道分泌物排出的能力，心理状态及合作程度	6	未口述扣1分 口述不正确每项扣1分		
	解释	向患者解释吸痰的目的、方法、注意事项及配合要点	4	未解释扣4分		

续表

项目		操作要求	分值	扣分标准	扣分	得分
计划	护士准备	着装整洁、洗手、戴口罩	4	护士准备不充分每项扣 0.5 分		
	患者准备	①了解吸痰的目的、方法、注意事项及配合要点； ②体位舒适，情绪稳定	5			
	用物准备	电动吸引器或中心负压吸引装置 1 套、消毒瓶（内盛消毒液）1 个、治疗盘 1 个、有盖罐（盛消毒吸痰管）1 个、无菌生理盐水 1 瓶 、橡胶管 1 根、玻璃接管 1 个、无菌纱布罐 1 个、无菌血管钳 1 把； 必要时备：压舌板 1 个、开口器 1 个、舌钳 1 把、电插盘 1 个	6	用物缺一项扣 1 分		
	环境准备	环境整洁、安静、安全	2	环境不符合每项扣 1 分		
实施	吸痰前	①备齐用物，携至床旁，将消毒瓶系于床头；	5	未核对、解释扣 5 分		
		②核对患者并解释操作目的及方法，以取得合作	5			
	吸痰	①接通电源，打开开关，检查吸引器的性能是否良好，连接是否正确，根据患者情况调节负压（一般成人为 40.0～53.3kPa、儿童＜40.0kPa），用生理盐水试吸，检查导管是否通畅； ②检查患者口腔、鼻腔，取下活动义齿，将患者头部转向操作者一侧，昏迷患者可用压舌板或张口器帮助张口； ③ 连接吸痰管，并试吸是否通畅； ④一手将吸痰管末端折叠，以免负压损伤黏膜；另一手用血管钳持吸痰管头端插入口腔咽部，然后放松吸痰管末端。先将口腔咽喉部分泌物吸尽，在患者吸气时顺势将吸痰管经咽喉插入气管达一定深度，约 15cm，将吸痰管自深部向上提拉，左右旋转以吸净痰液。注意要间断吸取生理盐水冲洗导管，以防导管被痰液堵塞	35	未检查吸引器性能扣 3 分 未调节适当负压扣 3 分 未试吸扣 2 分 未检查扣 5 分 未取下义齿扣 2 分 未试吸扣 5 分 未反折扣 3 分 吸引顺序不正确扣 3 分 时间超过 15s 扣 5 分 手法不对扣 5 分		
	吸痰后	①吸痰毕，用生理盐水抽吸冲洗导管，关上吸引器开关，擦净患者脸部分泌物。将吸痰管取下放弯盘内，将连接吸引器导管的玻璃接管置于消毒瓶内浸泡； ②协助患者取舒适体位，整理床单位； ③清理用物，洗手、记录	18	吸痰后用物处理不恰当扣 5 分		

续表

项目		操作要求	分值	扣分标准	扣分	得分
评价	操作质量	①操作熟练，动作轻柔 ②患者呼吸道痰液及时吸出，气道通畅，呼吸功能改善 ③爱伤观念强，呼吸道未发现机械损伤	10	操作不熟练扣 3 分 呼吸未改善扣 4 分 动作不轻柔扣 3 分		
	操作时间					
总分			100			

拓展项目

复习项目

重点串联

老年人常见健康问题护理与急救			护理问题与诊断及护理措施
老年人各系统的老化改变	各系统	呼吸系统、循环系统、消化系统、泌尿系统、内分泌系统、运动系统、神经系统、感觉系统	
老年人常见症状与护理	跌倒	跌倒是一种不能自我控制的意外事件，指个体突发、不自主、非故意的体位改变，而脚底以外的部位停留在地上、地板上或者更低的地方。 老年人跌倒是由内因与外因共同作用的结果。内因包括生理因素、病理因素、药物因素；外因包括被约束、地面因素	常见的护理问题与诊断 ①外伤的危险：与跌倒有关。 ②恐惧：与害怕再跌倒有关。 ③疼痛：与跌倒后的组织损伤有关。 ④如厕自理缺陷：与跌倒后损伤有关。 ⑤健康维护能力低下：与相关知识缺乏有关。 跌倒的预防措施 ①针对内因的预防措施（提示点）：组织灌注不足所致的跌倒、平衡功能差所致的跌倒、药物因素引起的跌倒、感知功能障碍（视、听觉减退）所致的跌倒、肌肉力量减退所致跌倒。 ②针对外因的预防措施：包括去除居住环境中的危险因素

续表

老年人常见健康问题护理与急救			护理问题与诊断及护理措施
老年人常见症状与护理	压疮	压疮(pressure sores)是机体局部组织长期受压,血液循环障碍,持续缺血、缺氧、营养不良,致使皮肤和皮下组织失去正常功能而引起的软组织破损和坏死。 引起老年人压疮的原因复杂多样,可概括为两大类:外源性因素、内源性因素	常见护理问题与诊断 ①皮肤完整性受损:与局部组织长期受压、营养不良、愈合困难等有关。 ②潜在并发症(感染):与局部组织破损坏死、老年人机体抵抗力下降、营养不良等因素有关。 护理措施 ①去除危险因素(如采取措施解除局部压迫),积极治疗原发病。 ②改善全身营养,促进压疮愈合的良好营养是压疮愈合的重要条件。 预防措施 ①避免局部组织长期受压。 ②避免局部理化因素刺激。 ③促进局部血液循环。 ④改善机体营养状况,供给合理的营养和水分。 ⑤鼓励、协助患者增加活动量。 ⑥充实患者及家属有关的健康知识
	疼痛	疼痛(pain)是由感觉刺激而产生的一种生理、心理反应,以及情感上的不愉快经历,是老年人中最为常见的症状之一	辅助检查 ①视觉模拟疼痛量表(visual analogue scale,VAS)。 ②口述描绘评分(verbal rating scales,VRS)。 ③Wong-Banker 面部表情量表(face rating scale,FRS)。 ④疼痛日记评分法(pain diary scale,PDS)。 护理措施 ①用药护理。 ②运动锻炼。 ③心理护理
	便秘	便秘(constipation)是指排便困难、排便次数减少(每周少于 3 次)且粪便干硬,便后无舒畅感的症状	常见护理问题与诊断 ①便秘与肠蠕动减少有关。继发于饮食中纤维素过少、水分不足、不能活动或缺乏锻炼、排便感觉降低、排便相关肌力减弱、精神抑郁、缺乏排便时的独处环境等。 ②便秘与药物的副作用有关。 护理措施 ①调整饮食结构。 ②调整行为。 ③满足老年人私人空间需求。 ④腹部自我按摩。 ⑤开塞露通便、灌肠通便和人工取便。 ⑥药物治疗。 ⑦限制富含纤维素食品。 ⑧健康指导

续表

老年人常见健康问题护理与急救			护理问题与诊断及护理措施
老年人常见症状与护理	尿失禁	尿失禁(urinary incontinence)是指尿液不受主观控制而自尿道口溢出或流出的症状	护理措施 ①心理支持。 ②行为治疗。 ③物理治疗。 ④药物治疗。 ⑤保存皮肤清洁卫生。 ⑥外引流。 ⑦失禁护垫。 ⑧积极去除诱发因素。过于肥胖的老年人要通过饮食控制、增加活动来减肥。 ⑨手术治疗的护理。各种非手术治疗失败者,应及早采用手术治疗。 ⑩健康指导
	消瘦		常见护理问题与诊断 ①营养失调。 ②活动无耐力。 ③健康维护能力低下。 护理措施 ①饮食护理。 ②控制原发病。 ③提供援助。 ④健康指导
	听力障碍	老年性耳聋(presbycusis)是随着年龄的增长,双耳听力进行性下降的症状	常见护理问题与诊断 ①听觉障碍、听力下降:与血供减少、听神经退行性改变有关。 ②社会隔离:与听力下降有关。 ③自我保护能力受损:与听力下降有关。 护理措施 ①建立健康的生活方式:清淡饮食以减少处理性脂肪的摄入。 ②创造有助于交流的环境和方式:给电话听筒加增音装置,门铃应与一室内灯间相连接,使老年人能应门,帮助其把需要解释和说明的事记录下来,使因听力下降引起的交流障碍影响减至最小。 ③定期做听力检查与对应治疗:目前尚无有效的手段治愈老年性耳聋。 ④选择佩戴助听器的指导:经专业人员测试后,根据老年人的要求和经济情况,选戴助听器。 ⑤健康指导

续表

老年人常见健康问题护理与急救			护理问题与诊断及护理措施
老年人常见症状与护理	视觉障碍		常见护理问题与诊断 ①视觉改变下降：与白内障、青光眼、糖尿病性视网膜病变、老年性黄斑变性有关。 ②有受伤的危险：与视觉下降有关。 ③自理缺陷：与视力减退有关。 ④社交隔离：与视力减退有关。 护理措施 ①视觉减退的护理。 ②积极治疗眼科常见疾病和相关慢性疾病。 ③饮食护理。 ④健康指导
	口腔干燥		常见护理问题与诊断 ①有感染的危险：与唾液分泌减少所致的口腔自洁能力下降、口腔黏膜溃疡有关。 ②营养失调(低于机体需求量)：与唾液分泌减少所致的龋齿、牙列缺失、吞咽困难有关。 ③社会交往障碍：与口腔干燥常伴有口臭而产生孤独感和自卑感等有关

考点导航

一、单项选择题

1. 关于老年人跌倒下列不正确的是（　　）

A. 多数发生在室内　　B. 是老年人死亡的常见原因

C. 是老年人最常见的问题之一　　D. 可通过减少运动预防

E. 易出现"跌倒-丧失信心-更易跌倒"的恶性循环

2. 老年人产生压疮的最主要原因是（　　）

A. 局部组织长时间受压　　B. 皮肤受潮湿刺激

C. 年老、体弱、营养不良　　D. 病原菌侵入皮肤组织

E. 感觉、运动功能减退

3. 体重指数 BMI 在（　　）为轻度消瘦

A. 21～23　　B. 18.5～20.9　　C. 17～18.4　　D. 16～16.9　　E. ＜16

4. 老年人便秘主要是受下列哪项因素影响？（　　）

A. 生理因素　　B. 饮食因素　　C. 活动减少

D. 精神、心理因素　　E. 各种因素的综合

5. 下列哪个因素易导致老年人进食意外的发生？（　　）

A. 给卧床老人喂汤时，食勺要从口正中直入，以免呛咳

B. 卧床老人进食时应使其头部转向一侧

C. 给偏瘫老人进食时，食勺应从健侧放入，尽量送到舌根部

D. 进食时注意力集中

E. 进食时液体和固体交替食用

6. 有关老视的叙述，下列哪项不正确？（　　）

A. 通常正视眼从40岁开始出现老视

B. 老视是一种正常的生理现象

C. 出现老视后只要验配一副老花镜就可不必更换

D. 老视的主要表现为视近物困难

E. 老视的老年人应定期接受眼科检查

7. 李大爷因便秘向护士小王求助咨询，小王随即建议其服用酚酞片。小王的这种做法违背以下哪项用药原则？（　　）

A. 先明确诊断，后用药　　B. 先非药物疗法，后药物疗法

C. 先老药，后新药　　D. 先外用药，后内服药

E. 合理用药

8. 下列哪项不符合老年性耳聋的特点？（　　）

A. 双侧对称性听力下降，以低频听力下降为主

B. 听人说话，喜慢怕快，喜安静怕嘈杂

C. 常有听觉重振现象，即“低音听不见，高音又感觉刺耳难受”

D. 能听见，但听不清楚别人说话

E. 常伴有高频性耳鸣，开始为间歇性，渐渐发展成持续性

9. 下列哪项是关于老年人活动的正确叙述？（　　）

A. 每天的活动量在3180kJ以上，可以起到强身健体的作用

B. 体力劳动可完全替代运动锻炼

C. 计算运动时心率，可用直接测量1min的方法

D. 老年人运动应每天1～2次，每次1h以上

E. 只要采取有规律，且适合自己的运动方式，无论从什么年龄开始运动都对身体有益

10. 下列哪种药引起跌倒的危险性最大？（　　）

A. 镇静催眠药　B. 镇痛药　C. 抗抑郁药　D. 利尿剂　E. 降压药

（以下11～12题共用同一案例）

案例：王大娘，71岁，早晨上台阶时，摔倒在地（臀部着地），不能站立和行走，自感局部剧痛，神志尚清楚，家人随即将其送往医院。老人平素视力不好，最近未服用药物，患类风湿性关节炎20年、颈椎病5年，曾跌倒过1次。

11. 导致该老人跌倒的因素最不可能的是（　　）

A. 既往跌倒史　B. 台阶过高　C. 颈椎病　D. 用药不当　E. 视力差

12. 对该老人进行护理时，以下不合适的是（　　）

A. 为避免老人再跌倒，指导老人尽量减少活动

B. 安慰老人，减少老人对跌倒的恐惧感

C. 必要时，鼓励老人使用拐杖

D. 协助医师确定老人损伤情况、积极治疗老人的颈椎病和类风湿性关节炎

E. 指导其家属改善老人的居住环境

二、多项选择题

1. 有关跌倒后的处置，正确的是（　　）

A. 观察神志　B. 检测生命体征　C. 拨打急救电话

D. 赶快扶起老人　E. 对受伤部位做重点检查

2. 下列哪些属于老年人消化系统常见的老化改变、问题和疾病？（　　）

A. 轻度咽下困难　B. 反流性食管炎、食管裂孔疝

C. 便秘　D. 胃下垂　E. 食欲减退

3. 下列老年人呼吸系统老化的描述，哪项正确？（　　）
A. 易发生吸气性呼吸困难
B. 肺泡数量减少而肺泡腔变大，肺泡面积减少
C. 胸廓由扁圆形变为桶状
D. 肺组织萎缩，体积变小，重量减轻
E. 肺硬度增加，肺泡的回缩力减弱
4. 下列哪些因素可能引起或诱发老年人跌倒？（　　）
A. 骑自行车　B. 体位性低血压　C. 服用安定片
D. 视觉障碍　E. 过量饮酒
5. 加速老年性耳聋的因素有（　　）
A. 耳毒性药物　B. 噪声环境　C. 老年性全身疾病
D. 营养缺乏　E. 精神创伤
6. 引起老年人味觉减退的原因有（　　）
A. 味蕾萎缩　B. 长期吸烟、饮酒　C. 佩戴义齿不适合
D. 维生素D缺乏　E. 缺乏锻炼
7. 老年骨关节炎患者应注意（　　）
A. 保持体重
B. 症状缓解期可适当运动
C. 补充维生素C和动物软骨
D. 积极治疗原发疾病
E. 注意正确的关节活动姿势
8. 老年人运动应遵循的原则是（　　）
A. 锻炼过程加强心率监测
B. 运动强度要循序渐进
C. 坚持运动的经常性、系统性
D. 冬季下雪或大风天气也要坚持到户外活动
E. 不做突击性的紧张运动

三、思考题

1. 如何为便秘的老年人做健康指导？
2. 老年人活动的注意事项有哪些？
3. 视力障碍的老人有哪些注意事项？
4. 听力障碍的老人生活中有哪些注意事项？
5. 长期卧床的老人应注意些什么？

（王玉珍）

PPT课件

第九章

老年人的常见疾病与护理

老年病（elderly disease）是指在老年群体中发病率明显增高的疾病。老年人由于身体各系统器官的组织结构及生理功能随着年龄的增长而衰退，老年人疾病的发生、发展与转归与年轻人不同。

源自不同器官系统的老年病表现出共有的临床特征：起病隐匿，发展缓慢；症状及体征不典型；多种疾病同时存在；易存在并发症和后遗症；伴发各种心理反应；预后不良，治愈率低，死亡率高。那么，护士应如何对老年患者进行广泛而深入的健康评估，如何获得准确、全面和客观的资料，从而准确判断老年人的疾病情况呢？如何根据老年患者的情况做出准确的护理诊断、制订护理计划呢？

预习项目

案例 9

李大妈，70 岁，家住农村，生活拮据，三餐以面食为主，喜高盐饮食，有高血压病史 15 年，并有多次"短暂脑缺血发作"，腰背部弥漫性疼痛 6 年，医院曾诊断为"骨质疏松症"，未按照治疗方案正规服药，也未在饮食上加强相应的营养。3 年前出现头晕、头痛、胸闷等表现，颈部多普勒显示颈动脉粥样硬化，心电图提示心肌供血不足。老人患慢性胃炎、肠炎 20 余年，进食后半小时至 1h 后出现上腹部疼痛；易发上呼吸道和消化道感染。

情景提问及任务分组

任务	分组	组长
问题一：结合李大妈的现状，试述老年病的临床特点	A 组	
问题二：如何对李大妈进行全面的护理评估？	B 组	
问题三：针对李大妈的情况，提出相应的护理诊断	C 组	
问题四：针对李大妈的情况，请制订出相应的护理目标与措施	D 组	

学习项目

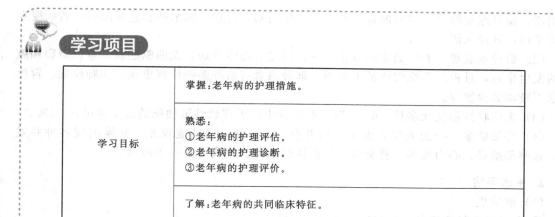

学习目标	掌握：老年病的护理措施。
	熟悉： ①老年病的护理评估。 ②老年病的护理诊断。 ③老年病的护理评价。
	了解：老年病的共同临床特征。

第一节　老年脑卒中患者的护理

脑卒中（stroke），是脑中风的学名，又称脑血管意外，是指脑血管疾病的患者因各种诱发因素引起脑内动脉狭窄、闭塞或破裂，而造成急性脑血液循环障碍，临床上表现为一过性或永久性脑功能障碍的症状和体征（图 9-1）。在我国，脑卒中已成为严重危害老年人生命与健康的主要公共卫生问题，在城市居民死因中居首位，在农村居于第二位。脑卒中还是老年人致残的主要原因，幸存者中 75%丧失劳动能力，其中 40%为重度致残。

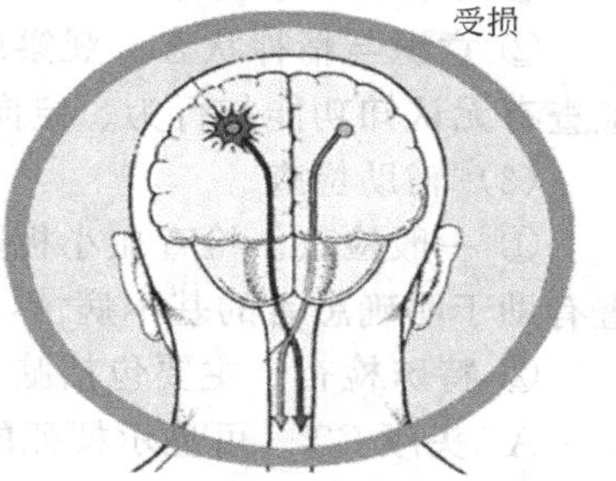

图 9-1　脑卒中

脑卒中分缺血性脑卒中和出血性脑卒中两大类。缺血性脑卒中包括短暂性脑缺血发作（transient ischemic attack，TIA）和脑梗死；出血性脑卒中包括脑出血和蛛网膜下腔出血。老年人脑卒中以脑梗死和脑出血为主，故本节重点介绍这两种疾病的护理。

一、老年脑梗死

脑梗死（cerebral thrombosis）是由各种原因引起的局部脑组织区域血液供应障碍，导致脑组织缺血、缺氧性病变坏死，进而产生临床上对应的神经功能缺失表现。在脑血管病中最常见，其发生率占 60%～70%，且发生率随着年龄的增大而增加，是导致老年人致死、致残的主要疾病之一。

脑梗死的原因有两类，一是脑血管本身病变引起的狭窄或闭塞，二是因颅外栓子进入脑内，引起脑血管血流障碍。前者又称脑血栓形成，而后者称脑栓塞。

1. 临床特点

老年人脑梗死的临床特点表现为以下几方面。

（1）脑血栓形成表现　约 25%的老人发病前有 TIA 发作史，多在睡眠或安静状态下起病。发病时一般神志清楚，局灶性神经系统损伤的表现多在数小时或 2～3 天内达高峰，且因不同动脉阻塞表现各异。其中大脑中动脉闭塞最为常见，可出现典型的“三偏”症状：对侧偏瘫、偏身感觉障碍、同向偏盲。若主干急性闭塞，可发生脑水肿和意识障碍；若病变在优势半球，常伴失语。

(2) 脑栓塞表现　老年脑栓塞发作急骤，多在活动中发病，无前驱症状，意识障碍和癫痫的发生率高，且神经系统的体征不典型。部分患者有脑外多处栓塞出现，如肺栓塞、肾栓塞或下肢动脉栓塞等。

(3) 无症状性脑梗死多见　65 岁以上的人群中，无症状性脑梗死的发生率可达 28%。

(4) 并发症多　一般老年人由于多病并存，心、肺、肾功能较差，常易出现各种并发症，如肺部感染、心力衰竭、肾衰竭、应激性溃疡等，使病情进一步加重。

2. 护理评估

(1) 健康史

① 询问患者起病情况，如起病的时间、方式。

② 了解患者的生活方式、饮食习惯，注意是否长期摄入高盐、高脂肪饮食，有无烟酒等嗜好，有无家族史。

③ 脑血栓形成与脑栓塞的最常见病因是动脉粥样硬化，因此，高血压、糖尿病、高脂血症、吸烟、冠心病及精神状态异常等导致或加重动脉粥样硬化的因素都与老年脑梗死的发生有关，应评估老人有无此方面的基础病变。

(2) 身体评估

① 生命体征。评估血压、脉搏、呼吸、体温有无异常。

② 意识与精神状态。观察患者的神志是否清楚，有无意识障碍；评估患者的精神状况，检查有无认知功能与行为、定向力的异常；有无失语。

(3) 辅助检查

① 一般检查。检查血小板聚集率、凝血功能、血糖与血脂水平、肝肾功能等。这些检查有助于明确患者的基本病情，部分检查结果还有助于病因的判断。

② 特殊检查。主要包括脑结构影像评估、脑血管影像评估、脑灌注及功能检查等。

A. 头颅 CT。可显示梗死的部位、大小及数量等，梗死区为低密度影。

B. 头颅核磁共振（MRI）。比 CT 更早发现梗死灶，尤其对脑干及小脑梗死的诊断率高。

C. 数字减影血管造影（DSA）。可显示动脉闭塞或狭窄的部位和程度，还可显示颅内动脉瘤和血管畸形。因其无创性尤其适合老年人脑梗死的辅助检查。

D. 经颅血管多普勒（TCD）。可测定颅底动脉闭塞或狭窄的部位和程度，对血管狭窄引起的 TIA 诊断有帮助。

E. 单光子发射 CT（SPECT）。是放射性核素与 CT 相结合的一种新技术，可更早发现脑梗死、定量检测脑血流量和反映脑组织的病理、生理变化。

(4) 心理-社会状况　老年脑梗死因病情危重，不但会造成患者及家属的恐惧和忧虑，而且因功能障碍会加重患者的悲观、无能为力感。另外，脑梗死较高的致残率对家庭成员的照顾能力也提出了更高的要求。

3. 常见护理问题与诊断

(1) 躯体活动障碍　与偏瘫或肌张力增高有关。

(2) 语言沟通障碍　与意识障碍或病变累及语言中枢有关。

(3) 有外伤的危险　与偏瘫、平衡能力降低有关。

(4) 潜在并发症　肺炎、消化道出血、压疮、失用综合征。

4. 护理目标

(1) 改善梗死区的血液循环，尽可能恢复神经功能，预防急性期并发症的发生，预防脑卒中复发。

(2) 尽早实施系统化康复指导，提高患者的生活质量。

(3) 不发生受伤、误吸、压疮及各种感染。

5. 护理措施

(1) 一般护理

① 环境。患者取平卧位，如昏迷者尽量减少搬动。同时为老人提供安静舒适的环境，这样既有利于老人的身心健康，又便于护理人员与老人之间进行有效沟通。

② 监护。急性脑梗死的老人应进入脑卒中单元重点监护，密切观察意识、瞳孔、生命体征、肌力、肌张力的变化，加强血气分析、心电图、血压的监测，防止低氧血症、心律失常及高血压的发生。

③ 安全。运动障碍的患者要防止跌倒，确保安全。床边要有护栏；厕所要装扶手；地面保持平整干燥，防湿、防滑。

(2) 预防并发症　为预防坠积性肺炎、失用综合征等并发症的发生，应指导老人在急性期生命体征平稳时就进行被动运动，鼓励早期下床活动，日常生活活动尽量自己动手，必要时予以协助，尤其做好个人卫生。

(3) 用药护理　老年脑梗死的治疗主要包括溶栓、抗凝、抗血小板聚集、降颅压。护士应了解各类药物的作用、不良反应与使用注意事项，按医嘱正确用药。

① 溶栓剂。在起病 3～6h 使用可使脑组织获得再灌注，常用药物为尿激酶、重组型纤溶酶原激活剂。该类药物最严重的副作用是颅内出血，在使用期间应严密观察生命体征、瞳孔、意识状态的变化，同时注意有无其他部位出血倾向。

② 抗凝剂。可减少 TIA 发作和防止血栓形成，常用药物为肝素和华法林。用药期间严密监测凝血时间和凝血酶原时间。肝素皮下注射拔针时应延长按压时间，以免出血。

③ 抗血小板聚集药。在急性期使用可降低死亡率和复发率，注意不能在溶栓或抗凝治疗期间使用，常用药物为阿司匹林、噻氯匹定和氯吡格雷。除了观察有无出血倾向外，长期使用阿司匹林可引起胃肠道溃疡，因此消化性溃疡患者应慎用。

④ 降颅压药。大面积梗死可出现脑水肿和颅内压增高，需要应用脱水剂降颅压，常用药物有甘露醇、呋塞米、血清白蛋白。使用过程中应记录 24h 出入量，严密监测心、肾功能。使用甘露醇降颅压时，应选择较粗血管，以保证药物的快速输入。

(4) 心理调适　同情并理解老人的感受，鼓励老人表达内心的情感，指导并帮助老人正确处理面临的困难，对任何一点进步都要予以肯定，通过问题的解决证实老人的能力与价值，增强战胜疾病的信心。教会家属照顾老人的方法和技巧，引导家属为老人提供宽松和适于交流的氛围。

(5) 健康指导

① 健康教育。向患者及其家属讲解脑梗死的病因、表现、就诊时机，以及治疗和预后的关系。解释药物的使用方法及副作用。

② 生活指导。包括饮食、穿衣、如厕。

A. 饮食。鼓励能吞咽的患者进食，少量多餐；应适当限制脂肪、糖及盐的摄入，每餐进食七八分饱。同时为保证营养摄入充分，对吞咽困难者可进半流食，且速度应缓慢，进食后保持坐位 30～60min，防止食物反流。因意识不清不能进食时，可通过静脉或鼻导管供给营养。为防止食物误入气管引起窒息，进食前要注意休息，避免疲劳增加误吸的危险；进餐时告知老人不要讲话；用杯子饮水时，杯中水不能过少，防止杯底抬高饮水增加误吸危险。

B. 穿衣。指导患者穿宽松、柔软、棉质、穿脱方便的衣服。穿衣时先穿患侧后穿健侧，脱衣时顺序相反。不宜穿系带的鞋子。

C. 如厕。训练患者养成定时排便的习惯。如活动障碍，可利用便器在床上排便；可自行如厕者，要有人陪护，以便帮助患者穿脱裤子和观察病情。

③ 康复训练。康复功能训练包括语言、运动及协调能力的训练。

A. 语言。可根据患者喜好选择合适的图片或读物，从发音开始，按照字、词、句、段的顺序训练患者说话。训练时护理人员应仔细倾听，善于猜测询问，为患者提供述说熟悉的人或事的机会。同时要对家属做必要指导，为患者创造良好的语言环境。

B. 运动。运动功能的训练一定要循序渐进，对肢体瘫痪患者在康复早期即开始做关节的被动运动，幅度由小到大，由大关节到小关节，以后应尽早协助患者下床活动，先借助平行木练习站立、转身，后逐渐借助拐杖或助行器练习行走。

C. 协调。协调能力训练主要是训练肢体活动的协调性，先集中训练近端肌肉的控制力，后训练远端肌肉的控制力。训练时要注意保证患者的安全。

6. 护理评价

老人及家属学会日常护理及合理用药的方法；老人日常生活需要得到满足，日常生活活动能力逐步增强；自我价值感提高；老人没有或少有并发症的发生。

二、老年脑出血

脑出血（intracerebral hemorrhage，ICH），俗称脑溢血，指原发于脑实质内的非外伤性血管破裂出血（图 9-2）。它起病急骤，病情凶险，是影响老年人健康的最严重疾病，且患病率和病死率随年龄增长而增加，存活者中 80%～95%遗留神经功能损害。

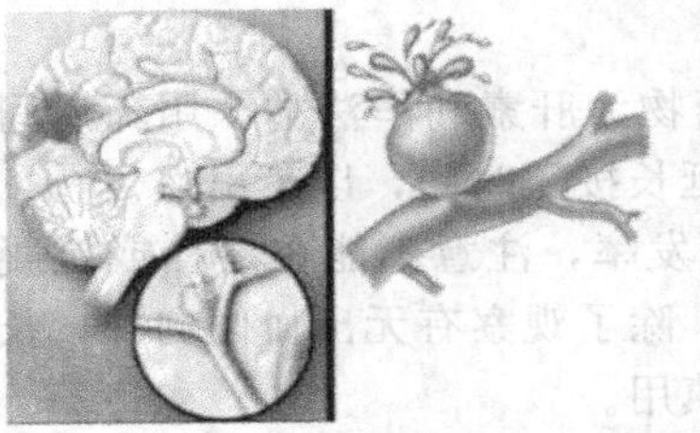

图 9-2 脑出血

1. 临床特点

由于脑细胞的代偿能力差，在出血范围相同条件下，老年人临床表现较中青年严重，恢复差，死亡率高。

（1）神经功能缺失严重　老年人因为脑动脉硬化和脑组织萎缩，导致脑部供血不足。一旦脑出血，可产生更严重的神经功能缺损，意识障碍多见，癫痫发作率高。据报道，老年人脑出血后 60%～80%有意识障碍，约 50%出现昏迷。

（2）颅内高压症不典型　老年人因为脑组织萎缩给额外颅内容物提供了场所，导致小到中量脑出血不会出现颅内高压的症状。

（3）并发症多　脑出血可引起下丘脑、边缘系统、血管调节中枢受累，同时作为应激反应可使交感神经刺激强化，导致老年人心血管功能紊乱进一步加重。在急性期常出现心肌梗死、心律失常等表现。另外，脑出血可影响到内分泌和凝血功能，可出现非酮症高渗性昏迷、血栓性静脉炎、应激性溃疡等并发症。

2. 护理评估

（1）健康史

① 了解起病的方式、速度及有无明显诱因。

② 既往有无高血压、动脉粥样硬化、血液病和家族脑卒中病史。

③ 用药情况。评估有无使用影响凝血的药物，如患者使用溶栓药、抗凝剂或抗血小板药物，可在跌倒、外伤后引起脑出血的发生。

④ 诱发因素。寒冷、大便用力、饮酒过度、情绪激动等因素均可诱发脑出血。

(2) 身体评估　评估老人有无意识障碍及其程度，有无失语及其类型，有无肢体瘫痪及其分布、性质与程度，血压、脉搏、呼吸、体温有无异常。

(3) 辅助检查　主要分为实验室检查和影像学检查两种。随着目前医疗水平的逐渐提高，影像学检查因为其具有时间短、无创、结果准确等优点，已逐渐成为首选的检查方法。

① 头颅CT。作为脑出血的首选检查，能清楚、准确地显示血肿的部位、大小、形态及周围组织情况。脑出血为边界清楚、均匀的高密度影。

② 核磁共振（MRI）。对急性期的幕上及小脑出血诊断价值不如CT，对脑干出血诊断率高。

③ 数字减影血管造影（DSA）。适合于怀疑有脑血管畸形、动脉瘤及血管炎的患者。

④ 脑脊液检查。仅适用于不能进行CT检查且临床无颅内压增高的患者。脑脊液呈洗肉水样。

(4) 心理-社会状况　同老年脑梗死。

3. 常见护理问题与诊断

(1) 急性意识障碍　与脑出血引起的大脑功能缺损有关。

(2) 清理呼吸道无效　与意识障碍有关。

(3) 潜在并发症　脑疝、上消化道出血、心肌梗死、肺部感染、压疮。

4. 护理目标

护理目标是防止继续出血，降低颅内压，防治并发症。通过康复训练减少神经功能残疾程度和降低复发率。

5. 护理措施

(1) 一般护理

① 休息与安全。急性期绝对卧床休息，抬高床头15°～30°，以减轻脑水肿；有烦躁、谵妄时加保护性床栏，必要时使用约束带适当约束；严格限制探视，避免各种刺激，各种治疗护理操作应集中进行。

② 饮食与排便。给予高蛋白、高维生素的清淡饮食；意识障碍、消化道出血者应禁食24～48h，通过鼻饲保证每日营养需要量，每日补充氯化钾1～3g。卧床期间定时翻身、拍背，保持床单整洁、干燥；协助口腔护理、皮肤护理和大小便护理。

③ 病情监测。严密观察病情变化，持续心电监护，观察意识、瞳孔、生命体征、尿量等变化，警惕脑疝的发生。

(2) 防治并发症　为预防肺部感染，在做好呼吸道管理的同时，对合并意识障碍的老年患者可预防性使用抗生素，感染时则应根据痰培养及药敏试验选用抗生素。为防治应激性溃疡，除密切观察有无消化道出血征象外，可进行胃肠减压及预防性使用H_2受体阻滞剂。另外，可通过定期更换体位、保持皮肤清洁等方法防止压疮发生。

(3) 用药护理

① 降颅压药。常用药物为甘露醇，如患者合并心肾功能不全时，可用呋塞米。对出血量较大、颅内压增高明显、意识障碍较重或有脑疝时，还可选用地塞米松，但注意对合并糖尿病、消化道出血或严重感染的患者禁用糖皮质激素。降颅压药使用过程中，注意事项同老年脑梗死。

② 降压药。要根据高血压的原因决定是否使用降压药，如原来血压高、发病后血压更高者才使用降压药。收缩压在180mmHg以内或舒张压在105mmHg以内的，可观察而不使

用降压药，血压不能降得太低，降压速度也不可太快，以免影响脑灌注压。

③ 止血药。对高血压性脑出血不主张使用止血药，如果是凝血机制障碍引起的脑出血或伴有消化道出血时会使用止血药，使用过程中防止深静脉血栓的形成。

(4) 心理调适　即使在急性期老人意识障碍时，也要及时安慰和鼓励患者，减轻患者的应激反应。同时做好家属的心理疏导，通过相关知识和技能的讲解，增强其与患者合作战胜疾病的勇气和信心。

(5) 健康指导

① 健康教育。向患者及其家属介绍可加重病情和引起复发的诱因，指导在生活中尽量避免；指导患者及其家属预防和治疗引起脑出血的原发疾病，如高血压、高脂血症、糖尿病、肥胖症等。

② 生活指导。同老年脑梗死。

③ 康复训练。同老年脑梗死。

6. 护理评价

老人意识障碍逐渐改善；日常生活能力有所提高，生活需要得到满足，未发生压疮、感染、营养失调等并发症，病情逐渐好转；情绪稳定，自信心有所增强。

想一想： 如何对老年脑梗死患者进行护理？

第二节　老年冠心病患者的护理

冠状动脉性心脏病（coronary heart disease，CHD），简称冠心病，是指因冠状动脉粥样硬化使血管腔狭窄或阻塞，和（或）因冠状动脉功能性改变（痉挛），导致心肌缺血、缺氧或坏死而引起的心脏病，亦称缺血性心脏病（ischemic heart disease）（图 9-3）。其患病率随年龄的增加而增多，老年人群中冠心病的发病率明显高于中青年。除了年龄因素，老年冠心病的发生与高血压、糖尿病有关，老年女性还与雌激素水平下降有关。

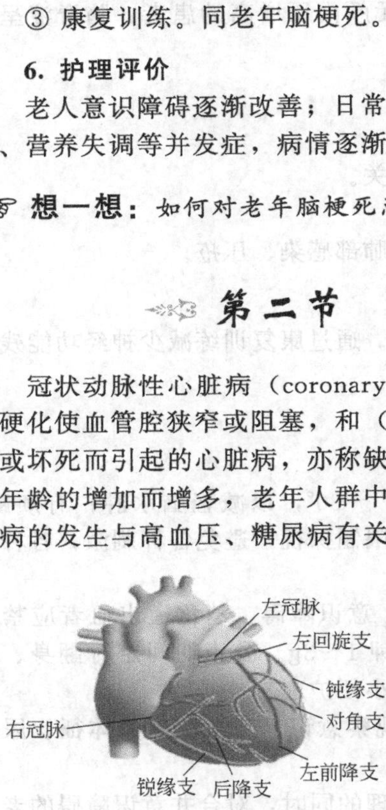

图 9-3　心脏的冠状动脉

老年冠心病患者的临床特点表现：病史长、病变累及多支血管，常有陈旧性心肌梗死，且可伴有不同程度的心功能不全；常伴有高血压、糖尿病、阻塞性肺气肿等慢性疾病；多存在器官功能退行性病变，如心脏瓣膜退行性变、心功能减退等。

由于上述原因，老年冠心病患者发生急性冠脉综合征的危险性相对较大。WHO 将冠心病分为无症状性心肌缺血、心绞痛、心肌梗死、缺血性心肌病、猝死五型。因心绞痛是冠心病最常见的类型，而急性心肌梗死（acute myocardial infarction，AMI）在老年人的发病率较一般成人高，且高龄者 AMI 的病死率较高，故本节重点介绍老年心绞痛和老年急性心肌梗死的护理。

一、老年心绞痛

老年心绞痛（elderly angina pectoris）是冠状动脉机械性或动力性狭窄致冠状动脉供血不足，心肌急剧和暂时性缺血、缺氧，引起的以短暂胸痛为主要表现的临床综合征。90%的老年心绞痛是因冠状动脉粥样硬化、管腔狭窄、冠状动脉的血流量不能满足心肌代谢的需要而引起。

1. 临床特点

典型稳定型劳力性心绞痛常在体力劳动、情绪激动、饱餐、骤遇寒冷等诱因作用下，出现发作性胸骨中上段或心前区压榨样或紧缩感样疼痛，可向左肩、上臂及前臂尺侧放射，持续3～5min。老年人由于各种生理性老化及其退行性变等特点，少有典型心绞痛发作，可表现为不明原因的肩背部疼痛、上腹不适或疼痛、牙痛等。早期还可表现为各种心律失常，呼吸困难也是老年心肌缺血最常见的症状之一，严重者则以心衰甚至急性肺水肿为主要表现，而非疼痛，易造成漏诊或误诊。

2. 护理评估

（1）健康史　老年心绞痛的诱因与一般成人有所不同，应注意评估。

① 非疾病因素。除一般诱因（如饱餐、受寒、酷热）外，体力活动和情绪激动是老年人发生心绞痛的常见诱因。老年人躯体承受能力降低，易受外部环境的影响；易遭受地位改变、丧偶、孤独等心理应激，且脾气大、固执等易造成情绪激动。

② 疾病因素。高血压、肺部感染、血糖控制不良等各种合并症是老年心绞痛的常见诱因。

（2）身体评估　老年心绞痛表现多不典型，以不稳定性心绞痛为多。

① 疼痛部位不典型。疼痛可出现在上颌部与上腹部之间的任何部位。其特点是每次发作多在同一部位，同样原因诱发。

② 疼痛性质不典型。由于痛觉减退，其疼痛程度往往较轻，而疼痛以外的症状（如气促、疲倦、喉部发紧、左上肢酸胀、烧心等）表现较多。且会有无症状心肌缺血的发生。

③ 体征少。大多数老年心绞痛患者可无阳性体征。

（3）辅助检查

① 心电图。老年心绞痛患者最常见的心电图异常是非特异性的ST-T改变。

② 活动平板运动试验。阳性结果虽对冠心病诊断有一定价值，但老年人可因肺功能差或体力不支而影响结果判断。

③ 核素心肌显像检查。可早期显示缺血区的部位和范围，结合其他临床资料，对老年心绞痛诊断有较大价值。

④ 冠状动脉造影。老年人做冠状动脉造影是安全可靠的。此检查不但可以确诊或排除冠心病，而且对患者是否需做冠脉血运重建也是必不可少的检查手段。

（4）心理-社会状况　评估老人有无因心脏缺血所引起的恐惧、抑郁，有无因对病情及预后不了解而产生的焦虑反应；老人的家庭成员能否支持、配合医护方案的实施。

3. 常见护理问题与诊断

（1）急性、慢性疼痛　与心肌缺血、缺氧有关。

（2）活动无耐力　与心肌供血、供氧不足有关。

（3）知识缺乏　缺乏控制诱发因素及药物应用的知识。

（4）潜在并发症　心肌梗死。

4. 护理目标

老年人心绞痛的治疗护理目标是控制心绞痛的发作，提高运动耐量，延缓冠脉粥样硬化的进展，改善生活质量。

5. 护理措施

（1）一般护理

① 心绞痛发作时，立即停止原有活动，协助老人取舒适体位休息。有条件者及时给予

间歇氧气吸入，调节流量为4～6L/min。

② 监测病情。严密观察胸痛的特点及伴随症状，随时监测生命体征、心电图的变化，注意有无急性心肌梗死的可能。

（2）用药护理　老年心绞痛治疗所使用的药物种类与一般成人相同，但在使用的细节上，要注意结合老年人的特点。

① 硝酸酯类。是老年心绞痛患者的常备药，对缓解心绞痛最为有效。针对老年人口干的特点，口服硝酸甘油前应先用水湿润口腔，再将药物嚼碎置于舌下，这样有利于药物快速溶化生效，有条件的老人最好使用硝酸甘油喷雾剂。首次使用硝酸甘油时宜平卧，因老年人易出现减压反射导致血容量降低。

② β受体阻滞剂。应遵循剂量个体化的原则，从小剂量开始，使心率维持在55次/min以上。老年人用药剂量较中年人要小。伴有慢性阻塞性肺病、心力衰竭或心脏传导病变的老人对β受体阻滞剂很敏感，易出现副作用，故应逐渐减量、停药。

③ 钙拮抗剂。钙拮抗剂可引起老年人低血压，应从小剂量开始使用。长效制剂氨氯地平血药浓度与肾功能损害无关，故可适用于老年心绞痛合并高血压的患者。维拉帕米有明显的负性肌力和负性传导作用，用于老年心绞痛治疗时，应密切观察其副作用。

④ 血小板抑制剂。除了临床上使用较广的阿司匹林、噻氯匹定、氯吡格雷外，糖蛋白Ⅱb/Ⅲa（GPⅡb/Ⅲa）被认为是抗血小板治疗最有希望的一类药，老年人使用不会增加颅内出血的危险性。在使用血小板抑制剂期间，应密切观察有无出血倾向，定期监测出血时间、凝血时间及血小板计数。

⑤ 他汀类降脂药。具有降脂、抗炎、稳定动脉粥样硬化斑块和保护心肌的作用。对于伴有高脂血症的老人，应坚持使用此类药物治疗。

（3）心理调适　老人的负性情绪往往来自对疾病的不合理认知，如冠心病等于“不治之症”等，可通过对疾病本质和预后的讲解，改善其不合理认知。也可以指导患者通过自我暗示改变消极心态，如告诫自己沉着、冷静、暗示自己“心绞痛可以战胜”等。

（4）健康指导　健康指导应采取综合性措施，包括控制病情发展，恢复、维持和增强患者躯体功能及社交能力。

① 健康教育。通过教育和咨询使患者及家属了解心绞痛的发病机制、常见的危险因素、治疗和康复的方法。改善他们在治疗、护理和康复中的配合程度。

② 减少或避免诱因。老年人心脏储备功能差，稍微增加心脏负荷的活动即可诱发心绞痛，故防止诱因特别重要。日常生活中，指导患者养成“少食多餐”的习惯，提倡饮食清淡，控制钠盐的摄入，少食腌制食品，戒烟限酒；保持乐观、稳定的情绪；天气转冷时，注意防寒保暖；及时控制各种合并症。

6. 护理评价

老人掌握减轻疼痛的方法，能遵医嘱科学合理用药，活动耐力逐渐提高，无心肌梗死发生，能够有意识地调节不良情绪。

二、老年急性心肌梗死

老年急性心肌梗死（elderly acute myocardial infarction）是在冠状动脉粥样硬化的基础上，冠脉内斑块破裂出血、血栓形成或冠状动脉严重持久地痉挛，发生冠状动脉急性阻塞，冠脉血供急剧减少或中断，使相应的心肌发生持续而严重的缺血，引起的部分心肌缺血性坏死（图9-4）。年龄是影响急性心肌梗死（acute myocardial infarction，AMI）预后的重要因素，美国致死性心肌梗死患者中，85%年龄大于65岁，60%年龄大于75岁。

1. 临床特点

老年AMI患者的临床特点如下。

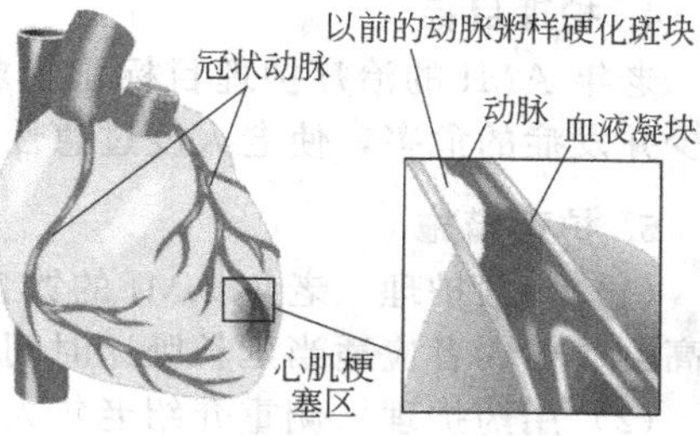

图9-4　老年急性心肌梗死

(1) 症状不典型　有典型临床症状的老年AMI患者不到1/3，高龄老人更少。胸痛轻微，有的老人表现为牙、肩、腹等部位的疼痛，或出现胸闷、恶心、休克、意识障碍等表现。AMI首发症状中，胸痛随年龄增加而减少，气促、意识障碍随年龄增加而增多。

(2) 并发症多　老年AMI患者各种并发症的发生率明显高于中青年，其中室壁瘤的发生率是中青年的2倍，70岁以上的心肌梗死患者心脏破裂的发生率较中青年高3倍，水电解质失衡发生率为56.7%（中青年31.3%），院内感染发生率为20.4%（中青年5.7%）。

(3) 其他　老年AMI病程长，长期慢性缺血有助于侧支循环的建立，因此老年AMI患者非Q波性心肌梗死（NQMI）较多，且再梗及梗死后心绞痛发生率高。

2. 护理评估

(1) 健康史

① 外在因素。与年轻人不同，缺乏体育锻炼及社交活动是老年人AMI的主要危险因素。老年AMI发作的诱因少于中青年，常可在休息或睡眠过程中发生。另外，发热和感染（大多为呼吸道感染）也是老年人尤其是高龄老人的常见诱因。

② 内在因素。大部分老年AMI患者存在多支血管严重病变，3/4粥样斑块有破溃出血，继发血栓形成。另外，老年患者因神经体液调节障碍导致代谢产物血栓素A_2增多，其可诱发冠状动脉强烈痉挛。

③ 发病特点。老年AMI患者发病表现差异较大，1/3患者发病急骤，约1/2症状轻微，应仔细评估，防止延误病情。

(2) 身体评估　主要观察生命体征、心率、心律、心音变化，有无奔马律、心脏杂音及肺部湿啰音等。

(3) 辅助检查

① 心电图。除特征性、动态心电图的改变外，老年AMI患者的心电图可仅有ST-T改变，且无病理性Q波检出率较高。

② 心肌酶。老年AMI患者的心肌酶可显示不同于中青年的特点：肌酸激酶（CK）、天门冬酸氨基转移酶（AST）及乳酸脱氢酶（LDH）峰值延迟出现，CK和AST峰值持续时间长，CK峰值低。

③ 其他。血常规、血沉检查可反映组织坏死和炎症反应情况。冠脉造影对判断病变部位、病变程度、侧支循环建立情况及选择治疗方案具有重要价值。

(4) 心理-社会状况　老年AMI因发病急骤和病情严重会造成患者及家属强烈的恐惧和慌乱。患者可表现为语调低沉、不敢活动、担心死亡降临；家属常常精神紧张、手足无措。有的患者或家属外表看似平静，但实际内心的恐惧却非常强烈。

3. 常见护理问题与诊断

(1) 急性疼痛　与心肌缺血坏死有关。

(2) 活动无耐力　与氧的供需失调有关。

(3) 恐惧　与病情危重有关。

(4) 潜在并发症　心源性休克、心力衰竭、心律失常。

4. 护理目标

老年 AMI 的治疗护理目标是挽救濒死的心肌，防止梗死扩大，保护和维持心脏功能，减少并发症的危害，使老人度过急性期后保持尽可能多的有功能的心肌。

5. 护理措施

（1）一般护理　老年 AMI 的饮食、给氧等一般护理与中青年相似，但对有严重并发症及高龄、体弱者应适当延长卧床时间，下床活动需有人照顾。

（2）用药护理　侧重介绍老年人不同于中青年的特点。

① 溶栓治疗。目前认为，高龄本身不是拒绝溶栓的理由，关键在于有无除年龄以外导致脑出血的危险因素。对有适应证的老年 AMI 患者，应积极、谨慎地开展溶栓治疗。在此过程中，应密切观察有无头痛、意识改变及肢体活动障碍，注意血压及心率的变化，及时发现脑出血的征象。

② 急性介入治疗。老年 AMI 患者介入治疗的并发症相对较多，应密切观察有无再发心前区痛，心电图有无变化，及时判断有无新的缺血性事件发生。

③ 常规药物治疗

A. 镇痛剂。老年患者对吗啡的耐受性降低，使用时应密切观察有无呼吸抑制等不良反应。对伴有阻塞性肺气肿等肺部疾患者忌用。

B. 抗凝制剂。阿司匹林能降低 AMI 的死亡率，大于 70 岁的老人受益更大，已成为老年 AMI 的标准治疗。但老年人在使用过程中，要注意观察胃肠道反应及有无出血。

C. β受体阻滞剂。早期应用可降低老年 AMI 的死亡率。可选用对心脏有选择性的比索洛尔或美托洛尔，从小剂量开始逐渐增量，以静止心率控制在 60 次/min 为宜。

D. ACEI。可有头晕、乏力、肾功能损害等副作用，故老年 AMI 患者应使用短作用制剂，从小剂量开始，几天内逐渐加至耐受剂量，且用药过程中要严密监测血压、血清钾浓度和肾功能。

④ 并发症治疗

A. 并发心律失常。老年 AMI 窦性心动过缓发生率高于中青年，故应及时应用药物。用异丙肾上腺素治疗，可导致室性心律失常甚至扩大梗死面积，故应慎重并密切观察。

B. 并发心力衰竭。利尿剂对 AMI 伴中度心衰有较好疗效，但老年人过度利尿可引起头晕、心慌等不良反应，故应尽量口服给药。

C. 并发心源性休克。有适应证者应立即溶栓或介入治疗，可明显降低死亡率。

（3）心理调适　老人入住监护室时要及时给予心理安慰。告知老人医护人员会随时监测其病情变化并及时治疗处理。医护人员工作应紧张有序，避免因忙乱带给老人及其家属不信任和不安全感。

（4）健康指导　同心绞痛。

6. 护理评价

老人掌握了减轻心脏负担的技巧，疼痛有所减轻或消失；活动耐力逐渐提高；能遵医嘱科学合理用药；负性情绪有所改善。

想一想：如何对老年冠心病患者进行护理？

第三节　老年高血压患者的护理

老年高血压（elderly hypertension）是指老年人在未使用抗高血压药物的情况下，出现血压持续或非同日3次以上收缩压（SBP）≥140mmHg和（或）舒张压（DBP）≥90mmHg的症状。单纯收缩性高血压是指患者收缩压大于160mmHg，同时舒张压小于90mmHg。单纯收缩性高血压（isolated systolic hypertension，ISH）是老年高血压的常见类型之一。美国老年人收缩期高血压计划（SHEP）试验显示，单纯收缩期高血压在60～69岁人群占6%，在70～79岁人群中占11%，在80岁以上人群中占18%。

高血压是老年常见疾病之一，随着人均寿命的延长，老年人口日益增多，老年高血压患者也相应增多。

1. 临床特点

老年高血压的表现与中青年有所不同，具体有以下特点。

（1）多数为单纯收缩期高血压　65岁以上高血压患者中，ISH为混合型的2倍，与老年人大动脉弹性减退、顺应性下降有关。

（2）血压波动性大　由于老年人压力感受器敏感性减退，调节血压的功能降低，使其收缩压、舒张压和脉压的波动均明显增大。尤其是收缩压，1天内波动达40mmHg。血压的大波动性使老年人易发生直立性低血压，且恢复的时间长。

（3）症状少而并发症多　在靶器官明显损害前，半数以上老年高血压患者无症状，因而缺乏足够重视，导致并发症的发生和病情进展。而脏器老化、长期高血压加重了对靶器官的损害，所以老年高血压患者的并发症发生率高达40%。其中冠心病、脑卒中为常见且严重的并发症，其发生与血压密切相关。收缩压每升高10～12mmHg或舒张压每升高5～6mmHg，脑卒中的危险就增加35%～40%，冠心病意外增加20%～25%。

（4）多种疾病并存　老年高血压常与糖尿病、高脂血症、动脉粥样硬化、前列腺增生、肾功能不全等疾病共存并相互影响，使其治疗变得更为复杂，致残、致死率增高。

2. 护理评估

（1）健康史

① 内在因素。包括与血压有关的各种老化因素，如血管粥样与纤维性硬化的程度、激素反应性减低的情况及压力感受器敏感性的变化等。

② 外在因素。指各种不良的生活方式，如缺乏体育锻炼、超重、中度以上饮酒、高盐饮食等。

（2）身体评估　注意老人有无头晕、头痛、视力模糊、耳鸣及其程度。

（3）辅助检查　老年高血压患者在心电图、胸部X射线、眼底检查等方面表现与一般成人的高血压没有区别。不同点如下。

① 24h动态血压检测。老年患者血压波动性较大，有些高龄老人血压昼夜节律消失。

② 血脂、血糖检测。老年高血压患者常合并有高血脂、高血糖。

③ 内分泌检测。老年高血压多为低肾素型，表现为血浆肾素活性、醛固酮水平、β受体数目及反应性均低。

（4）心理-社会状况　评估老人有无对疾病发展、治疗方面的焦虑和猜疑；有无对终生用药的担心和忧虑；靶器官受损的程度是否影响到老人的社交活动；老人的家庭和社区支持度。

3. 常见护理问题与诊断

（1）慢性疼痛　与血压升高所致的脑供血不足有关。

（2）活动无耐力　与血压升高所致的心、脑、肾循环障碍有关。

（3）有外伤的危险　与视物模糊、低血压反应、意识障碍有关。

4. 护理目标

治疗护理的主要目标是将血压调整至适宜水平，最大限度地降低心血管病死亡和致残的总危险，延长老年高血压患者的生命，提高生活质量。一般老年人高血压的降压目标与年轻人相同，但对于老年 ISH 患者，《中国高血压防治指南》建议收缩压控制目标为 150mmHg。鉴于舒张压过低有害，其应保持在 60～65mmHg 以上。

5. 护理措施

(1) 一般护理

① 环境舒适。不良环境刺激可加重老年高血压患者病情，应保持良好的生活环境，如干净整洁、温湿度适宜、光线柔和等，以利于老人充分休息。护理操作应相对集中，动作轻巧，尽量避免影响老人休息。

② 运动适当。根据老年高血压患者危险性分层（同内科护理学）确定活动量。极高危组患者需绝对卧床休息；高危组以休息为主，可根据身体耐受情况，指导其做适量的运动；中危及低危组患者应选择适合自己的运动方式，坚持运动，运动量及运动方式的选择以运动后自我感觉良好、体重保持理想为标准。

③ 病情监测。老年人血压波动较大，所以应每日定点、多次测量血压。又因为老年人易发生直立性低血压，测血压时必须强调测量立位血压。同时注意观察有无靶器官损伤的征象。

(2) 用药护理　老年高血压的治疗指南应遵循以下的顺序。

① 治疗前检查有无直立性低血压。

② 选择对合并症有益的药物。具体选择的原则是，无并发症者选用噻嗪类利尿剂与保钾利尿剂；如需第二种药，则用钙拮抗剂；除非有强适应证，不宜应用β受体阻滞剂。

③ 从小剂量开始，逐渐递增。

④ 应用长效剂型，每日 1 次。

⑤ 避免药物间的相互作用，尤其是诸如非甾体类抗炎药等非处方药。

⑥ 观察药物副作用。如虚弱、眩晕、抑郁等。

⑦ 为防止血压过低，应随时监测血压。

药物使用及副作用观察：目前用于降压治疗的一线药物主要有 6 大类，老年高血压患者选药受很多因素影响，如危险分层、合并症等。在考虑到药物作用及老年人自身情况的前提下，表 9-1 列出了老年高血压患者对不同降压药物的适应性及可能出现的副反应。

(3) 心理调适　老年高血压患者的情绪波动会进一步加重病情，故应鼓励老人使用正向的调适方法，如通过与家人、朋友间建立良好的关系得到情感支持，从而获得愉悦的感受。

(4) 健康指导　高血压治疗的长期性决定了其防治工作的另一个重要领域在社区，医务人员需要通过健康教育、生活指导、康复指导等工作，降低高血压的各种危险因素。

① 健康教育。对老人进行面对面培训，提高其有关高血压的知识、技能和自信心，使老人明确定期检测血压、长期坚持治疗的重要性，避免出现不愿服药、不难受不服药、不按医嘱服药的三大误区，养成定时、定量服药，以及定时、定体位、定部位测量血压的习惯。

② 生活指导

A. 减轻体重。可通过减少总热量摄入和增加体育锻炼的方法减重。减重速度因人而异。

B. 膳食调节。减少膳食脂肪，补充优质蛋白，增加含钾多、含钙高的食物。减少烹饪用盐及含盐量高的调料，少食各种盐腌食品。多食蔬菜和水果。提倡戒酒，因酒精可增加降压药的抗性。

C. 精神调适。保持乐观心态，提高应对突发事件的能力，避免情绪过分激动。

表 9-1　老年高血压患者对不同降压药物的适用性及可能出现的副反应

降压药类型	适应性	副反应
利尿剂	低剂量利尿剂，特别是噻嗪类是治疗老年高血压的首选药物，特别适用于 ISH 患者	低钾血症、胃肠道反应、高血糖、高尿酸血症等
钙拮抗剂(CCB)	对老年高血压尤其有效，可作为一线降压药物	下肢水肿、头晕、头痛、心动过速等。心脏传导阻滞和心力衰竭者，禁用非二氢吡啶类钙拮抗剂
血管紧张素转换酶抑制剂(ACEI)	用于老年高血压，可降低心脏前后负荷，不增加心率、不降低心脑肾血流、不引起直立性低血压、无停药反跳现象	皮疹、咳嗽、血管性水肿、味觉异常等。肾动脉狭窄者禁用，同时用保钾利尿剂应谨慎
血管紧张素Ⅱ受体拮抗剂(ARB)	具有强效、长效、平稳降压的特点，对老年 ISH 有效	副作用少，极少发生咳嗽
β受体阻滞剂	老年高血压疗效差，但适用于老年高血压合并心绞痛且心率偏快者，尤其是心肌梗死的二级预防	疲乏、耐力降低。心脏传导阻滞、周围血管病、呼吸道阻塞性疾病慎用或禁用
α受体阻滞剂	适用于老年高血压合并血脂异常、糖耐量异常及周围血管病，尤其是有前列腺增生、排尿障碍者	直立性低血压、晕厥、心悸等

D. 劳逸结合。生活规律，保证充足的睡眠，避免过度脑力劳动和体力负荷。

③ 运动指导。通过适当运动不但有利于血压下降，而且可提高其心肺功能。适当运动包括四个方面：一是有适当的运动形式，二是有适当的运动强度，三是有适当的运动时间，四是有适当的运动目标。运动方式一定要选择有氧运动，强调中小强度、较长时间、大肌群的动力性运动，如步行、慢节奏的交谊舞、太极拳等比较适合老年人。

④ 定期检测。最好家庭自备血压计，每天由家人定时测量血压并记录，尤其是在有自觉症状或情绪波动时，应及时测量。发现血压高于正常。应及时补充必要的药物或到医院就诊。另外，还需定期检查尿常规、血液生化、心电图及眼底。

6. 护理评价

老人学会了饮食及运动控制血压的方法；能按照要求定时、定量规律用药；血压控制平稳，并发症发生率少或无；能自觉调节不良情绪。

☞ **想一想：** 如何对老年高血压患者进行护理？

第四节　老年糖尿病患者的护理

老年糖尿病（elderly diabetes mellitus，DM）是一组由遗传和环境因素相互作用而引起的临床综合征，因胰岛素分泌不足及靶细胞对胰岛素敏感性降低，引起糖类、蛋白质、脂肪、水和电解质等一系列代谢紊乱，临床上以高血糖为主要标志，久病可引起多个系统损害。

糖尿病可分为胰岛素依赖型糖尿病（IDDM，Ⅰ型）、非胰岛素依赖型糖尿病（NIDDM，Ⅱ型）、继发性糖尿病、葡萄糖耐量异常（IGT）、妊娠期糖尿病五类。老年糖尿病95%以上是Ⅱ型糖尿病，且老年糖耐量减低者发生Ⅱ型糖尿病的危险比正常糖耐量者增加

5～8倍。DM患病率和糖耐量减低比率均随年龄增加明显上升。

1. 临床特点

老年人糖尿病的临床特点表现为以下几方面。

(1) 起病隐匿且症状不典型　缺乏典型的"三多一少"的症状。老年人患糖尿病常不出现明显的多饮、多尿症状，年龄越高，典型症状就越少，多数患者是在查体或治疗其他病时发现有糖尿病。

(2) 多见慢性并发症　老年人糖尿病由于症状不典型，不能及时确诊，常因其并发症而就诊，包括各种感染、心血管疾病、酮症酸中毒、神经病变、眼病、肾病、高渗性昏迷等。

(3) 易发生低血糖　老年人依从性差，导致用药不当，引起低血糖的发生。

2. 护理评估

(1) 健康史　老年糖尿病的发病与遗传、免疫、生活方式和生理性老化有关，尤其具有老年特性的是生活方式和生理老化。

① 生活方式。老年人因基础代谢率低，葡萄糖代谢及在周围组织的利用能力都明显下降，故进食过多和运动不足容易发胖。肥胖使细胞膜上的胰岛素受体减少，加重胰岛素抵抗。

② 生理老化。国内外研究显示，空腹和餐后血糖均随增龄而有不同程度的升高，平均每增10岁，空腹血糖上升0.05～0.11mmol/L，餐后2h血糖上升1.67～2.78mmol/L。另外，衰老所致体内胰岛素作用活性下降，也是导致老年人血糖升高的因素。

(2) 身体状况　观察患者生命体征，呼吸有无烂苹果味；有无消瘦或肥胖；有无局部皮肤坏疽等。

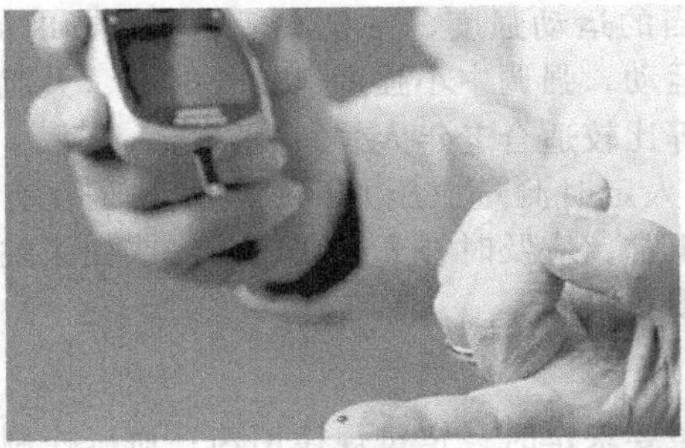

图9-5　血糖测定

(3) 辅助检查

① 血糖测定。老年人血糖诊断标准与一般成人相同。但对老年人必须重视餐后2h血糖测定，因为其餐后2h血糖增高明显多于空腹血糖（图9-5）。

② 尿糖测定。老年人因为肾动脉硬化使肾小球滤过率降低，尿糖阳性率低，表现为血糖与尿糖阳性程度不符。

③ 胰岛素和胰岛素释放试验。老年人多存在胰岛素功能低下和胰岛素抵抗。

④ 糖化血红蛋白。此指标可反映较长时间内血糖的变化情况。

链接：糖化血红蛋白

糖化血红蛋白是人体血液中红细胞内的血红蛋白与血糖结合的产物。血糖和血红蛋白的结合生成糖化血红蛋白是不可逆反应，并与血糖浓度成正比，且保持120天左右，所以可以观测到120天之前的血糖浓度。糖化血红蛋白的英文代号为HbA1c。糖化血红蛋白测试通常可以反映患者8～12周的血糖控制情况。

(4) 心理-社会状况　在诊断初期，老年人会表现为精神高度紧张；在治疗阶段，会因为症状较轻而对诊断持怀疑态度，拒绝配合治疗和护理；随着各种严重并发症的出现，有些老人会自暴自弃，甚至悲观厌世。另外，老年糖尿病患者的注意力、对新知识的回忆能力和想象力均较同年龄组非糖尿病患者差，因此需要家属耐心细致地予以帮助和支持。

3. 常见护理问题与诊断

（1）营养失调（低于机体需要量或高于机体需要量）　与胰岛素抵抗或活性下降所致的“三大物质”代谢紊乱有关。

（2）有感染的危险　与血糖增高、脂代谢紊乱、营养不良、微循环障碍等因素有关。

（3）潜在并发症　低血糖、高渗性昏迷、乳酸性酸中毒、大血管或微血管病变。

4. 护理目标

（1）患者血糖正常或趋于正常水平。

（2）不发生感染或发生感染时被及时发现和处理。

（3）防止及延缓各种并发症的发生。

5. 护理措施

（1）饮食　饮食治疗同样是老年糖尿病的基本疗法，方法、原则与其他年龄组无异。需要注意的是，低血糖对老年人可能是一致命的并发症，为预防低血糖的发生，老年人的饮食最好按一日五餐或六餐分配。提倡食用粗制米、面和适量杂粮，低脂、低胆固醇，多食富含纤维素、维生素的食物。忌食葡萄糖、蔗糖、蜜糖及其制品。

（2）运动　适当的运动有利于提高胰岛素敏感性，改善血糖和脂代谢紊乱。应根据年龄、体力、病情及有无并发症，指导患者进行长期、有规律的体育锻炼。持之以恒很关键，餐后散步 20～30min 是改善餐后血糖的有效方法。

进行体育运动时应注意：Ⅱ型糖尿病且有心、脑血管疾患或严重微血管病变者，按具体情况妥善安排，收缩压大于 180mmHg 时停止活动；仅靠饮食控制者或口服降糖药物治疗者，活动前通常不需添加额外食物；使用胰岛素的患者，活动前可少量补充额外食物或减少胰岛素用量，活动量不宜过大，时间不宜过长，以 15～30min 为宜，以防低血糖的发生。

（3）用药护理　护士除了解各类降糖药物的作用、剂量、用法外，还应掌握药物的副作用和注意事项，指导患者正确服用，及时纠正不良反应。

① 磺脲类。第一代药物氯磺丙脲，因不良反应多、作用时间持久不宜用于老年患者；第二代药物格列吡嗪，适用于老年糖尿病并发轻度肾功能不全者；新一代药物格列苯脲，在减少心血管反应方面有优势。

② 双胍类。适用于肥胖的老年Ⅱ型糖尿病患者，对非肥胖患者伴有肌苷清除率异常、肝脏病变时，易导致肝肾功能不全。用药过程中，注意观察有无胃肠道反应，尤其是腹泻，发生率可达 30%。

③ 噻唑烷二酮类。此类药物是一种很有前途的胰岛素增敏剂，且没有发生低血糖的危险，还可同时降低血脂、糖化血红蛋白。可单用或与双胍类、磺脲类、胰岛素联合应用，与胰岛素合用可减少胰岛素的用量。

④ α-葡萄糖苷酶抑制剂。该药适用于老年糖尿病患者，单独使用不会产生低血糖，且可通过降低餐后高血糖使胰岛素的需要量降低。主要副反应为肠胀气，伴有肠道感染者不宜用。

⑤ 胰岛素。对老年糖尿病患者主张积极、尽早应用胰岛素，推荐白天给予口服药降糖，睡前注射胰岛素。由于老年人自己配制混合胰岛素容易出错，适合选择单一剂型。考虑到老年人易发生低血糖，加用胰岛素时，应从小剂量开始逐步增加。血糖控制不可过分严格，空腹血糖宜控制在 9mmol/L 以下，餐后 2h 血糖在 12.2mmol/L 以下即可。

（4）酮症酸中毒的护理

① 准确执行医嘱，确保液体和胰岛素的输入。液体输入量应在规定的时间内完成，胰岛素用量必须准确和及时。

② 患者绝对卧床休息，注意保暖，预防褥疮和继发感染。

③ 严密观察和记录患者的神志状态、瞳孔大小，和对光反射、呼吸、血压、脉搏、心率及每日出入液量等变化。在输液和胰岛素治疗过程中，需每1～2h留取标本送检尿糖、尿酮、血糖、血酮。

④ 教育患者认识糖尿病酮症酸中毒的诱因及提示发生酮症酸中毒的先兆。

(5) 心理调适　对诊断早期精神紧张的老人，可鼓励多参加户外活动，以转移其对疾病的高度关注；对拒绝治疗者，可通过真诚交流了解其顾虑，逐步引导老人正确认知疾病；对自暴自弃者，应多提供积极的信息使其看到希望，增强战胜疾病的信心。

(6) 健康指导

① 健康教育。考虑到老年人理解力差、记忆力减退的特点，应注意用通俗易懂的语言，耐心细致地向老人讲解糖尿病的病因、临床表现、检查和治疗方法等。

② 日常生活指导。糖尿病作为一种慢性病，增强老人的自护能力是提高生活质量的关键。教会老人饮食与运动治疗实施的原则和方法，教给老人足部护理的方法和技巧，指导老人正确处理精神压力，保持平和的心态。

③ 用药指导。向老人及家属详细讲解口服降糖药的种类、剂量、给药时间和方法，教会观察药物的不良反应。使用胰岛素者，教会其与家属正确的注射方法。指导老人掌握血糖、血压、体重指数的监测方法。

④ 低血糖的预防和处理。低血糖时可出现虚汗、眩晕、心慌等症状，应叮嘱老年人注意，自觉低血糖症状时要先喝一杯糖水。

6. 护理评价

老人学会了饮食及运动控制血糖的方法；能按照要求口服或注射降糖药；血糖控制平稳，并发症发生率少或无；对疾病有正确的认知。

想一想： 如何对老年糖尿病患者进行护理？

第五节　老年慢性阻塞性肺疾病患者的护理

慢性阻塞性肺疾病（chronic obstructive pulmonary disease，COPD）是指由于慢性气道阻塞，引起通气功能障碍的一组疾病。主要包括慢性支气管炎和阻塞性肺气肿，是老年人的常见病、多发病，且随增龄而增多。慢性支气管炎是感染或非感染因素引起气管、支气管黏膜及其周围组织的慢性炎症。慢性阻塞性肺气肿是慢性支气管炎最常见的并发症，是因为炎症造成不同程度的气道阻塞，使得终末细支气管远端的气腔持久性扩大，过度充气，并伴有气道壁的破坏。两者合并存在约占患者的85%。

1. 临床特点

COPD表现为咳嗽、咳痰、气促，急性感染期可有间断发热。体格检查肺内可闻及干湿啰音，有典型肺气肿的体征。尤其应注意老年COPD者不同于一般成人的特点。

(1) 呼吸困难更突出　老年人随着气道阻力的增加，呼吸功能发展为失代偿时，轻度活动甚至静态时即有胸闷、气促发作。

(2) 机体反应能力差，典型症状弱化或缺失　如在炎症急性发作时体温不升、白细胞不高、咳嗽不重、气促不显著，可表现为厌食、胸闷、少尿等，体格检查可见精神萎靡、颜面发绀、呼吸音低或肺内啰音密集等。

(3) 易反复感染，并发症多 老年人气道屏障功能和免疫功能减退，体质下降，故易反复感染，且肺心病、休克、电解质紊乱、呼吸性酸中毒、肺性脑病、弥散性血管内凝血(DIC) 等并发症的发生率增高。

2. 护理评估

(1) 健康史 目前认为，COPD 是一种慢性炎症，炎症反应是内外因素共同作用的结果。

① 外在因素。包括吸烟、感染、过敏、污染及其他理化因素，这些危险因素都可产生类似的炎症反应，导致 COPD 的发生。

② 内在因素。包括老年人支气管和肺组织的老化、自主神经功能失调、肾上腺皮质功能和性腺功能减退、免疫球蛋白减少、单核巨噬细胞功能低下等。

(2) 身体评估 监测生命体征、意识状态、咳嗽排痰能力，注意痰液的颜色、量；观察呼吸的频率、节律、深度。听诊肺部，从肺底部至肺尖，从左向右。了解老人有无呼吸音减弱和异常呼吸音。观察老人胸廓的外观，以检查有无改变。体检时要注意保暖，避免使老人着凉，注意保护老年人的隐私。

(3) 辅助检查

① 肺功能检查。用于判断病变程度和预后情况。一般用力肺活量 (FVC) 和第一秒用力呼气容积 (FEV_1) 均下降。吸入舒张剂后，$FEV_1<80\%$ 的预计值且 $FEV_1/FVC<70\%$ 时，表示气流受限不能完全可逆。

② 影像学检查。X 射线检查早期可无明显变化，以后可出现肺纹理增粗、紊乱等，也可出现肺气肿的表现。CT 检查不作为常规，高分辨 CT 有助于鉴别诊断。

③ 血气分析。对晚期具有呼吸衰竭或右心衰竭者，应通过血气分析判断呼吸衰竭的严重程度及其类型。

④ 其他检查。当 $PaO_2<55mmHg$ 时，血红蛋白及红细胞可增高。

(4) 心理-社会状况 老年人因明显的呼吸困难导致自理能力下降，从而产生焦虑、孤独等消极反应，病情反复可造成忧郁症及失眠，对治疗缺乏信心。评估患者有无上述心理反应，以及其家庭成员对此疾病的认知和照顾能力如何。

3. 常见护理问题与诊断

(1) 气体交换受损 与气道阻塞、通气不足有关。

(2) 清理呼吸道无效 与分泌物增多而黏稠，以及无效咳嗽有关。

(3) 焦虑 与病情反复、自理能力下降有关。

(4) 潜在并发症 肺源性心脏病、休克、呼吸性酸中毒、肺性脑病、DIC。

4. 护理目标

治疗护理的目标是老人能有效地清除呼吸道分泌物，呼吸平稳，满足日常生活活动的需要；睡眠状态得以改善，睡眠充足；活动耐力在原有疾病的基础上有所提高。

5. 护理措施

(1) 增强呼吸功能

① 有效排痰。老年人因咳嗽无力，常排痰困难，要鼓励老人摄入足够的水分。痰液较多而又无力咳出的老人，要警惕痰液咳出困难而发生窒息，需备好吸痰设备，必要时采用吸痰法吸出痰液；对痰液黏稠者，可采用超声雾化吸入法稀释痰液，以利痰液的排出；对卧床老人，要经常翻身叩背，促进痰液的排出；对气喘不能平卧的老人，可采取半坐卧位，使头

胸部抬高，以利于呼吸。

② 氧疗。对晚期严重的COPD老人应予控制性氧疗，一般采用鼻导管持续、低流量吸氧，每日湿化吸氧15h或以上，提高血氧分压。COPD患者因长期二氧化碳潴留，主要通过缺氧刺激呼吸中枢，而持续低流量吸氧，既能改善组织缺氧，也可防止因缺氧状态解除而抑制呼吸中枢。

氧疗有效的指标：患者呼吸困难减轻、呼吸频率减慢、发绀减轻、心率减慢、活动耐力增加。

(2) 用药护理　常用药物有支气管舒张剂、糖皮质激素、止咳药及祛痰药。老年人用药宜充分，疗程应稍长，且治疗方案应根据监测结果及时调整。

① 支气管舒张剂。包括β_2受体激动剂、抗胆碱药物和茶碱类药物。β_2受体激动剂以吸入性作为首选，大剂量使用可引起心动过速、心律失常，长期使用可发生肌肉震颤；抗胆碱药物同β_2受体激动剂联合吸入，可加强支气管舒张作用，如合并前房角狭窄的青光眼，或因前列腺增生而尿道梗阻者应慎用，常见副反应有口干、口苦等；茶碱类药物在使用过程中，要监测血药浓度，当大于15mg/L时，恶心、呕吐等副作用会明显增加。

② 糖皮质激素。其使用可引起老年人高血压、白内障、糖尿病、骨质疏松及继发感染等，故对COPD患者不推荐长期口服糖皮质激素。

③ 止咳药。可待因有麻醉中枢镇咳作用，可因抑制咳嗽而加重呼吸道阻塞，不良反应有恶心、呕吐、便秘等。喷托维林是非麻醉性中枢镇咳药，不良反应有口干、恶心、腹胀、头痛等。

④ 祛痰药。盐酸氨溴索为润滑性祛痰药，不良反应轻；溴己新偶见恶心、转氨酶增高，胃溃疡者慎用。

(3) 心理调适　忧郁会使老年COPD患者变得畏缩，与外界隔离，对自己的生活满意度下降，同时会进一步加重失眠。医护人员应与家属相互协作，指导老人与人互动的技巧，鼓励参加各种团体活动，发展个人的社交网络。情绪的改善和社交活动的增加可有效改进睡眠的质与量。

(4) 健康指导

① 健康教育。讲解老年COPD的诱发因素、病理生理、临床表现、防治措施等基础知识，教育和督促患者戒烟，教会患者和家属家庭氧疗的方法及注意事项，使患者了解就诊时机和定期随访的重要性。

② 生活指导。尽量避免或防止粉尘、烟雾及有害气体吸入；根据气候变化及时增减衣物，避免受凉感冒；供给高热量、高蛋白、高维生素饮食，避免摄入产气或引起便秘的食物。

③ 康复训练。包括骨骼肌运动训练和呼吸肌运动训练两个方面。骨骼肌运动训练项目包括步行、踏车、太极拳等，注意训练强度应为无明显呼吸困难情况下接近患者的最大耐受水平，如此强度才能奏效；呼吸肌运动训练包括腹式呼吸、缩唇呼吸、对抗阻力呼吸、全身性呼吸体操等，对病情较重、不能或不愿参加以上几种呼吸肌锻炼者还可使用呼吸训练器，如膈肌起搏器。

6. 护理评价

老人能说出诱发病情加重的因素，学会正确的预防方法；掌握科学用药原则，呼吸功能有所增强，呼吸道通畅，咳嗽、咳痰程度减轻；能运用有效的应对技巧，情绪稳定，对疾病治疗有信心；生命体征平稳，无窒息发生。

想一想： 如何对老年COPD患者进行护理？

第六节　老年骨质疏松症患者的护理

骨质疏松症（osteoporosis，OP）是一种常见的老年性疾病，其主要特点是骨量减少、骨的微观结构退化，致使骨的脆性增加及易发生骨折的一种全身性骨骼疾病。OP可分为原发性和继发性两类。原发性最常见，分为两型，即Ⅰ型和Ⅱ型。老年骨质疏松症属于原发性骨质疏松症Ⅱ型，是机体衰老在骨骼方面的一种特殊表现，其特点是好发于有大量皮质骨及松质骨的部位，如髋部、脊柱及肱骨近端。

1. 临床特点

（1）骨痛和肌无力　是OP出现较早的症状，表现为腰背疼痛或全身骨痛，疼痛为弥漫性，无固定部位，于劳累或活动后加重，负重能力下降或不能负重。

（2）身长缩短、驼背　由松质骨和密质骨组成的骨骼中，松质骨更易发生骨质疏松改变。特别是脊柱椎体前部，几乎全部由松质骨组成，作为身体的支柱负重量大，因此更易产生症状。骨质疏松非常严重时，可因椎体骨密度减少导致脊椎椎体压缩变形，重者累及整个脊柱。经过数年会使整个脊柱缩短10～15cm，导致身长缩短。女性在60岁以后、男性在65岁以后，逐渐出现身高缩短。女性到65岁时平均缩短4cm，75岁时缩短9cm，严重者伴驼背。

（3）骨折　为导致老年骨质疏松症患者活动受限、寿命缩短的最常见和最严重的并发症。常因轻微活动或创伤诱发，如打喷嚏、弯腰、负重、挤压或摔倒等。多发部位在老年前期以桡骨远端最为多见，老年期以后以腰椎和股骨上端多见。脊柱压缩性骨折可导致胸廓畸形，使肺活量、肺最大换气量下降，心血管功能出现障碍，引起胸闷、气短、呼吸困难，甚至发绀等。

2. 护理评估

（1）健康史　老年人随着年龄的增长，骨代谢中骨重建处于负平衡状态。这是因为，一方面破骨细胞的吸收增加；另一方面成骨细胞的功能衰减。此外，老年骨质疏松的发生还与多种因素有关。

① 遗传因素。多种基因（如维生素D受体、雌激素受体、β_3肾上腺素能受体的基因）的表达水平和基因多态性可影响骨代谢。另外，基质胶原和其他结构成分的遗传差异与骨质疏松性骨折的发生有关。

② 性激素。性激素在骨生成和维持骨量方面起着重要的作用。老年人随着年龄的增长，性激素功能减退，激素水平下降，骨的形成减慢，吸收加快，导致骨量下降。

③ 甲状旁腺素（PTH）和细胞因子。PTH作用于成骨细胞，通过其分泌的细胞因子（如IL-6）促进破骨细胞的作用。随着年龄的增加，血PTH逐年增高，骨髓细胞的护骨素（osteoprotegerin，OPG）表达能力下降，导致骨质丢失加速。

④ 营养成分。钙是骨矿物中最主要的成分，维生素D可促进骨细胞的活性作用，磷、蛋白质及微量元素可维持钙、磷比例，有利于钙的吸收。这些物质的缺乏都可使骨的形成减少。

⑤ 生活方式。体力活动是刺激骨形成的基本方式，故长期卧床及活动过少易发生骨质疏松。此外，吸烟、酗酒，高蛋白、高盐饮食，大量饮用咖啡，光照减少均是骨质疏松的易发因素。

（2）身体评估　检查患者有无疼痛，疼痛的性质，以及与活动、运动时段和气候的关系；有无身材缩短及驼背。

（3）辅助检查

① 生化检查。包括骨形成指标、骨吸收指标，以及血、尿骨矿成分。老年人发生改变的主要有以下几项。

A. 骨钙素（BGP）。是骨更新的敏感指标，可有轻度升高。

B. 尿羟赖氨酸糖苷（HOLG）。是骨吸收的敏感指标，可升高。

C. 血清镁、尿镁。均有所下降。

② X 射线检查。当骨量丢失超过 30%以上时才能在 X 射线片上显示出骨质疏松，表现为皮质变薄、骨小梁减少变细，骨密度减低、透明度加大，晚期出现骨变形及骨折。

③ 骨密度检查。采用单光子骨密度吸收仪（SPA）、双能 X 射线吸收仪（DEXA）、定量 CT 检查，骨密度低于同性别峰值骨量的 2.5SD 以上可诊断为骨质疏松。

（4）心理-社会状况　除了机体的不适，身体外形的改变会进一步加重老人的心理负担，严重挫伤老人的自尊心。老人可能因为外形改变而不愿进入公共场合，也会因身体活动不便或担心骨折而拒绝锻炼，从而不利于身体功能的改善。

3. 常见护理问题与诊断

（1）慢性疼痛　与骨质疏松、骨折、肌肉疲劳及痉挛有关。

（2）躯体活动障碍　与骨痛、骨折引起的活动受限有关。

（3）潜在并发症（骨折）　与骨质疏松有关。

（4）情境性自尊低下　与椎体骨折引起的身长缩短或驼背有关。

4. 护理目标

本病主要通过补充钙剂及使用钙调节剂进行药物治疗，同时结合光疗、高频电疗、运动及营养疗法可进一步提高治疗效果，对骨折老人应积极手术治疗。

治疗护理的总体目标：老人能正确使用药物或非药物的方法减轻或解除疼痛，舒适感增加；老人能按照饮食及运动原则，合理进餐和活动，维持躯体的功能；无骨折发生或骨折老人未因限制活动而发生有关的并发症；老人能正视自身形象的改变，情绪稳定，无社交障碍。

5. 护理措施

（1）一般护理

① 休息与活动。根据每个人的身体状况，制订不同的活动计划。对能运动的老人，每天进行适当的体育活动以增加和保持骨量；对因为疼痛活动受限的老人，指导老人维持关节的功能位，每天进行关节的活动训练，同时进行肌肉的等长、等张收缩训练，以保持肌肉的张力；对因为骨折而固定或牵引的老人，要求每小时尽可能活动身体数分钟，如上下甩动臂膀、扭动足趾等。

② 营养与饮食。与骨营养有关的每日营养素的供应量：蛋白质 60～70g、胆固醇<300mg、蔬菜 350～500g、维生素 A 800μg、维生素 D 10μg（400IU）、维生素 E 15mg、维生素 C 60mg、钙 800mg（钙与磷的比例为 1∶1.5）、食盐<5g、铁 12mg、锌 15mg。特别要鼓励老人多摄入含钙和维生素 D 丰富的食物。含钙高的食品有牛奶、乳制品、大豆、豆制品、芝麻酱、海带、虾米等；富含维生素 D 的食品有禽、蛋、肝、鱼肝油等。

（2）减轻或缓解疼痛　骨质疏松引起疼痛的原因主要与腰背部肌肉紧张及椎体压缩性骨折有关，故通过卧床休息，使腰部软组织和脊柱肌群得到松弛可显著减轻疼痛。休息时应卧于加薄垫的木板或硬板床上，仰卧时头不可过高，在腰下垫一薄枕。必要时可使用背架、紧身衣等限制脊柱的活动度，也可通过热水浴、按摩、擦背以促进肌肉放松。同时，应用音乐治疗、暗示疏导等方法对缓解疼痛也是很有效的。对疼痛严重者可遵医嘱使用止痛剂、肌肉松弛剂等药物，对骨折者应通过牵引或手术方法最终缓解疼痛。

（3）预防并发症　尽量避免弯腰、负重等行为，同时为老人提供安全的生活环境或装束，防止跌倒和损伤。对已发生骨折的老人，应每 2h 翻身一次，保护和按摩受压部位，指导老人进行呼吸和咳嗽训练，做被动和主动的关节活动训练，定期检查，防止并发症的出现。

（4）用药护理

① 钙制剂。如碳酸钙、葡萄糖酸钙等，注意不可与绿叶蔬菜一起服用，防止因钙螯合物形成，降低钙的吸收，使用过程中要增加饮水量，通过增加尿量减少泌尿系统结石形成的机会，并防止便秘。注意定期检查血钙，根据血钙调整剂量，以免形成高血钙症。

② 钙调节剂。包括降钙素、维生素 D 和雌激素。使用降钙素时，要观察有无低血钙和甲状腺功能亢进的表现；在服用维生素 D 的过程中，要监测血清钙和肌酐的变化；对使用雌激素的老年女性患者，应详细了解家族中有关肿瘤和心血管方面的病史，严密监测子宫内膜的变化，注意阴道出血情况，定期做乳房检查，防止肿瘤和心血管疾病的发生。

③ 二磷酸盐。如依替膦酸二钠、帕米膦酸二钠、阿仑膦酸钠等。此类药物的消化道反应较多见，故应晨起空腹服用，同时饮清水 200～300ml，至少半小时内不能进食或喝饮料，也不能平卧，以减轻对消化道的刺激。静脉注射要注意血栓性疾病的发生，同时应监测血钙、磷和骨吸收生化标志物。

（5）心理调适　与老人倾心交谈，鼓励其表达内心的感受，明确老人忧虑的根源。指导老人穿宽松的上衣掩盖形体的改变，也可穿背部有条纹或其他修饰的衣服改变人的视觉效果。强调老人在资历、学识或人格方面的优势，使其认识到个人的力量，增强自信心，逐渐适应形象的改变。

（6）健康指导

① 健康教育。提供老人有关的书籍、图片和影像资料，讲解骨质疏松发生的原因、表现、辅助检查结果及治疗方法。

② 运动指导。指导老人每日适当运动和进行户外日光照晒。在活动中防止跌倒，避免过度用力，也可通过辅助工具协助完成各种活动。

链接：骨质疏松运动处方的制定原则

① 特殊化及个人化原则。运动训练的机械负荷必须要针对目标区域的骨骼，即区域特殊化。其次，应根据个体实际情况设计相应的运动处方，将运动效果最大化。

② 超负荷及循序渐进原则。运动处方的负荷量需要超过日常体力活动的负荷，当骨骼开始适应给予的既定负荷刺激后，需要循序渐进地增加负荷。

③ 持之以恒原则。停止运动后，运动促进骨骼的积极效应也将减弱或消失，因此，必须持之以恒才能真正地预防、治疗骨质疏松。

④ 医务监督原则。在进行运动干预之前，应进行全面体检以了解身体的健康水平；在运动处方执行的过程中，应定期进行专业指导及效果评估，根据个人实际及时调整方案。

③ 饮食指导。提供老人每天的饮食计划单，学会各种营养素的合理搭配，尤其要指导老人多摄入含钙及维生素 D 丰富的食物。

④ 用药指导。指导老人服用可咀嚼的片状钙剂，且应在饭前 1h 及睡前服用，钙剂应与

维生素 D 同时服用。教会老人观察各种药物的不良反应，明确各种不同药物的使用方法及疗程。

6. 护理评价

老人的疼痛减轻或消失；每日能够合理进食和用药，躯体功能有所改善；无骨折发生或骨折后未出现并发症；情绪稳定，能正确应对疾病造成的影响。

想一想： 如何对老年骨质疏松症患者进行护理？

第七节　老年消化性溃疡患者的护理

消化性溃疡（peptic ulcer）是指胃肠道黏膜被自身消化液消化所形成的慢性溃疡，包括食管、胃、十二指肠及胃肠吻合口等部位的慢性溃疡，临床上以胃溃疡和十二指肠溃疡多见（图 9-6）。发生在胃和十二指肠球部的溃疡，约有 1/3～1/2 发生于 60 岁以上老年人。

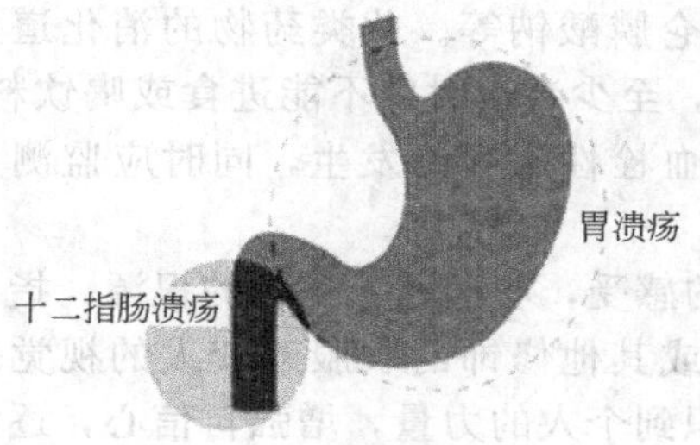

图 9-6　消化性溃疡

1. 临床特点

老年人消化性溃疡症状多不典型，据国内外统计资料，约 40%～50%无症状。老年人以胃溃疡多见，也可发生十二指肠溃疡。胃溃疡直径常可超过 2.5cm，且多发生于高位胃体，病变靠近贲门和胃体，因此，常表现为无规律的中上腹痛，可出现吞咽困难，胸骨下紧迫感和疼痛等，而与食管疾病和心绞痛混淆。还可出现呕血和（或）黑便、消瘦等症状，很少发生节律性痛、夜间痛及反酸。老年人的消化性溃疡可出现严重出血、穿孔、梗阻等并发症，常常难以控制。

2. 护理评估

（1）健康史　询问有关疾病的诱因和病因，如发病是否与饮食不当有关；有无暴饮暴食、喜食酸辣等刺激性食物的习惯；家族中有无患溃疡病者；了解疼痛与进食的关系；有无呕血、黑便、呕吐等症状。

（2）身体评估　包含患者身体一般状况，如有无消瘦、贫血，生命体征是否正常；上腹部有无固定压痛点。

（3）辅助检查

① X 射线钡餐检查。溃疡的 X 射线直接征象是龛影，对溃疡诊断有确认价值。

② 胃镜检查和黏膜活检。可直接观察溃疡部位、病变大小、性质，并可在直视下取活组织做病理检查和 Hp 检测。其诊断的准确性高于 X 射线钡餐检查。

③ 大便隐血试验。隐血试验阳性提示溃疡有活动，如胃溃疡患者持续阳性，应怀疑癌变的可能。

（4）心理-社会状况　饮食在生活中呈现的意义不只是营养供给，更是一种享受，而患本病的老人由于进食及餐后的不适，会对进餐产生恐惧。同时会因食物选择方面的有限性而减少与家人、朋友共同进餐的机会，减少正常的社交活动。

3. 常见护理问题与诊断

（1）慢性疼痛　与胃酸刺激溃疡面，引起化学性炎症有关。

（2）焦虑　与溃疡反复、迁延不愈或出现并发症有关。

(3) 潜在并发症 上消化道出血、穿孔、幽门梗阻、癌变。

4. 护理目标

治疗护理的总体目标：老人能描述和避免引起疼痛的因素；能应用缓解疼痛的方法和技巧，疼痛减轻或消失；无消化道出血征象，或消化道出血能被及时发现和处理。

5. 护理措施

(1) 休息与活动 溃疡活动期，症状较重或有并发症者，应卧床休息，以缓解疼痛等症状；溃疡缓解期，鼓励患者适当活动，劳逸结合，以不感到劳累和诱发疼痛为原则，避免餐后剧烈活动。

(2) 疼痛护理 注意观察及详细了解患者疼痛的规律和特点，并按其特点指导缓解疼痛的方法。

老年人以胃溃疡多见，胃溃疡表现为空腹痛或午夜痛，患者可准备制酸性食物（如苏打饼干）在疼痛前进食，或服用制酸剂以防疼痛。在症状较重时，嘱患者卧床休息，可使疼痛等症状缓解。病情许可的患者则应鼓励适当运动，以分散注意力。

(3) 饮食护理 为减轻老人与进餐有关的不适，保证营养物质的摄入，需要从以下几方面进行护理。

① 进餐方式

A. 规律进食，定时定量，以维持正常消化活动的节律，避免餐间零食和睡前进食，使胃酸分泌有规律。

B. 少食多餐，避免过饱。少食可避免胃窦部过度扩张引起的促胃液素分泌增加，以减少胃酸对病灶的刺激；多餐可使胃中经常保持适量的食物，以中和胃酸，利于溃疡面的愈合。

C. 细嚼慢咽，以减少对消化道的刺激，同时咀嚼可增加唾液分泌，后者具有稀释和中和胃酸的作用。

② 食物选择

A. 应选择营养丰富、易于消化的食物，如牛奶、鸡蛋及鱼等。

B. 在溃疡活动期，主食应以面食为主，不习惯面食者以软米饭或米粥替代。

C. 脱脂牛奶具有中和胃酸作用，可适量摄取，宜安排在两餐之间饮用，但不宜多饮。

D. 脂肪摄取也应适量。

E. 避免食用对胃黏膜有较强刺激的生、冷、硬食物，以及粗纤维多的蔬菜、水果，如洋葱、芹菜及韭菜等。

F. 忌用强刺激胃酸分泌的食品和调味品，如油炸食物，以及浓咖啡、浓茶、醋、辣椒等。

(4) 用药护理 遵医嘱给患者进行药物治疗，并注意观察疗效及不良反应。

① 抑制胃酸药物

A. 碱性抗酸剂（氢氧化铝）。餐后1h和睡前服用，避免与奶制品同服。不宜与酸性食物及饮料同服。

B. H_2受体拮抗剂（西咪替丁）。餐中或餐后即刻服用，或将一日剂量在睡前服用。与抑酸药联用时，两药间隔1h以上。静脉给药应控制速度，避免低血压和心律失常。

C. 质子泵抑制剂（奥美拉唑）。奥美拉唑可引起头晕，特别是用药初期，应嘱患者用药期间避免从事高度集中注意力的工作，较为严重时应及时停药。

② 保护胃黏膜药物。硫糖铝：宜在进餐前1h服用，可有便秘、口干、皮疹、眩晕、嗜睡等不良反应，应注意观察。

(5) 心理调适　紧张、焦虑的心理可增加胃酸分泌，诱发和加重溃疡，要向患者和家属说明经过正规治疗。溃疡是可以痊愈的，应帮助患者树立信心。指导患者采取放松技术，保持良好心态。积极争取家庭和社会的支持，帮助其缓解焦虑、急躁情绪。

(6) 健康指导

① 疾病知识指导。讲解引起和加重溃疡病的相关因素。指导患者生活要有规律，劳逸结合，避免过度紧张和劳累，选择合适的锻炼方式，提高机体抵抗力。养成良好的饮食习惯及卫生习惯，戒除烟酒，避免摄入刺激性食物。

② 用药指导。指导患者遵医嘱服药，学会观察药物疗效和不良反应，不随意停药或减量，避免复发。慎用或勿用阿司匹林、泼尼松、咖啡因及利血平等致溃疡的药物。

③ 识别并发症并及时就诊。告知患者用药治疗后，若上腹疼痛节律发生变化或加剧，或出现呕血、黑便时，应立即就诊。

6. 护理评价

患者能说出引起疼痛的原因，情绪稳定，戒除烟酒，饮食规律，能选择适宜的食物；能按医嘱正确服药，上腹痛减轻并逐渐消失；无呕血、黑便等上消化道出血的表现，生命体征平稳；老人情绪稳定，无社交障碍发生。

第八节　老年恶性肿瘤患者的护理

一、肺癌

肺癌是原发性支气管肺癌的简称，是最常见的肺部原发性恶性肿瘤。多发生在 45～75 岁之间，男女比例是 2∶1，大气污染和吸烟是肺癌发病率增高的重要因素。

1. 临床特点

咳嗽是最常见的早期症状之一，主要为顽固性刺激性干咳或带少量白痰，继发为脓痰。咯血也是常见症状，表现为持续性或间断性咯血，多为痰中带血或成口咯血。此外还有胸闷、憋气、喘鸣、发热、胸痛等症状。肿瘤局部扩散可引起胸痛、吞咽困难、声音嘶哑、上腔静脉梗阻综合征。

2. 护理评估

(1) 健康史　充分了解患者健康状况，有无长期大量吸烟及毒性化学物质接触史；并了解患者是否从事接触石棉、砷、铬、煤焦油等工作；了解患者是否有慢性肺病等疾病史。

(2) 身体评估　包含患者身体一般状况，如有无体重下降、贫血、恶病质，以及是否有恶心、呕吐等；还包括肿瘤压迫所致症状，如颈部、锁骨上淋巴结是否肿大等。

(3) 辅助检查

① 影像学检查。包括胸透、正侧位胸片、胸部 CT 等。

② 痰脱落细胞检查。送检标本为深部咳出的新鲜痰，以连续送检 3～4 次为宜。

③ 纤维支气管镜检查。对明确肿瘤的存在和组织学诊断均具有重要意义。

(4) 心理-社会状况　在确诊前，患者往往会产生揣测、焦虑不安等心情，迫切想知道自己得了什么病；而确诊后则因为疾病恶劣，表现出惊恐、愤怒乃至沮丧等心理反应。随着病情的发展，治疗效果若是欠佳，加之药物副作用大，患者会产生绝望心理。

3. 常见护理问题与诊断

(1) 恐惧　与肺癌的确诊、不了解治疗计划，以及预感到治疗对机体功能的影响和死亡威胁有关。

（2）气体交换受损 与继发于肺组织破坏的气体交换面积减少有关。
（3）疼痛 与癌细胞浸润、肿瘤压迫或转移有关。

4. 护理目标

治疗护理的总体目标：老人呼吸功能改善，疼痛缓解，能运用有效的应对方法缓解症状，减轻心理压力。

5. 护理措施

（1）心理护理 消除或纠正老年人因突然患癌症引起的精神创伤，如恐癌心理、顾虑（害怕手术、对化疗的顾虑）、行为异常（癌症痛苦折磨有轻生想法）；防止过度悲观、使机体防御功能下降、不利于机体康复的负性消极情绪。

① 动员家属与医护人员密切配合做好工作。针对不同老年人的思想顾虑和情绪，做好安慰解释工作，生活上多关心、体贴，具体问题上多帮助排忧解难，鼓励积极配合治疗。

② 护士要加强对老年人的语言交流和非语言交流。接触癌症老年人时，首先要具有同情心和责任感。说话的语言要亲切，态度要诚恳、和蔼。通过精心护理和精湛的技术，可消除老年人精神上的痛苦，增加信任感和安全感，树立和增强战胜癌症的信心。

（2）生活护理 安排清洁、舒适、安全的环境休息，坚持适当的室内外活动。有呼吸困难的老年人，应取半卧位，给氧气吸入；遇有咯血时，取平卧位，头偏向一侧或卧向患侧，准备好痰杯、弯盘等容器并安慰老年人，精神不要紧张，减少咯血；咯血后要及时用清水漱口，擦净血迹，让老年人安静休息，注意记录咯血量。恢复期的老年人，根据病情，开展适宜的文体活动，如听音乐、看电视、阅读报刊等，或到户外散步、晒太阳等调整精神状态，保持乐观情绪。

（3）保持呼吸道通畅 老人若有大量支气管分泌物，应先行体位引流。痰液黏稠不易咳出者，可行超声雾化，必要时经支气管镜吸出分泌物。同时注意观察痰液的量、颜色、黏稠度及气味；遵医嘱给予支气管扩张剂、祛痰剂等药物，以改善呼吸状况。

（4）控制疼痛 对晚期癌症的老年人，在疼痛时要表示同情和关心，并耐心听取患者的主诉，注意检查疼痛部位和疼痛的性质与程度，掌握疼痛的规律，及时给予止痛。控制疼痛是晚期癌症老年人唯一可选择的人道主义治疗措施，绝不可强调“成瘾”而拖延给药时间。要注意老年人的舒适，经常改换体位，支撑疼痛部位，保持病室安静，适当应用镇静剂，可减小止痛剂的用量；也可采用非药物止痛方法，如按摩、气功、听音乐、看电视等，以起到转移作用，有消除紧张情绪、减轻疼痛的效果。

（5）注意放疗、化疗的不良反应

① 化疗早期反应。一般用药 3～4h 有食欲不振、恶心、呕吐等反应，可在餐前 2h 或化疗后 24h 服止吐药。饮食宜清淡、少油，少量多餐。

② 化疗中期反应。一般在 1～3 周有骨髓抑制。当白细胞低于 1×10^9/L 时，需要保护性隔离措施，安排单人房间或置于层流无菌室内，一切物品经无菌处理后使用。血小板减少应注意出血倾向，观察有无牙龈出血、鼻衄、瘀斑等，有无内出血（如血尿、便血等）。应保持室内适宜的湿度，防止鼻黏膜干裂出血；防止皮肤瘀斑，注射完压迫针眼 5min；用软毛牙刷，防止牙龈出血。

③ 化疗后期反应。损害重要脏器，如心、肝、肾功能。

（6）健康指导

① 开展多种形式的健康教育和咨询活动。宣传早期防治肺癌的重要性，消除致癌因素：家庭安装抽油烟机，改善通风条件；戒烟是减少肺癌发病的主要病因；饮食中增加优质蛋白，黄绿色蔬菜及水果等以补充纤维素的含量；不吃霉变、烟熏食品，特别是被黄曲霉菌污

染的食物，以减少致癌因素。

② 积极防治慢性支气管炎、肺结核等疾病。定期做肺部X射线检查，有条件者每半年做一次胸部X射线摄影，及早发现肺部肿瘤。

③ 开展适宜的文体活动，保持乐观和稳定的情绪。

6. 护理评价

患者呼吸道通畅，咳嗽与咳痰程度减轻、次数减少或消失；情绪稳定，对疾病治疗有信心。

二、胃癌

胃癌是起源于胃黏膜的恶性肿瘤，是老年人消化道最常见的恶性肿瘤之一（图9-7）。据统计，55岁以上老年患者占全部胃癌发病人数的70%以上，75～79岁的老年人发生率及死亡率均达高峰。本病主要是食用含有亚硝酸胺致癌食品，如熏制食物、腌菜、霉变食物等所致。

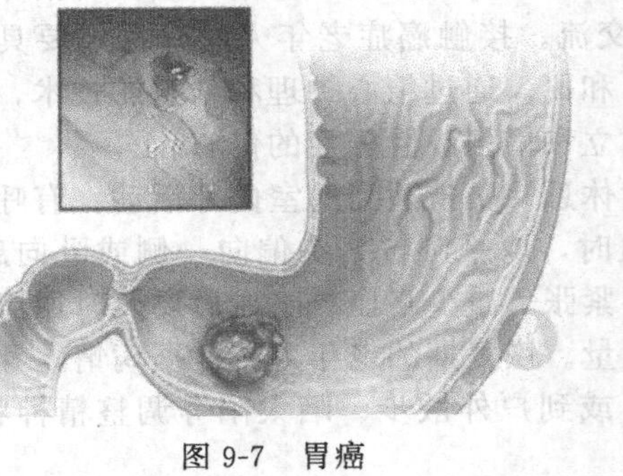

图9-7 胃癌

1. 临床特点

胃癌早期无特异性表现，症状不典型。随着病情的发展，逐渐出现上腹部疼痛，但老年人常不明显，容易误诊为一般胃病；餐后饱胀感、食欲减退、逐渐消瘦是最重要的症状，也常被忽视，晚期出现呕血、黑便或呕吐。过去患有慢性胃炎或溃疡病者，腹部疼痛加重，失去规律性，而且体重减轻，大便检查隐血持续阳性，应考虑癌变的可能。

2. 护理评估

（1）健康史　充分了解患者一般情况、饮食情况，包括每天主要摄入的食物品种、数量，生活习惯、个人嗜好；了解其症状和用药史，询问家族中有无患胃肠肿瘤者。

（2）身体评估　包含患者身体一般状况，有无上腹部饱胀不适、疼痛，有无恶心、呕吐、呕血或黑便，有无腹部肿块。

（3）辅助检查

① 血液检查。常有不同程度的贫血、血沉增快、白蛋白下降、电解质紊乱等。

② 粪便隐血试验。多呈持续阳性。

③ X射线钡餐检查。对胃癌的诊断很有帮助，可观察不同时期的病变特征。

④ 内镜检查。内镜检查是提高胃癌早期诊断率的一种有效方法，可观察病变部位、性质，并取黏膜做活组织检查。

（4）心理-社会状况　同肺癌。

3. 常见护理问题与诊断

（1）疼痛　与癌细胞浸润有关。

（2）营养失调（低于机体需要量）　与食欲减退、消化吸收障碍等有关。

（3）恐惧　与胃癌的确诊、不了解治疗计划，以及预感到治疗对机体功能的影响和死亡威胁有关。

4. 护理目标

治疗护理的总体目标：患者能运用有效的方法缓解疼痛，减少诱发因素；呕吐、黑便次数减少并消失，生命体征正常；恐惧、焦虑减轻或得到控制，患者能够理解和讨论疾病及治疗的选择。

5. 护理措施

（1）控制疼痛　同肺癌。

（2）饮食护理　饮食应以合乎患者口味，又能达到身体基本热量的需求为主要目标。给予高热量、高蛋白、丰富维生素与易消化的食物，禁食霉变、腌制、熏制食品。宜少量多餐，选择患者喜欢的烹调方式来增加其食欲。化疗患者往往食欲减退，应多鼓励进食。

（3）心理护理　同肺癌。

（4）健康指导

① 制订合适的饮食计划，少食腌制品、熏制食物、油煎及含盐高的食物，不食霉变食物，避免刺激性食物，防止暴饮暴食。

② 戒除烟酒、劳逸结合，养成良好的生活习惯。

③ 正确服药，教会患者认识、预防和处理并发症的方法，提高生活质量。

④ 定期门诊随访，若有不适及时就诊。

6. 护理评价

患者恐惧、焦虑程度减轻，情绪稳定；疼痛得到缓解；营养状况得到改善；患者和家属掌握疾病的相关知识。

三、乳腺癌

乳腺癌是发生在乳腺腺上皮组织的恶性肿瘤，是女性常见的恶性肿瘤，随着人口逐渐老龄化，65 岁以上的老年女性乳腺癌有明显增多趋势（图 9-8）。

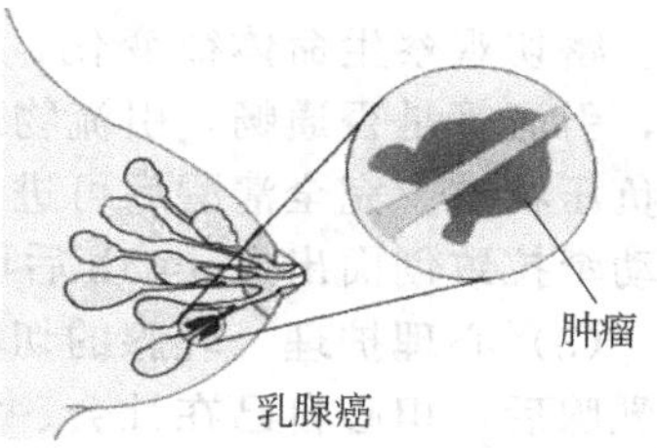

图 9-8　乳腺癌

1. 临床特点

（1）乳房肿块　是乳腺癌最常见的表现。

（2）乳头改变　乳头溢液多为良性改变，但对 50 岁以上，有单侧乳头溢液者应警惕发生乳癌的可能性；乳头凹陷。

（3）乳房皮肤及轮廓改变　肿瘤侵犯皮肤的 Cooper 韧带，可形成“酒窝征”；肿瘤细胞堵塞皮下毛细淋巴管，造成皮肤水肿，而毛囊处凹陷形成“橘皮征”；当皮肤广泛受侵时，可在表皮形成多数坚硬小结节或小条索，甚至融合成片，如病变延伸至背部和对侧胸壁，可限制呼吸，形成铠甲状癌；炎性乳腺癌会出现乳房明显增大、皮肤充血红肿、局部皮温增高。另外，晚期乳腺癌会出现皮肤破溃形成癌性溃疡。

（4）淋巴结肿大　同侧腋窝淋巴结可肿大，晚期乳腺癌可向对侧腋窝淋巴结转移引起肿大。另外，有些情况下还可触到同侧和（或）对侧锁骨上肿大淋巴结。

2. 护理评估

（1）健康史　充分了解患者月经史、孕育史和哺乳史；了解其饮食习惯，是否营养过剩、肥胖、长期高脂肪饮食；有无乳腺癌家族史。

（2）身体评估　评估患者双侧乳房大小、位置和外形；乳头有无溢液；乳房皮肤是否正常；有无乳房肿块；腋窝淋巴结或锁骨上淋巴结是否肿大。

（3）辅助检查

① X 射线检查。是一种经典的检查手段，是通过专门的钼靶 X 射线机摄片实现的。乳腺钼靶对于细小的钙化敏感度较高，能够早期发现一些特征性钙化。

② 乳腺B超。是简便、安全、无痛、无损伤、可反复操作的检查方法，可鉴别良恶性、囊性或实质性病变。

③ 脱落细胞学及组织学诊断。有乳头糜烂或乳头溢液的患者，可以将液体进行涂片或糜烂部进行细胞学检查，阳性率可达70%～80%。乳房内肿块不能明确性质时，可以应用细针将肿瘤细胞吸出做涂片检查，正确率可达95%以上。

④ 活组织检查。是明确诊断的必要方法。

（4）心理-社会状况　乳腺癌患者大多是无意中发现肿瘤，因此对疾病往往没有足够的思想准备，一旦确诊容易产生消极悲观情绪。

3. 常见护理问题与诊断

（1）恐惧　与对癌症的恐惧、乳房缺失后的忧虑有关。

（2）知识缺乏　缺乏疾病的相关知识。

（3）有感染的危险　与引流管留置有关。

4. 护理目标

患者恐惧、焦虑减轻，不出现感染，能够正确进行功能锻炼、自我保健。

5. 护理措施

（1）术前护理　老年患者常患多种慢性疾病，如高血压、冠心病、糖尿病、肺气肿等，且老年人各器官功能低下，应激能力差，均给手术带来不利。因此，术前要对各重要器官做详细检查，做出评估。护士应同医生一起与患者及家属沟通，做好宣教，将各种术式的特点及并发症告知，对提高手术成功率有益。

（2）术后常规护理　全麻患者回病房后，取平卧位，头偏向一侧，6～8h后可改半坐位。密切观察生命体征变化，鼓励多咳嗽、排痰，防止肺部并发症。注意观察刀口有无渗血，引流管是否通畅，引流物的质与量。妥善固定引流管，其位置应低于刀口平面，并保持呈负压状态。完全清醒后可进食水，早期食易消化食物。24h内切忌活动患侧肢体，以防因活动牵拉致创面出血，48h后可悬吊患侧肢体下床活动。同时积极观察治疗各种并发症。

（3）心理护理　乳腺的切除使患者的心理负担明显加重，尤其老年人传统观念仍存，失去乳腺后，担心自己在社会、家庭的地位将会失去原来的生活角色。产生忧郁、失望心理，个别患者因经济状况差，考虑年龄已大，不愿给子女增加负担，拒绝手术。护理人员针对上述情况做好心理护理非常重要，可以从以下几方面进行。

① 向患者讲明乳腺癌手术治疗是最佳治疗方案，且手术效果好，甚至可以治愈，消除恐惧心理。

② 向患者讲明有很多类似病例，经手术治疗后生活良好，且手术时不会感到疼痛，只要积极配合治疗，术后恢复很快等。增强患者自信心，对手术恢复有益。

③ 做好患者家属工作，让其家属积极配合做好患者思想工作。患者家属除了在生活上对其做到周到照顾外，对任何可能出现的并发症、后遗症都要能理解和接受，使患者不至于对治疗产生失望情绪。当患者态度粗暴、烦躁不安时，家属应设法减轻患者的痛苦，在精神上、思想上给以鼓励，增强其抗病能力。

（4）并发症的观察及护理　术后出血常发生在术后12h内，应注意观察刀口有无渗血、引流管内引流物的质与量，如12h引流血性液体超过150ml，提示有活动性出血可能，应及时报告医生，及时处理。对扩大根治术患者要注意呼吸情况的观察，出现胸闷、呼吸困难，及时报告医生，以便及早处理肺部并发症。

（5）患侧肢体术后功能锻炼　由于术后疼痛或害怕牵拉刀口，患者常不敢活动上肢，致使患侧肢体活动功能障碍。告诉患者及家属功能锻炼的必要性，如活动时疼痛较剧烈，可给止疼药物。

患侧肢体功能锻炼方法：术后3天活动掌指关节，患侧肢体手指紧贴于墙壁，向上做爬墙运动，10天后可外展、旋转肩关节。

（6）护理评价　患者恐惧情绪缓解，情绪稳定；未出现感染征象；患者及家属能正确接受手术所致的乳房外形改变；患者掌握功能锻炼的方法。

第九节　退行性骨关节病患者的护理

退行性骨关节病（degenerative osteoarthritis）又称骨性关节炎、老年性骨关节炎，是由于关节软骨发生退行性变，引起关节软骨完整性破坏及关节边缘软骨下骨板病变，继而导致关节症状和体征的一组慢性退行性关节疾病。骨关节的病理改变表现为透明软骨软化退变、糜烂，然后骨端暴露，并继发滑膜、关节囊、肌肉的变化。此病好发于髋、膝、脊椎等负重关节，以及肩、指间关节等，高龄男性髋关节受累多于女性，手骨性关节炎则以女性多见。其发病率随年龄的增大而升高，65岁以上的老年人患病率达68%。

1. 临床特点

（1）关节疼痛　开始表现为关节酸痛，程度较轻，多出现于活动或劳累后，休息后可减轻或缓解。随着病情进展，疼痛程度加重，表现为钝痛或刺痛，关节活动可因疼痛而受限，最后休息时也可出现疼痛。其中膝关节病变在上下楼梯时疼痛明显，久坐或下蹲后突然起身可导致关节剧痛；髋关节病变疼痛常自腹股沟传导至膝关节前内侧、臀部及股骨大转子处，也可向大腿后外侧放射。

（2）关节僵硬　关节活动不灵活，特别在久坐或清晨起床后关节有僵硬感，不能立即活动，要经过一定时间后才感到舒服。这种僵硬和类风湿性关节炎不同，时间较短暂，一般不超过30min。但到疾病晚期，关节不能活动将是永久的。

（3）关节内卡压现象　当关节内有小的游离骨片时，可引起关节内卡压现象。表现为关节疼痛、活动时有响声和不能屈伸。膝关节卡压易使老人摔倒。

（4）关节肿胀、畸形　膝关节肿胀多见，因局部骨性肥大或渗出性滑膜炎引起，严重者可见关节畸形、半脱位等。手关节畸形可因指间关节背面内、外侧骨样肿大结节引起，位于远端指间关节者称Heberden结节，位于近端指间关节者称为Bouchard结节，部分患者可有手指屈曲或侧偏畸形，第一腕掌关节可因骨质增生出现“方形手”。

（5）功能受限　各关节可因骨赘、软骨退变、关节周围肌肉痉挛及关节破坏而导致活动受限。此外，颈椎骨性关节炎脊髓受压时，可引起肢体无力和麻痹，椎动脉受压可致眩晕、耳鸣，以至复视、构音或吞咽障碍，严重者可发生定位能力丧失或突然跌倒。腰椎骨性关节炎腰椎管狭窄时，可引起下肢间歇性跛行，也可出现大小便失禁。

2. 护理评估

（1）健康史　本病的发生是多种因素联合作用的结果，主要因素包括：软骨基质中的黏多糖含量减少，纤维成分增加，软骨的弹性降低；软骨下骨板损害使软骨失去缓冲作用；关节内局灶性炎症。临床上骨关节炎常分为原发性和继发性，引起关节发生以上改变的原因，原发性与继发性有所不同。

① 原发性。发病原因可能与一般易感因素和机械因素有关。前者包括遗传因素、生理性老化、肥胖、性激素、吸烟等。后者包括长期不良姿势导致的关节形态异常、长期从事反复使用关节的职业或剧烈的文体活动对关节的磨损等。老年人退行性骨关节病绝大部分为原发性。

② 继发性。常见原因为关节先天性畸形、关节创伤、关节面的后天性不平衡及其他疾病等。

(2) 身体评估　评估老人有无疼痛，以及疼痛的性质、有无关节僵硬、有无关节肿胀、活动是否受限。

(3) 辅助检查　本病无特异性的实验室指标，放射学检查具有特征性改变。

① X 射线平片。典型表现为受累关节间隙狭窄、软骨下骨质硬化及囊性变、关节边缘骨赘形成、关节内游离骨片。严重者关节面萎缩、变形和半脱位。

② CT。用于椎间盘病的检查，效果明显优于 X 射线。

③ MRI。不但能发现早期的软骨病变，而且能观察到半月板、韧带等关节结构的异常。

(4) 心理-社会状况　骨性关节炎主要表现为反复或持续的关节疼痛、功能障碍和关节变形，给老年人的日常生活及心理健康带来很大的危害。疼痛使老人不愿意过多走动，社会交往减少；功能障碍使老人的无能为力感加重，产生自卑心理；疾病的迁延不愈使老人对治疗失去信心，产生消极悲观的情绪。

3. 常见护理问题与诊断

(1) 慢性疼痛　与关节退行性变引起的关节软骨破坏及骨板病变有关。

(2) 躯体活动障碍　与关节疼痛、畸形或脊髓压迫所引起的关节或肢体活动困难有关。

(3) 有跌倒的危险　与关节破坏所致的功能受限有关。

(4) 无能为力感　与躯体活动受限及自我贬低的心理压力有关。

4. 护理目标

老人能遵医嘱服用相关的药物解除疼痛，同时也能积极主动地采取非药物的方法解除疼痛，主诉疼痛缓解或次数减少、舒适感增加；老人能在医务人员的指导下按活动计划进行锻炼；能独立或在帮助下完成日常的生活活动；老人保持良好的社会交往能力，不出现抑郁等心理问题。

5. 护理措施

(1) 一般护理　老人宜动静结合，急性发作期限制关节的活动，一般情况下应以不负重活动为主，因为规律而适宜的运动可有效预防和减轻病变关节的功能障碍。对肥胖老人更应坚持运动锻炼，尽量选择运动量适宜、能增加关节活动的运动项目，如游泳、做操、打太极拳等。且在饮食上注意调节，尽量减少高脂、高糖食品的摄入，从而达到减肥的目的。

(2) 减轻疼痛　对患髋关节骨关节炎的老人来说，减轻关节的负重和适当休息是缓解疼痛的重要措施，可手扶手杖、拐、助行器站立或行走。疼痛严重者，可采用卧床牵引限制关节活动。患膝关节骨关节炎的老人，除适当休息外，可通过上下楼梯时扶扶手、坐位站起时手支撑扶手的方法减轻关节软骨承受的压力，膝关节积液严重时，应卧床休息。另外，局部理疗与按摩综合使用，对任何部位的骨关节炎都有一定的镇痛作用。

(3) 用药护理　如关节经常出现肿胀，不能长时间活动或长距离行走，X 射线片显示髌骨关节面退变，则可在物理治疗的基础上加用药物治疗。

① 非甾体抗炎药。主要起到镇痛的作用。建议使用吡罗昔康、双氯芬酸、舒林酸硫化物等镇痛药，因为不但副作用小，而且双氯芬酸、舒林酸硫化物对软骨代谢和蛋白聚合糖合成具有促进作用。尽量避免使用阿司匹林、水杨酸、吲哚美辛等副作用大且对关节软骨有损害作用的药物，且应在炎症发作期使用，症状缓解后停止服用，防止过度用药。对应用按摩、理疗等方法可缓解疼痛者，最好不服用镇痛药。

② 氨基葡萄糖。不但能修复损伤的软骨，还可以减轻疼痛，常用药物有硫酸氨基葡萄糖（维骨力）、氨糖美辛片、氨基葡萄糖硫酸盐单体（傲骨力）等。硫酸氨基葡萄糖最好吃

饭时服用，氨糖美辛片饭后即服或临睡前服用效果较好。

③ 抗风湿药。通过关节内注射，利用其润滑和减震功能，对保护残存软骨有一定作用。用药期间应加强临床观察，注意监测 X 射线片和关节积液。

（4）手术护理　对症状严重、关节畸形明显的晚期骨关节炎老人，多行人工关节置换术。术后护理因不同部位的关节而有所区别。髋关节置换术后患肢需皮牵引，应保持有效牵引，同时要保证老人在牵引状态下的舒适；膝关节置换术后患肢用石膏托固定，应做好石膏固定及患肢的护理。

（5）心理护理　首先为老人安排有利于交际的环境，如床距窗户较近，窗户的高度较低，房间距老人活动中心较近等，增加其与外界环境互动的机会。其次，主动提供一些能使老人体会到成功的活动，并对其成就给予诚恳的鼓励和奖赏，加强老人的自尊，增强其自信心。另外，为老人分析导致无能为力的原因，协助老人使用健全的应对技巧，鼓励学会自我控制不良情绪都是切实可行的措施。

（6）健康指导

① 健康教育。结合老人的自身特点，用通俗易懂的语言介绍本病的病因、不同关节的表现、X 射线片结果、药物及手术治疗的注意事项。

② 保护关节。注意防潮保暖，防止关节受凉受寒。尽量应用大关节而少用小关节，如用屈膝屈髋下蹲代替弯腰和弓背；用双脚移动带动身体转动代替突然扭转腰部；选用有靠背和扶手的高脚椅就坐，且膝髋关节呈直角；枕头高度不超过 15cm，保证肩、颈和头同时枕于枕头上。多做关节部位的热敷，避免从事可诱发疼痛的工作或活动，如长期站立等，减少爬山、骑车等剧烈活动，少做下蹲动作。

③ 增强自理。对于活动受限的老人，应根据其自身条件及受限程度，运用辅助器具或特殊的设计以保证或提高老年人的自理能力。如门及过道的宽度需能容许轮椅等辅助器通过，室内地板避免有高低落差的情形，地板材质应以防滑为重点等。对吞咽困难的老人，应准备浓稠度适合其吞咽能力的食物，避免大口进食或摄入大块的食物。对定位能力缺陷的老人，可运用提醒标志或将活动路线单纯化等方式帮助他们。对视力不良的老人，应在特定区域（如楼梯的防滑带或有高度变化处）以不同的颜色加以区分。对大小便失禁的老人，应避免一次饮用大量的水，同时宜尽可能安排老人睡在距厕所较近的卧室，以方便如厕。

④ 用药指导。用明显的标记保证老人定时、定量、准确服药，并告知药物可能有的副作用，教会老人监测方法。

6. 护理评价

通过系统而全面的护理，老人的疼痛减轻或消失；关节的功能状态有所改善；日常生活基本能够自理；能主动地与别人开始互动，应对能力有所增强。

实践项目

任务 9-1　血糖监测

1. 实训目的

（1）监测患者的血糖变化。

（2）了解血糖控制效果。

（3）为治疗和护理提供依据。

2. 实训准备

（1）物品准备　①治疗车上层。治疗盘、血糖试纸（放于试纸瓶内）、采血笔、一次性采血针头、弯盘、皮肤消毒液、棉签、记录单、笔、表。②治疗车下层。医疗废物桶、生活垃圾桶、锐器盒。

（2）护士准备　衣帽整洁、修剪指甲、洗手、戴口罩。

（3）环境准备　病室整洁、安静、安全、舒适，温湿度适宜、光线充足或有足够的照明。

（4）患者准备　了解血糖监测的目的、方法、注意事项及配合要点，取舒适体位。

3. 实训步骤

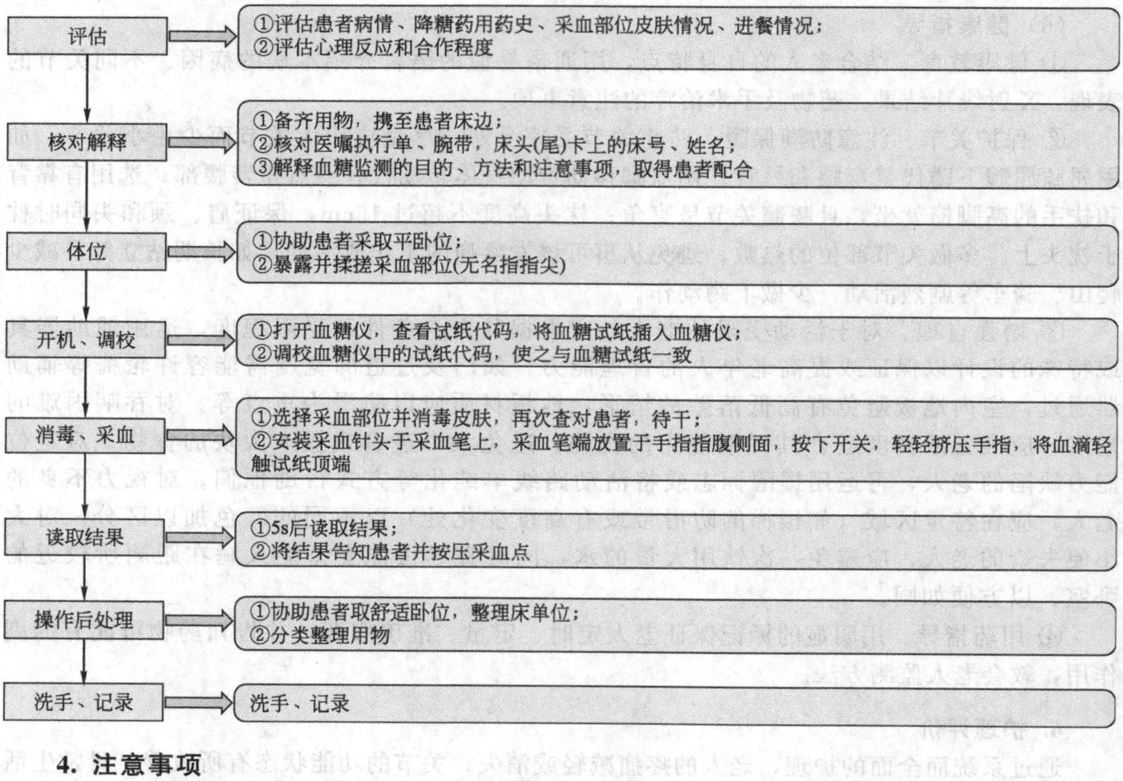

4. 注意事项

（1）严格查对　严格执行查对制度，严格遵守无菌技术与消毒隔离原则。

（2）检查试纸　操作前2检查试纸代码与血糖仪的一致性和血糖试纸的有效期。为保证测定结果的准确性，注意不可触摸试纸的测试区与滴血区。

（3）取试纸后　应将瓶盖盖紧，置于阴凉干燥处。

（4）准确采血　采血量不能少于0.05ml；动作轻柔，不可过度用力挤压手指；挤压时需由手指根部挤向指尖，不可出现涂血动作，消毒液待干后方可采血。

（5）时间准确　遵医嘱严格掌握采血时间，如空腹、餐后1h、餐后2h、随机血糖等，采血后立即进行测定。

（6）仪器放置　血糖仪须放置平稳，避免由于倾斜影响读数。

（7）复测核查　如测定的结果出现异常或有疑问，应报告医生并重复检测一次。

5. 评分标准

项目		操作要求	分值	扣分标准	扣分	得分
评估与解释	评估	①评估患者病情、降糖药用药史； ②评估患者采血部位皮肤情况、进餐情况； ③评估患者心理反应和合作程度	6	2(未评估扣分) 2(未评估扣分) 2(未评估扣分)		
	解释	解释血糖监测的目的、方法和注意事项	2	2(未解释扣分)		
计划	护士准备	着装整洁、洗手、戴口罩	4	2(衣帽不整扣分) 2(未洗手、戴口罩扣分)		
	用物准备	①备物齐全； ②检查装置性能	4	2(准备不齐全扣分) 2(未检查扣分)		
	患者准备	①了解血糖监测的目的、方法、注意事项及配合要点； ②取舒适体位	2	2(未取舒适体位扣分)		
	环境准备	①整洁、安静、安全； ②温湿度适宜	2			
实施	监测前	①协助患者取适宜体位； ②安装采血针头于采血笔上	5	2(体位不适宜扣分)		
	监测中	①选择采血部位并消毒皮肤，待干； ②再次查对患者； ③采血针紧贴采血部位按下，采血，拭去第一滴血，采用第二滴血； ④当仪器屏幕上有采血符号闪动提示时，仪器垂直向下吸血，直到听到提示音及观察到测试窗口完全充满血液	30	10(消毒不规范扣5分，酒精未干采血扣5分) 5(未查对扣5分) 10(采用第一滴血扣分) 5(不规范扣分)		
	监测后	①按压采血部位，直至不出血为止； ②读取结果； ③将结果告知患者	15	5(未按压扣分) 5(未读取结果扣分) 5(未将结果告知患者扣分)		
	整理	①整理床单位符合要求； ②清理用物，污物处理正确(符合医疗废物处理原则)； ③洗手和记录方法正确	15	5(未整理扣分) 5(未清理扣分) 5(未洗手、记录扣分)		
评价	操作质量	①操作熟练、正确，指导耐心； ②关爱患者，患者无不舒适感； ③沟通技巧运用恰当	10	3(酌情扣分) 4(酌情扣分) 3(酌情扣分)		
	操作时间	时间 10min	5	5(每超时30s扣1分)		
总分			100			

任务 9-2 呼吸功能训练

1. 实训目的

(1) 增加气道压力，加强胸、膈、腹肌的肌力。

(2) 提高呼吸肌耐力，改善呼吸功能。

(3) 避免发生肺心病、呼吸衰竭等并发症。

2. 实训准备

(1) 物品准备　多功能病床、床旁椅。

(2) 护士准备　衣帽整洁、修剪指甲、洗手、戴口罩。

(3) 环境准备　病室整洁、安静、安全、舒适，温湿度适宜、光线充足或有足够的照明。

(4) 患者准备　了解呼吸功能训练的目的、方法、注意事项及配合要点。

3. 实训步骤

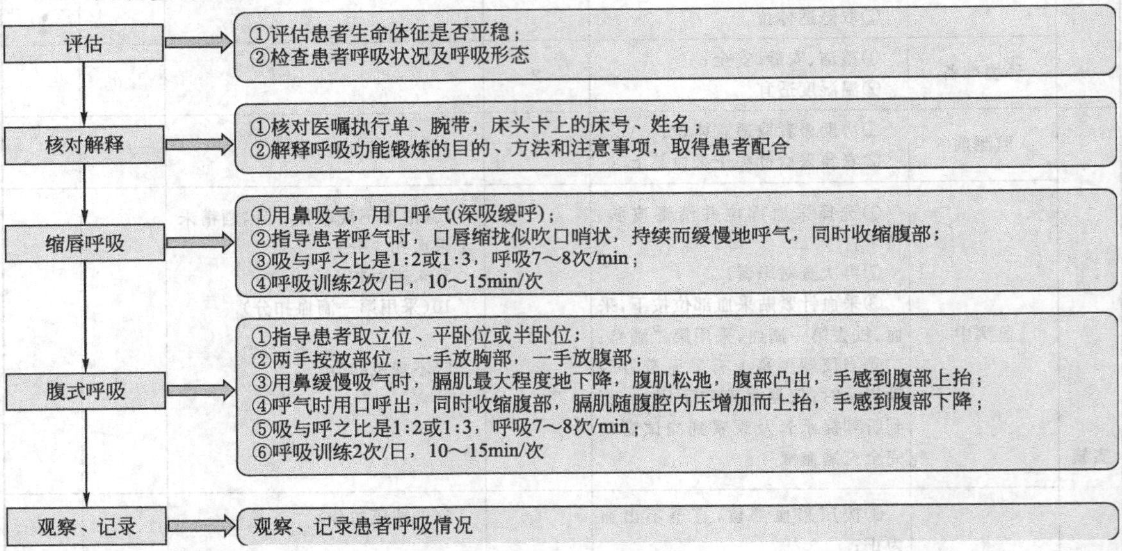
评估
①评估患者生命体征是否平稳；
②检查患者呼吸状况及呼吸形态
核对解释
①核对医嘱执行单、腕带，床头卡上的床号、姓名；
②解释呼吸功能锻炼的目的、方法和注意事项，取得患者配合
缩唇呼吸
①用鼻吸气，用口呼气(深吸缓呼)；
②指导患者呼气时，口唇缩拢似吹口哨状，持续而缓慢地呼气，同时收缩腹部；
③吸与呼之比是1:2或1:3，呼吸7～8次/min；
④呼吸训练2次/日，10～15min/次
腹式呼吸
①指导患者取立位、平卧位或半卧位；
②两手按放部位：一手放胸部，一手放腹部；
③用鼻缓慢吸气时，膈肌最大程度地下降，腹肌松弛，腹部凸出，手感到腹部上抬；
④呼气时用口呼出，同时收缩腹部，膈肌随腹腔内压增加而上抬，手感到腹部下降；
⑤吸与呼之比是1:2或1:3，呼吸7～8次/min；
⑥呼吸训练2次/日，10～15min/次
观察、记录
观察、记录患者呼吸情况

4. 注意事项

(1) 缩唇大小程度与呼气流量　以能距口唇 15～20cm 处，与口唇等高水平的蜡烛火焰随气流倾斜又不至于熄灭为宜。

(2) 缩唇呼吸和腹式呼吸每天训练 3～4 次，每次重复 8～10 次。

(3) 腹式呼吸需要增加能量消耗，因此指导患者只能在疾病恢复期进行训练。

5. 评分标准

项目		操作要求	分值	扣分标准	扣分	得分
评估与解释	评估	①评估患者生命体征是否平稳 ②检查患者呼吸状况及呼吸形态	4	2(未评估扣分) 2(未评估扣分)		
	解释	解释呼吸功能训练的目的、方法、注意事项及配合要点	2	2(未解释扣分)		

续表

项目		操作要求	分值	扣分标准	扣分	得分
计划	护士准备	着装整洁、洗手、戴口罩	4	2(衣帽不整扣分) 2(未洗手、戴口罩扣分)		
	用物准备	备物齐全	2	2(准备不齐全扣分)		
	患者准备	①了解呼吸功能训练的目的、方法、注意事项及配合要点； ②取正确体位	2	2(未取舒适体位扣分)		
	环境准备	①整洁、安静、安全； ②温湿度适宜	2			
实施	缩唇呼吸训练	①用鼻吸气，用口呼气(深吸缓呼)； ②呼气时口唇缩拢似吹口哨状，持续而缓慢地呼气，同时收缩腹部； ③吸与呼之比是 1∶2 或 1∶3，呼吸 7～8 次/min； ④呼吸训练　2 次/日，10～15min/次	28	边操作边口述 7 分(每缺一项扣分) 5 分(时间不够扣分) 5 分(顺序不对扣分)		
	腹式呼吸训练	①体位　取立位(体弱者取坐位或仰卧位)，全身肌肉放松，静息呼吸； ②两手按放部位　一手放胸部，一手放腹部，以感受自己的呼吸是否正确； ③吸气时用鼻吸入，尽力挺腹，胸部不动，吸气末自然且短暂地屏气，造成一个平顺的呼吸形态，使进入肺的空气均匀分布； ④呼气时用口呼出，同时收缩腹部，胸廓保持最小活动幅度，缓呼深吸，以增进肺泡通气量； ⑤吸与呼之比是 1∶2 或 1∶3，呼吸 7～8 次/min； ⑥呼吸训练时间　2 次/日，10～15min/次	36	边操作边口述 7 分(每缺一项扣分) 5 分(患者体位错误扣分) 5 分(时间不够扣分) 5 分(顺序不对扣分)		
	整理	①安置患者舒适体位； ②记录　训练日期、时间、效果评价	5	2(未整理扣分) 3(未记录扣分)		
评价	操作质量	①操作熟练、正确，指导耐心； ②关爱患者，患者无不舒适感； ③沟通技巧运用恰当	10	3(酌情扣分) 4(酌情扣分) 3(酌情扣分)		
	操作时间	时间 30min	5	5(每超时 30s 扣 1 分)		
		总分	100			

任务 9-3 氧气吸入

1. 实训目的

(1) 纠正各种原因造成的缺氧状态，提高患者血氧含量及动脉血氧饱和度。

(2) 促进组织的新陈代谢，维持机体生命活动。

2. 实训准备

(1) 物品准备　弯盘、棉签、纱布、胶布、安全别针、氧气装置一套、湿化瓶、灭菌蒸馏水、单管头或双管头一次性吸氧管。

(2) 护士准备　衣帽整洁、修剪指甲、洗手、戴口罩。

(3) 环境准备　病室整洁、安静、安全、舒适，温湿度适宜、光线充足或有足够的照明。

(4) 患者准备　了解氧气吸入的目的、方法、注意事项及配合要点。

3. 实训步骤

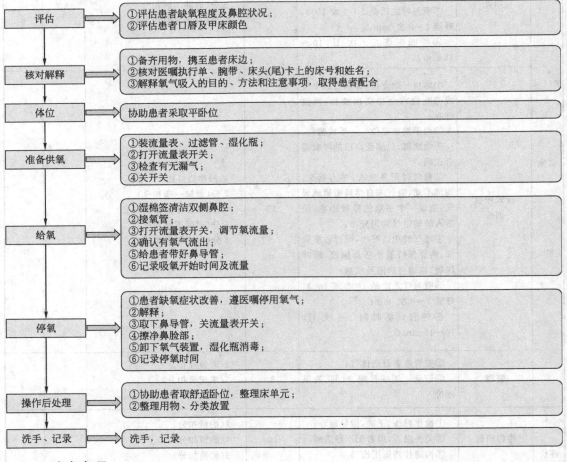

评估	①评估患者缺氧程度及鼻腔状况； ②评估患者口唇及甲床颜色
核对解释	①备齐用物，携至患者床边； ②核对医嘱执行单、腕带、床头(尾)卡上的床号和姓名； ③解释氧气吸入的目的、方法和注意事项，取得患者配合
体位	协助患者采取平卧位
准备供氧	①装流量表、过滤管、湿化瓶； ②打开流量表开关； ③检查有无漏气； ④关开关
给氧	①湿棉签清洁双侧鼻腔； ②接氧管； ③打开流量表开关，调节氧流量； ④确认有氧气流出； ⑤给患者带好鼻导管； ⑥记录吸氧开始时间及流量
停氧	①患者缺氧症状改善，遵医嘱停用氧气； ②解释； ③取下鼻导管，关流量表开关； ④擦净鼻脸部； ⑤卸下氧气装置，湿化瓶消毒； ⑥记录停氧时间
操作后处理	①协助患者取舒适卧位，整理床单元； ②整理用物、分类放置
洗手、记录	洗手，记录

4. 注意事项

(1) 常用的湿化液有蒸馏水、冷开水，严禁使用生理盐水湿化。

(2) 给氧过程中应注意观察氧流量及患者情况，如面色、唇色、指甲、呼吸等。

(3) 治疗过程中，调节流量时应先分离吸氧导管或移动面罩后进行，以防高压氧冲入呼吸道损伤黏膜。

(4) 定时清洗、消毒湿化瓶等吸氧用物。吸氧时保持水面在1/3～1/2处，如水面过高，易将水吹入橡皮管内，妨碍氧气吸入，水面过低则起不到湿化作用。

(5) 湿化液应每24h更换，湿化瓶和管道应每周消毒2次。吸氧结束要行终末消毒，具体办法为，用0.1%有效氯消毒溶液浸泡30min，再用清水冲洗待干备用，湿化瓶应干燥保存。

5. 评分标准

项目		操作要求	分值	扣分标准	扣分	得分
评估与解释	评估	①评估患者病情、意识、心理； ②评估患者缺氧程度和鼻腔情况； ③评估患者知识水平、合作程度	6	2(未评估扣分) 2(未评估扣分) 2(未评估扣分)		
	解释	解释氧气吸入法的目的、方法、注意事项及配合要点	2	2(未解释扣分)		
计划	护士准备	着装整洁、洗手、戴口罩	4	2(衣帽不整扣分) 2(未洗手、戴口罩扣分)		
	用物准备	①备物齐全； ②检查装置性能	4	2(准备不齐全扣分) 2(未检查扣分)		
	患者准备	①了解氧气吸入法的目的、方法、注意事项及配合要点； ②取舒适体位	2	2(未取舒适体位扣分)		
	环境准备	①整洁、安静、安全； ②温湿度适宜	2			
实施	准备供氧	①协助患者取适宜体位； ②装流量表、过滤管、湿化瓶； ③打开流量表开关检查有无漏气，关开关	12	4(体位不适宜扣分) 4(不正确扣分) 4(不正确扣分)		
	给氧	①清洁双侧鼻腔； ②接氧管； ③打开流量表开关，调节氧流量； ④确认有氧气流出； ⑤连接鼻导管； ⑥记录吸氧开始时间及流量	30	5(未清洁鼻腔扣分) 5(不正确扣分) 5(未调节流量扣分) 5(未检查扣分) 5(不正确扣分) 5(未记录扣分)		
	停氧	①患者缺氧症状改善，遵医嘱停用氧气； ②解释； ③取下鼻导管，关流量表开关； ④擦净鼻脸部； ⑤卸下氧气装置，湿化瓶消毒； ⑥记录停氧时间	18	4(未解释扣分) 5(顺序不正确扣分) 4(未执行扣分) 5(未记录扣分)		
	整理	①整理床单位符合要求； ②清理用物，污物处理正确(符合医疗废物处理原则)； ③洗手和记录方法正确	5	1(未整理扣分) 2(未清理扣分) 2(未洗手、记录扣分)		

续表

项目		操作要求	分值	扣分标准	扣分	得分
评价	操作质量	①操作熟练、正确，指导耐心； ②关爱患者，患者无不舒适感； ③沟通技巧运用恰当	10	3(酌情扣分) 4(酌情扣分) 3(酌情扣分)		
	操作时间	时间 10min	5	5(每超时 30s 扣 1 分)		
		总 分	100			

任务 9-4　疼痛护理

1. 任务背景

患者李某某，男，62 岁，一周来无明显诱因出现右手背、右手掌指关节红、肿、热、痛，受累关节活动受限，疼痛渐累及右足背，无双手近端指关节、肘关节、肩关节、膝关节疼痛，无发热、尿频、咽痛，未给予重视。近三天来上述症状加重，行走困难，休息后缓解，请为该老年人进行健康评估，做出护理诊断，提出护理措施。

2. 实训目标

(1) 根据资料，分析影响老年人健康的相关因素，做出护理诊断。

(2) 根据患者的实际情况，提出主要护理措施。

(3) 能对此老年人进行用药指导和健康教育。

(4) 培养专业评判性思维能力。

3. 实训方式

在院校共建实践基地，每 10～15 名学生为一组，由带教老师事先选择病例。结合病例，在临床带教老师的指导下，分析健康资料，进行老年人功能状态的评估，分析影响功能健康的相关因素，做出护理诊断，制订护理措施。

4. 实训内容

(1) 分析病例资料。

(2) 参阅相关教材、文献资料。

(3) 讨论。

(4) 健康状况的分析、判断。

(5) 做出护理诊断。

(6) 制订护理措施。

5. 综合评价

(1) 带教老师进行实践过程的综合评价。

(2) 老年患者疼痛的临床护理。

(3) 工作任务回顾分析。

拓展项目

复习项目

重点串联

老年常见疾病的概念				老年常见疾病的护理要点
脑梗死→脑出血→心绞痛→急性心肌梗死→老年高血压→老年糖尿病→老年慢性阻塞性肺部疾病→老年骨质疏松症→老年消化性溃疡→肺癌→胃癌→乳腺癌→退行性骨关节病	→	老年常见疾病的临床特点	→	护理评估→护理问题与诊断→护理目标→护理措施→护理评价

考点导航

一、单项选择题

1. 脑出血的首选检查是（ ）

A. 头颅 CT　　B. 核磁共振

C. 数字减影血管造影　　D. 脑脊液检查

E. 脑电图

2. 以下关于老年人脑梗死的临床特点，错误的是（ ）

A. 无症状性脑梗死较少见　　B. 并发症较多

C. 多在睡眠或安静状态下起病　　D. 可出现典型的“三偏”症状

E. 老年脑栓塞发作急骤

3. 马先生，65 岁，原发性高血压 5 年，肾功能不全 1 年，现血压为 170/110mmHg，关于此患者的用药，下列哪项是错误的？（ ）

A. 应迅速将血压降至 140/90mmHg 以下

B. 避免使用可引发直立性低血压、对心肌有抑制作用的药物

C. 用量从小剂量开始，逐渐加量

D. 最好使用一天一次给药，且降压作用能维持 24h 的药物

E. 应逐渐降压

4. 单纯收缩性高血压是指患者（ ）

A. 收缩压＞140mmHg，同时舒张压＞90mmHg

B. 收缩压＞160mmHg，同时舒张压＞90mmHg

C. 收缩压＞140mmHg，同时舒张压＜80mmHg

D. 收缩压＞160mmHg，同时舒张压＜80mmHg

E. 收缩压＞160mmHg，同时舒张压＜90mmHg

5. 老年糖尿病最常见的类型是（　　）

A. 胰岛素依赖型糖尿病
B. 非胰岛素依赖型糖尿病
C. 继发性糖尿病
D. 葡萄糖耐量异常
E. 妊娠期糖尿病

6. 老年人餐后 2h 血糖应控制在（　　）以下

A. 10mmol/L
B. 11mmol/L
C. 12.2mmol/L
D. 13.2mmol/L
E. 14mmol/L

7. 老年人空腹血糖应控制在（　　）以下

A. 7mmol/L
B. 8mmol/L
C. 9mmol/L
D. 10mmol/L
E. 11mmol/L

8. 关于 COPD 的诱因，下列哪项是错误的？（　　）

A. 吸烟
B. 感染
C. 污染
D. 饮酒
E. 过敏

9. 老年人骨质疏松症出现较早的症状是（　　）

A. 身长缩短
B. 驼背
C. 胸廓畸形
D. 呼吸困难
E. 骨痛和肌无力

10. 下列关于老年人退行性骨关节病的说法，哪项是错误的？（　　）

A. 好发于髋、膝、脊椎等负重关节
B. 高龄女性髋关节受累多于男性
C. 绝大部分为原发性
D. 表现为关节疼痛、僵硬、肿胀、畸形
E. 可出现各种功能受限

二、多项选择题

1. 有关老年人高血压的特点，正确的有（　　）

A. 多数为单纯收缩期高血压
B. 血压波动性大
C. 症状少
D. 并发症少
E. 多种疾病并存

2. 患骨质疏松症的老人极易发生的骨折部位为（　　）

A. 肱骨近端
B. 脊柱
C. 髋部
D. 桡骨远端
E. 胫骨远端

3. 对退行性骨关节病老人的受累关节行 X 射线平片检查，其典型表现为（　　）

A. 关节间隙狭窄
B. 关节面萎缩
C. 软骨下骨质硬化及囊变性
D. 关节边缘骨赘形成
E. 关节内游离骨片

4. 下列哪项是老年病的临床特点？（　　）

A. 起病隐匿
B. 症状典型
C. 并发症多
D. 多种老年病并存
E. 预后不良

5. 下列哪项是老年人消化性溃疡的临床特点？（　　）

A. 症状多不典型
B. 上腹痛不明显
C. 餐后饱胀感
D. 很少发生节律性痛
E. 可出现严重出血、穿孔、梗阻等并发症

三、思考题

1. 如何对老年高血压患者进行健康教育指导？

2. 简述老年人慢性阻塞性肺疾病的临床特点。

3. 如何对老年糖尿病患者进行用药指导？

4. 张大妈，69 岁，有高血压病史 15 年，并有多次“短暂脑缺血发作”，1 天前晨起发现右侧肢体无力，不能活动，并有言语不清，无大小便失禁。查体：血压 160/100mmHg，神志清楚，口角歪斜，右侧肢体肌力 2～3 级。头颅 CT 检查可见低密度梗死灶。

问题：

（1）张大妈的主要护理问题与诊断有哪些？

（2）针对张大妈的情况，应采取哪些措施？

5. 王老太太，68 岁，晚餐后 2h 突发胸部闷痛，向后背放射，伴恶心、呕吐，遂来院急诊。查体：体温 36.7℃，脉搏 96 次/min，呼吸 26 次/min，面色苍白、出冷汗，血压 120/76mmHg，叩诊心界向左扩大。心电图提示：Ⅱ、Ⅲ、aVF 导联 ST 段呈弓背抬高，Q 波宽而深。血清心肌酶显著增高：乳酸脱氢酶（LDH）、肌酸磷酸激酶（CPK)-MB。

问题：

（1）你认为该患者可能患什么疾病？

（2）请提出主要的护理问题与诊断。

（3）针对主要护理诊断，举例说明对该老人应采取的护理措施。

（刘明婷）

PPT 课件

第十章

老年人的基本康复护理

随着社会老龄化进程的加快，老年人口比例的迅速增加，老年人的健康问题已引起全社会的关注。如何预防老年人常见的疾患，提高老年人的健康水平，已成为老年医学的一个重点内容。近几年的研究提示，有效的康复介入可预防、延缓、缩小甚至暂时逆转某些生理性衰退。因此，对老年人进行有计划的康复治疗和护理，可减轻或防止残疾的发展，提高老年患者生活质量。

预习项目

案例 10

王大爷，78 岁，退休教师。一个月前脑卒中入院治疗，右侧肢体偏瘫，生活自理能力受损严重，日常生活活动需要他人照顾。王大爷老伴张大妈，76 岁，体弱多病。老两口有一儿一女，王大爷和张大妈跟儿子一起居住。

情景提问及任务分组

任务	分组	组长
问题一：请对王大爷进行自理能力的评估	A组	
问题二：请对两位老人进行安全状况的评估	B组	
问题三：两位老年人日常生活护理应包括哪些内容？	C组	
问题四：王大爷的康复护理应如何进行？	D组	
讨论：王大爷的康复护理应注意什么问题？		

学习项目

学习目标	掌握：老年人康复护理的定义、基本技术。
	熟悉：老年人康复护理的目的、内容及原则。
	了解：康复护理评定、常见病的康复护理。

第一节 概 述

老年康复护理是指除了治疗护理手段外，采用与日常生活活动有密切联系的康复治疗方法，帮助生活不能自理者逐渐恢复自理生活能力的护理方法，是根据总的康复医疗计划，围绕全面康复（躯体、精神、职业和社会）的目标，紧密配合其他康复工作人员，对因“伤、病、残”而造成的功能障碍患者所采取的一系列护理措施。

一、老年康复护理目的和原则

1. 老年康复护理目的

老年康复护理的目的是减轻患者的痛苦，促进康复，使患者尽量减少继发性功能障碍，残余功能得到维持和强化，最大限度地恢复生活自理能力，提高生活质量，早日回归社会。它是康复医学中十分重要的组成部分。康复护理发挥着其他医疗活动不可替代的作用。

链接：康复治疗方法

① 物理疗法。包括物理治疗、体育疗法、运动疗法。

② 作业疗法。包括功能训练、心理治疗、职业训练及日常生活训练方面的作业疗法，目的是使患者能适应个人生活、家庭生活及社会生活的环境。

③ 语言治疗。对失语、构音障碍及听觉障碍的患者进行训练。

2. 老年康复护理原则

（1）强调自我护理为主　老年康复护理的服务对象是伤残者或因疾病而致生活自理能力缺失者，这些功能障碍有些是暂时的，但更多的是长期的，甚至伴随终生。老年康复护理更强调患者自我护理。

自我护理是指在患者病情允许的情况下，通过护理人员的指导、鼓励、帮助和训练，充分发挥其身体残余功能和潜在功能，以达到功能代偿、功能补偿、功能替代，最终使患者部分或全部照顾自己，为重返社会积极创造条件。当患者由于病情的缘故，不能进行自我护理时，护理人员给予必要的“护理援助”。它和临床护理所采取的“替代护理”截然不同，康复护理在锻炼患者功能的同时，又充分发挥患者的主观能动性，最大限度地改善患者的功能障碍。

（2）功能评估和功能锻炼贯穿护理过程的始终　它对康复对象的功能障碍和功能残存的

程度、身体和心理的一般状况、康复训练的效果及其反应等一系列问题的全面评估和判定。其目的在于了解功能障碍的性质、部位、范围、严重程度、发展趋势、康复疗效等，为制订康复护理计划提供客观的依据。

康复护理的功能评估分为初期、中期和末期三个阶段，进行数次。功能锻炼贯穿护理的全过程。在病程的早期，功能锻炼可以预防残疾的发展和继发性残疾发生；在病程的后期，进行功能锻炼可最大限度地保存和恢复机体的功能。康复护理人员应了解持续功能锻炼的作用，根据功能评估的情况，紧紧围绕总的康复治疗计划，积极争取患者和家属的配合，坚持不懈地对患者进行功能锻炼，最终达到康复的目的。

(3) 高度重视心理护理　根据“生物-心理-社会”的现代医学模式认为，患者的心理健康问题需要引起护理工作的重视，对于康复影响更为重大。因为在整个康复护理过程中，患者所起的作用极其重要，相当多的护理要通过患者的主动参与完成，强调患者的自我护理，要充分发挥患者的主观能动性，所以进行心理护理尤为重要，要高度重视心理护理。

(4) 注重团队协作和配合　康复治疗强调团队治疗，它包括学科间团队和学科内团队。它是由临床各个科室的通力合作和康复治疗小组整个团队共同努力完成的。康复护理人员作为康复小组的重要成员，全面负责治疗计划的落实和生活活动的管理，了解各项康复治疗的时间安排，掌握康复对象接受治疗后的反应。康复护士可及时把观察到的有关信息与康复治疗小组的成员进行沟通，及时修订康复计划，共同实施对患者的康复训练和康复指导，使康复更有效、更迅速。

(5) 加强健康教育和指导　康复知识渗透到家属，生活指导延续到家庭。通过有关康复知识与康复技术讲解，把康复护理技术传授给康复对象和家属，帮助和指导他们掌握生活自理能力技巧，提高自我健康管理能力，预防并发症及二次残疾的发生，利用和创造各种条件，将功能训练内容应用到日常生活活动中。例如，使康复对象和家属掌握压疮的预防、身体移动的方法、支具和矫形具的使用方法及自我导尿的操作技术等，以促进和提高患者生活质量。

康复对身体功能障碍者来说，一生都是需要的。康复对象虽然在住院期间已逐步掌握了一些康复护理知识和技术，但在康复对象出院前，还应对他们进行一系列的生活指导；对家庭环境进行评估并加以改造，提高康复对象的自我健康管理能力和家庭环境中日常生活的适应能力，帮助他们重返家庭和社会。

二、老年康复护理内容

老年康复护理内容以减轻功能障碍为核心，主要有以下几个方面。

1. 预防继发性残疾和并发症的发生

该项对协助指导下肢瘫痪和长期卧床患者的康复尤其重要。主要护理措施有，适当的体位变化和姿势；配合进行运动疗法，如被动运动、主动运动、主动-助力运动、抗阻力运动，重点是关节活动度训练，避免因长期不动而引起的功能性衰退和僵硬；良好肢位的放置，体位转移技术，预防关节畸形、肌肉萎缩；预防压疮等并发症的发生，尽最大的努力减轻功能障碍。

2. 日常生活活动能力的训练

促进日常生活活动能力的恢复对躯体残疾者至关重要，康复护理人员应学习掌握与日常生活活动有密切联系的运动疗法、作业疗法，采取各种措施指导他们最大限度地提高日常生活自理能力。在日常生活活动能力的训练方面，主要是指导残疾者进行床上活动、就餐、穿衣、入浴、排泄、使用家庭用具、移动体位等。在步行训练方面，训练适应和学会平稳站立，训练动作移位，指导使用轮椅或持拐杖、手杖步行。

3. 功能训练

学习和掌握综合治疗计划的各种有关的功能训练技术与方法，有利于评价康复效果，配合康复医师和其他康复技术人员对患者进行康复评定和残存功能的强化训练，协调康复治疗计划的安排，并使病房的康复护理工作成为康复治疗的重要内容之一。

4. 假肢、矫形器、自助器、助行器的使用指导及训练

康复护士必须熟悉和掌握其性能、使用方法和注意事项。根据不同功能障碍者指导选用合适的支具，和如何利用支具进行功能训练，指导患者在日常生活中的使用和功能训练方法。

5. 心理护理

针对残疾者比一般护理对象心理复杂的特点，对不同心理状态患者进行相应的心理护理。通过护士与患者的密切接触，观察他们在各种状态下的情绪变化及了解患者的希望和忧虑等心理状况，并对其进行记录。经常分析和掌握患者的精神、心理动态，对已发生或可能发生的各种心理障碍和异常行为，进行耐心细致的心理护理。了解患者对出院的顾虑和困难，反映给家属或单位，尽可能帮助解决。通过良好的语言、态度、仪表、行为去影响患者，帮助他们改变异常的心理和行为，正视疾病与残疾。对心理上否认残疾的患者；耐心地劝解和疏导患者摆脱非健康心理的影响，鼓励其参加各种治疗和活动，使其情绪得到松弛。对有依赖心理的患者要耐心讲明康复训练的重要性，鼓励其积极训练，力争做到生活自理或部分自理，使护士真正成为康复教育和心理辅导的实施者。

6. 康复患者的营养护理

根据患者疾病、体质或伤残过程中营养状况的改变情况，判断造成营养缺乏的不同原因、类型，并结合康复功能训练中基本的营养需求，制订适宜的营养护理计划。应包括有效营养成分的补充、协助患者进食、指导饮食动作、训练进食，配合治疗性的实施和训练吞咽功能，使康复患者的营养得到保障。

第二节　老年康复评定

一、老年康复评定概述

老年康复评定应该是多方面、多层次且综合的，即包括躯体、心理和社会的障碍，涉及残疾的三个层次，一般包括几个方面：日常生活活动能力状况、功能障碍情况、失用和误用综合征、对康复治疗和预后有影响的伴发病及并发症、社会背景情况、生活质量。

1. 评定过程

康复护理评定是康复医学评定的重要组成部分，是康复护理工作的重要内容。康复护理评定从初期评定开始，至末期评定结束，始终贯穿于康复护理全过程。

康复护理前的评定是为了判断残疾的性质、种类、范围、程度，为估计预后、制订康复护理措施提供依据；康复护理中期的评定是为了预估护理效果、调整康复护理计划提供依据；康复护理后期的评定是为了评估总的疗效及为提出进一步全面康复（康复护理、家庭生活、社会生活等）计划提供依据。

康复护理评定流程如下。

初期评定→康复护理诊断→护理目标→制订护理计划→实施护理方案→中期评定→调整

改进护理计划→实施新护理方案→末期评定→确定出院后护理目标→社区评定→社区康复护理计划→实施社区康复护理→康复。

2. 评定内容

(1) 运动功能评定　包括肌张力评定、肌力评定、关节活动范围评定、步态分析、神经电生理评定、感觉与知觉功能评定、平衡与协调功能评定、反射的评定、日常生活活动能力的评定等。

(2) 精神心理功能评定　包括智力测验、情绪评定、心理状态评定、疼痛的评定、失用症和失认症的评定、痴呆评定、认知评定、人格评定等。

(3) 语言与吞咽功能评定　包括失语症评定、构音障碍评定、语言失用评定、语言错乱评定、痴呆性言语评定、言语发育迟缓的评定、吞咽功能评定、听力测定和发音功能的仪器评定等。

(4) 社会功能评定　包括日常生活活动能力评定、社会生活能力评定、生存质量评定、职业能力评定等。

(5) 电诊断　包括肌电图、神经传导速度测定、神经反射检查、诱发电位、低频电诊断等。

3. 评定分期

(1) 初期评定　在患者入院初期完成。目的是全面了解患者功能状况和障碍程度，以确定康复目标和制订康复治疗计划。

(2) 中期评定　在康复治疗中期进行。目的是经过康复治疗后，评定患者总的功能情况，有无康复效果，分析其原因，并据此调整康复治疗计划。中期评定可进行多次。

(3) 末期评定　在康复治疗结束时进行。目的是经过康复治疗后，评定患者总的功能状况，评价治疗效果，为重返家庭和社会或做进一步康复治疗提出建议。

二、常用评定技术

康复评定应该通过采用国际认可标准的评价技术对患者进行多方面、多层次的定量和定性评定，为康复医师及康复治疗人员分析障碍存在的原因、制订康复处方、检验治疗效果、预后预测及判定残疾等级提供科学、客观的依据和指导。

常用的康复评定技术主要有以下几种。

① 躯体功能评定。包括肌力（四肢、颈部和躯干肌）评定、关节活动度评定、痉挛的评定、感觉评定（包括疼痛评定）、协调与平衡功能评定、日常生活活动（ADL）能力评定、步态分析、神经电生理评定、心肺功能评定、泌尿和性功能评定等。

② 精神功能评定。包括认知功能评定、情绪评定、失用症和失认症的评定、智力测定、性格评定等。

③ 言语功能评定。包括失语症评定、构音障碍评定、言语失用症评定、言语错乱评定、言语发育迟缓评定。

④ 社会功能评定。包括社会生活能力评定、生活质量评定、就业能力评定等。

本节主要介绍肌力评定技术。

1. 肌力评定定义

肌力评定（muscle test）是指通过手法或器械，来评估肌肉或肌群的收缩力量大小或水平，协助诊断引起肌肉力量改变的原因，指导康复治疗和评估治疗效果的评定方法。

2. 肌力评定方法

临床常用肌力评定方法有手法肌力评定（manual muscle testing，MMT）、应用简单器械的肌力评定、等速肌力评定（isokinetic muscle testing）。

（1）手法肌力评定

① 定义。手法肌力评定是指根据受检肌肉或肌群的功能，让患者处于不同的受检位置，嘱患者在减重、抗重力或抗阻力的状态下做一定的动作，并使动作达到最大的活动范围。根据肌肉活动能力或抗阻力的情况，按肌力的分级标准来评定。临床常用的手法肌力评定及肌力分级法是由 K. W. Lovett 于 1916 年提出的，以后具体操作续有修改，但其原则未变。

测试操作的一般程序是，先将肢体放置到适当姿位，以便当待测的肌肉收缩时，能使远端肢体在垂直面上自下向上运动。必要时由测试者用一手固定近端肢体，然后令测试者尽量用力收缩被测肌肉，使远端肢体对抗自身重力做全幅度运动，如能完成，说明肌力在 3 级或 3 级以上。应用测试者的另一手在运动关节的远端施加阻力，根据受试者能克服的阻力大小来判定肌力为 4 级或 5 级（不能承受外加阻力则为 3 级）。如不能克服重力做全幅度运动，则应调整体位，将肢体旋转 90°，使肢体在水平面上运动以消除重力的作用。测试远端肌肉时可稍托起肢体，测试近端肌肉时可在肢体下放置光滑平板，或用带子将肢体悬挂，以消除摩擦力的影响。在此条件下能完成大幅度运动，可判定为 2 级肌力；如仅有微小关节活动或未见关节活动，但可在主动肌的肌腹或肌腱上扪到收缩感，则为 1 级肌力，扪不到收缩感觉为 0 级。在测试 3 级以下肌力时，为了避免改变姿位的麻烦，也可施加助力，根据所需助力的大小判定为 2 级或 1 级肌力。

此法虽有分级但较粗略，评定时也带有测试者的主观成分等缺点，但应用方便，可分别测定各组或各个肌肉的肌力，适用于不同肌力的肌肉测试（很多器械测试仅适用于 4 级以上的肌力测定），故广泛应用于临床医学及康复医学的实际工作。

MMT 肌力评定及分级见表 10-1。

表 10-1　MMT 肌力评定及分级

级别	名称	标准	相当于正常肌力的比例/%
0	零(zero,O)	无可测知的肌肉收缩	0
1	微缩(trace, T)	有轻微肌肉收缩，但不能引起关节活动	10
2	差(poor, P)	在消除重力状态下完成关节全范围的活动	20
3	尚可(fair, F)	能抗重力完成关节全范围运动，但不能抗阻力	50
4	良好(good, G)	能抗重力完成关节全范围运动、抗一定(中等)阻力运动	80
5	正常(normal, N)	能抗重力完成关节全范围运动、抗最大阻力运动	100

② MMT 依据

A. 阻力因素。外加阻力的大小，为 5 级或 4 级。

B. 重力因素。能对抗重力因素做全范围关节运动（垂直运动）为 3 级；消除重力因素做全范围关节运动（水平运动）为 2 级；水平运动不行但垂直面上部分范围活动也为 2 级。

C. 视触觉感知因素。有轻微肌肉收缩但无关节活动为 1 级，无肌肉收缩为 0 级。

③ MMT 评定时的注意事项

A. 采取正确的测试姿势，注意防止某些肌肉对受试无力肌肉的替代动作。

B. 疲劳时、运动后或饱餐后不宜进行测试。

C. 测试时应左右比较，尤其在 4 级和 5 级肌力难以鉴别时，更应做健侧的对比观察。

D. 施加阻力时，要注意阻力的方向与肌肉或肌群牵拉方向相反；施加的阻力点应在肌肉附着段的远端部位。对肌力达 4 级以上时，所做抗阻需连续施加，并保持与运动相反的方向。

E. 肢体运动时，被检查肌肉附着点近段肢体应得到可靠的固定。

(2) 简单器械的肌力测试评估　在肌力较强（超过3级）时，为了进一步做较准确的定量评定，可用专门的器械进行测试。常用的方法有握力测试、捏力测试、背拉力测试、四肢肌群肌力测试等。根据肌肉的不同收缩方式有不同的测试方式，包括等长肌力检查、等张肌力检查及等速肌力检查。

链接：肌力（muscle power）定义和肌收缩类型

广义是指肌肉收缩时产生的力量，狭义是指肌肉主动收缩时产生的力量，及静态或动态收缩的能力。

肌收缩类型有等长收缩、等张收缩和等速收缩三种形式。

等长收缩：肌肉收缩时，肌力明显增加，但肌长基本无变化，不产生关节运动的收缩，其主要作用是用于维持特定体位和姿势。

等张收缩：是肌肉收缩时，肌力基本不变，但肌长度变化，引起关节运动的收缩。根据肌肉起止部位的活动方向，可分为向心性收缩和离心性收缩。向心性收缩是指肌肉收缩时，肌肉起、止点相互靠近，肌肉的长度缩短；离心性收缩是指肌肉收缩时，肌肉起、止点相互远离，肌肉的长度缩短。

等速收缩：肌肉收缩时的运动速度保持不变的肌肉收缩形式。等速收缩不是肌肉的自然收缩形式，而是一种肌力评定和训练的方法。

常用方法如下。

① 等长肌力检查。在标准姿势下，用测力器测定一个肌肉或肌群的等长收缩（isometric contraction）肌力。常用检查项目如下。

A. 握力测定。用大型握力计测定。测试时上肢在体侧下垂，握力计表面向外，将把手调节到适宜的位置。测试2～3次，取最大值（图10-1）。

以握力指数评定：握力指数=[双手握力(kg)/体重(kg)]×100%，正常值应高于50%。

B. 捏力测定。用拇指和其他手指的指腹捏压握力计或捏力计（图10-2），可测得质量力，其值约为握力的30%。

C. 背拉力测定。即拉力，用拉力计测定。测时两膝伸直，将把手调节到膝盖高度，然后用力伸直躯干上拉把手（图10-3）。

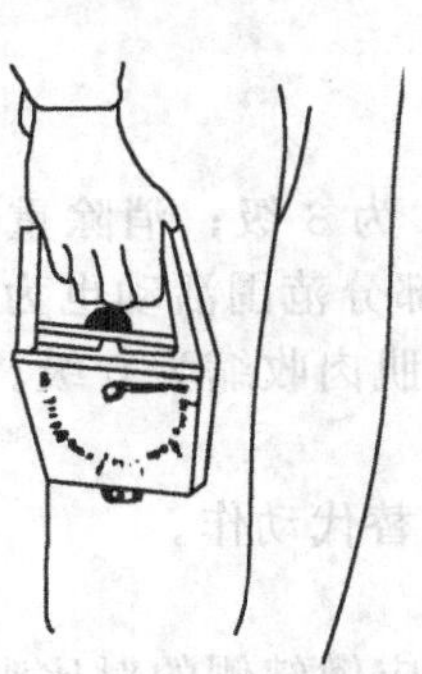

图10-1　握力测定

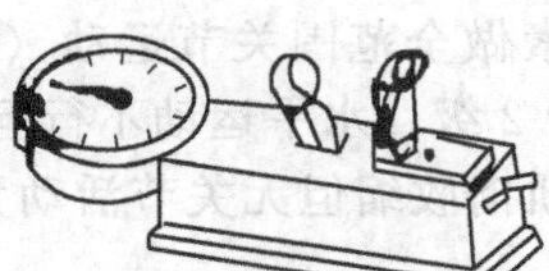

图10-2　捏力计

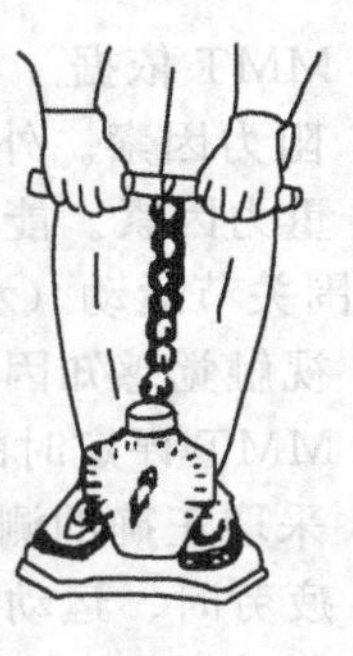

图10-3　拉力测定

以拉力指数评定：拉力指数=[拉力(kg)/体重(kg)]×100

正常值：男性150～200，女性100～150。此法易引起腰痛患者症状加重或复发，一般腰痛患者改用俯卧位手法检查。

D. 四肢各组肌力测定。在标准姿势下，通过钢丝绳及滑轮拉动固定的测力计，可对四肢各组肌肉的等长肌力进行分别测定，方法见图 10-4、图 10-5。

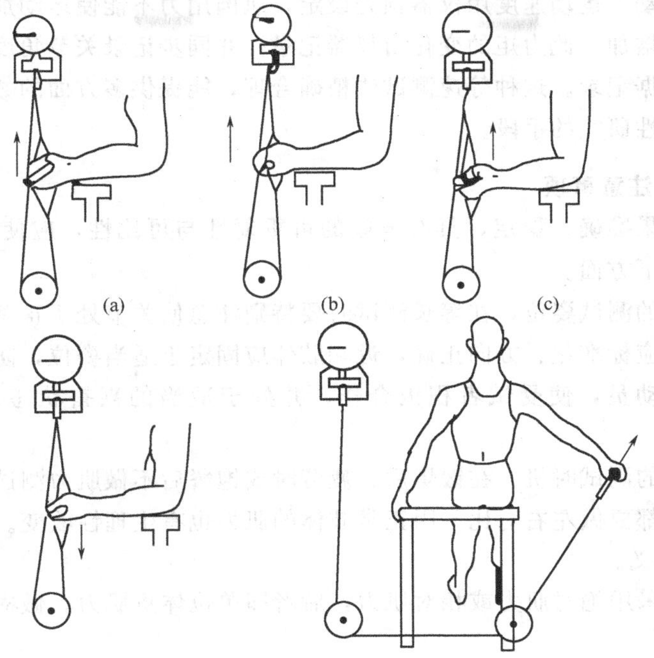

图 10-4　上肢肌力测定示意

(a) 屈腕肌力测定（腕中立位）；(b) 伸腕肌力测定（腕中立位）；(c) 屈肘肌力测定（肘屈 90°）；(d) 伸肘肌力测定（肘屈 90°）；(e) 肩外展肌力测定（肩外展 45°）

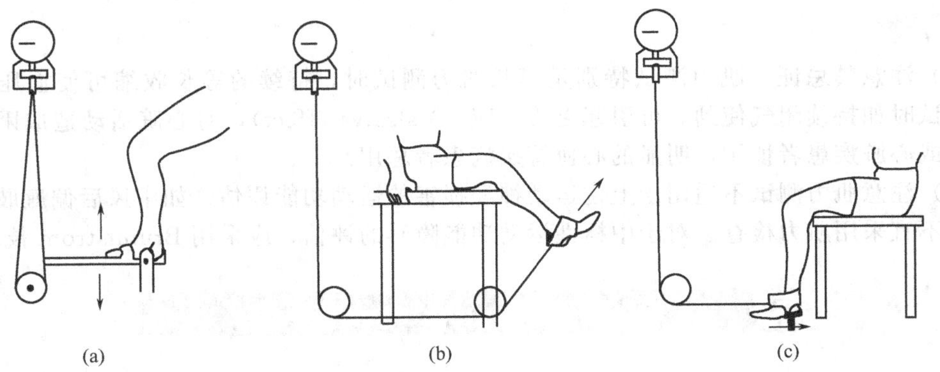

图 10-5　下肢肌力测定示意

(a) 踝屈伸肌力（踝中立位）；(b) 伸膝肌力（膝屈 45°）；(c) 屈膝肌力（膝屈 90°）

② 等张肌力检查。等张肌力检查即测定肌肉进行等张收缩（isotonic contraction）使关节做全幅度运动时所能克服的最大阻力。做 1 次运动的最大阻力称 1 次最大阻力（irepetition maximum，IRM）。机体最多能承受连续完成 10 次连续运动时能克服的最大阻力（10RM），故测定时对适宜负荷及每次测试负荷的增加量应有所估计，避免多次反复测试引起肌肉疲劳，影响测试结果。运动负荷可用哑铃、沙袋、砝码可定量的负重练习器进行。此法在康复

医学中应用较少。

③ 等速肌力检查。用带计算机的 Cybex 型等速测力器进行。测试时肢体带动仪器的杠杆做大幅度往复运动。运动速度用仪器预先设定，肌肉用力不能使运动加速，只能使肌力张力增强，力矩输出增加。此力矩的变化由仪器记录，并同步记录关节角度的改变，绘成双导曲线，并自动做数据记录。这种等速测试法精确合理，能提供多方面的数据，已成为肌肉功能检查及其力学特性研究的手段。

3. 肌力检查的注意事项

为了使检查结果准确、稳定，具有较好的可重复性与可比性，应使操作过程严格规范化。要特别注意以下方面。

(1) 采用正确的测试姿位，在等长测试时要特别注意使关节处于正确的角度。

(2) 测试动作应标准化、方向正确，近端肢体应固定于适当姿位，防止替代动作。

(3) 做适当的动员，使受试者积极合作，并处于适当的兴奋状态。可做简单的准备活动。

(4) 规定适当的测试时机，在锻炼后、疲劳时或饱餐后不做肌力测试。

(5) 每次测试都要做左右对比，因正常肢体的肌力也有生理性改变。一般认为两侧差异大于10%有临床意义。

(6) 记录时可采用绝对肌力或相对肌力，后者即单位体重肌力。做横向比较时宜用相对肌力。

链接：乏氏反应

乏氏反应（Vasalva response）指在彩色多普勒与频谱多普勒超声检查时，检查者深吸气后闭气，引起血流信号中断或出现短暂反流（<0.5s）的现象。

(7) 注意禁忌证　肌力测试特别是等长肌力测试时，持续的等长收缩可使血压明显升高。测试时如持续闭气使劲，可引起乏氏反应（Valsalva effect），对心脏活动造成困难，有高血压或心脏疾患者慎用，明显的心血管疾病患者忌用。

(8) 注意肌力测试不适用于上位运动神经损害的运动功能评估，如中风后偏瘫肢体的运动功能不宜采用肌力检查。对于中枢性运动功能障碍的评估，应采用 Brunnstrom 技术。

链接：Brunnstrom 技术

该技术是由瑞典物理治疗师 Signe Brunnstrom 于 20 世纪 70 年代创立的一套中枢神经系统损伤后针对运动障碍的治疗方法。主要依据患者运动功能恢复的各个不同阶段，提出了“恢复六阶段”理论，即肌张力由低逐渐增高，联合反应、共同运动、痉挛状态逐渐显著，随着共同运动的完成，出现分离运动、精细运动等，直至完全恢复正常。此疗法利用各种运动模式诱发运动反应，再从异常运动模式中引导、分离出正常运动的成分，达到恢复患者运动功能的目的。

第三节 老年常见病的康复护理

一、肩关节周围炎的康复护理

1. 概述

肩关节周围炎又称肩周炎，一般认为是一种变形性肩关节病。由于多发生在50岁上下，故也称“五十肩”或“老年肩”。肩周炎会引起整个关节僵硬，活动困难，好像冻结在一起，又称为“冻结肩”。肩关节周围炎的名称易使人感觉炎症只在关节周围，而关节本身没有变化，但实际上，关节本身也常伴有炎症，再加上关节周围的滑囊炎、肌腱炎、腱鞘炎及腱板损伤等，而使征象复杂化。由于在单纯的X射线片上一般看不出变化，所以易误解为关节无异常。

2. 康复治疗

肩周炎的康复治疗目的在于改善肩部血液循环，加强新陈代谢，减轻肌肉痉挛、牵伸粘连和挛缩的组织，以减轻和消除疼痛，恢复肩关节的正常功能。

(1) 急性期或早期　最好对病肩采取一些固定和镇痛的措施，以解除患者的疼痛。如用三角巾悬吊，并对病肩做热敷、理疗或封闭等治疗；痛点封闭，用1%～2%普鲁卡因或醋酸氢化可的松等，每4～5日1次，连续用3～5日。

(2) 慢性期　主要表现为肩关节功能障碍。这时以功能锻炼和按摩为主，配合理疗，进行治疗。

(3) 运动训练　可以促进关节的功能恢复。

3. 主要功能障碍及康复护理评估

(1) 主要功能障碍

① 躯体疼痛。肩周炎开始以某一肩或上臂疼痛，并向颈部、肘部放散，活动后加重，夜间痛醒。

② 关节活动受限。后期以肩关节活动受限为主，肩不能向外展开，也不能上举，不但影响工作，也影响生活起居，连吃饭、写字、穿衣和梳头都感到困难。

③ 心理障碍。由于疼痛剧烈或反复发作，使患者不敢活动，另外对疾病发展的无法预知等因素，也使患者对自己的疾病产生了许多疑虑。

④ 日常生活活动障碍。由于疼痛和关节活动度下降，患者的日常生活活动明显受限。

(2) 康复护理评估　是对肩周炎的患者进行运动功能（如肢体的情况、肌力、关节活动度等）、感觉功能、精神心理、营养、日常生活活动能力和皮肤等方面的评估。

① 一般护理评定。对肩关节周围炎患者进行生理、精神心理、营养、皮肤、肢体观察、疼痛等方面评估。为进一步确定神经受损的性质、制订康复护理计划和预后判断提供可靠依据。

② 运动功能评定。主要是肩关节活动度评定和肌力评定，用量角器测定肩关节活动度。肩关节周围炎患者肩关节外展上举、前屈上举、后伸及内旋等运动范围均小于正常范围，评定时注意与健侧进行对照性测量。

③ ADL评定。患者从事日常生活活动有受限的情况。评定时应了解其受限的程度，如穿脱上衣的困难程度；个人卫生时（洗澡、梳头等）活动受限的程度；从事家务劳动时（提拿物品、洗衣、拖地）活动受限的程度等。

4. 康复护理诊断

(1) 疼痛　与某些代谢或局部循环障碍有关。

（2）日常生活活动能力缺陷　与肩关节活动障碍有关。

（3）焦虑、恐惧　与肩关节活动障碍程度加重、治疗效果差有关。

（4）有受伤的危险　与肩关节活动受限有关。

5. 康复护理目标

（1）患者自诉疼痛减轻，舒适感增强。

（2）患者在允许的限动范围内保持最大的活动量。

（3）患者已知自我训练肢体功能的方法。

（4）患者不出现危险及并发症。

（5）患者情绪稳定，并能积极配合治疗、护理。

6. 康复护理措施

（1）良好体位的摆放　应根据患者的颈椎状况选择合适的枕头，使患者达到一个理想的睡眠体位，仰卧位时患侧肩下应放置一薄枕，使肩关节呈水平位，健侧卧位时患肢应放置在胸前的木棉枕上，避免俯卧位。

（2）疼痛的护理　肩周炎患者的肩关节周围组织肌肉疼痛具有持久性，夜间自觉加重，影响睡眠，所以恰当地使用具有消炎镇痛或舒筋活血的药物，对疼痛有不同程度的缓解；另外，适当的物理治疗可较好地改善血液循环，消除肌肉紧张，防止粘连，减轻疼痛。

（3）运动疗法护理　正确的运动疗法是肩周炎患者康复的重要措施之一。将肩关节向各个方向进行正确的运动，能很大程度地促进患侧肩关节及周围血液循环，消炎止痛，还可通过牵伸技术消除运动功能障碍。可采用被动运动和主动运动。

① 体操棒练习。双手握住体操棒，在体前，手臂伸直，然后反复用力向上举，尽量向头后部延伸；在体后，双手握棒，用力向上举。

② 手指爬墙练习。侧面或前面站立，抬起肩周炎侧的前臂，以食指和中指贴墙，然后沿墙向上慢慢做爬墙运动。

③ 患侧手臂上举，反复摸后脑勺。患侧手于体后，上抬摸背部。如果患侧手臂活动不便，可用健侧手帮助患侧手上抬。

（4）围手术期护理　长期保守治疗如无效，则可通过肩关节粘连松解术或肩关节内下方切开手术治疗，术前和术后需指导患者进行正确的功能训练。

（5）保护肩关节　保护肩关节可预防肩关节的损伤，避免肩周炎的病情加重，可采取各种有效措施加以保护，如维持良好的姿势、维持足够的关节活动范围和肌力训练、减轻患肩的负荷、加强患肢功能的训练等。

（6）心理护理　肩关节周围炎的治疗和恢复需要较长的时间，故要给患者做详细的病情解释，使患者对肩关节周围炎的病情有一个较好的认识，并及时告知患者病情的好转情况，鼓励患者坚持体育锻炼，使患者增强战胜疾病的耐心和信心。

7. 康复教育

（1）指导患者了解肩周炎的发病原因、临床表现、康复治疗措施和预防方法。

（2）注意肩周炎的预防，如避免肩部受湿、受寒、过度劳累及外伤，加强肩部肌群力量的锻炼等。

（3）指导患者进行合理的肩关节功能锻炼，坚持体育锻炼，可进行太极拳、太极剑、保健操等适合自身特点的锻炼项目。

（4）注意饮食调养，早期饮食宜清淡、易消化，水分要充足。病情迁延不愈或久病体虚，宜适当增加滋补食品等。

（5）保持良好的心态，合理安排工作、学习和生活，树立战胜疾病的信心。

链接：小腰鼓治疗肩周炎

在山东，尤其是胶东半岛，打小腰鼓是许多女性热衷的一项传统运动。许多老太太都是靠打小腰鼓治好了肩周炎。每天打 1h 小腰鼓，坚持约两年，可告别这恼人的病。

二、颈椎病的康复护理

1. 概述

颈椎病是颈椎间盘退行性变，继发椎间关节退行性变所致的脊椎、神经、血管损害而表现的症状和体征。颈椎病是老年人群中的常见病、多发病，好发部位依次为第 5～6 椎间盘。颈椎退行性变是颈椎病发生和发展的最基本原因，不当姿势（如长期伏案工作、不良睡眠姿势等）可使颈部肌肉和颈椎处于慢性疲劳、损伤状态，外伤常是颈椎病的诱发因素。

链接：颈椎病的发病

人的颈椎骨共有 7 节，每节之间有椎间盘。颈椎是支撑头部重量的，有很大的活动范围。随着年龄的增长，容易发生颈椎退行性病变，主要表现颈椎的骨关节及韧带发生变化，出现颈椎椎管狭窄。从椎间孔穿出来的脊髓神经根部受到压迫、发炎及肿胀，因而引起颈背痛或颈臂痛。颈椎病是一种常见病和多发病，其患病率约为 3.8%～17.6%，男女之比约为 6∶1。

2. 康复治疗

颈椎病的康复治疗以缓解症状为目的，采取综合治疗方法。由于各型的病情不同，治疗方法也不完全相同。

（1）神经根型的康复治疗

① 颈椎牵引。颈椎牵引用于脊髓型以外的各型颈椎病，可加大椎间隙，缓解椎间盘压力，解除颈肌痉挛，有可能使突出的椎间盘、滑膜皱襞复位，从而减轻对神经根的压迫，并减少对椎动脉的刺激。常用枕颌带牵引。

② 按摩推拿。也是一种有效方法，但手法要轻柔，切忌重手法。

③ 颈肌锻炼。通过医疗体操加强颈背肌肉锻炼，可做颈伸、颈屈、旋转、侧屈等各方向的活动，每次 10～15min，每天锻炼 1～2 次。动作应缓慢平稳，以不引起明显疼痛为度。

④ 保护性围领的应用。

（2）脊髓型的康复治疗

① 一般禁用颈部牵引或推拿。

② 使用保护性围领，以减少颈部活动。

③ 练习下肢运动。包括肌力练习、行走练习、下肢按摩、上台阶练习、平衡练习等。

④ 中药治疗也有一定效果，主要以祛风、活血、补血为主。

（3）椎动脉型的康复治疗　可选用理疗、牵引、围领、药物治疗等。对反复发作、病情严重、经长期保守治疗无效者，也可考虑手术治疗。颈椎病的预防在于经常进行身体锻炼，做颈椎保健操，避免长时间的低头伏案工作及防止颈部着凉或损伤。应选用合适的枕头，一般以 10cm 的高度为宜，太高、太低的枕头会使颈椎长期处于前屈、后伸位，造成软组织的劳损。

链接：颈椎病的分型

颈椎病分为神经根型、脊髓型、交感神经型和椎动脉型等，要注意区分不同类型导致的临床表现差异。神经根型有颈、肩疼痛，向前臂和手指放射，以及手麻等老百姓熟知的表现。其他类型也要注意掌握，如椎动脉型的典型症状为转头时突发眩晕、“天旋地转”、恶心、呕吐，易被误诊是梅尼埃综合征等疾病。

3. 主要功能障碍及康复护理评估

（1）主要功能障碍　各种类型的颈椎病出现的功能障碍有所差异，根据受累组织和结构的不同，颈椎病分为颈型（又称软组织型）、神经根型、脊髓型、交感型、椎动脉型、其他型（目前主要指食管压迫型）。如果两种以上类型同时存在，称为“混合型”。

① 神经根型。表现一侧或双侧上肢麻木，颈肩部疼痛，可放射至上臂、前臂、手指及前胸，握力减弱，颈椎僵硬、活动受限。

② 脊髓型。颈椎病变压迫脊髓时，多表现为下肢运动麻木、沉重。上肢症状不明显，肌张力增高，肌力减弱，严重者可出现四肢瘫痪，卧床不起。

③ 椎动脉型。当颈椎间盘变性，使椎间隙变狭，小关节错位，产生的骨刺伸入椎间孔并压迫神经根，或压迫椎动脉，这就发生椎动脉型颈椎病。表现头痛、眩晕、恶心、呕吐，有时可突然昏厥而摔倒。

（2）康复护理评估　对颈椎病患者的生理、精神心理、日常生活能力（ADL）、营养、环境进行康复护理评定。临床上还进行颈椎活动度范围，颈椎病试验（前屈旋转试验、椎间孔挤压试验、臂丛神经牵拉试验、上臂后伸试验），颈椎的感觉、运动、反射等康复评定。

① 疼痛。疼痛是最常见的症状，疼痛的部位与病变的类型和部位有关，一般有颈后部和肩部的疼痛。神经根受到压迫或刺激时，疼痛可放射到患侧上肢及手部。若头半棘肌痉挛，可刺激枕大神经，引起偏头痛。

② 颈椎活动范围评估。颈椎的屈曲与伸展的活动度，寰枕关节占 50%，旋转度寰枢关节占 50%，所以，上颈椎的疾病最易引起颈椎活动度受限。神经根水肿或受压时，颈部出现强迫性姿势，影响颈椎的活动范围。

A. 旋转。嘱患者在尽可能舒服的情况下向一侧转头，然后再向另一侧转头。旋转的范围为 70°。肌紧张定位明确提示肌肉张力增高，疼痛弥散提示软组织受刺激或炎症，局限性疼痛提示关节突综合征或关节囊受刺激。

B. 伸展。嘱患者在尽可能舒服的情况下向上看。在颈椎主动伸直过程中，患者应能在感觉很舒服的情况下看到天花板。伸展使关节突关节间隙及椎间孔截面积减小，如果存在关节突关节固定或关节囊刺激，则会引发局限性疼痛。伸展时枕骨下肌群紧张，会引起枕骨下区疼痛；如果颈前肌群已受损，则会引起颈前区疼痛。肩头区或肩胛区的牵涉剧痛提示神经根疾患。

C. 屈曲。嘱患者在尽可能的情况下屈头至前胸部。在颈椎主动屈曲时，下颌与前胸间有两个手指尖宽的距离属于正常范围。屈曲时，椎骨关节突关节张开，使关节疾患得到缓解。然而，屈曲会拉伸包括颈椎伸肌与斜方肌在内的颈背部与肩部的肌肉，引起牵拉感和疼痛。

D. 侧屈。嘱患者使耳朵尽可能地向肩部靠。正常侧屈范围约45°，即头与肩成角的一半。侧屈时同侧疼痛通常提示关节疾患，对侧疼痛或紧张通常提示肌肉损伤或肌张力增加。侧屈使同侧关节突关节间隙和椎间孔截面积减小，可引发肩头的弥散性牵涉痛。如果有关节刺激，则疼痛可牵涉至肩胛区。若有神经根刺激，侧屈可引发臂或手相应皮节的剧痛、麻木或麻刺感。颈部侧屈受限则提示关节囊纤维化或退变性关节病。

(3) 肌力评估

① 徒手肌力评估法。对易受累及的肌肉进行肌力评定，并与健侧对照。常评定的肌肉如下。

冈上肌（冈上神经 C_3）：作用为外展、外旋肩关节。

三角肌（腋神经 C_5、腋神经 C_6）：作用为屈曲、外展、后伸、外旋、内旋肩关节。

胸大肌（胸内、外神经 $C_5\sim T_1$）：作用为肩关节屈曲、内收、内旋。

肱二头肌（肌皮神经 C_5、肌皮神经 C_6）：作用为肘关节屈曲、前臂旋后。

肱三头肌（桡神经 C_5、桡神经 C_6）：作用为肘关节伸展。

伸腕肌（桡神经 C_6、伸腕肌 C_7）：作用为腕关节伸展。

骨间肌（尺神经 $C_8\sim T_1$）：作用为手指内收、外展。

② 握力测定。使用握力计进行测定，测试姿势为上肢在体侧下垂，用力握2～3次，取最大值，反映屈指肌肌力。正常值为体重的50%以上。

4. 康复护理诊断

(1) 肩颈痛、颈部活动受限　与脊神经根直接受压或刺激导致神经、血管、脊髓等受损有关。

(2) 自理能力缺陷　与神经、脊髓受压使活动受限有关。

(3) 有受伤的危险　与手部肌无力、四肢乏力等有关。

(4) 焦虑、恐惧、情绪差　与病情反复发作，临床表现多样化有关。

(5) 潜在并发症　肢体运动感觉障碍、窒息。

5. 康复护理目标

(1) 患者自诉疼痛减轻，舒适感增强。

(2) 患者在允许的限动范围内保持最大的活动量。

(3) 患者已知自我训练肢体功能的方法。

(4) 患者不出现危险及并发症。

(5) 患者情绪稳定，并能积极配合治疗、护理。

6. 康复护理措施

(1) 持头颈部的良好姿位

① 保持良好的睡姿。选择软硬适宜的床，同时选择合适的枕头。睡眠的理想体位是头颈部保持自然仰伸位，胸部及腰部保持自然曲度，双髋及双膝略呈屈曲状。

② 维持正确的工作体位。长期伏案工作是颈椎病发生、发展和复发的重要原因之一。因此伏案工作时每隔1～2h需让头颈部向各方向运动几分钟。在日常生活中也要保持正确的

站姿和坐姿。

(2) 围领及颈托　围领和颈托可起到制动和保护颈椎、减少对神经根的刺激、减轻椎间关节创伤性反应、并有利于组织水肿消退和巩固疗效、防止复发的作用。围领和颈托可应用于各型颈椎病患者，对急性发作期患者，尤其对颈椎间盘突出症、交感型及椎动脉型颈椎病的患者更为合适。

(3) 牵引　牵引是治疗颈椎病的常用方法之一，简便易行、效果明显，适用于各种类型的颈椎病，但对颈型和神经根型效果最好。颈椎牵引有助于解除颈部肌肉痉挛，使肌肉放松，缓解疼痛；松解软组织粘连，牵伸挛缩的关节囊和韧带；改善或恢复颈椎的正常生理弯曲；使椎间孔增大，解除神经根的刺激和压迫；拉大椎间隙，减轻椎间盘内压力。调整小关节的微细异常改变，使关节嵌顿的滑膜或关节突关节的错位得到复位。颈椎牵引治疗时必须掌握牵引力的方向（角度）、重量和牵引时间三大要素，才能取得牵引的最佳治疗效果。在牵引前应告知患者牵引治疗的有关原理，并严格掌握适应证，在牵引治疗过程中要仔细观察患者的身体反应，如发现有恶心、头晕或窒息等情况时，要立即停止牵引或调整牵引的重量、方向和时间。

(4) 运动疗法　运动疗法可增强颈与肩胛带肌肉的肌力，保持颈椎的稳定，改善颈椎各关节功能，防止颈部僵硬，矫正不良体姿或脊柱畸形，促进机体的适应代偿能力，防止肌肉萎缩、恢复功能、巩固疗效、减少复发，多在缓解期使用。常用颈部旋转运动、仰头运动、左右摆头运动等，必要时可以让患者学习颈椎操。

(5) 推拿护理　根据患者的病情选择合适的推拿手法，如使用不当可出现颈椎骨折、脱位、脊髓损伤等并发症，因此护理人员应注意观察患者在推拿后的身体反应情况。

(6) 物理因子及其他　物理因子治疗的主要作用是扩张血管、改善局部血液循环，解除肌肉和血管的痉挛，消除神经根、脊髓及其周围软组织的炎症、水肿，减轻粘连，调节自主神经功能，促进神经和肌肉功能恢复。

常用治疗方法：直流电离子导入疗法、低频调制的中频电疗、超短波、超声波、超声电导靶向透皮给药、高电位疗法、光疗、磁疗等。另外手法康复护理学和针刺对颈椎病也有很好的疗效，临床经常应用。

(7) 心理护理　颈椎曲度和重心关系受到情绪等影响。绝大多数颈椎病患者预后良好，如果护理和预防措施到位的话，患者的生存质量基本不受影响。故护理人员要做好颈椎病患者的心理护理，解除其不安和恐惧心理，充分调动其配合治疗的积极性。

7. 康复教育

(1) 颈椎病患者常常遭受长期病痛折磨，工作、生活深受其害，往往心理压力大。让患者正确认识颈椎病，树立战胜疾病的信心，要消除恐惧悲观心理，同时要鼓励患者积极治疗。恢复期和无任何症状者，可以每日做颈椎保健操。

(2) 教导患者日常生活活动，提出防治措施，避免风寒、潮湿和颈部外伤，戒烟酒，避免过度劳累，预防和控制咽喉部的炎症，避免长期低头姿势，改变不良的工作和生活习惯，如卧床阅读、看电视、无意识的甩头动作等都有重要意义。

(3) 避免头颈部外伤的发生。

(4) 纠正其不良习惯。选择合适的枕头也是预防颈椎病的重要措施，一般来说，枕头的合适高度是自己拳头的1.5倍。枕芯填充物不要太软，最好用荞麦皮、稻壳、绿豆壳等透气好、经济实惠的物质作枕芯。

(5) 指导患者进行持续、正确的体育锻炼，锻炼时需注意运动的量和强度，同时要注意禁忌证，如心肺功能严重不良者、血压过高和体质特别虚弱者。

链接：椎动脉型颈椎病发病机制

从现代医学看，椎动脉型颈椎病多伴有颈椎骨质增生等退行性变，从而引起椎动脉受累。椎动脉是椎基底动脉系统的主要动脉，椎动脉供应脑部的血液约占心排血量的1/6，每分钟通过椎动脉的血流量为4.5ml。当颈椎出现骨质增生、移位、退变，以及椎体周围软组织水肿、炎症、粘连、痉挛等时，会使椎体正常解剖位置发生改变，导致椎动脉受压、扭曲、折叠，造成椎动脉的弯度、口径、走行改变而使供血减少。因此，血流动力学因素在椎基底动脉缺血的发病机制中起着重要作用。

有研究表明，推拿对椎动脉形态学改变性血流速异常具有双向调节作用，推拿治疗前后的椎动脉血管比较，其形态学发生明显的逆转性改变，提示这种逆转性改变对椎动脉供血改善具有重要意义。

实践项目

任务10-1　全范围关节活动评估

郭先生，今年52岁，右肩部钝痛或刀割样痛半年，右手抬举困难，去医院检查，诊断为肩关节周围炎。患者自起病来，精神、饮食、睡眠可，大小便正常。体力体重较前稍下降。

请对患者进行全范围关节活动训练。

目的	①维持关节活动度，预防关节僵硬、粘连和挛缩； ②恢复关节功能，维持肌张力； ③促进血液循环，有利于关节营养的供给	
准备	①用物准备　洗手液； ②环境准备　病室整洁、安静、安全，温湿度适宜；病床处于刹车状态； ③护士准备　衣帽整洁、洗手、戴口罩； ④老年人准备　心情舒畅，体位舒适，避免过度疲劳	
方法	交谈、观察、制定康复措施	
实施	评估	①评估患者年龄、病情、自理能力； ②评估患者心理反应和合作程度
	核对、解释	①核对医嘱执行单、床号、姓名、腕带； ②解释关节功能锻炼的目的、方法和注意事项，取得患者配合
	操作准备	①协助患者穿上宽松衣服、取仰卧位，肢体充分放松，患者尽量靠近护士，并面向护士； ②调节床至合适高度，移开床旁椅，盖被折向床尾

续表

实施	关节活动锻炼	①活动关节前，护士的手做环状或支架支撑关节远端的肢体； ②依次对上肢单关节(指、腕、肘、肩关节)进行外展、内收、伸展、屈曲、内旋、外旋等关节活动范围练习； ③依次对下肢单关节(趾、踝、膝、髋关节)进行外展、内收、伸展、屈曲、内旋、外旋等关节活动范围练习； ④每组动作5～10次(2～3组/日)，患者出现疼痛、疲劳、痉挛或抵抗反应时，应停止操作； ⑤运动结束后，询问患者有无不适，为患者测量生命体征
	整理、记录	①整理，洗手； ②记录活动项目、次数、时间及关节活动度的变化
参考标准	参考"肩关节炎的护理及康复措施"	
注意事项	①活动前，全面评估患者疾病情况、心肺功能、活动能力及关节现存功能，根据具体情况制定康复目标和运动计划； ②活动前，保持病室安静整洁、温湿度适宜，协助患者更换舒适、宽松衣物，以便活动，保护患者隐私； ③活动中，观察患者对活动的反应及耐受性，有无关节僵硬、疼痛和肌肉痉挛等不良反应，如有异常及时报告医师给予处理； ④对骨折、关节脱位、肌腱断裂、急性关节炎患者进行关节功能锻炼应在临床医师和康复医师指导下完成，若为心脏病患者，注意观察有无胸痛，心率、血压变化，避免诱发心脏病； ⑤活动后，及时、准确记录运动时间、内容、次数、关节活动变化及患者反应； ⑥操作中要正确运用人体力学的原理，以减少疲劳	
评价	①准备充分，方法运用恰当； ②康复措施完整、客观、准确，符合度高； ③沟通良好	
问题	①请对患者进行康复评定； ②对该患者应采取哪些康复护理措施？	

任务10-2 肢体障碍功能训练

陈凤丽，女，年龄82岁，现住济南市市中区××养老院。今年6月在自己家中滑倒，导致右腿骨折，虽然曾在医院治疗过一段时间，但是没能治愈。3个月后又一次摔倒，虽然没有很严重的伤，但是老人却因此很消极、悲观。同时老人右手自1990年开始中风，一直没有治愈。出现肢体功能障碍。

请帮助肢体障碍老年人进行功能训练。

目的	①维持关节活动度，预防关节僵硬、粘连和挛缩； ②恢复关节功能，维持肌张力； ③促进血液循环，有利于关节营养的供给

续表

<table>
<tr><td>准备</td><td colspan="2">①用物准备 洗手液；
②环境准备 病室整洁、安静、安全，温湿度适宜，病床处于刹车状态；
③护士准备 衣帽整洁、洗手、戴口罩；
④老年人 心情舒畅，体位舒适，避免过度疲劳</td></tr>
<tr><td>方法</td><td colspan="2">交谈、观察、制定康复措施</td></tr>
<tr><td rowspan="4">实施</td><td>床上翻身</td><td>让老年人仰卧，健侧先屈髋、屈膝，健侧手握住患侧手，双手上肢前伸 90°，头转向要转向的一侧，用健侧上带动患上肢来回摆动 2～3 次后，借助惯性向患侧或健侧，熟练后上述动作可一次完成</td></tr>
<tr><td>坐位训练</td><td>①静态平衡训练 用健侧手握住患侧手，双手上肢前伸 90°来保坐位平衡；
②自动平衡训练 让老年人去取不同方向、高度的目标物或转移物品，由近渐远增加困难程度；
③动态平衡 即在静态平衡下护理员从前后左右各个不同方向给老年人施加推力，打破静态平衡，使老年人尽快调整达到平衡状态</td></tr>
<tr><td>站位训练</td><td>①站立训练 站立位平衡还需要膝、踝、髋关节稳定控制；
②膝关节稳定性控制 训练在站立位下尽可能患肢持重，上肢可扶持平衡杠或桌椅进行患膝 0～15°范围内的、有控制的缓慢活动</td></tr>
<tr><td>步行训练</td><td>①手杖步行 采用三点支持步行；
②上、下楼梯训练 上楼先上健腿，后上患腿；下楼先下患腿，再下健腿</td></tr>
<tr><td>参考标准</td><td colspan="2">参考“肢体障碍老年人功能康复训练的方法”</td></tr>
<tr><td>注意事项</td><td colspan="2">①康复训练过程中，护理员要随时观察老年人的反应；
②发现异常立即停止；
③老年人的表现有进步时要及时给予鼓励，并适当奖励；
④与老年人沟通康复训练的感受；
⑤及时记录老年人训练的情况；
⑥发现问题及时改进</td></tr>
<tr><td>评价</td><td colspan="2">①准备充分，方法运用恰当；
②康复措施完整、客观、准确，符合度高；
③沟通良好</td></tr>
<tr><td>问题</td><td colspan="2">肢体障碍的康复训练包括哪些内容？</td></tr>
</table>

拓展项目

复习项目

重点串联

老年人的基本康复护理		
概述	目的	减轻患者的痛苦→促进康复→最大限度地恢复生活自理能力→提高生活质量
	原则	①强调自我护理为主； ②"功能评估"和"功能锻炼"贯穿护理过程的始终； ③高度重视心理护理； ④注重团队协作和配合； ⑤加强健康教育和指导
	内容	①预防继发性残疾和并发症的发生； ②日常生活活动能力的训练； ③功能训练； ④假肢、矫形器、自助器、助行器的使用指导及训练； ⑤心理护理； ⑥营养护理
康复评定	过程	初期评定→康复护理诊断→护理目标→制订护理计划→实施护理方案→中期评定→调整改进护理计划→实施新护理方案→末期评定→确定出院后护理目标→社区评定→社区康复护理计划→实施社区康复护理→康复
	内容	运动功能评定→精神心理功能评定→语言与吞咽功能评定→社会功能评定→电诊断
	分期	初期→中期→末期
	目的	明确患者功能障碍→确定患者目前的功能状况或残余功能→确定康复治疗手段→制订康复目标→判定治疗效果→实施评定效果
	常用技术	肌力评定
常见病的康复护理	肩周炎	概述→康复治疗→主要功能障碍及康复护理评估→康复护理诊断→康复护理目标、康复护理措施→康复教育
	颈椎病	概述→康复治疗→主要功能障碍及康复护理评估→康复护理诊断→康复护理目标、康复护理措施→康复教育

考点导航

一、单项选择题

1. 关于康复评定的意义如下，但哪一项应除外？（　　）

A. 评定功能障碍的性质、部位、范围、程度、发展趋势

B. 又称疾病诊断，是寻找疾病病因和诊断

C. 评估康复疗效

D. 确定康复治疗目标

E. 制订康复计划的依据

2. 康复评定一般至少进行几次？（　　）

A. 1次　　B. 2次　　C. 3次　　D. 4次　　E. 5次

3. 康复的主要对象是（　　）

A. 患者　　B. 病伤残者　　C. 有功能障碍者
D. 疼痛患者　　E. 所有人

4. 关于康复论述不正确的是（　　）
A. 康复是一种观念、指导思想　　B. 康复工作在疾病后期进行
C. 康复需要环境和社会作为一个整体来参与
D. 康复要求残疾者本人、其家庭及所在社区均参与康复服务计划的制订和实施
E. 康复必须渗透到整个医疗计划内

5. 世界卫生组织修订的康复定义最重要的是增加（　　）
A. 教育的措施　　B. 职业的措施　　C. 社会的措施
D. 康复工程的措施　　E. 使残疾人不受歧视地成为社会的整体

6. 要取得康复医疗最佳效果的时机应是（　　）
A. 出现功能障碍后　　B. 疾病的慢性阶段　　C. 伤病的急性期和恢复早期
D. 病前早期预防　　E. 抢救生命时

7. 康复医学的主导方针应是（　　）
A. 预防疾病　　B. 治疗慢性病　　C. 减轻或消除功能障碍
D. 减轻病痛　　E. 促进身心健康

8. 什么是康复？（　　）
A. 病愈出院　　B. 恢复　　C. 使用各种手段减轻残疾影响
D. 体疗加理疗　　E. 疗养就是康复

9. 现代医学模式是（　　）
A. 生物学模式　　B. 心理学模式　　C. 社会学模式
D. 整体观模式　　E. 生物-心理-社会模式

10. 康复护理不强调（　　）
A. “自我护理”和“协同护理”
B. “特别护理”和“周到的照顾”
C. 鼓励家属参与
D. 充分发挥伤病残者的潜能
E. 心理护理

二、多项选择题

1. 老年康复护理的原则有（　　）
A. 强调自我护理为主原则
B. “功能评估”和“功能锻炼”贯穿护理过程的始终原则
C. 高度重视心理护理原则
D. 注重团队协作和配合原则
E. 加强健康教育和指导

2. 老年康复护理的内容有（　　）
A. 预防继发性残疾和并发症的发生　　B. 日常生活活动能力的训练
C. 功能训练　　D. 心理护理　　E. 营养护理

3. 老年康复评定内容有（　　）
A. 运动功能评定　　B. 精神心理功能评定　　C. 语言与吞咽功能评定
D. 社会功能评定　　E. 电诊断

4. 老年康复评定目的包括（　　）
A. 明确患者功能障碍

B. 确定患者目前的功能状况或残余功能

C. 确定康复治疗手段　　D. 制订康复目标　　E. 判定治疗效果

5. 颈椎病的分型主要包括（　　）

A. 神经根型　　B. 脊髓型　　C. 交感神经型

D. 椎动脉型　　E. 其他

三、思考题

1. 老年康复护理的目的是什么？

2. 老年康复护理的原则是什么？

3. 康复评定的内容有哪些？

4. 颈椎病的康复护理措施有哪些？

5. 肩周炎的康复护理措施有哪些？

（颜丽桥　赵　健　王世芳）

PPT 课件

第十一章 老年人的临终护理

随着人口老龄化的发展以及疾病谱的转变，慢性非传染性疾病（如恶性肿瘤、心脏病、心脑血管疾病、糖尿病等）终末期患者增多，社会对临终关怀的需求越来越强烈。临终关怀在整个卫生保健体系中的地位日益重要，和预防、治疗一起成为当代卫生保健系统中的三大基本组成部分。

那么，护士应如何对临终老年人进行护理，从而提高他们临终前的生活质量呢？

预习项目

案例 11

张某，男，89 岁，患高血压 20 余年，脑癌晚期。两个月前，患者因脑出血再次入院治疗。患者入院时意识不清，左侧瞳孔 4.5mm、右侧瞳孔 4mm，对光反射弱，左侧肢体肌力 0 级，右上肢肌力 2 级，右下肢肌力 1 级，左侧巴氏征阳性。头部 CT 显示脑出血，胸部透视提示慢性支气管炎、两下肺感染、肺气肿，大小便失禁，血压 175/103mmHg，空腹血糖 10.8mmol/L。血象：白细胞 11×10^9/L，中性粒细胞 80%。经住院治疗后病情得到一定程度的缓解，患者意识恢复，左侧偏瘫，生活不能自理。

情景提问及任务分组

任务	分组	组长
问题一：请进一步收集张某的相关健康资料	A 组	
问题二：张某现在处于临终状态吗？	B 组	
问题三：护士应当如何对张某进行临终护理？	C 组	

讨论：

①张某是否已经进入临终期？

②护士应当如何帮助患者对死亡做好充分准备并提高其临终生活质量？

③护士应如何对患者家属提供有效帮助？

学习项目

学习目标	掌握： ①临终关怀的概念。 ②临终老年人的心理问题及护理。 ③老年人临终前常见的症状和护理。
	熟悉： ①影响我国老年人临终关怀的主要因素。 ②老年人对待死亡的心理类型。 ③老年人死亡教育的内容。 ④对丧偶老年人的哀伤辅导。
	了解： ①老年人临终关怀的现状。 ②老年人临终关怀的意义。

第一节 临终关怀

人的一生都要经历从生到死的过程。死亡作为一种不可避免的客观存在，是每个人都无法抗拒的命运。临终是人生必然的发展阶段，在人生最后旅途中最需要的是关爱和帮助。护理人员在临终关怀中发挥着重要的作用，所以应当掌握相关的理论知识和技能，了解患者身心两方面的反应，帮助临终患者减轻痛苦以提高其生存质量。

自19世纪以来出现的临终关怀是实现人生临终健康的一种重要方式，也是医学人道主义精神的具体体现，是贯穿生命末端全程、立体式的卫生服务项目。临终关怀作为一种社会文化现象，越来越被社会认可和重视，享受临终关怀是人的一项基本权利。

一、临终关怀的概念及研究内容

1. 临终关怀的概念

“临终关怀”一词源于中世纪，又称善终服务、安宁照顾、终末护理、安息护理等。临终关怀（hospice care）是一种特殊的卫生保健服务，指由社会各层次人员（如护士、医生、社会工作者、志愿者，以及政府和慈善团体人士等）组成的临终关怀团队，向临终患者及其家属提供包括生理、心理和社会等方面的一种全面性支持和照料。其目的在于缓解临终患者极端的病痛，维护临终患者的尊严，提高其生存质量，使其能够无痛苦、舒适地度过人生最后旅程，并使家属的身心健康得到维护和增强。

临终关怀学是一门探讨临终患者生理、心理特征，和为临终患者及其家属提供全面照料的，以实践规律为研究内容的新兴学科。根据研究的范围和内容，临终关怀学可分为临终医学、临终护理学、临终心理学、临终关怀伦理学、临终关怀社会学及临终关怀管理学等分支学科。

2. 临终关怀的研究内容

（1）临终患者及家属的需求

① 临终患者的需求。包括生理、心理及社会方面的需求。

② 临终患者家属的需求。包括家属对临终患者的治疗和护理需求、心理需求及为其提供殡丧服务等。

(2) 临终患者的全面照护 包括患者的医疗护理、生活护理、心理护理，尤其应注意控制临终患者的疼痛，并给予相应的心理照护。临终关怀的核心是控制疼痛及其他主要的不适，如恶心、呕吐、便秘、食欲下降、吞咽困难、抑郁、意识障碍、惊厥及呼吸困难等，因为这些不适时刻困扰着患者并使他们产生不适、焦虑甚至恐惧。

(3) 临终患者家属的照护 主要是为其提供情感支持。

(4) 死亡教育 死亡教育是探讨生与死的教学过程，是运用与死亡有关的医学、护理学、心理学，以及精神、经济、法律、伦理学等知识对人们进行教育，帮助人们树立正确的生死观、生命价值观、生命伦理观，使受教育者更加珍爱生命、欣赏生命、减少盲目的轻生和不必要的死亡，并正确对待和接受死亡。

死亡教育内容包括一切涉及濒死与死亡问题的知识与领域，分为三大类，即死亡的本质、对待濒死和死亡的态度与情绪及对残废与濒死的调适处理。死亡教育的对象包括临终患者及其家属。对临终患者进行死亡教育的目的是帮助其消除对死亡的恐惧，学习“准备死亡、面对死亡、接受死亡”；对临终患者家属进行死亡教育的目的是帮助他们适应患者病情的变化和死亡，帮助他们缩短哀伤过程，认识自身继续生存的社会意义和价值。

(5) 临终关怀模式 临终关怀模式是临终关怀工作的总体观点、态度，以及提供照护的标准和形式。临终关怀模式是在医学模式的基础上形成和发展的。随着世界各地临终关怀运动的开展，现代“临终关怀模式”逐渐形成和发展为“多学科-整体性-姑息照护模式”。应该指出的是，由于东西方文化的不同，导致患者对死亡的态度存在着很大差异，这种差异决定了我国的临终关怀项目应具有自己的特色。因此，探讨适合我国国情的临终关怀模式和特点，并从社会学角度寻求因地制宜地开展工作的途径是该项研究的重要内容之一。

(6) 其他 包括研究临终关怀机构所采用的医疗体系，临终医师应遵循的医疗护理原则，临终关怀机构的管理、实施的研究与实践，临终关怀工作人员的构成与培训，临终关怀与其他学科的关系，临终关怀与社会发展的关系等。

二、临终关怀的发展

古代的临终关怀，在西方可以追溯到中世纪西欧的修道院和济贫院，当时，那里可以作为危重患者及濒死的朝圣者、旅游者得到照料的场所，使其得到最后的安宁。在中国可以追溯到两千多年前的春秋战国时期祖国医学中的临终关怀思想。

1. 国外

现代临终关怀的建立，是以英国桑德斯博士 (D. C. Saunders) 及其创办的圣·克里斯托弗临终关怀医院为标志的。1967 年，桑德斯博士在英国伦敦成立了圣·克里斯托弗临终关怀医院，这是世界上第一家现代临终关怀医院，被赞誉为“点燃了世界临终关怀运动的灯塔”。

此外，美国、加拿大、日本、阿根廷、法国、澳大利亚及南非等许多国家都相继开展了临终关怀的工作。加拿大 1975 年在蒙特利尔创办了第一所临终关怀院。日本淀川基督教医院附设的临终关怀中心成立于 1984 年，该中心收留了很多需要照顾的临终患者并积累了大量的临床资料和科研数据。近二三十年，临终关怀在世界范围内有了长足的发展。

2. 国内

自 20 世纪 80 年代以来，我国相继创办了临终关怀服务机构，开展了临终关怀临床实践与研究。20 世纪 90 年代以来，我国各地建立的不同类型的临终关怀机构已超过 200 家，大约有近万名医务人员从事临终关怀工作。2001 年，香港李嘉诚基金会启动“全国宁养医疗服务计划”，在全国 15 个省市 32 家著名医院设立临终关怀服务机构——宁养院，进一步推动了我国临终关怀事业的发展。2006 年 4 月，中国生命关怀协会成立，该协会的成立标志着我国的临终关怀事业进入了一个新的发展时期。

我国的临终关怀事业受到了政府的高度重视。2004 年国内有的地区医院评审标准中新增了临终关怀的内容。2005 年，中国老龄事业发展基金会启动了以关注高龄老年人养老问题、建立和完善老年人临终关怀服务机制，在 300 个大中城市建立“爱心护理院”，专门为老龄重病的老年人们提供临终关怀服务。

2008 年 1 月，中国生命关怀协会组织开展了“中国城市临终关怀服务现状与政策研究”的调查，这次调研可视为我国城市范围临终关怀服务现状的重要调查，其成果具有非常重要的现实意义和启示性意义。此外，据 2011 年初卫生部出台《护理院基本标准（2011 版）》要求，护理院要设临终关怀科，每床至少配备 0.8 名护理人员，临终关怀科应增设家属陪伴室，这充分体现了政府对临终关怀事业发展的重视。

三、临终关怀的意义

我国步入老龄化社会后，家庭规模缩小、功能弱化，老年人的照护尤其是临终关怀问题就突显了出来。老年人对临终关怀的需求更为普遍和迫切。因此，发展老年临终关怀事业，具有重要的意义。

1. 提高老年临终者的生存质量，维护生命的尊严

目前，较多的临终老年人在生命的最后一段日子里，不是在舒适、平静中度过，而是处于现代医疗技术、麻醉、药物的控制下，死亡之前均有接受侵入性治疗等痛苦的经历，身上插着各种管子，充满了恐惧、痛苦和无奈。临终关怀则为临终老年人及家属提供心理上的关怀与安慰，帮助临终者减少和解除躯体上的痛苦，缓解心理上的恐惧，维护尊严、提高生命质量，使患者平静、安宁、舒适地抵达人生的终点。因此，临终关怀护理是满足老年人“老能善终”的较好举措。

2. 安抚家属子女，解决老年人家庭照料困难

临终关怀将家庭成员的工作转移到社会，不仅是满足老年人自身的需要，同时也满足其家属和子女的需要。临终关怀能够减轻患者家属在亲人临终阶段及亲人死亡时带来的精神痛苦，并可以帮助他们尽快接受亲人死亡的现实，顺利度过居丧期，缩短悲伤过程。另外，对于一些低收入的家庭来说，临终关怀不仅可以让老年人走得安详，让患者家属摆脱沉重的医疗负担，同时也安慰了他们的亲属子女，让他们更好地投身到自己的事业中去，也不至于受到社会的指责。因此，临终关怀是解决临终老年人家庭照料困难的一个重要途径。

3. 节省费用，减少医疗资源的浪费

临终关怀不追求猛烈的、可能给患者增添痛苦或无意义的治疗，但要求医务人员以熟练的业务和良好的服务来控制患者的症状。对于那些身患不治之症且治疗无效的患者来说，接受临终关怀服务可以减少大量甚至是巨额的医疗费用。尽管社会在临终护理方面支出的费用较高，但也同时节省了大量无效治疗的费用。如果将这些高额无效的费用转移到其他有希望救助的患者身上，它将发挥更大的作用，医疗保险费用能够获得最大的效益。同时建立附设的临终关怀机构，即综合医院内的专科病房或病区，不仅可以解决目前大多数医院利用力不足、资源闲置浪费的问题，又可以综合利用医院现有的医护人员和仪器设备。因此，临终关怀为节约医疗资源、有效利用有限资源提供了可能。

4. 转变观念，真正体现人道主义精神

推广临终关怀是一场观念上的革命。一方面教育人们要转变死亡的传统观念，无论是临终者、家属及医护人员都要坚持唯物主义，面对现实，承认死亡；另一方面，承认医治对某些濒死患者来说是无效的客观事实，而通过临终关怀来代替医疗资源的无谓浪费，合理分配、利用有限的卫生资源，以保证卫生服务的公平性和可及性。它实质上体现了对患者及大多数人真正的人道主义精神。因此，临终关怀不仅是社会发展与人口老龄化的需要，也是人类文明发展的标志。

四、影响我国老年人临终关怀的主要因素

我国临终关怀事业在近 30 年中取得了长足的进步，但是发展还不平衡。当前影响我国老年临终关怀的主要因素有以下几个方面。

1. 医务人员对临终关怀知识缺乏

目前，由于缺乏相应的培训，大多数医务人员对临终关怀的概念并不熟悉，对临终患者仍采取“治疗为主”的服务方式，也未全面开展对临终患者家属提供的相应服务。整个医疗保健系统对临终关怀还没有形成一个统一、积极的伦理大环境。因此，尽管知道是临终患者，还总是想方设法用药物和设备去挽救其生命，每天仍有大量的人力、物力投入到临终患者身上，既给患者自身造成了极大的痛苦，也造成医疗资源极大的浪费。

2. 服务机构和资金来源不足

我国是发展中国家，经济水平制约着临终关怀事业的发展。目前，临终关怀机构还不属于慈善范围，政府没有专门的资金，绝大多数临终关怀机构没有纳入国家医疗保障体系当中。临终关怀机构还要靠医疗收入来维持，医院为维持运转需要向患者收取相应的费用，这无疑使部分低收入老年人望而却步，也影响了临终关怀事业的发展。

3. 传统观念的束缚，临终关怀教育尚未普及

一方面，由于长期受传统的死亡观、伦理观的影响，人们对死亡采取否定、回避的负面态度，也有人误将临终关怀理解为“安乐死”。迄今为止，全社会对临终关怀、死亡教育还未普遍开展，人们对“生”的问题研究较多，对“死”则知之甚少。由于不了解死亡的相关知识，许多人缺乏对死亡的精神准备。因此，死亡过程就变成一种陌生而神秘的过程，“死亡”也成为忌讳提及的话题。

另一方面，家属受传统伦理“孝道”意识的影响，担心让老年人接受临终关怀，会背上“不孝之名”。面对濒死的患者要放弃治疗而转为以护理为主的临终关怀很难抉择。很多人都接受不了亲人在最后的时刻由别人照看，认为只有守着亲人才能够表达孝心。因此，临终关怀的推行也受到了影响。

链接：老年临终关怀与“安乐死”的不同之处

第一，概念渊源不同。临终关怀是桑德斯博士于 20 世纪 60 年代提出来和创立的；“安乐死”是由患者首先提出来的，是患者的自我要求。

第二，伦理价值的依据或出发点不同。临终关怀具有浓厚的人道主义色彩，它的医学伦理原则是传统的伦理道德，强调对临终者的同情、关怀和照顾；“安乐死”的伦理有两个出发点，一是患者有选择生死的权利，二是功利伦理观，即临终者对社会和亲人的最后一次回报。

第三，关注的范围和焦点不同。临终关怀是缓解、消除临终者的生理疼痛；“安乐死”是使死亡时间缩短。

第四，社会接受程度不同。临终关怀是在社会的欢迎氛围中产生和发展起来的；“安乐死”从产生到目前一直处于争论之中。

五、临终关怀的理念和组织形式

1. 临终关怀的理念

(1) 以照料为中心　临终关怀是针对各种疾病晚期、治疗不再生效、生命即将结束者进行的照护，一般在死亡前3～6个月实施临终关怀。对这些患者，不是通过治疗疾病使其免于死亡，而是通过对其全面的身心照料，提供临终前适度的姑息性治疗，控制症状，减轻痛苦，消除焦虑、恐惧，获得心理、社会支持，使其得到最后的安宁。因此，临终关怀是从以治愈（cure）为主的治疗转变为以对症为主的照料（care）。

(2) 维护人的尊严和权利　实行人道主义，使临终患者在人生的最后历程同样得到热情照顾和关怀，体现生命的价值、生存的意义和尊严。医护人员应注意维护和保持患者的价值、尊严和权利，在临终照料中应允许患者保留原有的生活方式，尽量满足其合理要求，维护患者个人隐私和权利，鼓励患者参与医护方案的制订等。尊重生命的尊严及尊重濒死患者的权利，充分体现临终关怀的宗旨。

(3) 提高临终患者生命质量　临终关怀不以延长临终患者的生存时间为目的，而以提高临终阶段的生存质量为宗旨。对濒死患者生命质量的照料是临终关怀的重要环节，减轻痛苦使生命品质得到提高，给临终患者提供一个安适、有意义、有希望的生活，在可控制的病痛下与家人共度温暖时光，使患者在人生的最后阶段能够体验到人间的温情。

(4) 加强死亡教育以使其接纳死亡　临终关怀将死亡视为生命的一部分，承认生命是有限的，死亡是一个必然的过程。虽然医务人员已经尽力对患者进行了治疗和护理，但仍不可避免地有患者因疾病不能治愈而死亡。临终关怀强调把健康教育和死亡教育结合起来，从正确理解生命的完整与本质入手，完善人生观，增强健康意识，教育临终患者把“生命的有效价值”和“生命的高质量”两者真正统一起来，善始善终，以健全的身心走完人生的旅途。

(5) 提供全面的整体照护　也就是全方位、全程服务。包括对临终患者的生理、心理、社会等方面给予关心和照护，为患者提供24h护理服务。照护时也要关心患者家属，既为患者提供生前照护，又为死者家属提供居丧照料。

2. 临终关怀的组织机构

当前，世界范围内临终关怀的机构和服务形式呈现多样化、本土化的特点。英国的临终关怀服务以住院照料方式为主，即注重临终关怀院的发展；美国则以家庭临终关怀服务为主，即开展社区服务。我国正在探索符合当前国情的临终关怀服务方式，从目前发展状况来看，以临终关怀病房的形式较为普遍。

(1) 独立的临终关怀院　具有医疗、护理设备，一定的娱乐设施，家庭化的危重病房设置，提供适合临终关怀的陪护制度，并配备一定数量和质量的专业人员，为临终患者提供临终服务，如上海南汇护理院、香港的白普里宁养中心等。

(2) 附设临终关怀机构　是指在医院、养老院、护理院等机构中设置的“临终关怀病区”“临终关怀病房”等，主要为临终患者提供医疗、护理及生活照料。如位于北京的中国医学科学院肿瘤医院的“温馨病房”。临终关怀病房和病区分为综合病种的临终关怀病房和专为癌症患者设立的临终关怀病房。

(3) 居家式临终关怀　也称为居家照护（home care），是临终关怀基本服务方式之一，指不愿意离开自己家的临终患者，也可以得到的临终关怀服务。医护人员根据临终患者的病情每日或每周进行数次访视，并提供临终照料。在医护人员的指导下，由患者家属做基本的日常照料，在家里照顾患者，使他们能感受到亲人的关心和体贴，从而减轻生理和心理上的痛苦，最后安宁、舒适地离开人间。

(4) 癌症患者俱乐部　这是一种具有临终关怀性质的群众性自发组织，而不是医疗机构。其宗旨是促进癌症患者互相关怀、互相帮助，愉快地度过生命的最后旅程。

六、临终关怀机构的基本服务项目

在临终关怀比较发达的国家和地区，临终关怀机构必须有临终关怀“执照”和“许可证”，在颁发证书前需要验证临终关怀机构的基本服务项目，即核心服务的能力是否符合条件。临终关怀机构的基本服务项目包括以下几方面。

1. 姑息性医疗照护

临终关怀机构必须拥有一定数量的专业技术人员和设备，能够有效地控制和缓解临终患者的疼痛、吞咽困难及便秘等不适症状，能够为临终患者提供常规的姑息性医疗照护，以满足患者的不同需要。

2. 临终护理

临终护理是采用姑息护理、心理护理，以及社会支持等理论和技术为临终患者及家属提供全面的照护，从而达到让临终患者和家属接纳死亡并提高患者临终阶段生命质量的最终目标。一般临终关怀机构必须拥有一定数量的、经过专门培训的专业护士。

3. 临终心理咨询和辅导

临终关怀机构的基本服务项目还包括对临终患者和家属提供临终心理咨询和辅导，对其进行心理和精神上的关怀。

4. 临终关怀社会服务

又称临终社会支持，是临终关怀机构的基本职能之一。包括对临终患者及家属的社会支持；在临终患者接受照护过程中，所得到的各种社会支持及临终患者去世一年内向其家属所提供的居丧照护。

第二节　老年人的死亡教育

死亡是构成完整生命历程不可回避的重要组成部分，是人类不可抗拒的自然规律。对老年人乃至全社会进行有关死亡的教育，可以帮助人们正确地面对“自我之死”和“他人之死”，从而树立科学、合理、健康的死亡观。死亡教育是医护工作者的一项重要任务。

一、老年人对待死亡的心理类型

老年人对待死亡的态度受到许多因素的影响，如文化程度、社会地位、宗教信仰、心理成熟程度、年龄、性格、身体状况、经济情况和身边重要人物的态度等。老年人对待死亡的心理类型主要有以下几种表现。

1. 理智型

老年人当意识到死亡即将来临时，能从容地面对死亡，并在临终前安排好自己的工作、家庭事务及后事。这类老年人一般文化程度较高，心理成熟程度也比较高。他们能比较镇定地对待死亡，能意识到死亡对配偶、孩子和朋友是最大的生活事件，因而总尽量避免自己的死亡给亲友带来太多的痛苦和影响。往往在精神还好时，就已经认真地写好了遗嘱，交代自己死后的财产分配、遗体的处理或器官（如角膜）等捐赠事宜。

2. 积极应对型

老年人有强烈的生存意识，他们能从人的自然属性来认识死亡首先取决于生物学因素，但也能意识到意志对死亡的作用。因此能用顽强的意志与病魔做斗争，如忍受着病痛的折磨和诊治带来的痛苦，寻求各种治疗方法以赢得生机。这类老年人大多属于低龄老年人，有很强的斗志和毅力。

3. 接受型

这种老年人分为两种表现，一种是无可奈何地接受死亡的事实，如有些农村，老年人一到60岁，子女就开始为其做后事准备，做寿衣、做棺木、修坟墓等。对此，老年人们常私下议论说："儿女们已开始准备送我们下世了。"但也只能沉默，无可奈何地接受。另一种老年人因信仰宗教，把此事看得很正常，自己要亲自过问后事准备，甚至做棺木的寿材都要亲自看着买，坟地也要亲自看着修，担心别人办不好。

4. 恐惧型

这类老年人极端害怕死亡，十分留恋人生。他们一般都有较好的社会地位、经济条件和良好的家庭关系，指望着能在老年享受天伦之乐，看到儿女成家立业、兴旺发达，往往表现为不惜一切代价，冥思苦想，寻找起死回生的药方，全神贯注于自己机体的功能上，如喜欢服用一些滋补、保健药品，千方百计地延长寿命。

5. 解脱型

此类老年人大多有着极大的生理、心理问题，可能是家境穷困、饥寒交迫、衣食无着，或受尽子女虐待，或身患绝症、病魔缠身极度痛苦。他们对生活已毫无兴趣，觉着活着是一种痛苦，因而希望早些了结人生。

6. 无所谓型

有的老年人不理会死亡，对死亡持无所谓态度。

二、老年人的死亡教育

死亡教育是有关死亡知识的社会化、大众化的过程。死亡教育是实施临终关怀的先决条件。在我国，现代的临终关怀教育是从20世纪80年代初开始的。当时，医学伦理学界学者在开展"安乐死"和死亡伦理等研究的时候，揭开了当代中国临终关怀教育的序幕。老年人与其亲属是死亡教育中比较特殊的对象，亦是最需要立见效果的对象。著名的健康教育专家黄敬亨教授认为，对老年人进行死亡教育的内容主要有以下几点。

1. 克服怯懦思想

目前，在老年人中，因疾病迁延无法治愈或生活质量低下导致的自杀是一个值得我们重视的问题。护士应当正确引导、教育老年人，自杀的本身就是怯懦的表现，从一定意义上讲，生比死更有意义。

2. 正确地对待疾病

疾病是人类的敌人，它危及人的健康和生存。和疾病作斗争，某种意义上是和死亡作斗争。医护人员对于临终患者应以"患者为中心"，而不是以"疾病为中心"，以支持患者、控制症状、姑息治疗与全面照护为主，让他们知道积极的心理活动有利于提高人的免疫功能，良好的情绪、乐观的态度和充足的信心是战胜疾病的良药。

3. 树立正确的生命观

任何人都不是为了等待死亡而来到这个世界上的。因此，正确的人生观、价值观，是每个人心理活动的关键。生活、学习、工作、娱乐构成了人生的意义。唯物主义的观点认为，提出生命有尽头，主要是为了使人们认识到个人的局限性，从而思考怎样去追求自己的理想，怎样去度过自己的岁月。从这个意义上说，对“死”的思考，实际上是对“整个人生观”的思考。医护人员应注重老年患者的尊严与价值，提高他们临终期的生命质量。通过关心和照护，减缓老年患者的孤独感、失落感，增加其舒适感，帮助他们树立正确的“死亡观”，提高其生命质量，维护其尊严。同时，注重满足患者的情感和精神需求，适时、有效地进行心理疏导，营造家庭式关爱的氛围，以利于患者精神平和与愉快。

4. 对死亡做好充分准备

当人们步入老年期后，面临的是走向人生的终极——死亡。人们追求“优生、优活”，也希望“善终、优死”，即使临近暮翁、濒死也不逊色。怎样尽量使自己剩余的时间过得有意义？认识和尊重临终的生命价值，这对于临终的老年人是非常重要的，也是死亡教育的真谛所在。

临终关怀教育不仅可以帮助老年人树立正确的生死观，缓解其心理压力和心理上的痛苦，减轻、消除其失落感或自我丧失的恐惧，同时能够减轻临终老年人亲属的精神痛苦，保持身心健康。通过临终关怀教育，还可以打破谈论死亡的禁忌，促进社会文明的进步，取代迷信、愚昧、落后的意识。

虽然人们都明白“人生自古谁无死”的道理，但是要做到很平静地对待死亡，从心理上接受死亡、战胜死亡，并不是件容易的事。对老年人进行死亡教育并不是让他们掌握生死学的艰深理论，亦不必将有关死亡的所有问题全部讲清，重点在于要了解他们的文化素养和宗教背景，以及其原先对死亡的看法，现在面对死亡或即将丧亲的情况下，他们最恐惧、担心、忧虑的究竟是什么？根据他们的有关情况，运用生死学的知识，帮助老年人解决对死亡的焦虑、恐惧和各种思想负担，使其能坦然面对可能的死亡，同时使老年人家属有准备地接受丧亲之痛。

总之，要根据老年人不同的年龄、性格、职业、家庭背景等，因人而异地开展死亡教育，培养老年人成熟、健康的心理品质。

第三节　老年人的临终护理

人在生命各个历程中都有死亡现象，但在正常的生命历程中，人到老年濒临死亡就越近。老年人的临终护理是护理人员运用各种知识和技能，对处于临终状态的老年人给予精心照护，包括生理、心理、社会等方面的护理。

一、临终护理的概念

临终护理（hospice care）是对已失去治愈希望的患者在生命即将结束时所实施的一种积极的综合护理，是临终关怀的重要组成部分。临终关怀护理的核心是“关心”，其目的是尽最大努力、最大限度地减轻患者的痛苦，稳定其情绪，缓和面对死亡的恐惧与不安，维护其尊严，提高尚存的生命质量，使临终患者处于亲切、温馨的环境中，度过人生最后旅程，达到“优死”的目的。

二、临终老年人的生理护理

老年患者临终的情况各不相同，有的是突然死亡，有的是逐渐衰竭以致死亡。后者可能有较长时间在生和死的边缘挣扎。但是患者并非同时出现所有的濒死症状，也不是所有的症状都会出现。

1. 临终患者的生理评估

(1) 肌肉张力丧失　表现为大小便失禁，吞咽困难，无法维持良好舒适的功能，肢体软弱无力，不能进行自主躯体活动，呈希氏面容，即面肌消瘦、面部呈铅灰色、下颌下垂、嘴微张、眼眶凹陷、双眼半睁、目光呆滞。

(2) 循环功能减退　表现为皮肤苍白、湿冷，大量出汗，体表发凉，四肢发绀、斑点，脉搏弱而快，不规则或测不出，血压降低或测不出，心律出现紊乱。

(3) 胃肠道蠕动减弱　表现为恶心、呕吐、食欲下降、腹胀、便秘或腹泻、口干、脱水、体重减轻。

(4) 呼吸功能减退　表现为呼吸频率不规则，呼吸深度由深变浅，出现鼻翼呼吸、经口呼吸、潮式呼吸，由于分泌物无法或无力咳出，出现痰鸣音或鼾声呼吸。痰液堵塞、呼吸困难是临终患者的常见症状。

(5) 知觉改变　表现为视觉逐渐减退，由视觉模糊发展到只有光感，最后视力消失。眼睑干燥，分泌物增多。听觉常是人体最后消失的一个感觉。

(6) 意识改变　若病变未侵犯中枢神经系统，患者可始终保持神志清醒；若病变在脑部，则很快出现嗜睡、意识模糊、昏睡或昏迷等，有的患者表现为谵妄及定向障碍。患者死前会出现谵妄等神志变化，需考虑癌症脑转移、代谢性脑病变、电解质紊乱、营养异常或败血症等。症状在下午或晚上会加重。

(7) 疼痛　疼痛是临终患者备受折磨的最严重的症状，尤其是晚期癌症患者。其他终末期患者发生严重疼痛情况较少。在生命的最后几天，超过一半的人会有新的疼痛产生。大部分的临终患者主诉全身不适或疼痛，表现为烦躁不安、血压及心率改变、呼吸变快或变慢、瞳孔散大、大声呻吟，出现疼痛面容，即五官扭曲、眉头紧锁、眼睛睁大或紧闭、双眼无神、咬牙等。

(8) 大出血　部分临终患者会出现严重急性的呕血、便血、阴道出血等，一次出血量在800ml以上，可出现休克现象，对临终患者来说可能是造成死亡的直接原因，需要迅速予以控制。

2. 临终患者的身体护理

(1) 改善呼吸功能

① 保持室内空气新鲜，温湿度适宜，定时通风换气。

② 神志清醒者病情允许时，可适当取半坐卧位或抬高头与肩。昏迷者可采用仰卧位，头偏向一侧或侧卧位，防止呼吸道分泌物误入气管引起窒息或肺部并发症。

③ 保持呼吸道通畅。通过拍背协助患者排痰，必要时应用雾化吸入，必要时使用吸引器吸出痰液。患者出现痰鸣音即所谓的“濒死喉声”，可使用湿冷的气雾进行雾化，促使分泌物变稀，易于咳出。对张口呼吸者，用湿巾或棉签湿润口腔，使用护唇膏湿润口唇，患者睡着时用薄湿纱布遮盖口部。

④ 根据呼吸困难程度给予氧气吸入，纠正缺氧状态，改善呼吸功能。当呼吸表浅、急促、困难或有潮式呼吸时，应立即给予吸氧。有的患者由于快速呼吸加上焦虑而引起喘息，可根据医嘱应用抗焦虑剂，必要时使用吗啡降低呼吸频率；护理人员平静的情绪，用手轻柔地抚摸患者，加上和声细语，有利于帮助患者保持平静。

（2）减轻疼痛

① 观察。护士应注意观察患者疼痛的性质、部位、程度、持续时间及发作规律。

② 稳定情绪、转移注意力。护理人员应采用同情、安慰、鼓励等方法与患者进行沟通交流，稳定患者情绪，并适当引导使其转移注意力，从而减轻疼痛。

③ 协助患者选择减轻疼痛的最有效方法。控制疼痛应及时、有效，正确使用“三阶梯法”。止痛药应规律、足量应用，而不是必要时才用，等到疼痛发生时再控制比预防疼痛发生更困难。对无法口服止痛药造成的不安与痛苦，可使用如皮肤贴片、舌下含化、静脉或肌内注射等各种方式给予止痛药。注意观察用药后的反应，把握好用药的阶段，选择恰当的剂量和给药方式，达到控制疼痛的目的。如果疼痛难以控制，没有食欲，不要勉强患者进食，以免增加患者的负担与痛苦。

④ 使用其他止痛的方法。除了药物止痛，还可采用其他方法缓解疼痛。临床上常选用音乐疗法、按摩、放松术、外周神经阻断术、针灸疗法、生物反馈法、神经外科手术疗法等。

（3）促进患者舒适

① 维持良好、舒适的体位。建立翻身记录卡，定时翻身，避免局部长期受压，促进血液循环，防止压疮发生。对于压疮高发风险的患者，应尽量避免采取易产生剪切力的体位。

② 加强皮肤护理。对于大小便失禁者，注意会阴、肛门周围的皮肤清洁，保持干燥，必要时留置导尿管；大量出汗时，应及时擦洗干净，勤换衣裤，并保持床单位清洁、干燥、平整、无渣屑。

③ 加强口腔护理。护士每天要仔细检查患者的口腔黏膜是否干燥或疼痛，观察是否有提示念珠菌感染的特征性粘连白斑和成片红色的粗糙黏膜。在晨起、餐后和睡前协助患者漱口，保持口腔清洁卫生；口唇干裂者可涂液体石蜡；有溃疡或真菌感染者酌情涂药；口唇干燥者可适量喂水，也可用湿棉签湿润口唇或用湿纱布覆盖口唇。对于口腔卫生状况较差并且感觉有明显疼痛者，可用稀释的利多卡因和洗必泰含漱剂清洗口腔。

④ 保暖。患者四肢冰冷不适时，应加强保暖，必要时给予热水袋，水温应低于50℃，防止烫伤。

（4）加强营养，增进食欲

① 主动向临终患者及家属解释恶心、呕吐的原因，以减轻其焦虑心理，获得心理支持。

② 依据患者的饮食习惯调整饮食，尽量创造条件增加患者的食欲。注意食物的色、香、味，尝试新的花样，少量多餐。应给予高蛋白、高热量、易于消化的饮食，并鼓励患者多吃新鲜的水果和蔬菜。

③ 创造良好的进食环境，稳定患者情绪。

④ 给予流质或半流质饮食，便于患者吞咽，必要时采用鼻饲或完全胃肠外营养，保证患者的营养供给。

（5）减轻感知觉改变的影响

① 提供舒适的环境。临终患者所居住的环境应安静，空气新鲜，保持通风，有一定的保暖设施、适当的照明，以避免临终患者因视觉模糊产生害怕、恐惧心理。

② 眼部的护理。对神志清醒临终患者的眼部护理，可以用清洁的湿毛巾或温湿棉签将眼睛分泌物和皮屑等从内眦向外眦进行清洁。为防止交叉感染，应使用两条毛巾或一条毛巾的不同部位，分别擦洗双眼。对有分泌物黏着结痂的眼睛，可用温湿毛巾或棉球、纱布等，浸生理盐水或淡盐水进行湿敷，直至黏结的分泌物或物皮变软后，再轻轻将其洗去。注意勿损伤皮肤黏膜和结膜，并禁忌用肥皂水洗眼。如果患者处于昏迷状态，患者眨眼动作会减少或消失，角膜反射亦会减弱或消失。若长时间眼睑不闭合，会导致眼干燥，且灰尘或混有微

生物的尘埃会落入眼睛造成结膜溃疡或发炎。因此，对昏迷患者，除清洁眼睛外，还要保持眼睛湿润，可以用刺激性小的眼药膏敷在裸露的角膜上，如涂红霉素、金霉素眼膏，或覆盖凡士林纱布，以保护角膜，防止角膜干燥发生溃疡或结膜炎。

③ 听觉是临终患者最后消失的感觉。因此，护理人员在与患者交谈时语调应柔和，语言要清晰，也可采用触摸患者的非语言交谈方式，让临终患者感到即使在生命的最后时刻也并不孤独。

(6) 及时发现出血并采取相应措施

① 对有出血倾向的患者应随时备好镇定剂、止血药及吗啡，以便随时遵医嘱给予患者镇静、止血及止痛。

② 配合医生进行止血处理。胃肠道出血一般应禁食 24～48h，胃部冷敷；呕血患者采取易呕出的体位，防止误吸；如便血频繁，可在患者肛周垫上纸垫，患者每次排便后应拭净，保持臀部清洁。

③ 消除患者精神紧张和情绪波动，陪伴患者做好心理疏导。

(7) 观察病情变化

① 密切观察患者的生命体征、疼痛、瞳孔、意识状态等。

② 监测心、肺、脑、肝、肾等重要脏器的功能。

③ 观察治疗反应与效果。

总之，护理人员要密切观察病情变化，加强巡视，做好预后的估测及抢救的准备；同时让家属做好心理和物质准备，安排善后事宜。

三、临终老年人的心理护理

临终患者接近死亡时会产生十分复杂的心理和行为反应。老年人临终前的心理反应取决于其人格特点、信仰、教育及相关传统观念，也同他在病中所体验到的痛苦和不适程度、医护人员和家人对其关心程度，以及以前的生活状况、生活满意程度等有密切关系。护士应及时评估临终患者的心理需求，同情和关爱患者，倾听患者的诉说，满足临终患者的心理需求。

1. 临终患者的心理评估

多年来，很多西方研究者在探讨临终患者的心理状况时最常引用的是美国医学博士布勒・罗斯（Kubler・Ross）于 1969 年所著的《On Death and Dying》中的内容。罗斯博士在书中将身患绝症患者从获知病情到临终整个阶段的心理反应过程总结为五个阶段。

(1) 否认期（denial） 患者得知自己患不治之症时表现出震惊与否认，他们常说的话是“不，不是我!”或“这不是真的！一定是搞错了!”患者不承认自己患了绝症或是病情恶化，认为这可能是医生的误诊。他们常常怀着侥幸的心理到处求医以期推翻诊断。事实上，否认是为了暂时逃避残酷现实对自己所产生的强烈压迫感，此反应是患者所采取的一种心理防御机制，旨在有较多的时间调整自己去面对死亡。此期是个体得知自己即将死亡后的第一个反应，对这种心理应激的适应时间长短因人而异，大部分患者几乎都能很快停止否认，而有的患者直到接近死亡仍处于否认期。

(2) 愤怒期（anger） 当临终患者对其病情的否定无法保持下去，而有关自己疾病的坏消息被证实时，患者出现的心理反应是气愤、暴怒和嫉妒。进入此阶段的患者表现出生气、愤怒、怨恨的情绪。患者常会愤愤地想：“为什么是我”、“老天太不公平”或“我为何这么倒霉”。患者常常迁怒于家属及医护人员或责怪不公平，常常怨天尤人，经常无缘无故地摔打东西，抱怨人们对他照顾不够，对医护人员的治疗和护理百般挑剔，甚至无端地指责或辱骂别人，以发泄苦闷与无奈。

(3) 协议期 (bargaining) 愤怒的心理消失后，患者开始接受自己已患绝症的现实。他们常常会表示：“假如你给我一年时间，我会……”此期患者已承认存在的事实，希望能发生奇迹。患者为了尽量延长生命，希望有好的治疗方法，并会做出许多承诺作为延长生命的交换条件。处于此阶段的患者对生存还抱有希望，也肯努力配合治疗。此阶段持续时间不如前两个阶段明显。协议阶段的心理反应实际上是一种延缓死亡的乞求，是人的生命本能和生存欲望的体现。临终患者在经历“否认”和“愤怒”阶段之后，就会千方百计地寻求延长生命的方法，或是希望免受死亡的痛苦与不适。这是一种自然的心理发展过程。

(4) 忧郁期 (depression) 经历了前三个阶段之后，临终患者的身体更加虚弱，病情更加恶化，这时他们的气愤或暴怒，都会被一种巨大的失落感所取代。“好吧，那就是我”，当患者发现身体状况日趋恶化，“讨价还价”无效后会产生系列心理反应，表现为悲伤、情绪低落、退缩、沉默、抑郁和绝望。患者会体验到一种准备后事的悲哀，此阶段他们希望与亲朋好友见面，希望亲人、家属每时每刻陪伴在身旁。处于忧郁期的患者，主要表现为对周围事物的淡漠，语言减少，反应迟钝，对任何东西均不感兴趣。临终患者的抑郁心理表现，对于他们实现在安详和宁静中死去是有益的，因为只有经历过内心剧痛和抑郁的人，才能达到“接纳”死亡的境界。

(5) 接受期 (acceptance) “好吧，既然是我，那就去面对吧”、“我准备好了”。患者会感到自己已经竭尽全力，没有什么悲哀和痛苦了，于是开始接受即将面临死亡的事实。此阶段患者相当平静，表现出惊人的坦然，他们不再抱怨命运，喜欢独处，睡眠时间增加，情感减退。

布勒·罗斯认为临终患者心理发展过程的五个阶段并非完全按顺序发生和发展，这个心理发展过程有着较大的个体差异性。有的可以提前，有的可以推后，甚至有的可以重合，各阶段持续时间长短也不同，因此，在实际工作中，护士应根据个体的实际情况进行具体的分析与处理。

2. 临终老年人的心理特征

临终老年人大多要经历否认、愤怒、协议、忧郁、接受等复杂的心理变化过程。除有以上各种心理体验外，还具有个性的心理特征。

(1) 心理障碍加重 如暴躁、孤僻抑郁、意志薄弱、依赖性增强、自我调节和控制能力差等。心情好时愿意与人交谈，心情不好时则沉默不语。遇到一些不顺心的小事就大发脾气，事后又后悔莫及再三道歉。甚至有的老年人固执己见，不能很好地配合治疗和护理，擅自拔掉输液管和监护仪。当进入临终期时，身心日益衰竭，精神和肉体上忍受着双重折磨，感到“求生不能、求死不得”，这时心理特点以忧郁、绝望为主要特征。

(2) 思虑后事，留恋配偶、子女、儿孙 大多数老年人倾向于独自思考死亡问题，比较关心死后的遗体处理，如土葬还是火葬，是否被用于尸体解剖和器官捐献移植等；还会考虑家庭安排，财产分配；担心配偶的生活，子女、儿孙的工作、学业等。

3. 临终老年人的心理护理

心理护理是临终老年人护理的重点。要使临终老年人处于舒适、安宁的状态，必须充分理解老年人和表达对老年人的关爱。给予老年人心理支持和精神慰藉可以采取以下措施。

(1) 触摸 触摸护理是大部分临终患者愿意接受的一种方法。护士在护理过程中，针对不同情况，可以轻轻抚摸临终老年人的手、胳膊、额头、胸、腹及背部，抚摸时动作要轻柔，手部的温度要适宜。通过对老年人的触摸，能获得他们的信任，减轻他们的焦虑、抑郁和恐惧，使其感到亲切温暖和安全。

(2) 耐心倾听和诚恳交谈 认真、仔细地听老年人诉说，使其感到支持和理解。对虚弱而无力进行语言交流的老年人可通过眼神、表情、手势等表达理解和关爱，并以熟练的护理技术操作取得老年人的信赖和配合。通过交谈，及时了解老年人真实的想法和临终前的心愿，尽量照顾老年人的自尊心、尊重他们的权利，满足他们的各种需求，减轻他们的焦虑、抑郁和恐惧，使其没有遗憾地离开人世。

(3) 允许家属陪护老年人，参与临终护理　家属是老年人的亲人，也是老年人的精神支柱。临终老年人最难割舍的是与家人的亲情，最难忍受的是离开亲人的孤独。因此允许家属陪护、参与临终护理是老年人和家属最需要的。这是一种有效的心理支持和情感交流，可使老年人获得安慰，减轻孤独感，增强安全感，有利于老年人情绪的稳定。老年人容易接受、依赖自己亲人的照顾。

(4) 帮助老年人保持社会联系　鼓励老年人的亲朋好友、单位同事等社会成员多探视老年人，不要将他们与社会隔离开来，以体现老年人的生存价值，减少孤独和悲哀。

(5) 适时有度地宣传优死意义　尊重老年人的民族习惯和宗教信仰，根据老年人不同的职业、心理反应、性格、社会文化背景，在适当的时机、谨言慎语地与老年人、家属共同探讨生与死的意义，有针对性地进行精神安慰和心理疏导，帮助老年人正确认识、对待生命和疾病，从对死亡的恐惧与不安中解脱出来，以平静的心情面对即将到来的死亡。

(6) 重视与弥留之际老年人的心理沟通　美国学者卡顿堡顿对临终老年人精神生活的研究结果表明，接近死亡的人，其精神和智力状态并不是完全混乱的，49%的老年人直到死亡前一直是很清醒的，22%有一定意识，20%处于清醒与混乱之间，仅3%的人一直处于混乱状态。因此不断对临终或昏迷老年人讲话是很重要而有意义的，护理人员应对老年人表达积极、明确、温馨的尊重与关怀，直到他们离去。

总之，临终老年人的心理变化各个过程无明显界限，但各个过程都包含了“求生”的希望。他们真正需要的是脱离痛苦和恐惧，以得到精神上的舒适和放松。因此，及时了解临终患者的心理状态，满足患者的身心需要，使其在安静舒适的环境中以平静的心情告别人生，这是临终心理护理的关键。

四、临终老年人家属的心理护理

在临终关怀中，患者家属不仅承担着照顾患者的角色，而且也是医护人员的服务对象。医护人员在做好临终患者护理的同时，也要做好对临终患者家属的关怀照顾工作。

1. 临终患者家属的心理反应

临终患者家属一般都很难接受亲人濒临死亡的事实，家属从患者生病到濒死阶段直至死亡，也有着非常复杂的心理反应，他们也和患者一样会经历否认愤怒、“讨价还价”、忧郁等阶段。临终患者常给家属带来生理、心理和社会方面的压力。家属在情感上难以接受即将失去亲人的现实，常会出现以下心理及行为方面的改变。

(1) 心理方面的改变　临终患者的家属既要承受难以接受的患者临终的事实，又要夜以继日地照顾患者，联系办理住院事宜、解决经济问题等，与此同时，即使患者的不良情绪都发泄到家属身上，家属还要极力克制自己的情绪，委曲求全，以免导致患者情绪更坏，加重病情恶化，这些都会致使患者家属消耗大量体力和精力，精神上遭受到各种不良因素的刺激，表现出各种特殊的心理反应。

① 震惊。当家属得知患者患绝症或病情已到无法医治时，表现出不理解，难以接受既成的事实，甚至痛不欲生，这种震惊也会发生在患者故去后的最初阶段。家属的举止和谈吐可能会出现一些反常的现象，以拒绝接受自己的亲人即将死亡的事实。

② 悲伤。这是家属从确认患者已治疗无望到患者逝去后1～2年内的主要心理反应。他们常常怀有内疚、失落或孤独感，如在患者去世之后，后悔自己没有在死者生前好好对待他

(她)，有时会觉得自己应该为死者的死负责任，显得沮丧且忧伤。陷入往日与患者相处的痛苦回忆中。

③ 怨恨。当患者的病情日渐恶化，家属就会产生愤怒、怨恨的情绪，行为上表现出烦躁不安，对周围的事情感到强烈的不满或仇恨，导致心理的严重失衡，极易与医护人员发生冲突。

④ 委屈。长期遭受病痛残酷折磨的患者，其心理状态亦会发生畸形的变化。有些患者常以自我为中心，总觉事事不尽如人意，对家属百般挑剔，甚至粗暴蛮横，莫名其妙地无事生非，向家属发泄。家属为了不加重患者的痛苦，常常忍辱负重、委曲求全。

⑤ 矛盾。对晚期患者的病情，家属是很清楚的，他们在理智上明知患者已无任何治愈希望，但身受感情的驱使，还常常到处打听有何“仙丹秘方”，盼望患者出现“绝处逢生”的奇迹来。

上述心理反应的表现及严重程度因人而异，其影响因素主要有以下几点。

A. 患者的特征。如果临终患者的年龄大，长期卧床不起时，一方面，照顾患者已耗尽了家属的精力，冲淡了忧伤心理；另一方面，家属已有了预期的思想准备，家属的各种心理反应会相对较轻。

B. 家属的特征。家属如果性格外向，能够及时将其悲伤宣泄出来，哀恸时期会相应缩短；文化水平较高的家属一般能够面对死亡现实，即便内心感到极大的悲痛，也都能够控制自己的情绪，仅表现出适度的悲伤；宗教信仰可能对其心理反应产生一定的影响，这些影响可以是正面、积极的，也可以是负面、消极的，对此因素应予以关注，并努力发挥其积极的良性作用。

C. 家属与患者的关系。如果家属与患者的关系密切，感情甚笃，其心理反应往往会很强烈，尤其需要医护人员及时给予心理支持。

(2) 行为方面的改变

① 个人需要的推迟和放弃。一人生病，牵动全家，尤其是临终患者的治疗支出，更会造成家庭经济条件的改变、平静生活的冲击、精神支柱的倒塌等。家庭成员在考虑整个家庭的状况后，会对自我角色和承担的责任进行调整，如面临的升学、就业等。

② 家庭中角色、职务的调整与再适应。家庭重新调整有关成员的角色，如慈母兼严父、长姐如母、长兄如父等，以保持家庭的相对稳定。

③ 压力增加，社会交往减少。家属在照料临终患者期间，因精神的悲伤，体力、财力的消耗，而感到心力交瘁，可能对患者产生矛盾心理，这也常引起家属的内疚与罪恶感。长期照料患者减少与其他亲人或朋友间的社会交往，再加上传统文化的影响，大多数人倾向于对患者隐瞒病情，避免其知晓后产生不良后果而加速其病情的发展，因此既要压抑自我的悲伤，又要努力地隐瞒病情，此时家属的心理压力会更大，因为他们不能与患者分享内心的悲伤感受，谈论有关死亡的感觉或彼此安慰鼓励，反而要在患者面前掩饰自己内心真实的情感，抑制自己的悲伤，更加重了患者家属的身心压力。

临终患者家属的心理行为反应与患者临终的历程密切相关。临终患者的病情有可能很快急转直下，也可能慢慢延续很长时间，或时好时坏、起伏波动。时间的长短对家属在照护临终患者时的心理反应影响很大。如果临终患者的死亡如期来到，患者的家属已做好心理准备；如果死亡一再拖延，家属哀痛过久，心理负担加大，反而会感到挫伤，以及因劳累过度而感到身心疲惫；如果临终时间较短，死亡来得过快或突然死亡，家属会感到措手不及，完全没有心理准备，家属的内心会觉得愧疚，总感到还应为亲人多做些事情，此时可能会产生责怪或怀疑医护人员的疏忽，而产生复杂的心理反应和行为。

2. 临终患者家属的护理

(1) 满足家属照顾患者的需要　费尔斯特（Ferszt）和霍克（Houck）曾提出临终患者家属主要有以下七个方面的需要。

① 了解患者病情、照顾等相关问题的发展。

② 了解临终关怀医疗小组中，哪些人会照顾患者。

③ 参与患者的日常照顾。

④ 确认患者受到临终关怀医疗小组良好的照顾。

⑤ 被关怀与支持。

⑥ 了解患者死后的相关事宜（后事的处理）。

⑦ 了解有关资源，如经济补助、社会资源、义工团体等。

(2) 鼓励家属表达感情　护理人员要注意与家属沟通，建立良好的关系，取得家属的信任。与家属交流时，尽量提供安静、隐私的环境，耐心倾听，鼓励家属说出内心的感受及遇到的困难，积极解释临终患者生理、心理变化的原因和治疗护理情况，减少家属疑虑。对家属过激的言行给予容忍和谅解，避免纠纷的发生。

(3) 指导家属对患者进行生活照顾　鼓励家属参与患者的照护活动，如计划的制订、生活护理等。护理人员对患者家属应耐心指导、解释、示范有关的护理技术，使其在照料亲人的过程中获得心理慰藉，同时也减轻患者的孤独情绪。

(4) 协助维持家庭的完整性　协助家属在医院环境中，安排日常的家庭活动，以增进患者的心理调适，保持家庭完整性，如共进晚餐、看电视等。

(5) 满足家属本身生理、心理和社会方面的需求　护理人员对家属要多关心体贴，帮助安排陪伴期间的生活，尽量解决其实际困难。

第四节　濒死与死亡

临终护理应以死亡学的知识为基础。护理人员只有熟悉和掌握死亡的概念、死亡过程的分期及各分期不同的特征，才能更好地在感情上支持、行为上关怀临终患者，为临终患者提供优质的护理服务。

一、濒死与死亡的定义

濒死（dying）即临终，指患者在已接受治疗性或姑息性治疗后，虽然意识清醒但病情加速恶化，各种迹象显示生命即将终结。

濒死阶段和整个生命过程相比是很短暂的，和数十年的生存经历相比，也不过是几个月、几天、几小时甚至是几分钟。这个阶段又称为“死程”，原则上属于死亡的一部分，但由于其有可逆性，故不属于死亡，但在死亡学中却占有重要地位。因此，濒死生理、濒死心理及濒死体验等一直是医护工作者、临终关怀学家和死亡学家所关注和研究的对象。

传统的死亡（death）概念是指心肺功能的停止。美国布拉克法律辞典将死亡定义为“血液循环全部停止及由此导致的呼吸、心跳等身体重要生命活动的终止”，即死亡是指个体的生命功能永久终止。

关于临终的时间范围，目前世界上尚无统一的界定标准，各国观点不一。如美国将临终时间限定于患者已无治疗意义，估计只能存活6个月以内；日本以患者只有2～6个月的存活时间为终末阶段；在英国以预计患者存活年限为1年之内为临终期；我国则将仅能存活2～3个月的患者视为临终患者。

二、死亡的标准

将心跳、呼吸的永久性停止作为判断死亡的标准，在医学上已经沿袭了很久，但心跳、呼吸停止的人并非必死无疑。在临床上可以通过及时有效的心脏起搏、心内注射药物和心肺复苏等技术使部分人恢复心跳和呼吸，而使其生命得以挽救。心脏移植术的开展使得心脏死亡理论不再对整体死亡构成威胁，人工呼吸机的应用，使停止呼吸的人也可能再度恢复呼吸，由此可见，心跳和呼吸的停止已失去作为死亡标准的权威性。为此，各国医学专家一直在探讨死亡的新定义和新的判断标准。目前一般认为，死亡是指机体作为一个整体的功能的永久停止，但这并不意味着各器官组织均同时死亡。随着现代医学科学的进展和科学实践的进一步开展，近年来医学专家探索出了新的死亡定义及标准。

1968 年，在世界第 22 次医学大会上，美国哈佛医学院特设委员会发表报告，提出了另一个死亡概念，即脑死亡（brain death)，又称全脑死亡，包括大脑、中脑、小脑和脑干的不可逆死亡，即将“脑功能不可逆性丧失”作为新的死亡标准，并制定了世界上第一个脑死亡的诊断标准，指出不可逆的脑死亡是生命活动结束的象征。其诊断标准有以下四点。

(1) 无感受性和反应性（unreceptivity and unresponsiticity） 对刺激完全无反应，即使剧痛刺激也不能引起反应。

(2) 无运动、无呼吸（no movements or breathing） 观察 1h 后，撤去人工机 3min，仍无自主呼吸。

(3) 无反射（no reflexes） 瞳孔散大、固定，对光反射消失；无吞咽反射，无角膜反射，无咽反射和跟腱反射。

(4) 脑电波平坦（EEG flat）。

上述四条标准，24h 内多次复查后结果无变化，并应当排除两种情况，即体温过低（<32.2℃）和刚服用过巴比妥类药物等中枢神经系统抑制剂的影响，其结果才有意义，即可宣告死亡。

同年，WHO 建立了国际医学科学组织委员会，也提出了类似脑死亡的四条诊断标准：对环境失去一切反应，完全无反射和肌肉活动；停止自主呼吸；动脉压下降；脑电图平直。

目前，联合国的成员国中已有 80 多个国家承认脑死亡的标准，但至今尚无统一的标准。国际上许多国家还是采用“哈佛标准”或应用与其相近的标准。纵观世界各国，有的是有明确的立法，通过法律来确认脑死亡，也有的虽然没有明确的立法，但脑死亡已达成共识。

死亡的概念正在逐渐从心跳、呼吸的停止过渡到中枢神经系统功能的完全丧失，这是医学界一次意义重大的观念转变，现在用脑死亡作为判断死亡的标准已被世界许多国家医学界、社会伦理学界认可。但脑死亡的判断是一个严肃、细致和专业技术性很强的过程，按脑死亡标准对患者实施脑死亡的诊断，必须依靠具有专业特长的临床医生根据病情及辅助检查结果，并依据法律规定来做出。

三、死亡过程的分期

大量医学和临床资料表明，死亡不是生命的骤然结束，而是一个从量变到质变的过程。医学上一般将死亡分为三期：濒死期、临床死亡期及生物学死亡期。

1. 濒死期

濒死期（agonal stage）又称临终期，是临床死亡前主要生命器官功能极度衰弱、逐渐趋向停止的时期。此期的主要特点是中枢神经系统脑干以上部位的功能处于深度抑制状态或丧失，而脑干功能依然存在。表现为意识模糊或丧失、各种反射减弱或逐渐消失、肌张力减退或消失；循环系统功能减退、心跳减弱、血压下降，患者表现为四肢发绀、皮肤湿冷；呼吸系统功能进行性减退，表现为呼吸微弱，出现潮式呼吸或间断呼吸，代谢障碍，肠蠕动逐渐停止，感觉消失，视力下降。各种迹象表明生命即将终结，是死亡过程的开始阶段。但某些猝死患者可不经过此期而直接进入临床死亡期。

2. 临床死亡期

临床死亡期（clinical death stage）是临床上判断死亡的标准，此期中枢神经系统的抑制过程已由大脑皮质扩散到皮质以下部位，延髓处于极度抑制状态。表现为心跳、呼吸完全停止，各种反射消失，瞳孔散大，但各种组织细胞仍有微弱而短暂的代谢活动。此期一般持续5～6min，若得到及时有效的抢救治疗，生命有复苏的可能。若超过这个时间，大脑将发生不可逆的变化。但大量的临床资料证明，在低温条件下，临床死亡期可延长至1h或更久。

3. 生物学死亡期

生物学死亡期（biological death stage）是指全身器官、组织、细胞生命活动停止，也称细胞死亡（cellular death）。此期从大脑皮质开始，整个中枢神经系统及各器官新陈代谢完全停止，并出现不可逆变化，整个机体无任何复苏的可能。随着生物学死亡期的进展，相继出现尸冷、尸斑、尸僵及尸体腐败等现象。

(1) 尸冷　是死亡后最先发生的尸体现象。死亡后因体内产热停止、散热继续，故尸体温度逐渐下降，称尸冷（algor mortis）。死亡后尸体温度的下降有一定规律，一般情况下死亡后10h内尸温下降速度约为每小时1℃，10h后为每小时0.5℃，大约24h，尸温与环境温度相同。测量尸温常以直肠温度为标准。

(2) 尸斑　死亡后由于血液循环停止及地心引力的作用，血液向身体的最低部位坠积，皮肤呈现暗红色斑块或条纹状，称尸斑（livor mortis）。一般尸斑出现的时间是死亡后2～4h，最易发生于尸体的最低部位。若患者死亡时为侧卧位，则应将其转为仰卧位，以防面部颜色改变。

(3) 尸僵　尸体肌肉僵硬，关节固定称为尸僵（rigor mortis）。三磷酸腺苷（ATP）学说认为死后肌肉中ATP不断分解而不能再合成，致使肌肉收缩，尸体变硬。尸僵首先从小块肌肉开始，表现为先从咬肌、颈肌开始，向下至躯干、上肢和下肢。尸僵一般在死后1～3h开始出现，4～6h扩展到全身，12～16h发展至最硬，24h后尸僵开始减弱，肌肉逐渐变软，称为尸僵缓解。

(4) 尸体腐败　死亡后机体组织的蛋白质、脂肪和糖类因腐败细菌作用而分解的过程称为尸体腐败（postmortem decomposition），常见表现有尸臭、尸绿等，一般死后24h先在右下腹出现，逐渐扩展至全腹，最后波及全身。

第五节　尸体护理和丧亲者的护理

死亡后护理包括死亡后的尸体护理和丧亲者的护理。

一、尸体护理

做好尸体护理既是对死者的同情和尊重，也是对家属最大的心理安慰。尸体护理（postmortem care）是对临终患者实施整体护理的最后步骤，也是临终关怀的重要内容之一。尸体护理应在确认患者死亡、医生开具死亡诊断书后尽快进行，这样既可减少对其他患者的影响，也可防止尸体僵硬。在尸体护理过程中，应尊重死者和家属的民族习惯和要求，护理人员应以唯物主义的死亡观和严肃认真的态度，尽心尽责地做好尸体护理工作及对死者家属的心理疏导和支持工作。

二、丧亲者的护理

死者家属即丧亲者，主要指失去父母、配偶、子女者（直系亲属）。丧亲者在居丧期的痛苦是巨大的，他们承受痛苦的时间比患者还长，因为多数情况下是家属首先得知病情，其痛苦在患者去世后相当的一段时间都持续存在。这种悲伤的过程对其身心健康、生活、工作均有很大的影响，因此做好居丧期的护理是护士的重要工作之一。

1. 丧亲者的心理反应

安格乐（Engel）曾提出了悲伤过程的六个阶段。

(1) 冲击与怀疑期　本阶段的特点是拒绝接受丧失，感觉麻木、否认，暂时拒绝接受死亡事件，让自己有充分的时间加以调整。此期在意外死亡事件中表现得最为明显。

(2) 逐渐承认期　意识到亲人确已死亡，于是出现空虚、发怒、自责和哭泣等痛苦表现。此期典型特征是哭泣。

(3) 恢复常态期　家属带着悲痛的心情着手处理死者的后事，准备丧礼。

(4) 克服失落感期　此期是设法克服痛苦的空虚感，但仍不能以新人代替逝去的、可依赖的人，常常回忆过去的事情。

(5) 理想化期　此期死者家属产生想象，认为逝去的人是完美的，为过去对已故者不好的行为感到自责。

(6) 恢复期　此阶段机体的大部分功能恢复，但悲哀的感觉不会简单消失，常忆起并永远怀念逝者。恢复的速度受所逝去人的重要性、对自己的支持程度、原有的悲哀体验等因素影响。

据观察，丧亲者经历上述六个阶段大概需要一年左右的时间，但丧偶者可能要经历两年或更久的时间。

2. 影响丧亲者居丧期悲伤心理的因素

(1) 对死者的依赖程度及亲密度　家属对死者经济上、生活上、情感上的依赖性越强，原有的关系越亲密，家属的悲伤程度越重，亲人死亡之后的调适也越困难。

(2) 患者病程的长短　如果死亡如期到来，家属已有预期的思想准备，悲伤程度相对较轻；如果死者是因意外突然死亡，家属心理毫无准备，受到的打击会很大，易产生自责、内疚等心理。

(3) 死者的年龄与家人年龄　死者的年龄越轻，家人越易产生惋惜和不舍之情。家属的年龄反映其人格的成熟度，影响其解决、处理后事的能力。

(4) 家属的文化水平与性格　文化水平较高的家属能正确地理解死亡，一般能够面对死亡现象。外向性格的家属，因其悲伤能够及时宣泄出来，居丧悲伤期会较短；而性格内向的家属，悲伤持续时间则较长。

(5) 其他支持系统　家属的亲朋好友、各种社会活动等能提供支持满足其需要，对调整哀伤期有一定的作用。

(6) 失去亲人后的生活改变　失去亲人后生活改变越大，越难适应新的生活，如中年丧偶、老年丧子等。

3. 丧亲者居丧期的护理

(1) 做好死者的尸体护理　做好尸体护理能够体现护士对死者的尊重，也是对丧亲者心理的极大抚慰。

(2) 心理疏导　安慰丧亲者面对现实，鼓励其宣泄感情，陪伴并认真聆听他们的倾诉。获知亲人死亡信息后，丧亲者最初的反应是麻木和不知所措，此时护理人员应陪伴、抚慰他们，同时认真地聆听。在聆听时，护士可以握紧他们的手，劝导他们毫不保留地宣泄内心的痛苦。哭泣是死者家属最常见的情感表达方式，是种很好的舒解内心忧伤情绪的途径，可以协助其表达愤怒情绪和罪恶感，所以应该给予丧亲者一定的时间，并创造适当的环境，让他们能够自由痛快地将悲伤的情感宣泄出来。

(3) 尽量满足丧亲者的需要　丧亲是人生中最痛苦的经历，护理人员应尽量满足丧亲者的需求，无法做到的要善言相劝，耐心解释，以取得其谅解与合作。

(4) 鼓励丧亲者之间相互安慰　需通过观察发现死者家属中的重要人物和“坚强者”，鼓励他们相互安慰，相互给予支持和帮助。应协助丧亲者勇敢面对失去亲人的痛苦，引导他们发挥独立生活的潜能。

(5) 协助解决实际困难　患者去世后，丧亲者会面临许多需要解决的家庭实际问题。临终关怀中，医护人员应了解家属的实际困难，并积极地提供支持和帮助，如经济问题、子女问题、家庭组合、社会支持系统等，使家属感受到人世间的温情。提出合理的建议，帮助家属做出决策去处理所面对的各种实际问题。但在居丧期不宜引导家属做出重大决定及生活方式的改变。

(6) 协助建立新的人际关系　劝导和协助死者家属对死者做出感情撤离，逐步与他人建立新的人际关系，如再婚或重组家庭等。这样可以弥补其内心的空虚，并使家属在新的人际关系中得到慰藉，但要把握好时间的尺度。

(7) 协助培养新的兴趣，鼓励丧亲者参加各种社会活动　协助丧亲者重新建立新的生活方式，寻求新的经历与感受。要鼓励丧亲者积极参加各种社会活动，因为活动本身就是复原，也是一种治疗。通过活动可以抒发家属内心的郁闷，获得心理的安慰，尽快从悲伤中解脱出来。在疏导悲伤中，应该注意家属的文化、信仰、性格、兴趣爱好，以及悲伤程度、悲伤时间及社会风俗等方面的差异。

(8) 对丧亲者的访视　对死者家属要进行追踪式服务和照护，一般临终关怀机构可以通过信件、电话、访视等方式对死者家属进行追踪随访，以保证死者家属能够获得来自医务人员的持续性关爱和支持。

大量的事实表明，做好老年人的再婚工作，对社会、家庭和老年人的健康长寿均是有益的，应当从法律上予以保护，从道义上给予支持。老年人是否再婚是他们自己的权利，家庭和社会只能给他们提供参考意见。

总之，了解丧偶老年人的心理状态，进行有效的心理干预，使他们尽快摆脱和缩短丧偶后因过度悲伤而引起的心理失衡，对维护丧偶老年人的身心健康十分重要。

为适应人口“老龄化”这一社会现实，开展临终关怀是社会所需、形势所趋、人心所向。今后还有待进行更积极、广泛的工作，以引起社会各界特别是社会福利机构和医疗卫生界的重视，进一步促进社会化义务公益活动，使临终关怀的宗旨和精神得以弘扬。

临终关怀是一门新学科，对护士来说是护理观念和护理方式上的新变革和发展。因此，护理人员除了掌握本专业的知识以外，还必须掌握与临终关怀工作密切相关的知识。护士被称为“白衣天使”，护理工作被视为是对“生命的守候”，更应当在临终关怀这一生命的最终关怀领域中大有作为，进一步推动我国临终关怀事业的完善和发展。

实践项目

任务11　尸体护理

1. 实训目的

(1) 使尸体清洁，维护良好的尸体外观，易于辨认。

（2）安慰家属，减少哀痛。

2. 实训准备

（1）物品准备　治疗车上层：血管钳、剪刀、尸体识别卡3张（图11-1）、松节油、绷带、不脱脂棉球、梳子、尸袋或尸单、衣裤、鞋、袜等；有伤口者备换药敷料，必要时备隔离衣和手套等；擦洗用具、手消毒液。治疗车下层：生活垃圾桶、医用垃圾桶。酌情备屏风。

姓名＿＿＿＿＿＿　住院号＿＿＿＿＿＿　年龄＿＿＿＿＿＿

性别＿＿＿＿＿＿

病室＿＿＿＿＿＿　床　号＿＿＿＿＿＿　籍贯＿＿＿＿＿＿

诊断＿＿＿＿＿＿

住址＿＿＿＿＿＿＿＿＿＿＿＿＿＿＿＿＿＿

死亡时间＿＿年＿＿月＿＿日＿＿时＿＿分

护士签名＿＿＿＿＿＿

＿＿＿＿＿＿医院

图11-1　尸体识别卡

（2）护士准备　衣帽整洁、修剪指甲、洗手、戴口罩。

（3）环境准备　病室安静、肃穆，必要时屏风遮挡。

（4）患者家属准备　了解尸体护理的目的、方法、注意事项及配合要点。

3. 实训步骤

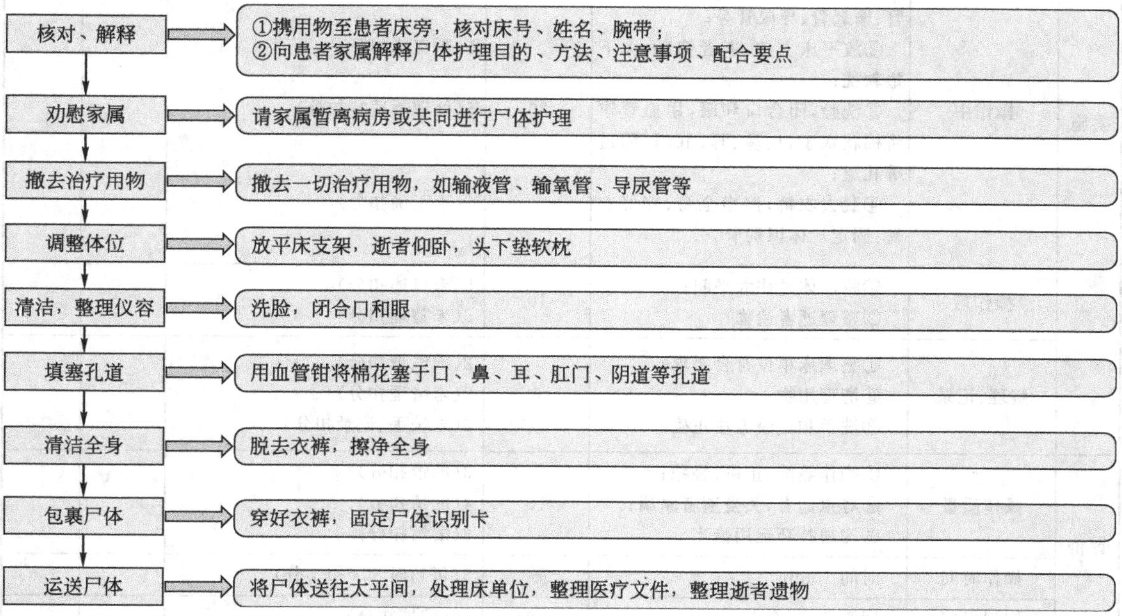

核对、解释
①携用物至患者床旁，核对床号、姓名、腕带；
②向患者家属解释尸体护理目的、方法、注意事项、配合要点
劝慰家属
请家属暂离病房或共同进行尸体护理
撤去治疗用物
撤去一切治疗用物，如输液管、输氧管、导尿管等
调整体位
放平床支架，逝者仰卧，头下垫软枕
清洁，整理仪容
洗脸，闭合口和眼
填塞孔道
用血管钳将棉花塞于口、鼻、耳、肛门、阴道等孔道
清洁全身
脱去衣裤，擦净全身
包裹尸体
穿好衣裤，固定尸体识别卡
运送尸体
将尸体送往太平间，处理床单位，整理医疗文件，整理逝者遗物

4. 注意事项

（1）必须先由医生开出死亡通知，并得到家属许可后，护士方可进行尸体护理。

（2）在向家属解释过程中，护士应具有同情心和爱心，沟通的语言要体现对死者家属的关心和体贴，安慰家属时可配合使用体态语言会收到良好的效果。

（3）患者死亡后应及时进行尸体护理，以防尸体僵硬。

（4）护士应以高尚的职业道德和情感，尊重死者，严肃、认真地做好尸体护理。

（5）传染病患者的尸体应使用消毒液擦洗，并用消毒液浸泡的棉球填塞各孔道，尸体用尸单包裹后装入不透水的袋中，并做出传染标识。

（6）传染病患者的用物须按消毒隔离的原则进行处理。

（7）3张尸体识别卡分别放于患者右手腕部、患者腰前尸袋（尸单）上、尸屉外面。

5. 评分标准

项 目		操作要求	分值	扣分标准	扣分	得分
评估	逝者准备	①评估逝者基本情况； ②向家属解释操作目的，取得配合	6	3(未评估扣分) 3(未解释扣分)		
	环境准备	①整洁、安静； ②安全，温湿度适宜	4	2(未陈述扣分) 2(未陈述扣分)		
计划	护士准备	①着装规范； ②洗手、戴口罩	4	2(衣帽不整扣分) 2(未洗手、戴口罩扣分)		
	用物准备	①备物齐全； ②放置合理	10	5(少一件扣1分，扣完为止) 5(放置不合理扣分)		
实施	操作前	①核对床号、姓名、腕带； ②向逝者家属解释尸体护理目的、方法、注意事项、配合要点； ③请家属暂离病房或共同进行尸体护理	15	5(未核对扣分) 5(未解释扣分) 5(未操作扣分)		
	操作中	①撤去一切治疗用物，如输液管、输氧管、导尿管等； ②放平床支架，逝者仰卧，头下垫软枕； ③洗脸，闭合口和眼，用血管钳将棉花塞于口、鼻、耳、肛门、阴道等孔道； ④脱去衣裤，擦净全身，穿好衣裤，固定尸体识别卡	20	5(不正确扣分) 5(不正确扣分) 5(处理不适宜扣分) 5(不正确扣分)		
	操作后	①将尸体送往太平间； ②整理逝者遗物	10	5(未口述扣分) 5(未整理扣分)		
	整理、记录	①整理床单位符合要求； ②清理用物； ③洗手和记录方法正确	6	2(未整理扣分) 2(未清理扣分) 2(未洗手、记录扣分)		
评价	操作质量	①操作熟练、正确、轻稳； ②尊重逝者，关爱逝者家属； ③沟通技巧运用恰当	10	3(酌情扣分) 4(酌情扣分) 3(酌情扣分)		
	操作时间	时间10min	5	5(每超时30s扣1分)		
	知识提问	回答正确、全面	10	10(酌情扣分)		
		总 分	100			

拓展项目

复习项目

重点串联

临终关怀		老年人的死亡教育		老年人的临终护理		濒死与死亡		尸体护理和丧亲者的护理
临终关怀的概念及内容→临终关怀的发展→临终关怀的意义→影响我国老年人临终关怀的主要因素→临终关怀的理念和组织形式→临终关怀机构的基本服务项目	→	老年人对待死亡的心理类型→死亡教育	→	临终护理的概念→临终老年人的生理护理→临终老年人的心理护理→临终老年人家属的心理护理	→	濒死与死亡的定义→死亡的标准→死亡过程的分期	→	尸体护理→丧亲者的护理

考点导航

一、单项选择题

1. 老年临终患者临终前最常见的症状是（　　）

A. 疼痛　　B. 恶心呕吐　　C. 头晕

D. 压疮　　E. 嗜睡

2. 我国界定临终患者的条件是其仅能存活的时间为（　　）

A. 不足1个月　　B. 2～3个月　　C. 3～6个月

D. 6个月以上　　E. 1年以内

3. 临终患者表现出怨天尤人，责怪命运不公，迁怒他人。根据美国精神病学家库伯乐·罗斯博士的临终患者心理分期，该种表现属于（　　）

A. 否认阶段　　B. 愤怒阶段　　C. 协议阶段

D. 抑郁阶段　　E. 接受阶段

4. 当患者家属明知患者已无任何治愈希望，但受感情驱使，还常常到处打听"秘方、偏方"，盼望患者出现"绝处逢生"的奇迹，这种特殊的心理反应是（　　）

A. 悲伤　　B. 怨恨　　C. 矛盾

D. 震惊　　E. 委屈

5. 临终患者表现稳定、平静、少言寡语。根据美国精神病学家库伯乐·罗斯提出的临终患者5个心理阶段，该患者心理发展处于（　　）

A. 接受阶段　B. 协议阶段　C. 抑郁阶段　D. 否认阶段　E. 愤怒阶段

6. 对临终老人的护理所遵循的临终护理原则是（　　）

A. 以舒缓疗护为主原则　B. 人道主义原则　C. 全方位的护理原则

D. 尊严性原则　E. 医学伦理学原则

7. 患者死亡后 2～4h 出现的是（　　）

A. 尸冷　B. 尸僵　C. 尸斑　D. 尸体腐败　E. 尸僵缓解

8. 临终护理的意义不包括（　　）

A. 缓解临终患者的身体痛苦　B. 缓解临终患者的病情

C. 维护临终患者的尊严　D. 协助患者及其家属坦然地面对死亡

E. 缓解临终患者的心理痛苦

9. 尸体识别卡放置的位置错误的是（　　）

A. 患者尸体的右手腕部　B. 尸屉外面　C. 尸体腰前尸袋上

D. 患者尸体的腰部　E. 尸体腰前尸单

10. 国际上，临终关怀发展最早的国家是（　　）

A. 英国　B. 美国　C. 日本　D. 加拿大　E. 中国

二、多项选择题

1. 临终关怀的研究内容包括（　　）

A. 临终患者及家属的需求　B. 临终患者的全面照护　C. 死亡教育

D. 尸体护理　E. 临终关怀模式

2. 临终关怀的组织机构包括（　　）

A. 独立的临终关怀院　B. 附设的临终关怀机构　C. 居家式临终关怀

D. 癌症患者俱乐部　E. 社区卫生服务中心

3. WHO 判断脑死亡的标准包括（　　）

A. 完全无反射　B. 完全无肌肉活动　C. 无自主呼吸

D. 动脉血压下降　E. 脑电图平直

4. 下列属于临终患者心理反应过程五个阶段的是（　　）

A. 否定期　B. 愤怒期　C. 抑郁期

D. 接受期　E. 协议期

5. 家属面对患者临终状态的心理反应包括（　　）

A. 震惊　B. 悲伤　C. 怨恨　D. 无所谓　E. 矛盾

三、思考题

1. 临终关怀对老年人有什么意义？

2. 如何对老年人进行心理护理？

3. 丧偶老年人临终前常见的症状有哪些？

4. 丧偶老年人的心理反应有哪些？如何护理？

（夏淑娟）

PPT 课件

第十二章 我国的养老照护政策与模式

“十三五”时期是我国全面建成小康社会决胜阶段，也是我国老龄事业改革发展和养老体系建设的重要战略窗口期。预期到2020年，全国60岁以上老年人口将增加到2.55亿人左右，占总人口比重提升到17.8%左右；高龄老人将增加到2900万人左右，独居和空巢老年人将增加到1.18亿人左右，老年抚养比将提高到28%左右；用于老年人的社会保障支出将持续增长；农村实际居住人口老龄化程度可能进一步加深。因此，必须充分利用当前经济社会平稳较快发展和社会抚养比较低的有利时机，着力解决老龄工作领域的突出矛盾和问题，从物质、精神、服务、政策、制度和体制机制等方面打好应对人口老龄化挑战的基础。

预习项目

案例12

张大爷，77岁，农民，三年前罹患脑梗留下左侧肢体偏瘫的后遗症，出院后，生活起居由妻子张大娘负责照顾，医药费和生活所需来自子女不定时的供应。

老夫妻俩生育两个儿子与一个女儿，都已结婚成家。大儿子在省外做买卖，经济算是小康，但逢年过节才能携妻小回农村老家看老人；二儿子与妻离异，在本市为私人企业老板开车，供养儿子读大学；唯一的女儿，就嫁到隔壁村庄，过去时常回娘家看老人，但去年当上了奶奶，成天帮忙看顾小孙儿也就无暇回娘家了。

六个月前，张大娘被诊断罹患肺癌，短短半年就去世了，张大爷将成为“空巢老人”，子孙们正在为往后如何照顾老人而发愁。

情景提问及任务分组

任务	分组	组长
问题一：请收集我国养老相关法规的资料	A组	
问题二：请收集我国养老模式的类型	B组	
问题三：假设你自己就是张大爷，对于未来生活有什么想法？	C组	
问题四：张大爷子孙发愁的事情，同学们有什么建议？	D组	
讨论： ①各类型养老模式的优缺点。 ②请就《老年人权益保障法》（2015年修正）要求子女“常回家看看”的精神慰藉条款，谈谈你的看法。		

学习项目

学习目标	掌握： ①我国养老相关法律、法规。 ②各类型的养老模式及其特色。
	熟悉： ①我国养老相关政策。 ②社会对养老模式的影响。
	了解： ①我国与国外养老照护的发展概况。 ②社会福利的概念。

第一节　养老照护的发展

老年人属于社会特殊群体，养老服务是老年社会福利服务的重要内容，也是老年社会保障的有机组成部分。

一、社会福利

1. 社会福利的概念

社会福利（social welfare）是现代社会广泛使用的一个概念。社会福利是指由国家立法或政策规定，保障全体公民在享受基本权利的基础上，根据经济发展程度提高物质文化生活水平和生活质量，而提供资金或服务的一种社会保障制度。人们根据各自的立场和目的给予这个概念以不同的解释。因为，福利涉及人们的主观感受和实际的生活状态，并且和各种社会事项相联系。

2. 我国社会福利的发展

早在三千多年前，我国就出现了社会福利制度的萌芽，先秦时期就构建了社会福利制度的框架，以后历代封建王朝都在此框架内不断进行丰富和发展，逐渐形成了以“社会救济”为核心的社会福利制度，但始终没有形成社会化的社会福利制度和体系。一直到1979年以后，我国的社会福利制度才逐步完善、发展，逐渐形成了具有中国特色的福利制度。1998年3月民政部在全国13个城市进行“社会福利社会化”试点后，社会力量举办的社会福利机构大量出现；1999年底民政部19号令发布了《社会福利机构管理暂行办法》；2000年2月国务院办公厅以转发民政部等11部委意见的形式，下发了《关于加快实现社会福利社会化的意见》；2015年5月民政部部务会议通过《民政部关于修改部分规章的决定》。这表明，我国已经开始进入由社会保障向社会福利过渡的新的发展阶段。

我国制定社会福利政策的原则：从国家的国情、国力出发，按照有利生产、保障生活的原则，有步骤地完善和发展。

二、国外养老照护的发展

人口老龄化是社会经济发展和科学技术进步的必然。由于有经济实力的支撑和西方居家形态诸多方面的因素，欧美国家养老对策的共同之处是依赖“社会养老”功能，在社会保障体制中，老年人被赋予了独立生活的经济能力；在福利设施、服务体系及居住环境等方面，针对老年人的生理情况，采用不同层次、不同类别的设计。以美国为例，老年人的居住设施大致分为五类：独立式住宅、老年公寓、养老院、护理院、老年养生社区，每一类辅以相应的服务管理体制。

亚洲国家中，日本、新加坡等也逐步进入了老年型国家之列。由于有较雄厚的经济实力，这些国家一方面汲取了西方社会福利养老的特点，充分赋予老年人优厚的社保；另一方面，基于传统东方家庭观念的延续，还致力于开发“家庭养老”的功能，所以提倡和鼓励多代同居。新加坡发展“多代同堂组屋”就是一个例子。

部分发达国家经历了一个多世纪的老龄化发展历程，各国的养老模式基本都是从机构养老到设施养老，最后走向社区、居家养老的发展历程。以下就介绍瑞典、德国、日本、美国四个国家的养老照护发展与特色。

1. 瑞典

瑞典是全世界人口最老的国家，65岁以上的老年人口比重达17.9%。但老化速度相当慢，65岁以上人口由7%上升到14%耗时超过80年的时间，老年人口缓慢成长让政府有比较充裕的时间进行养老政策规划。

早在20世纪50年代末期，瑞典就被认为是制度式福利国家的典范；到60年代，瑞典在长期照护的发展上强调机构式的照护，认为应该增加医院长期照护、护理之家和老人院的床数。当时还提出了“就地老化”的政策目标，居家照护开始逐渐扩张，至70年代达到极致，居家照护服务优先提供给功能障碍严重的老人。到了20世纪80年代，由于经济的不景气，瑞典政府在财政的压力下，开始重视长期照护服务提供的效率。2000年后，瑞典老人照顾的基本概念是“尽可能让老人留在自己的家庭生活”。

目前，瑞典有九成老人住在自己家里，其中有一半的老人拥有自有房舍。当老人出现病残时，政府会提供住宅补助，并协助家庭改善居家环境，以减少老人上下楼和门槛的阻碍。根据瑞典社会服务法的规定，当老人不能居住于家庭时，政府应该依老年人需求提供不同形态的住宅服务，包含住宅服务、退休住宅、护理之家和痴呆老人住宅等。而政府对老年人居家服务的提供有直接责任，包含协助居家而不能自理老人的购物、清洁、烹调、清洗和个人保健等。

为了使老人能够继续住在自己的家中，瑞典也推广社区照顾，包含设置日间照料中心或地区聚会所、提供送餐和交通等服务。社区也设置老人病房，目的在于加强老人复健，使老人尽快返回家庭或其他收容处所。老人病房也提供喘息服务，使家庭的照顾者能够获得舒解。

2. 德国

德国强调民众长期照护需求的满足是社会的责任，国家借由产业工会或各种受雇者组成的团体来提供服务。依照德国长期照护保险法的规定：长期照护保险是以全体国民为对象，赋予投保公共和民间长期照护保险的义务。

德国的长期照护制度主要是依照1995年4月所公布的《长期照护保险法》来实行，以社会保险的方式来保障大众的长期照护需求。德国是世界上最早建立养老保障制度的国家。

在德国，目前有90%以上的人口参加了法定养老保险。德国的养老保险制度包括法定养老保险、企业养老保险和私人养老保险三部分。由于德国没有任何法律规定子女必须赡养父母，所以大多数老年人靠社会养老金度日，而且老人通常以独居为主。

近年来，德国发展出“结伴养老”的新型模式，一些城市计划对老年人原有住宅进行改造，以便让老人不离开原地就能实现结伴养老。这种对老年人原有住宅进行改造的做法得到了社会的大力支持，因为这种做法不仅建设周期短、经济，而且可使老人们不离开久住过的老房子、老邻居，因此结伴式养老公寓成为德国最受欢迎的养老模式。创建结伴养老式老年公寓，会根据老人们的想法来设计，在改造时留出一间公共会客厅和保姆住房。专家认为，老年人从退休后到完全需要别人照顾之前，虽然生活基本可以自理，但有时一些体力活仍然需要年轻人帮助，而单独请保姆却没有必要。如果结伴养老的老人共同请保姆，不仅可以解决老人的实际问题，而且节省开销。同时，在结伴养老式公寓中的老人们可以共同制定作息时间，彼此照顾，一起用餐，携手外出旅游。这样使得老人的生活不再乏味、单调。加上德国有各种老人互助的项目，社区义工会定期上门服务。例如，年轻时参加“储蓄时间”义工项目，老了就可免费享受义工服务，所以采取居家养老的老年人更无忧。

3. 日本

日本人口老化现象严重。1970年，日本65岁以上的人口占总人口的7.06%，正式进入“老龄化社会”，比我国早近30年。按照联合国的标准，老龄化率超过20%即进入超老龄化社会，而日本于2007年迈入“超老龄化社会”。2014年，日本总人口数为1.27亿，其中65岁以上老年人占比达到26%，已成为全球老龄化率最高的国家；预计到2030年，这一比例将超过30%，老年人口比率在亚洲位居第一。日本应对老龄化高峰期到来的重要措施之一就是“介护保险政策”。

介护服务按要介护的程度分为七个等级，不同等级享受不同的保险金支持。

在日本，老年居住和服务设施分类详细，全面覆盖了各类人群的需求，养老模式也逐渐从医院和机构养老转向家庭养老过渡。相关居住建筑包括各种层次的老人之家、租赁式的老人住宅及银发住宅等，服务设施则围绕社区设置，如日托中心、短期入住设施、小规模多功能服务站、在宅介护支援中心、咨询中心等。其中，“小规模多功能服务站”作为介护保险制度的一个重要产物，也是日本政府近年来着力推行的养老服务模式。通过政府主导下的市场运营模式，实现了嵌入社区中的就近服务，使养老服务全方位进入家庭，介护保险政策得以落地。

在小规模多功能服务站中，配备有日托护理、上门服务、短期居住和长期居住等老年人基本服务功能，面向所有老年群体。其特点在于：小规模、近距离、全天候、一站式、多功能。小规模多功能服务设施，是实现居家养老的有力保障，对于当前大力推进社区养老制度的我国而言，具有重要的借鉴价值。

4. 美国

美国在长期照护政策上是一个典型的自由福利国家，强调个人主义和市场竞争，因此长期照护财源大多来自个人自付。

美国养老助残的"长期照护体系"是集医疗、保健、社会医学、老年学和老年病学、心理学、康复医学、养老住宅工程建设、养老助残服务等多学科为一体的，专门研究科学养老，并运用现代养老科学理论和信息技术，重点为中老年人服务的养老助残各类项目和服务，以及与之相关的各类工程的综合性企、事业网络型服务体系。其政策和有关项目涉及国家和各级政府与地方的私有企事业、个体业的合作与协调，与国家高等院校等教育机构、组织，以及各级相关科研机构的合作协调，与国家社会福利保障体系、各级医疗卫生保健和护理机构的合作协调，与国家政府的相关法律及执法机构的合作协调。从美国白宫的"国家老人管理总署"（Administration On Aging，AOA）到美国各地方的"地区老人管理局"（Area Administration On Aging，triple AAA）已建立了一个完整的、有系统化和科学化的体制和法规，以及项目审批和监督检查制度。

早期，美国的长期照护一直是依靠家庭来提供非正式的照护，没有子女的贫病老人才交由志愿组织和地方政府来加以照护。

目前已经发展出较为全面的养老居住建筑和服务设施类型，且全面覆盖身体状况从健康到虚弱、生活自理程度从独立居家生活到需要辅助生活的各阶段老年人，具体包括独立型老年住宅、老年公寓、连续照料退休社区、老年社区、老年日托中心、护理院、老年痴呆病院、临终关怀、暂缓照料等。其中较为典型的一种养老居住模式是老年社区，以成熟的商业化运营模式著称。

老年社区既是美国郊区化的产物，更源于其特定的地理和社会背景充裕的土地资源、发达的市场环境、较年轻的老年群体。这类社区多建设在郊外地段，以低密度住宅形式为主，主要面向较年轻、健康、活跃的老年群体，提供居住和配套服务。此外，美国以商业模式运营老年地产的方式值得借鉴，将老年地产与休闲、娱乐、健康、教育等产业整合，更有针对性地提升了地产的价值和吸引力，同时促进了产业链的延伸和整合。

三、我国养老照护的发展

对老年人的照护，一般而言必然延续到老年人生命的终点，因而都可以被视作长期照护。近年来，我国大多数城市人口老龄化趋势的加剧，给经济和社会发展带来一系列的问题，特别是在老人逐步丧失生活自理能力以后，涉及老人"老有所养、老有所医"，尤其是"老有所护"，即生活照料问题显得尤为突出。

在一些西方国家，将老年人的照护称为"长期照护"是从英文表达"long-term care"翻译而来的，其对象主要是慢性病和残障人口，老年人构成此类人中的绝大多数。长期照护的目标是满足那些有各种疾患或身体残疾的人对保健和日常生活的需求，其内容包括从饮食起居照料到急诊或康复治疗等一系列正规和长期的服务，其中最基本的照护服务内容包含护理服务、生活照料服务、物资援助服务和特殊服务等方面。

在我国，尽管长期照护的概念较新，但其内容并不陌生。半个多世纪之前，社会福利院、养老院等长期照护机构就已经存在。那时民政部门对"三无"对象、"五保户"老人提供的养老救助，其服务的内容就是长期照护。那时的社会福利对象涉及的人员少，基本上由国家买单。

链接：三无老人

“三无老人”是指城镇居民中无劳动能力、无生活来源、无赡养人和扶养人，或其赡养人和扶养人确无赡养或扶养能力的60周岁及以上的老年人。

时至今日，老龄化加速，我国在推行老年福利服务对象公众化的进程中，老年福利服务保障的对象范围逐步拓展。这种趋势体现了随着经济和社会的发展，社会福利服务的保障范围不断拓展，是应对人口老龄化、不断满足广大老年人日益增长的养老服务需求的必然选择，也是推动社会福利服务社会化的一般规律，促进老年福利服务对象由“三无”特定群体向老年人特殊群体转变，制度安排由补缺型向适度普惠型转变的重要举措。

总体而言，目前我国的长期照护服务发展尚处于起步阶段，由于起步较晚，加上人口基数庞大，国家财力又有限，建立一整套老年长期照护制度也非一朝一夕之功。面临老龄化的压力，如何在不断完善社会保障制度的同时，加快建立符合中国国情的城镇长期照护服务体系，为失能老年人提供包括生活照料、康复护理、精神慰藉、社会交往和临终关怀等服务，是必须直面并着手解决的问题。

第二节　我国的养老政策与法规

一、我国的养老政策

目前，我国全面进入“十三五”时期，党中央、国务院高度重视老龄事业发展和养老体系建设，中华人民共和国“十三五”规划纲要对积极应对人口老龄化提出明确要求。2017年国务院发布了关于印发“十三五”国家老龄事业发展和养老体系建设规划的通知。制定实施“十三五”国家老龄事业发展和养老体系建设规划是贯彻落实党中央、国务院关于积极应对人口老龄化决策部署的重要措施，对于保障和改善民生，增强老年人参与感、获得感和幸福感，实现全面建成小康社会奋斗目标具有重要战略意义。

除了《中国老龄事业发展“十三五”规划》外，国务院和有关部委还制定了一系列相关文件，为老龄服务事业的发展提供了政策支持，具体如下。

国务院办公厅关于全面放开养老服务市场提升养老服务质量的若干意见（国发［2016］91号）。

国务院办公厅转发卫生计生委等部门关于推进医疗卫生与养老服务相结合指导意见的通知（国发［2015］84号）。

国家发展改革委办公厅、民政部办公厅、全国老龄办综合部关于进一步做好养老服务业发展有关工作的通知（发改办社会［2015］992号）。

国家发展改革委等十部门关于加快推进健康与养老服务工程建设的通知（国发［2014］2091号）。

教育部等9部门关于加快推进养老服务业人才培养意见（教职成［2014］5号）。

民政部、国家标准委、商务部、国家质检总局、全国老龄办关于加强养老服务标准化工作的指导意见（民发［2014］17号）。

财政部、国家发展改革委、民政部、全国老龄办关于做好政府购买养老服务工作的通知（财社［2014］105号）。

财政部、民政部、全国老龄办关于建立健全经济困难的高龄失能等老年人补贴制度的通知（财社［2014］113号）。

国家卫生计生委办公厅关于印发《养老机构医务室基本准则（试行）》和《养老机构护理站基本标准（试行）》的通知（国卫办医发［2014］57号）。

国务院关于加快发展养老服务业的若干意见（国发［2013］35号）。

二、我国养老相关的法律法规

党和政府高度重视老年人的权益保障，着力加强老龄政策体系建设。中华人民共和国成立后，国家颁布了一系列涉老法律、法规和政策。尤其是近20年来，全国人大及其常委会、国务院及其有关部门颁布的老龄法律、法规、规章及有关政策达500余件，初步形成以《中华人民共和国宪法》为基础，以《中华人民共和国老年人权益保障法》为主体，包含相关法律、行政法规、地方性法规、国务院部门规章、地方政府规章和有关政策，涉及养老保障、医疗卫生、老龄服务、文化教育、社会参与、权益保障等为具体内容的老龄政策体系框塑。

中国老龄政策的演变历程可以分为三个阶段：第一阶段是20世纪80年代之前；第二阶段以1982年联合国在维也纳召开第一次老龄问题世界大会为起点，促进了中国老龄工作机构的建立；第三阶段以1999自我国人口年龄结构进入老年型为起点，各种涉老政策、规划陆续出台，是老龄政策体系框架初步形成时期。

1. 国家法律

《老年人权益保障法》（简称新修订的《老年法》）是根据《宪法》制定的。

《中华人民共和国老年人权益保障法》重新修订并颁布实施，是中国广大老年人及千家万户的福音，是积极应对人口老龄化的总动员令，具有里程碑的意义，标志着中国老龄事业法制化进程取得突破性发展。

《中华人民共和国老年人权益保障法》于1996年8月29日第八届全国人民代表大会常务委员会第二十一次会议通过，同年10月1日起实施；2012年12月28日第十一届全国人民代表大会常务委员会第三十次会议对此做了修订，于2013年7月1日正式施行；根据2015年4月24日第十二届全国人民代表大会常务委员会第十四次会议通过的《关于修改〈中华人民共和国电力法〉等六部法律的决定》进行了第二次修正。新修订的《老年法》明确规定，“积极应对人口老龄化是国家的一项长期战略任务”。

除了《老年法》外，我国《宪法》、《民法通则》、《婚姻法》、《继承法》、《刑法》、《社会保险法》及《劳动法》等重要法律法规，都对老年人合法权益做出了相应的规定。《宪法》规定：“中华人民共和国公民在年老、疾病或者丧失劳动能力的情况下，有从国家和社会获得物质帮助的权利”“成年子女有赡养扶助父母的义务”“禁止虐待老人、妇女和儿童”。

2. 国务院行政法规、法规性文件和部委规章

国务院行政法规、法规性文件和部委规章主要围绕以下几个方面做了规定：离退休、生活待遇、优抚安置、养老保障、医疗保障、社会福利与社会救济、老年设施建设规范和税收、社区服务、社会参与和老年体育及公证和法律援助。在全国老龄工作委员会所收录的我国老年人权益保障法律、法规汇编中，有190多项国务院行政法规、法规性文件和部委规章。如中共中央、国务院颁布的《关于加强老龄工作的决定》《关于建立统一的企业职工基本养老保险制度的决定》等，这些法规、规章为处于弱势地位的老年人提供了基本的生活保障。

3. 老年人的权益受法律保护

国家机关、社会团体、企业事业组织应当按照各自职责做好老年人权益保障工作。居民委员会、村民委员会和依法设立的老年人组织应当反映老年人的要求，维护老年人合法权

益，为老年人服务。

除了《老年人权益保障法》之外，《宪法》、《婚姻法》、《社会福利机构暂行办法》、《老人社会福利基本规范》、《中华人民共和国社会保险法》也都顾及老年人的基本权益，在许多方面都有所规范。以下就现行法规，说明大家所关注的老年人权益问题。

（1）老人的赡养　尊敬老人、赡养老人是我国人民的传统美德，也是我国法律对公民规定的义务，为了保护老人的合法权益，保障老人们安度晚年，我国《婚姻法》第三章家庭关系，第二十一条规定："子女对父母有赡养扶助的义务，子女不履行赡养义务时，无劳动能力的或生活困难的父母，有要求子女付给赡养费的权利"。第二十八条规定："有负担能力的孙子女、外孙子女，对于子女已经死亡或子女无力赡养的祖父母、外祖父母，有赡养的义务"。如有违反，要给予严肃的批评教育，对于有虐待、遗弃、打骂、残害老人的行为，情节严重构成犯罪的，要依法追究刑事责任，《婚姻法》第四十四条规定："对遗弃家庭成员，受害人有权提出请求，居民委员会、村民委员会以及所在单位应当予以劝阻、调解。对遗弃家庭成员，受害人提出请求的，人民法院应当依法作出支付扶养费、抚养费、赡养费的判决"。

（2）老人的婚姻　我国婚姻法实行婚姻自由、一夫一妻、男女平等的婚姻制度。保护妇女、儿童和老人的合法权益，所以老人的婚姻自由受法律保护。《中华人民共和国婚姻法》第三十条规定："子女应当尊重父母的婚姻权利，不得干涉父母再婚以及婚后的生活。子女对父母的赡养义务，不因父母的婚姻关系变化而终止"。

我国传统道德观念对老年人婚姻的影响十分突出。我国丧偶老人占老年人口总数的35％左右，其中有相当一部分丧偶老人有再婚需求。但是，我国目前丧偶老人再婚率偏低，在10％左右，一个重要原因就是子女干涉老人再婚。比起年轻人结婚，老人再婚似乎比较复杂和困难，因为这不仅是老人个人的问题，可能涉及多方家庭的问题，因此子女和老人必须共同面对和客观讨论，毕竟通过法律途径解决婚姻纠纷，是老年人维权的最后一道"硬屏障"。

（3）老人的养老金　《中华人民共和国宪法》第四十四条规定："国家依照法律规定实行企业事业组织的职工和国家机关工作人员的退休制度。退休人员的生活受到国家和社会的保障。"而《中华人民共和国社会保险法》第二章更进一步规范了我国基本养老保险规定。《中华人民共和国社会保险法》第十条规定："职工应当参加基本养老保险，由用人单位和职工共同缴纳基本养老保险费。无雇工的个体工商户、未在用人单位参加基本养老保险的非全日制从业人员以及其他灵活就业人员可以参加基本养老保险，由个人缴纳基本养老保险费。公务员和参照公务员法管理的工作人员养老保险的办法由国务院规定"。同法第二十条规定："国家建立和完善新型农村社会养老保险制度"。让城镇与农村居民都能享有基本养老保障；第十六条还规定："参加基本养老保险的个人，达到法定退休年龄时累计缴费满十五年的，按月领取基本养老金。参加基本养老保险的个人，达到法定退休年龄时累计缴费不足十五年的，可以缴费至满十五年，按月领取基本养老金；也可以转入新型农村社会养老保险或者城镇居民社会养老保险，按照国务院规定享受相应的养老保险待遇"。因此，老年人依法享有的养老金和其他待遇应得的保障，有关组织必须按时、足额支付养老金，不得无故拖欠，不得挪用。

（4）老人的医疗权利　《中华人民共和国宪法》第四十五条规定："中华人民共和国公民在年老、疾病或者丧失劳动能力的情况下，有从国家和社会获得物质帮助的权利。国家发展为公民享受这些权利所需要的社会保险、社会救济和医疗卫生事业"。因此，我国公民在患有疾病时，具有从国家和社会获得物质帮助的权利，国家发展为公民享受这些权利所需要的医疗卫生事业。这是我国现行所规定的公民权利，也就是患者医疗权的法律基础。

《中华人民共和国社会保险法》第三章详细规范我国基本医疗保险的规定。第二十五条规定："国家建立和完善城镇居民基本医疗保险制度。城镇居民基本医疗保险实行个人缴费和政府补贴相结合。享受最低生活保障的人、丧失劳动能力的残疾人、低收入家庭六十周岁以上的老年人和未成年人等所需个人缴费部分，由政府给予补贴"。第二十六条规定："职工基本医疗保险、新型农村合作医疗和城镇居民基本医疗保险的待遇标准按照国家规定执行"。第二十七条规定："参加职工基本医疗保险的个人，达到法定退休年龄时累计缴费达到国家规定年限的，退休后不再缴纳基本医疗保险费，按照国家规定享受基本医疗保险待遇；未达到国家规定年限的，可以缴费至国家规定年限"。另外，第二章基本养老保险第十七条规定："参加基本养老保险的个人，因病或者非因工死亡的，其遗属可以领取丧葬补助金和抚恤金；在未达到法定退休年龄时因病或者非因工致残完全丧失劳动能力的，可以领取病残津贴。所需资金从基本养老保险基金中支付"。因此，我国老年人民依法享有医疗与医疗保险的权利。

（5）老人的住房　赡养人不得强迫老年人迁居条件低劣的住房；不得擅自改变老年人房屋租赁关系或私有房屋的产权关系；子女所在单位分配住房含有老年人份额的，老年人应享有居住权；子女分配新房的，不得再挤占父母的住房；老年人对自己的私有房屋有处分权；共有房屋的出卖应取得老年人共有人的同意；老年人私房经子女翻建后，老年人对新房享有共有权等规定。

关于保障老年人对于住房的特殊需求：老年人所在组织分配、调整或者出售住房，应当根据实际情况和有关标准照顾老年人的需要；新建或者改造城镇公共设施、居民区和住宅，应当考虑老年人的特殊需要，建设适合老年人生活和活动的配套设施。

（6）老人的教育与福利　《老年人权益保障法》第七十条规定："老年人有继续受教育的权利"。国家发展老年教育，鼓励社会办好各类老年学校。各级人民政府对老年教育应当加强领导，统一规划。第七十一条规定："国家和社会采取措施，开展适合老年人的群众性文化、体育、娱乐活动，丰富老年人的精神文化生活"。

链接：《老年人社会福利机构基本规范》

《老年人社会福利机构基本规范》是由中华人民共和国民政部社会福利和社会事务司起草并发布的，为加强老年人社会福利机构的规范化管理，维护老年人的权益，促进老年人社会福利事业健康发展而制定的规范。

国家鼓励、扶持社会组织或者个人兴办老年福利院、敬老院、老年公寓、老年医疗康复中心和老年文化体育活动场所等设施。地方各级人民政府应当根据当地经济发展水平，逐步增加对老年福利事业的投入，兴办老年福利设施。此外，民政部于 2001 年 3 月公布与实施《老年人社会福利机构基本规范》，目的在加强老年人社会福利机构的规范化管理，维护老年人权益，促进老年人社会福利事业健康发展。

另外，地方各级人民政府根据当地条件，可以在参观、游览、乘坐公共交通工具等方面，对老年人给予优待和照顾。因此，各县市政府都设有不同程度的老年福利措施，如 65 周岁及以上老年人免费乘坐市域内地面公交车；政府投资主办或控股的公园、风景名胜等旅游景区，对 65 周岁及以上老年人免收门票费；提倡非政府投资主办或控股的公园、风景名胜等旅游景区，对老年人给予适当优惠；政府财政支持的各类博物馆、美术科技和纪念场馆、烈士纪念建筑物、名人故居、公共图书馆等公益性文化设施向老年人免费开放等服务。

（7）老人权益受侵害的处理《老年人权益保障法》第八条规定：“广播、电影、电视、报刊等应当反映老年人的生活，开展维护老年人合法权益的宣传，为老年人服务”。而同法第五十五条也规定：“老年人因其合法权益受侵害提起诉讼交纳诉讼费确有困难的，可以缓交、减交或者免交；需要获得律师帮助，但无力支付律师费用的，可以获得法律援助”。当下，政府和社会各界都在探讨如何应对人口老龄化危机，给老年人以良好的社会福利保障，而如何维护老年人权益不受侵害，则需要更多的关注和研究。

想一想： 张大爷的子孙们，对于其养老问题遇到哪些棘手状况？

第三节　我国的养老模式

一、社会对养老模式的影响

养老模式的选择受制于一个社会的经济发展水平和文化传统，不同的社会和同一社会的不同发展阶段，其养老模式会有很大不同。

过去农业社会主要由具有血缘和亲缘关系的家庭为老年人提供赡养，即家庭养老。工业社会以来，家庭养老功能萎缩，大多数国家建立了社会保障制度，很多老年人依靠退休金生活，即社会养老。社会养老的出现并不排斥家庭养老，不管是西方还是东方社会，家庭中的成年子女是年老体弱父母日常生活的主要照顾者。

老年人的需求是全方位的，既需要经济上的支持，也需要生活上的照顾和精神上的慰藉，家庭在生活照顾和精神慰藉方面具有不可替代的地位，老年人所接受的照顾，通常首先来自他们最亲近的人。这与“家庭”这一人类社会基本制度的特征与功能密不可分。

家庭是人类历史上最悠久的制度。家庭可以被看作一个“自给自足的单位”，通过互惠关系，在家庭成员间重新分配资源而紧密团结在一起。家庭成员对老年人的赡养就是这种互惠关系的体现，通过为年长的父母提供照顾，为自己将来获得子女的照顾提供了道德基础，这种供养与反哺的方式使家庭养老模式得以延续。

在我国，社会发展对养老的影响主要表现在以下两个方面。

1. 传统家庭结构的变化难以承担家庭养老的重任

在照顾老年人的系统中，家庭是满足老年人日常生活照顾需要的主体，家庭养老模式被视为是我国养老照顾的主要形式。但我国传统家庭结构的变化和“空巢家庭”的增多，给家庭养老带来冲击，家庭养老能力被严重削弱，难以承担养老照顾的重任。

随着年龄的增长，老年人的生理、心理功能逐渐衰退，慢性疾病增加，导致健康状况下降甚至发生恶化，其独立生活的能力逐渐降低，对他人的依赖程度越来越高。据资料统计，社区65～74岁的老年人中，有13.5%的人自理能力较差，日常生活需要协助；而高龄老人依赖他人照顾的比率更是明显增加。此外，子女为老年人提供的照顾越来越少，两者之间的矛盾日益凸显，老年人日常生活照料缺位现象日益增多。

2. 养老机构不能满足老年人的养老与照顾需求

养老机构是指为老年人提供住养、生活护理等综合性服务的机构，如老年社会福利院、养老院、老年公寓、敬老院、托老所、老年人服务中心等。

近年来，老年人的养老与照顾需求越来越大。尽管我国大力发展社区养老服务设施和场所，在养老与照顾机构建设方面有了一定发展，但仍不能适应人口老龄化的需求，尤其是在经济欠发达地区，老年福利事业机构偏少，规模较小，设施、功能不全，服务内容贫乏、单一，专业水平低，缺乏科学管理，与老年人日益增长的多样化服务需求有较大的差距，供需矛盾日趋加大，养老照顾机构服务的总体供求之间呈现严重的失衡状态。养老机构与设施匮乏将严重制约机构养老事业的快速发展。因此，迫切需要一种经济、便捷、周到、连续的养老照顾模式出现。

二、养老模式

1. 居家养老

居家养老（family support）是指老年人居住在家中，由专业人员或家人及社区志愿者为老年人提供服务和照顾的一种新型社会化的养老模式，而不是指我国传统的家庭养老。

居家养老模式依托社区，以社区服务为保障，把社区养老服务延伸到家庭，是体现家庭养老和社会养老双重优势的一种新型养老模式。尤其强调社区照顾在居家养老照护中的重要作用，是老年人及其家属较愿意接受的养老模式，也是我国未来养老模式的主流。这种模式更注重对老年人心理和情感的关怀，使老年人尽可能过上正常的生活，提高老年人的生活质量。它具有投资少、成本低、服务广、收益大、收费低、服务方式灵活等特点。

服务内容包括基本生活照料、医疗护理服务、精神慰藉、休闲娱乐设施支持等。居家养老模式的提供者主要有居家养老服务机构、老年社区、老年公寓、托老所的医疗保健、护理、家政服务等人员和社会志愿者等。服务中心按照约定，安排服务人员到老年人家中为老年人提供烹调、清洁等家政服务，以及陪护老人、倾听老人诉说等亲情服务。

据多项调查显示，我国90%左右的老年人选择居家养老照顾模式。分门独居、孤居或同居分灶、相邻而居的相对低龄或健康老人，始终保持着家庭亲缘关系，在患病或遇有生活困难时依旧得到子女、孙辈或其他家庭成员的关怀和照顾。因此，我国绝大多数老年人将依靠居家养老解决他们的长期照护需求。

2. 社区养老

社区养老（community support for the elderly）是以家庭养老为主、社区机构养老为辅，为居家老人提供照料服务，又以上门服务为主、托老所服务为辅的整合型养老模式。这种模式的特点在于，让老人住在自己家里，在继续得到家人照顾的同时，由社区的有关服务机构和人士为老人提供上门服务或托老服务。而“社区养老服务”是通过政府扶持、社会参与、市场运作，逐步建立以家庭养老为核心，社区服务为依托，专业化服务为依靠，为居家老人提供生活照料、医疗保健、精神慰藉、文化娱乐等主要内容的服务。

据调查，我国6%～7%的老年人选择社区养老照顾模式。目前，社区养老可称之为“人”字形支撑体系，即透过依托养老机构，开展日间托老服务和上门护理服务，也就衍生“社区老年人日间照料中心”和“居家养老服务”两种形式。老人及家属可根据老人的具体情况，选择其中的一种。一般来说，身体情况好一点的、生活尚能自理的老年人，如果在家中，不仅感到寂寞难耐，更因午饭无处着落、洗澡无帮助，希望透过居家养老服务机构的帮助，既解决午饭、洗澡、洗衣等基本的服务，又能分享到机构中老人的各种文化、体育、保健、休闲等娱乐活动，这样的老人可以选择日间托老服务。白天由家人或机构派人接人日托机构，傍晚回到家中，与儿女亲人在一起。若是身体状况较差的、生活无法自理或是行动不便的老人，则可选择居家养老服务，并且搭配家庭赡养来解决照料问题。

选择居家养老服务的老人，通常是已经丧失或正在丧失生活自理能力后，原本需要家庭成员提供生活照料和护理的，由于子女及其他家庭成员忙于工作、学习，或不具备专业的护理技能等原因，难以为老人提供生活照料护理，需要透过社会组织及其他社会成员为其提供帮助，由养老机构或居家养老服务机构派出居家养老护理员，根据老人的不同护理需要，上门提供各种生活照料护理服务。这种能够提供帮助的社会组织，就是居家养老服务组织。能够提供帮助的社会成员，如果是无偿的，就称之为“居家养老服务志愿者”；如果提供的服务是有偿的，就称之为“居家养老服务生”；经过专门护理知识和技能培养训练过的服务生称之为“居家养老护理员”。

这种养老模式，既充分体现了我国的传统文化，敬老爱老的传统美德，也充分反映了家庭这个社会细胞的义务和责任。在老年人居家养老的同时，又得到了社会各方面提供的各项养老服务，既保持家庭养老的传统和优点，又能弥补其不足，也适应了家庭小型化、核心化，满足老年人多样化的需要，改善和提升晚年生活质量。居家养老模式可以确保老人、子女、养老服务人员、政府各取所需，促使资源得到充分利用。社区居家养老弥补了家庭养老的不足，是目前政府大力倡导的一种新型养老模式。

居家养老服务与家政服务，二者之间存在着根本的差别。严格地说，家政服务就是家务劳动，是指买菜、烧饭、洗衣、打扫卫生等；居家养老服务远远超出家政服务的范围，还包括其他护理服务。首先是生活护理，即为老人提供包括刷牙、漱口、洗脸、擦身、洗澡、洗脚、帮助排泄、喂水喂饭、穿衣脱衣等护理；其次是执行某些医疗护理，按时给予眼药、打针、换药等；第三是按老人的需要，开展心理疏导、心理护理，包括为老人读书、读报、讲故事、谈心、聊天及有针对性的心理疏导。

3. 机构养老

机构养老（organization support）是指老年人居住在专业的养老机构中，由养老机构中的服务人员提供全方位、专业化服务的养老照顾，也是社会普遍认可的一种社会养老照顾模式，适合于高龄多病和无人照顾的老年人。

养老照顾机构主要有福利院、养老院、老年公寓、托老所、老年护理院、敬老院、临终关怀医院等。这些养老机构具有专业化、社会化、市场化的特征，为老年人提供高水平的生活照顾服务和健康护理。

按照《养老设施建筑设计标准》建设的各类养老机构，内设有无障碍设施，具有设施齐全、舒适的居住房舍，有单人间、双人间和三人或四人间供老年人选择，为入住老年人提供24h服务，除了起居室之外也配套文化娱乐、医疗保健等多项服务设施。养老机构护理人员经过专业培养训练，实施持证上岗，为需要入住养老机构的老年人提供爱心、细心、耐心的生活照料、护理服务。养老机构尊重、关心、爱护住养人员，严禁虐待、歧视及损害住养人员身心健康的行为，切实保障住养人员的合法权益。

据调查，我国3%左右的老年人选择机构养老照顾模式。一般来说，入住养老机构的老人共有四种类型：一是社会孤老，即无法定赡养人、无固定生活来源、无劳动能力的“三无”老人，对这部分老人的供养长期以来全部由各地方政府的财政负担；二是退休孤老，这部分老人有养老金但并不足以自费入住养老机构，因此他们的缺额部分由政府的财政负担；三是自费老人，这部分完全由本人或家庭负担，是四种类型中比例最高的；四是本人单位或相关机构负担费用。住养老人中的自理程度或需专门护理的程度，则依各机构所收容对象属性不同而有差异。

我国人口老龄化超前于社会经济的发展，养老照顾要承受巨大的财政负担和人力资源需求的双重压力。因此，必须不断创新养老服务照顾模式，走多元化养老照护之路，不断完善以居家养老为基础、以社区养老为依托、以机构养老为补充、以“养老+”为产业融合发展的养老服务体系。

4. 其他养老模式

(1) 互助养老　互助养老（mutual endowment）是以同学、同事、邻居、亲朋好友为基础，亲情、友情为纽带，可以相互扶持、照顾的养老模式。此种模式是有组织的自我管理，也可以参与社会养老服务机构的监管工作，使老人住在集中的院舍中也能有尊严地活着。互助养老是近年来兴起的一种全新的养老模式，作为社区养老的补充，互助养老更强调普通居民间相互的帮扶与慰藉。

老年人可以商议将自己的住房出售，将钱财合并一起，对养老问题做个特殊组合，在较好的地段合资购买面积较大、功能较好的住宅，大家居住一起，合作购房，共同分担居住开销，结成一个养老的“生活共同体”，搭伴养老。养老生活成本也大幅度降低，又消除了寂寞空虚感，所以也称为“合居养老”或“集中养老”。

在我国，由政府推展的“互助养老”则是利用农村现有大量的闲置空房租住、集中生活，是社会资源消耗最少的一种养老方式。近年来，许多省份以乡镇为单位举办养老机构，将村庄的“三无”老人适度集中，一起居住养老，由政府来买单。此举解决了部分农村老人的问题，其成效如何仍有待观察。

（2）异地养老 异地养老（a long-distance endowment）是鉴于不同地域的房价、生活成本和生态环境的巨大差异，从那些生活成本高而居住环境恶劣的大城市移出，迁移到生态环境优越、生活成本较低的城镇养老居住。

跨国发展养老产业在欧洲渐成潮流。挪威的卑尔根、奥斯陆等市已经先后在西班牙南部开设了大型养老公寓，那里低廉的地产价格、充足的阳光，吸引着越来越多的企业和老年人。北欧其他国家的老人到西班牙养老，看中的不仅是那里的自然环境，还有功能齐全的养老设施、良好的公共医疗卫生服务、保险服务等。异地养老是一项互利双赢的事情，已经被越来越多的国家、企业和老年人所认可。

（3）以房养老 美国是“以房养老”（house-for-pension scheme）模式的鼻祖。许多美国老年人在退休前10年左右就为了自己养老而购买了房子，然后把富余的部分出租给年轻人使用，利用年轻人支付的房租来维持自己的退休后生活。由于美国的房屋出租业比较发达，美国人支出的房租大约占个人支出的1/4强，因而房屋出租的收益也是比较可观的。

在我国则出现“租房入院养老”（hospital endowment that rent a house）的模式，老年人将具有完全产权的住房先行出租，再入住养老公寓、养老院的方法达到以房养老的目标。既保障晚年期照常有房可居，并获取持续稳定的租金收入用于养老生活，又能保证在自己身故后原有住房仍能照常遗留给子女，符合国人养儿防老、遗产继承的传统习俗。

另外还有三种以房养老类型：一是“售房入院养老”（hospital in the housing endowment），指老年人将自己的住房对外出售，用这笔钱财居住到较好的养老机构养老；二是“售后回租”（leaseback），老年人将已具有完全产权的住房先行出售，再通过“售后回租”的方法达到以房养老的目标；三是“大房换小房”，老人退休后，卖出原居住的大屋，再买进适合居住的小屋，用售房购房的差价款作股市或债券投资，可为养老提供更有实力的保障。

（4）候鸟式养老 候鸟式养老（HouNiaoShi endowment）是一种特殊的养老生活，是像鸟儿一样随着气候变换选择不同的地域环境养老，是一种建立在一定经济基础上的养老方式。候鸟式养老，就是随着季节变化，选择不同的地方旅游养老，这种养老衣食住行都在异地的养老院、老年公寓等机构，集健康服务、旅游休闲、文化娱乐为一体，是在游玩中健康快乐的享受生活，颐养天年。

“候鸟式”养老模式颇受老年人欢迎。如今我国也出现了一些候鸟式的老人，分别在青岛、哈尔滨、杭州、海口、昆明等名胜景点购买住宅，一年四季作观光游览式的养老。适合退休后身体状况颇佳、经济条件非常好、乐意于趁着腿脚灵便时好好游览祖国大好河山的老人。但是并不是所有老年人都适合候鸟式养老。有学者认为，从医学角度分析，长期生活在北方的老年人，身体生长已经适应四季分明的气候环境，如果避开北方严寒冬季跨入海南炎热的夏季气候，会改变人体长期适应的生物钟的运行，会对老年人身体健康产生不利影响。尤其对于身患多病、体质较弱、脾胃功能虚弱的老年女性更为不利。因此，老年人应先确定自身条件足以适应气候变化的情况下，审慎选择候鸟式养老。

想一想：依照张大爷的家庭状况，子孙们为张大爷采取哪种养老模式比较合适？

拓展项目

复习项目

重点串联

我国养老照护发展	→	我国养老政策	→	我国养老法律法规	→	我国的养老模式
社会福利→国外养老照护发展→我国养老照护发展	→	养老政策：国务院关于印发“十三五”国家老龄事业发展和养老体系建设规划的通知等文件	→	法律：《宪法》、《老年法》、《民法》、《婚姻法》、《继承法》、《刑法》、《社会保险法》及《劳动法》等 国务院行政法规、法规性文件和部委规章：中共中央、国务院《关于加强老龄工作的决定》等	→	居家养老模式占90%左右→社区养老模式占6%～7%→机构养老模式占3%左右→其他养老模式(互助养老、异地养老、以房养老、候鸟式养老)

考点导航

一、单项选择题

1. “孝敬父母”这一道德规范产生于（　）

A. 奴隶社会　B. 封建社会　C. 资本主义社会

D. 自人类出现　E. 全部都是

2. 目前我国老年人养老的主要方式是（　）

A. 机构养老　B. 互助养老　C. 居家养老

D. 旅游养老　E. 候鸟式养老

3. 为老年人提供的各种生活护理照顾服务是无偿或有偿的，体现了养老护理的（　）

A. 社会保障性　B. 社会公益性　C. 社会福利性

D. 社会保险性　E. 以上都不是

4. 依靠（　）兴办各种养老机构是养老护理社会化的发展新途径

A. 国家力量　B. 社会力量　C. 企业力量

D. 社团力量　E. 个人力量

5. 我国将进入急速老龄化阶段是在（　　）

A. 2015 年　　B. 2016 年　　C. 2017 年

D. 2020 年　　E. 2050 年

6. 预期到 2020 年，全国 60 岁以上老年人口将增加到 2.55 亿人左右，占总人口比重提升到（　）

A. 17.8%　　B. 22.1%　　C. 26.2%

D. 18.2%　　E. 50%

7. 为确保老年人权益得到保障，以下哪项是最早根据《宪法》制定的？（　）

A. 老年法　　B. 民法通则　　C. 继承法

D. 社会保险法　　E. 劳动法

8. 在德国，目前有（　　）以上的人口参加了法定养老保险，德国的养老保险制度包括法定养老保险、企业养老保险和私人养老保险三部分

A. 100%　　B. 90%　　C. 95%

D. 98%　　E. 20%

二、多项选择题

1. 一般来说，入住养老机构的老人共有（　　）几种类型

A. 社会孤老，即无法定赡养人、无固定生活来源、无劳动能力的“三无”老人，对这部分老人的供养，长期以来全部由各地方政府的财政负担

B. 退休孤老，这部分老人有养老金但并不足以自费入住养老机构，因此他们的缺额部分由政府的财政负担

C. 自费老人，这部分老人完全由本人或家庭负担

D. 本人单位或相关机构负担费用

E. 以上都不是

2. “互助养老”是以（　　）为纽带，可以相互扶持、照顾的养老模式

A. 同学　　B. 亲情　　C. 同事

D. 友情　　E. 爱情

3. 居家养老服务远远超出家政服务的范围，还包括其他护理服务，其中的生活护理，即为老人提供包括（　　）等服务

A. 刷牙　　B. 漱口　　C. 洗脸

D. 擦身　　E. 拖地

4. 执行某些医疗护理，按老人的需要，开展心理疏导、心理护理，包括（　　）

A. 老人读书　　B. 读报　　C. 讲故事

D. 谈心　　E. 聊天及有针对性的心理疏导

5. 机构养老，其前提是必须有（　　）

A. 机构　　B. 土地　　C. 资金

D. 人力　　E. 物力

6. 政府对老年人居家服务的提供有直接责任，包含（　　）责任

A. 协助居家而不能自理的老人购物　　B. 清洁

C. 烹调　　D. 清洗和个人保健　　E. 购房

7. 美国，目前已经发展出较为全面的养老居住建筑和服务设施类型，且全面覆盖身体状况（从健康到虚弱）、生活自理程度（从独立居家生活到需要辅助生活的各阶段老年人）等，具体包括（　　）

A. 独立型老年住宅　　B. 老年公寓　　C. 连续照料的退休社区

D. 老年社区　　　　　　　　E. 老年日托中心

三、思考题

1. 随着时间的变化，我国的养老模式越来越多，谈谈你对“互联网＋”养老模式的观点。

2.《中华人民共和国婚姻法》第三十条规定“子女应当尊重父母的婚姻权利，不得干涉父母再婚以及婚后的生活。”如果在实际生活中，遇到子女对父母的赡养因父母的婚姻关系变化而终止赡养义务的情况，请谈谈你的看法。

3. 现实社会中发现有些子女不赡养老人，并强迫老年人迁居条件低劣的住房，对于这样的现象你怎么看？

4. 谈谈你还了解到哪些新型的养老模式，举例说明。

（李雅琳　刘　璐）

PPT课件

附录及参考答案

附录一　评估量表

附录二　中英文名称对照索引

参考答案

参考文献

[1] 化前珍．老年护理学．第3版．北京：人民卫生出版社，2012.
[2] 诸葛毅，王小同．老年护理技术实践教程．杭州：浙江大学出版社，2012.
[3] 林崇德．发展心理学．北京：人民教育出版社，2009.
[4] 肖健．老年心理学．北京：中国社会出版社，2009.
[5] 王玉辉．老年护理技术．武汉：华中科技大学出版社，2010.
[6] 诸葛毅．老年护理技术．杭州：浙江大学出版社，2011.
[7] 胡秀英．老年护理手册．北京：科学出版社，2011.
[8] 霍春暖．养老护理员(高级)．北京：中国劳动社会保障出版社，2013.
[9] 谭美青．养老护理员(基础知识)．北京：中国劳动社会保障出版社，2013.
[10] 朱凤莲，王红．老人护理员上岗手册．北京：中国时代经济出版社，2011.
[11] 吴丽文，史学敏．老年护理．第2版．北京：科学出版社，2010.
[12] 卢桂珍．老年健康照护．天津：天津大学出版社，2008.
[13] 尤黎明．内科护理学．第5版．北京：人民卫生出版社，2012.
[14] 张继英．养老护理员．北京：中国劳动社会保障出版社，2011.
[15] 纪树荣．运动疗法技术学．北京：华夏出版社，2011.
[16] 王诗忠，张泓．康复评定学．北京：人民卫生出版社，2012.
[17] 黄晓琳，燕铁斌．康复医学．第5版．北京：人民卫生出版社，2013.
[18] 李法琦．老年医学．第2版．北京：科学出版社，2012.
[19] 袁爱娣．老年护理．第2版．北京：科学技术出版社，2011.
[20] 李小寒，尚少梅．基础护理学．第5版．北京：人民卫生出版社，2013.
[21] 黄弋冰，卢玉彬．护理技能综合实训．北京：人民卫生出版社，2016.
[22] 邹文开，赵红岗，杨根来．全国健康养老保障政策法规和标准大全．北京：化学工业出版社，2017.
[23] 白桂春．老年护理学．南京：江苏科学技术出版社，2011.
[24] 赵秀萍．养老护理．北京：中国劳动社会保障出版社，2012.
[25] 章稼．运动治疗技术．第2版．北京：人民卫生出版社，2014.
[26] 陈卓颐．实用养老机构管理．天津：天津大学出版社，2009.
[27] 吴玉韶．中国老龄事业发展报告(2013)．北京：社会科学文献出版社，2013.
[28] 郑春贤．老年人权益保障实务．北京：中国人民大学出版社，2015.
[29] 陆颖，冯晓莉．全国养老服务机构实务管理指南．北京：中国社会出版社，2011.
[30] 杨根来．老年人服务与管理政策法规．北京：北京师范大学出版社，2017.
[31] 张宏雁，董军，何耀等．老年人综合健康状况评估方法及其应用研究进展．中华健康管理学杂志，2010，4(2)：106-107.
[32] 张姣姣，曹美娟．老年人生活质量评价指标的研究状况与思考．护理学杂志，2010，25(18)：92-94.
[33] 张倍倍，张艳，韩二环等．长期照护护理人才培养的现状．中华护理教育，2017，14(7)：535-538.
[34] 周薇．老年人心理健康五原则．健康向导，2016，22(3)：46.
[35] 李淼，王芸．老年护理过程中的交流与沟通技巧．全国精神科护理学校流暨专题讲座会议论文汇编，2010.
[36] 王群，张小翠，孙燕．慢性阻塞性肺病中西医结合肺康复护理思路探讨．现代中医药，2017，5：120-122.
[37] 万霞，黄煊，赵晶晶等．我国老年居家康复护理现状与研究进展．上海护理，2013，13(1)：57-60.
[38] 李昂，李宝琴，王秋颖等．ACTION和Sweet-Home模式对我国智慧居家养老的启示．医学与哲学，2017，38(13)：29-31.